U0254880

国家科学技术学术著作出版基金资助出版

川产道地药材
炮制与临床应用

主 编

胡昌江　陈志敏

CHUANCHAN DAODI YAOCAI

PAOZHI YU LINCHUANG YINGYONG

四川科学技术出版社

图书在版编目（CIP）数据

川产道地药材炮制与临床应用 / 胡昌江, 陈志敏主编. -- 成都：四川科学技术出版社, 2022.12
ISBN 978-7-5727-0754-4

Ⅰ.①川… Ⅱ.①胡… ②陈… Ⅲ.①中药材—炮制—研究—四川 Ⅳ.①R283

中国版本图书馆CIP数据核字（2022）第194346号

川产道地药材 炮制与临床应用

主 编　胡昌江　陈志敏

出 品 人	程佳月
策划组稿	钱丹凝
责任编辑	胡小华　万亭君
装帧设计	杨璐璐
责任出版	欧晓春
出版发行	四川科学技术出版社
地　　址	四川省成都市锦江区三色路238号新华之星A座

传真：028-86361756　邮政编码：610023
官方微博：http://weibo.com/sckjcbs
官方微信公众号：sckjcbs
传真：028-86361756

成品尺寸	210mm×285mm
印　　张	26　　字　数　550千　　插　页　6
印　　刷	成都市金雅迪彩色印刷有限公司
版　　次	2023年6月第1版
印　　次	2023年6月第1次印刷
定　　价	198.00元

ISBN 978-7-5727-0754-4

■ 版权所有　翻印必究 ■

邮购：四川省成都市锦江区三色路 238 号新华之星 A 座 25 层
邮购电话：86361770　邮政编码：610023

本书编委会

主　编　胡昌江　陈志敏

副主编　李文兵　余凌英　许润春　吴文辉

编　委（按姓氏笔画排序）

王智鹏（四川省食品药品学校）

龙　飞（成都中医药大学）

许润春（成都中医药大学）

阳向波（雅安迅康药业有限公司）

李文兵（西南民族大学）

杨　卓（成都市妇女儿童医院）

吴文辉（重庆市中医院）

吴珊珊（贵州中医药大学）

余凌英（成都中医药大学）

陈志敏（成都中医药大学）

胡昌江（成都中医药大学）

胡　麟（成都中医药大学）

徐　亮（成都润馨堂药业有限公司）

熊　瑞（贵州中医药大学）

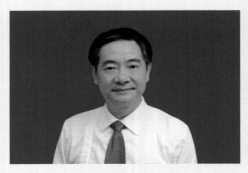

主编　胡昌江

成都中医药大学二级教授，博士生导师，享受国务院政府特殊津贴专家，国家级非物质文化遗产"中药炮制技术（中药炮制技艺）"代表性传承人，四川省学术和技术带头人，国家首批名老中医药专家徐楚江教授学术经验继承人，成都中医药大学教学名师。40余年来一直致力于中药炮制教学、科研与临床。现担任中国非物质文化遗产保护协会中医药委员会常委，国家中医药管理局"中药配方颗粒质量与疗效评价重点研究室"主任，四川省科学技术厅"川芎工程技术研究中心"常务副主任，四川省人力资源与社会保障厅"四川省博士后创新实践基地"负责人兼导师。

主持国家自然科学基金、国家"十五"重大科技专项、国家科学技术部"十一五"支撑计划重点项目、国家标准化项目等各级课题20余项。发表学术论文200余篇。主编《中药炮制学》《临床中药炮制学》《中药炮制与临床应用》等教材和专著8部。获四川省科技进步一等奖、二等奖等各类奖项10余项。

医药兼修，临床40余年，积累了丰富的临症经验，用药独到，特别是炮制前后在不同处方中的精准选用堪称一绝。擅长于疑难杂症、常见病、多发病的诊治，疗效显著，深受患者的欢迎。

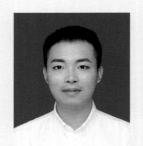

主编　陈志敏

中药学博士、中西医结合博士后，市级非物质文化遗产传承人，成都中医药大学副教授。师承国家级非物质文化遗产代表性传承人胡昌江教授，主要从事中药炮制现代化和国家非物质文化遗产传承与创新研究。任中华中医药学会中药炮制分会青年委员、中国非物质文化遗产保护协会中医药委员会委员、中国中医药信息学会李时珍研究分会理事、国家卫生健康委员会《中国药房》青年编委。

主持国家自然科学基金、中国博士后科学基金、四川省科技厅重点研发等项目近10项。围绕国家级非物质文化遗产中药炮制技术（中药炮制技艺）研究，申报并获批"第一批四川省非物质文化遗产保护传承基地"。发表论文60余篇，其中SCI文章20余篇；授权发明专利1项；获一级学会科技进步一等奖和三等奖各1项。策划10余部中医药公益科普宣传视频，获首届全国说医解药科普大赛四川分赛区一等奖等各类奖项6项。

序 言

四川自古出名医、产中药，素有"中医之乡、中药之库"的美誉，是我国九大福地"药福"所在地。四川生产的道地药材产量大、品种多、品质优、疗效好，特色鲜明，名冠古今中外。四川得天独厚的地理气候环境，孕育了丰富的中药资源与道地药材，自古"川广云贵"就是全国四大药材产区，四川居首位，而公认的道地药材中四川占有的品种数最多，居全国第一位。

中药炮制在增强疗效、降低毒性、调节药性及临床应用方面发挥着重要作用，尤其川派中药炮制技术独具特色优势，是全国四大中药炮制学术流派之一，被列入国家级非物质文化遗产保护名录。本书主编胡昌江教授，医药兼修，不仅在中药炮制领域建树颇丰，而且临症四十余年，疗效卓著，在医药结合方面独树一帜。

《川产道地药材炮制与临床应用》一书，集多学科于一体，从理论基础、实践技能到临床应用，对川产道地药材及炮制技艺与临床应用等方面进行了全方位的系统总结，尤其以独特的"道地—炮制—临床"科研传承为主线，突出道地药材的炮制与临床应用，独具匠心，具有创新性、先进性和实用性。本书的编写，不仅对促进川派中药炮制学术的发展具有重要的实际意义，而且对国家非物质文化遗产川派"中药炮制技艺"的抢救、传承与振兴将起到不可替代的作用，具有重大的非遗价值和文化传承价值。付梓在即，乐为之序。

成都中医药大学首席教授、副校长
国家"双一流"建设学科中药学学科带头人

2023年3月

前 言

"道地药材，依法炮制"是古代先贤在长期的医疗实践中总结而成的。早在《神农本草经》就有"阴干暴干，采造时月，生熟，土地所出，真伪陈新，并各有法"的记载。其"生熟"是指药物的炮制，中药必须经过炮制才能入药，是中医用药的特色。中药炮制技术是我国传统制药技术的核心，是中华民族最具自主知识产权价值的宝贵财富。"川派中药炮制技术"作为全国四大炮制学术流派之一，历来在中药炮制界占据十分重要的地位，被列入国家级非物质文化遗产保护名录。"土地所出"是指药材道地性，四川省横跨青藏高原、云贵高原、秦巴山地与横断山脉四大地貌特征，具有得天独厚的地理气候，孕育了丰富的中药资源，是我国最大的中药材产地之一，素有"中医之乡，中药之库"的美誉，亦有"无川药不成方"之说，道地药材数量为全国之最。

《川产道地药材炮制与临床应用》是对川产道地药材炮制技术与临床运用的系统总结。全书分为总论与各论两部分，总论对道地药材的形成与认知、产地加工、中药炮制目的与传统制药原则、中药炮制与临床疗效和川派炮制特色作了介绍。各论在《四川省中药材产业发展规划（2018—2025年）》公布的86味四川省道地药材的基础上，结合发酵、发芽、干馏等特色炮制技艺，收载100味药材，涉及炮制品规近300种，每味药材从来源、道地性探源、产地加工、质量要求、炮制沿革、药性与功效、炮制与应用、处方配给、使用注意、炮制研究、贮藏、按语等方面进行系统阐述。本书对川产药材的道地性、炮制与临床应用进行了全面系统的总结，希望对川派中药炮制技术的抢救、传承与推广应用起到积极的推动作用，促进四川中医药事业的发展。同时本书也是贯彻落实国家"十四五"规划"推动中医药传承创新""传承弘扬中华优秀传统文化"等精神的重要实践。

本书可供广大中医药工作者与爱好者学习参考。笔者在编写时虽已竭尽所能，但由于涉及学科较广，难免存在疏漏与不妥之处，恳请广大读者不吝赐教，多提宝贵意见，以便再版时修订和完善。

胡昌江　陈志敏

2023年2月

目 录

上编 总论

第一章

道地药材的形成与认知

第一节　道地药材的形成

　　中药是中医临床防病治病的物质基础，在临床治疗中占有十分重要的地位，其质量好坏直接影响临床疗效。在长期的中医临床的实践过程中，"道地药材"逐渐成为优质药材的代名词。《中华人民共和国中医药法》对道地药材做了如下定义：是指经过中医临床长期应用优选出来的，产在特定地域，与其他地区所产同种中药材相比，品质和疗效更好，且质量稳定，具有较高知名度的中药材。

一、道地药材历史沿革

　　历代中医药学家都很关注药材产地。《神农本草经》序中谓："阴干暴干，采造时月，生熟，土地所出，真伪陈新，并各有法。"其收载的 365 味药物中，一些药材名就冠以地名以突出产地，如阿胶、秦艽、秦皮、巴豆、巴戟天、蜀椒、蜀漆、吴茱萸、代赭石等，阿（东阿）、秦、巴、蜀、吴、代都是古国名或古地名，这些药材名前冠以地名，强调了区分产地，讲究道地的重要性。《伤寒论》中方剂涉及冠以地名的药材 80 余种，如阿胶、代赭石、巴豆等。《名医别录》开始标注药材的产地，257 个药材记载了产地，其中 218 个可考证到当今地名，有的甚至注明何种土壤生长为佳，如地黄"生咸阳川泽黄土地者佳"。《本草经集注》曰"案诸药所生，皆的有境界"，该书从药名、产地、形态三方面阐述了道地药材的重要性，对 60 余种常用中药加以"第一""最佳""最胜""为佳""为良""为胜"等描述。

唐代国力昌盛、经济发达、文化活跃，中医药学也有较大发展，对道地药材的认识也更加深刻与完善。贞观元年（627 年），唐太宗始以山川自然地理形势，分天下为 10 道，即关内、河南、河东、河北、山南、陇右、淮南、江南、剑南、岭南。唐玄宗开元二十一年（733 年）正式分 10 道为 15 道，即从关内道中分出京畿道，河南道中分出都畿道，山南道分为山南东、山南西两道，江南道分为江南东、江南西及黔中三道。唐显庆四年（659 年），国家颁行了世界上第一部官方修订的药典——《新修本草》，谓："窃以动植形生，因方舛性……离其本土，则质同而效异。"阐明了特定的生态环境对药材质量的影响。孙思邈《千金翼方》中专设《药出州土第三》，强调"用药必依土地"，按关内道、河南道、河东道、河北道、山南西道、山南东道、淮南道、江南东道、江南西道、陇右道、河西道、剑南道、岭南道等 13 "道"列出了各地所产的药材，论曰："按本草所出郡县皆是古名，今之学人卒寻而难晓，自圣唐开辟，四海无外，州县名目，事事惟新，所以须甄明即因土地名号，后之学人容易即知，其出药土地，凡一百三十三州，合五百一十九种，其余州土皆有不堪进御，故不繁录耳。"这是道地药材的最初筛选，后世所录道地药材也多包含其中。我国现存最早的一部行政法典《唐六典·卷三·尚书户部》记载"凡天下十道，任土所出而为贡赋之差"，并以 10 道区划收载了土贡药材。《外台秘要》亦有《药所出州土》专篇。

宋代进一步丰富和发展了对道地药材的认识，形成"以地冠名"的道地药材特色命名文化。《新唐书·地理志》中收载了全国各道的土贡药材。苏颂《本草图经》谓"今复广药谱之未备，图地产之所宜"，其中很多药图冠以地名，如"齐州半夏""银州柴胡"等。图文并茂地详细记载了当时道地药材的产区、形态、野生或栽培、加工、鉴别等。寇宗奭《本草衍义》强调："凡用药必须择州土所宜者，则药力具，用之有据，如上党人参、川蜀当归、齐州半夏、华州细辛。"杨天惠对附子生产进行了实际考察，著《彰明附子记》，该书较为系统地叙述了该县种植附子的具体地域、面积、产量、栽培管理、采收加工、品质鉴定等。

明代道地药材的古典学术思想在进一步发展，"道地药材"一词正式出现，方书中常常在药下明确标出须出自某地。《本草品汇精要》从"名、苗、地、时、收、用、质、色、味、性、气、臭、主、行、助、反、制、治、合治、禁、代、忌、解、赝"24 项对药物进行论述。"地"之一项专述药物产地，一些药的产地用"道地"标注，如巴戟天"蜀川者为佳"、芎䓖"蜀川者为胜"等。《本草蒙筌》总论中有《出产择地土》的专门记载，言："凡诸草本、昆虫，各有相宜地产。气味功力，自异寻常。谚云：一方风土养万民，是亦一方地土出方药也。摄生之士，宁几求真，多惮远路艰难，惟采近产充代。殊不知一种之药，远者，亦有不可代用者。可代者，以功力缓紧略殊，倘倍加犹足去病。不可代者，因气味纯驳大异，若妄饵反致损人。"《本草纲目》全面总结了我国 16 世纪以来的医药学成就，载药 1 892 种，"每药标正名为纲，附释名为目，正始也。次以集解、辨疑、正误，详其土产形状也。次以气味、主治、附方，著其体用也"，详细论述了药材产地与质量，并以"为胜""最胜""为上""为良""尤佳""为佳""最佳"或"为最"等词标识药物的最佳产地和品质。汤显祖《牡丹亭还魂记》首现"道地药材"名称。

　　清代道地药材已作为优质药材的专有名词普遍使用，很多本草著作都非常重视对道地药材的记载。如《本草备要》《本草从新》《本草述钩元》《本草便读》《本草崇原》《本草纲目拾遗》等。同时，医药学家也更加重视药之变迁与临床疗效的关系，如《医学源流论》记载："古方所用之药，当时效验显著，而本草载其功用凿凿者，今依方施用，竟有应与不应，其故何哉？盖有数端焉：一则地气之殊也。当时初用之始，必有所产之地，此乃其本生之土，故气厚而力全；以后传种他方，则地气移而力薄矣。一则种类之异也。凡物之种类不一，古人所采，必至贵之种。后世相传，必择其易于繁衍者而种之，未必皆种之至贵者。物虽非伪，而种则殊矣。一则天生与人力之异也。当时所采，皆生于山谷之中，元气未泄，故得气独厚。今皆人工种植，既非山谷之真气，又加灌溉之功，则性平淡而薄劣矣。一则名实之讹也。当时药不市卖，皆医者自取而备之。迨其后，有不常用之品，后人欲得而用之，寻求采访，或误以他物充之，或以别种代之。又肆中未备，以近似者欺人取利，此药遂失其真矣。其变迁之因，实非一端。药性既殊，即审病极真，处方极当，奈其药非当时之药，即效亦不可必矣。"此外，道地药材在清代的繁荣，还体现在药材的经营上，如百泉、樟树、祁州、禹州四大药市的形成；同仁堂、陈李济、叶开泰、胡庆余堂等药店经营业涌现，以及带有地域色彩药帮的建立、发展。正如《友渔斋医话》中所言："至于近世，药既有铺，聚必有行，若汉口集川陕两湖两广之药，号称为薮，天下之商贩咸集焉。蒙艟巨舰，日以百计，营运四方……"

　　民国时期，尽管中医药遭逢了异常的困难，但中医药著作的撰著和刊行进入了一个繁盛的时期，如《医学衷中参西录》《本草正义》《增订伪药条辨》《药物出产辨》《本草药品实地之观察》等。其中，陈仁山《药物出产辨》载药731种，记录了每味药的产地、性味、功能主治等。同时，还涌现出如北京同仁堂、杭州胡庆余堂、重庆桐君阁等一大批经营道地药材的百年老字号，为道地药材的发展提供了强大的社会、经济、文化基础。

二、川产道地药材的形成与发展

1. 四川省历史地理沿革

　　四川历史悠久，有人类活动的历史记录可追溯到200万年前。四川，古为梁州之地。夏商时，巴人与蜀人逐渐发展分布于四川盆地。周到春秋战国时期，巴、蜀二部族已分别于盆地东西建立奴隶制政权。周慎靓王五年（前316年），秦惠文王灭巴蜀，置巴、蜀二郡，四川地区进入封建社会。随着秦王朝的建立，四川成为统一中国的有机组成部分。

汉承秦制，四川地区除巴、蜀二郡外，先后新设置了广汉郡、犍为郡、沈黎郡、越西郡、汶山郡。汉武帝元封五年（前106年），以四川地区为中心设置了益州。三国时期，蜀汉行政区划仍沿袭东汉，设州、郡、县三级。

隋王朝得蜀后，隋文帝开皇三年（583年），改革全国行政区划，取消郡，保留州、县两级，对四川原有的州、县进行合并，以强化对四川的统治。同时，四川西部高原和临近云南的地区得到了一定的开拓。

唐朝，四川地区行政区划几经变动。代宗大历元年（766年），四川地区分为剑南东川、剑南西川和山南西道，合称"剑南三川"。

宋朝初年，四川地区行政区划分路、州、县三级。真宗时，重新划分四川地区为四路，即益州路、梓州路、利州路和夔州路，简称"川峡四路"或"四川路"，四川由此得名。

元朝分全国为11个行省。元世祖至元二十三年（1286年）设"四川行中书省"，简称"四川行省"，是为四川建省之始，基本奠定了四川的行政区划和地方行政组织机构。为加强对四川地区的控制，元朝在汉中设兴元路。当时，川西高原北部，属"陕西行中书省"。

明清时期，四川省辖境已达川西高原和凉山地区［今凉山彝族自治州（以下简称凉山）］。明代，四川是全国13行省之一，辖区除现在的四川、重庆外，还包括今贵州省遵义和云南东北部及贵州西北部。清初，分全国为18行省，并对川、滇、黔3省省界进行较大调整，基本确定了现在四川的南部省界。清代四川的行省制度经不断调整，规模较明代更完备，体制也更加健全。雍正五年（1727年），遵义府［南宋时属川峡四路之一的夔州路，明神宗万历二十九年（1601年），改土归流，置遵义府］由四川省划归贵州省管辖。清末，四川省辖7道、15府、9直隶州、4直隶厅、13府辖州、9府辖厅、120县、6设治委员。在川西高原少数民族聚居地区，从清初至清末，实行"改土归流"。

民国时期，今四川西部分治为西康省。抗日战争全面爆发后，1937年国民党中央政府迁重庆，重庆作为战时的陪都8年，四川成为抗日的大后方，是中国抗日的兵源、财源以及粮食和物资基地。这一时期四川的经济文化得到迅速发展。

1949年底四川解放，1955年西康省划归四川。1997年四川分为今重庆直辖市和四川省，川渝分治。目前，四川省辖21个市（州）和183个县（市、区）。

2. 川产道地药材的历史沿革

四川省素有"中医之乡，中药之库"的美誉，是道地药材生产最具代表性区域之一。在中医药界，更有"无川药不成方"之说。《四川省中药材产业发展规划（2018—2025年）》显示，四川省现有中药资源 7 290 种；全国常用中药材有 363 种，四川有 312 种，占全国的 86%；有川芎、川贝母、附子等道地药材 86 种，其中获批"中华人民共和国地理标志"的中药材产品 31 个。

川产道地药材的历史悠久。《诗经》中所载 88 种药用植物中，有 28 种产自四川。成都天回镇老官山出土的老官山汉墓医简载有"八治风：石脂七分，蜀椒五分……皆冶合"。

《华阳国志·巴志》："其药物之异者，有巴戟天、椒。"《华阳国志·蜀志》载汶山郡（今川西）："特多杂药，名香。"任乃强注："谓此区所产羌活、大黄、秦艽、甘草、贝母之类；名香，谓麝香、木香、甘松、香草之属。"

唐代文献虽未正式记载"道地药材"，但"药出州土"的精辟论述明确指出药材分布的地域性，为唐朝廷纳贡天下药材提供了参考，后世道地药材大都包罗在"土贡"药物中。据《新唐书》《元和郡县图志》等记载的贡品药材可知，唐代四川贡品药材种类多、分布广。在贡品药材中，巴戟天、当归、升麻、牡丹皮、石菖蒲、买子木、买子实、羌活、乌头、侧子、木兰皮、枫香、茉苢实（车前子）、落雁木、天雄、朴硝、蒟酱、生马牙硝、重台、曾青等 20 种，全国仅四川有贡。此外，今四川药材羚羊角、蜀椒、犀角、牛黄、麝香等为当时的名贵药材。麝香、当归、羌活、升麻等贵重药材土贡州数多，是四川贡品药材的大宗。

《本草图经》载有川芎、川楝子、附子、干姜、姜黄、郁金、栀子、石斛、吴茱萸、密蒙花、厚朴、川乌、黄柏、独活、乌梅、大黄、羌活、升麻、藁本、甘松、猪苓等川产道地药材 21 种。《本草经集注》载有石菖蒲、升麻、黄连、生姜、牡丹皮、天雄、大黄、厚朴、巴豆、蜀椒、黄芪、杜仲、白鲜皮、苦菜、甘草等川产道地药材 15 种。《本草品汇精要》载有独活、羌活、川芎、郁金、升麻、黄连、巴豆、附子、川乌、黄柏、大黄、厚朴、猪苓、仙茅、川续断、五倍子、使君子、密蒙花、牡丹皮、川楝子、黄芪、杜仲、骨碎补、狗脊等川产道地药材 24 种。

此外，四川多部地方特色的古本草著作也收录了大量的道地药材。如韩保昇所著《蜀本草》在《新修本草》的基础上增补了大量四川特产或四川有分布的药物，如地不容、山胡椒、金樱子、马齿苋、续随子等。北宋杨天惠所著《彰明附子记》详细记述了附子的栽培方法、植物形态、药材鉴别等。北宋唐慎微所著《经史证类备急本草》（以下简称《证类本草》）、清代刘兴所著《草木便方》均对四川道地药材有所记载。

方志，即地方志，是考证本草和研究医药史必须要参考的古籍，在历代地方志中有诸多道地药材记载。如，清代蒋超《峨眉山志》记载 15 种川产道地药材。清代乾隆《直隶达州志》记载 31 种达州地区道地药材。清代同治《仁寿县志》记载 26 种川产道地药材。清代光绪《雷波厅志》记载川产道地药材 38 种，《盐源县志》记载川产道地药材 45 种，《越西县志》记载川产道地药材 29 种。清代光绪《叙州府志》记载 20 种宜宾地区的道地药材。这些方志中涉及道地药材有：巴豆、白及、白芍、半夏、川贝母、补骨脂、柴胡、陈皮、赤芍、川楝子、川牛膝、川乌、川芎、川续断、大黄、丹参、冬虫夏草、独活、杜仲、藁本、葛根、钩藤、狗脊、骨碎补、瓜蒌、何首乌、红花、厚朴、黄柏、黄精、黄连、黄芪、姜黄、金银花、桔梗、菊花、灵芝、麦冬、密蒙花、牡丹皮、木通、羌活、秦艽、麝香、升麻、石菖蒲、石斛、使君子、天冬、天花粉、天麻、天南星、土茯苓、乌梅、吴茱萸、五倍子、仙茅、益母草、淫羊藿、郁金、栀子、枳壳、猪苓等。

民国《四川通志》载有：益母草、何首乌、忍冬藤、瓜蒌、天冬、川芎、升麻、仙茅、黄精、狗脊、石斛、石菖蒲、川牛膝、菊花、川贝母、独活、通草、附子、使君子、金银花、川乌、巴豆等川产道地药材22种。民国《犍为县志》载有：陈皮、仙茅、红花、白及、郁金、川芎、五倍子、骨碎补、天南星、金银花、巴豆、何首乌、益母草、半夏、石菖蒲、麦冬、使君子、吴茱萸、瓜蒌仁、天花粉、通草、葛根（干葛、葛花）、黄精、蟾酥等川产道地药材24种。民国《北川县志》载有：甘松、石斛、升麻（绿升麻）、厚朴、杜仲、党参、川牛膝、半夏、天麻、天南星、葛根、天冬、天花粉、独活、川木通、黄柏、黄芪、土茯苓、瓜蒌、山茱萸、柴胡、益母草等川产道地药材22种。

中华人民共和国成立以来，大量道地药材专著相继问世，如《中国道地药材》《中国道地药材原色图说》《道地药和地方标准药原色图谱》《道地药材图典》《四川道地中药材志》《中药材品种沿革及道地性》《广西道地药材》《本草古籍常用道地药材考》《道地药材规范化种植技术》《药用植物种质资源研究》《辽宁道地药材》《中药资源生态学》《道地药材的知识产权保护研究》《中药现代研究策略》《中华道地药材》《道地药材理论与文献研究》《中国传统道地药材图典》等。其中，胡世林《中国道地药材》收载道地药材159种，有川药25种：川芎、川贝母、附子、川乌、黄连、石菖蒲、姜、川牛膝、常山、丹参、麦冬、川楝子、川楝皮、青皮、陈皮、橘红、补骨脂、使君子、巴豆、花椒、厚朴、黄柏、麝香、虫白蜡、硼砂。王强、徐国钧《道地药材图典》载药322种，收载川产道地药材36种：干姜、大黄/药用大黄、川乌、川木香、川木通、川贝母（川贝母、暗紫贝母、梭砂贝母）、川牛膝、川芎、川楝子、升麻（川升麻）、丹参、巴豆、甘松、石菖蒲、龙胆（坚龙胆）、仙茅、芒硝、花椒、佛手、羌活、补骨脂、青蒿、郁金（黄丝郁金）、使君子、金钱草、胡芦巴、枳实、厚朴、姜黄、党参（川党参、素花党参）、黄连、黄柏（川黄柏）、常山、银耳、魔芋、麝香。万德光、彭成、赵军宁主编《四川道地中药材志》收录川产道地药材49种：川芎、川贝母、川木通、川牛膝、川明参、川射干、川楝子、川乌、干姜、大黄、天麻、丹参、石菖蒲、石斛、仙茅、白芍、白芷、冬虫夏草、半夏、虫白蜡、红花、麦冬、赤芍、花椒、杜仲、吴茱萸、牡丹皮、羌活、佛手、补骨脂、附子、郁金、金钱草、金银花、鱼腥草、使君子、泽泻、栀子、厚朴、姜黄、秦皮、桔梗、党参、黄芪、黄连、黄柏、银耳、续断、麝香。彭成主编《中华道地药材》收载有310味道地药材，其中川产道地药材84种：川芎、丹参、白芷、白芍、麦冬、川楝子、红花、附子、干姜、姜黄、郁金、使君子、天冬、栀子、半夏、黄精、白及、枳壳、石斛、仙茅、陈皮、泽泻、吴茱萸、佛手、秦皮、天花粉、密蒙花、通草、海金沙、菊花、巴豆、蟾酥、厚朴、石菖蒲、川乌、桔梗、土茯苓、川木通、花椒、杜仲、黄柏、五倍子、淫羊藿、鱼腥草、金钱草、金银花、山茱萸、魔芋、灵芝、银耳、钩藤、狗脊、独活、柴胡、乌梅、虎杖、黄连、川牛膝、天麻、金果榄、骨碎补、何首乌、天南星、麝香、冬虫夏草、川贝母、黄芪、大黄、川射干、川赤芍、川续断、羌活、升麻、甘松、党参、藁本、秦艽、川木香、猪苓、葛根、益母草、补骨脂、牡丹皮、重楼。

2019年，四川省推进中医药强省建设工作领导小组办公室编制了《四川省中药材产业发展规划（2018—2025年）》，将86种药材纳入四川省道地药材名录，分别为巴豆、白及、白芍、白芷、半夏、补骨脂、柴胡、蟾酥、陈皮、川贝母、川赤芍、川楝子、川明参、川木通、川木香、川牛膝、川射干、川乌、川芎、川续断、重楼、大黄、丹参、党参、冬虫夏草、独活、杜仲、佛手、附子、甘松、赶黄草、干姜、藁本、葛根、钩藤、狗脊、骨碎补、海金沙、何首乌、红花、厚朴、虎杖、花椒、黄柏、黄精、黄连、黄芪、姜黄、金果榄、金钱草、金银花、桔梗、菊花、灵芝、麦冬、密蒙花、魔芋、牡丹皮、羌活、秦艽、秦皮、山茱萸、麝香、升麻、石菖蒲、石斛、使君子、天冬、天花粉、天麻、天南星、通草、土茯苓、乌梅、吴茱萸、五倍子、仙茅、益母草、银耳、淫羊藿、鱼腥草、郁金、泽泻、栀子、枳壳、猪苓。

第二节　道地药材的现代认知

道地药材的现代研究始于20世纪80年代。1986年，国家中医药管理局首次确立了"中药道地药材研究"课题，1988年道地药材项目"川产道地药材形成及其资源合理利用与保护研究"首次获国家自然科学基金项目资助。"九五""十五""十一五""十二五""十三五"期间，国家相继通过"重大新药创制"科技重大专项、"973"计划、"863"计划、国家科技支撑计划、科技资源平台建设专项、国家自然科学基金等项目，支持了诸多道地药材的研究与创新。数十年的研究积累，道地药材已在种质、生态、环境、生理、栽培、加工，以及化学成分、药理、质量控制等方面取得了一系列成果，从现代科学角度进一步加深了对道地药材的认知。

一、道地药材"地理特征"认知

"案诸药所生，皆的有境界"。道地药材是在一定的地域内形成的，具有明显的地理性。这些地域（区）有着特定的自然条件，且在该地区具有一定的集中生产规模，在全国药材市场享有良好的声誉。

独特的生态环境是道地药材形成并赖以生存的必要条件。不同的药用植物生长发育所需要的环境条件不同，从而形成了道地药材与特定区域的对应关系。如川芎为古今有名的川产大宗药材，其道地性极强，川芎喜温暖气候、雨量充沛、日照充足的环境，怕荫蔽和水涝，药材多栽于平坝，海拔700 m左右，土壤为水稻土；川芎苓种则多栽种于山地，海拔1 000~1 500 m，土壤为山地黄壤，自然植被为常绿阔叶林和竹林。川芎苓种繁殖与药材生产地的气候要有较大的差异，才能确保川芎的质量和药效。按照道地产区的栽培方法，需要同时满足苓种繁育要求与药材栽培不同的生态环境条件，这就决定了川芎的道地产区长期以来只能集中在都江堰、彭州一带。

道地药材的形成与产区的气候（光照、温度、降水等）、土壤、其他生物和人类影响等外界条件密切相关。在诸多影响因素中，气候和土壤条件对道地药材的形成有显著影响。不同的地域，有着不同的气候，它们对药材生长发育的作用很大，不仅对道地药材外观质量有影响，还与药材的产量和质量密切相关。比如现代研究表明：全日照下穿心莲花蕾期内总内酯含量较遮阴条件下明显提高；在无直射光，光照强度相当于露天光照15%时，穿龙薯蓣不含薯蓣皂苷元，全光照时薯蓣皂苷元的有效成分可达到1.14%；川贝母喜湿润，忌干旱和积水，日均5℃左右出苗，10~13℃开花，14~16℃果实成熟，15~20℃是生长最适宜温度，超过30℃则抑制生长，温度过高或者过低都会影响道地药材的生长发育及有效成分的积累；金鸡纳在干旱、高温条件下奎宁含量较高，而在土壤相对湿度为90%的环境下含量则显著降低。

土壤作为生物与非生物之间进行能量移动和转化的基本介质，是形成道地药材的天然基质，其理化性质与药材道地性的形成密切相关。认识道地药材必须认识其赖以生存的土壤环境。如湖北省曾引种蒙古黄芪，但因湖北省不具备内蒙古原产地富硒的土壤，生态环境与内蒙古相差甚大，使引种后的黄芪植株显著高大，根部分枝多，质硬而有柴性，味不甜而微苦，质量低劣，检测结果显示，引种后的黄芪不含微量元素硒，质量低劣不能作黄芪药用。不同地区土壤中的钾、锰、锌、磷含量变化可以使川贝母道地药材与普通商品药材的品质产生差异，土壤中的钾、锰、锌、磷含量是川贝母品质的重要影响因子，是导致暗紫贝母生态分化的主要因子。

道地药材具有明显的地域性，环境因素对其形成影响是综合性的，如果环境条件发生改变，将会改变药材的道地性特征，道地药材的产量和质量就会受到影响。

二、道地药材"技术特征"认知

我国道地药材具有一个共同特点，除少数品种直接来源于野生资源外，大多数均为人工栽培。在道地药材形成和发展过程中，其良种选育、栽培种植、田间管理、采收加工和炮制技术日趋完善，逐步形成了一整套完整的技术方法，从而保证了道地药材的延续和发展。

种子和种苗的好坏，直接关系到药材生产的产量和质量，所以道地药材的栽培对种子和种苗的采收、保存、处理都具有特定的要求。例如，甘肃岷县当归种子采收，要求在三年生健壮植株的种子由红转为粉白色时分批采收，并使用 3 年生植株所结的种子。实践证明，如当归种子过熟呈枯黄色，播种后容易提早抽薹，长期使用提早抽薹的植株所结的种子育苗抽薹率就高。河南新乡的金银花栽培技术，主要采用种子繁殖法和扦插繁殖法繁殖，每年除草 3~4 次，春秋两季结合除草追肥，生长 1~2 年的金银花要进行修枝整形，以利树冠生长和开花，由 1 年 1 茬收花变为 1 年 4 茬，产量提高 5 倍。川芎的栽培方法也较为独特，道地产区采用"异地育苓法"即"山区育苓，坝区种芎"的栽培方法。

系统而娴熟的栽培管理和病虫害防治技术，保证了道地药材正常的生长发育和优良的品质，大多数道地药材的种植都具有独到的技术特点。如，在伊贝母栽培生产中，采用适当降低土壤含水量，增施氮、磷肥料以及降低光照强度等技术措施，均可不同程度地提高其鳞茎中的生物碱含量。经研究实践，在种植川贝母之前先种一季大蒜，可以有效降低其虫害。

道地药材的优良品质，与其采收、产地加工和炮制技术密切相关。如杭菊花的主产地浙江桐乡一带，11 月分 3 批采收的菊花，分别占产量的 50%、30%、20%。采摘花瓣平直、花心散开 60%~70%、花色洁白者，并注意选择晴天露水干后或下午进行，不采露水花，以免引起腐烂。采用蒸法加工时，锅水分次少加，以免水沸影响质量，蒸花时间 4~4.5 分钟，久蒸不易晒干，过快易致生花变质。晒干时强调未干不翻动，晚收不叠压，晒 3 天翻动一次，6 天后贮藏数天再晒 1~2 天，至花心变硬即可。如此特有的采收加工技术，有效地保证了杭菊花朵大瓣阔、色白芯黄、清香甘醇的性状。著名的凤丹皮，采用清水稍浸，淋润软化再切片，有效成分丹皮酚含量比水浸至软再切等其他方法高。浙白术用弯卤比用直卤加工的品质优良。川芎在干燥加工时需要经历一个"发汗"过程，使药材达到变软、变色、增加香气或油性、利于干燥的目的，川芎炮制方法主要是酒炙，酒炙后可使其生物碱总量的溶出率提高 33%，增强其活血行气、祛风止痛的作用。

三、道地药材"质效特征"认知

不同地域生态、气候条件的差异造成不同产区药材在性状、质量和药效上的差别。随着科学技术进步，人们对道地药材的认知已发生了质的飞跃，从早期的产地、性状、临床效果的粗浅认识发展为产地、性状、质量、药理药效、临床应用的综合认识。

道地药材传统评价主要以性状评价为主，是我国传统的、独具特色的评价方法。主要对药材的外观性状进行直观评价，包括大小、质地、颜色、断面、整齐度和整体形状等。如附子以江油产的个大、坚实、灰黑色、表面起霜者为佳，黑顺片以片大、薄厚均匀、表面油润光泽者，白附片以上宽下窄、无外皮、切面黄白色、半透明、油润光泽者等性状特征优于其他产地附子。宁夏的枸杞以粒大饱满、色红、肉厚、油润、籽少、味甜微苦等性状特征优于其他产地枸杞。江苏茅山所产的道地药材茅苍术根茎上含有的大量朱砂点是其重要质量指标。

为了避免因鉴别者的主观因素以及经验上的差别对药材质量评价产生较大偏差，需要不断提高质量评价的方法，利用显微镜来观察生药的组织结构、细胞形状及内含物，成为道地药材鉴别和质量鉴定的重要手段。它弥补了性状鉴定的不足，尤其是在对破碎药材及粉碎后的药材的鉴定中发挥了重要作用。如道地药材黄连，"味连"皮层石细胞单个或成群散在，而"云连"的皮层、中柱鞘及髓部均无石细胞。

化学成分评价方法是 20 世纪发展起来的新技术。同种药材，产地不同，药材的内部因素及外界因素同时影响着中药化学成分种类和含量的变化。以有效成分的种类及含量差异区别道地产区的药材与其他非道地药材，可以为道地药材提供更精确的评价。如厚朴有川厚朴和温厚朴，川厚朴主产于四川、湖北、湖南，温厚朴主产于浙江、福建、江西，其中以川厚朴质量最优，温厚朴质量次之，研究发现栽培于四川都江堰的凹叶厚朴有效成分厚朴酚含量显著高于在江西庐山栽培相近年限者。浙江产延胡索总生物碱明显高于其他产地延胡索；而产于东北等地的东北延胡索、全叶延胡索等，不仅总生物碱含量较低，而且不含镇静、镇痛的成分延胡索乙素。安徽铜陵"凤丹皮"中丹皮酚含量大大高于重庆垫江、山东菏泽等其他产区所产丹皮。

药材优劣与否，主要看疗效。在道地药材的认知过程中，研究人员采用药理药效评价指标，以及临床疗效对比的方法对道地和非道地产区药材进行研究。如对传统道地产区四川江油和非传统道地产区四川凉山、云南禄劝彝族苗族自治县（以下简称禄劝）及陕西汉中的附子功效主治相关药理作用——抗休克、抗缓慢型心律失常、治疗心力衰竭进行比较，发现传统附子道地产区四川江油附子表现出与临床优良疗效一致的较强生物活性，优于四川凉山、云南禄劝、陕西汉中附子。对比甘肃礼县道地掌叶大黄和市售非道地大黄（产地混杂，正品与非正品并存）治疗胃、十二指肠出血的疗效，结果显示道地大黄对大量出血的止血有效率明显高于非道地大黄。

四、道地药材"文化特征"认知

道地药材的形成与当地的传统文化密切相关。道地药材的出现反映了道地产区人民群众在种植、采集、产地加工、炮制等技术上的造诣，也是当地传统文化与医疗实践紧密结合的产物。如四川峨眉山、洪雅县等地早就有栽培黄连的习惯，形成了著名的道地药材"雅连"，而与其气候条件相近的峨边彝族自治县（以下简称峨边），因以少数民族居多，所以栽培雅连的历史并不久远。

此外，道地药材的形成，也在一定程度上带动了当地工业、旅游、出口创汇等方面的经济发展。由于种植规模大、栽培加工技术娴熟、质量上乘，道地药材在不同产区同一品种的竞争中处于领先地位，从而带来了巨大的经济效益。如怀牛膝，在适合怀牛膝生长的古黄河泛滥区内，除了怀药道地产区外，还有山西、山东临近黄河地区，近些年也在推广怀药的种植，有超过道地产区的趋势，但怀牛膝道地产区凭借精良的加工技术，产品品质上占绝对优势，在产业竞争中保持领先地位。又如川产花椒的收购价格是其他产区的 2 倍等。

参考文献

[1] 彭成. 中华道地药材[M]. 北京：中国中医药出版社，2011.

[2] 黄璐琦，张瑞贤. 道地药材理论与文献研究[M]. 上海：上海科学技术出版社，2016.

[3] 王婧，张瑞贤，张慕群. 唐代道地药材出产区划浅谈[J]. 江西中医学院学报，2006（04）：28-30.

[4] 赵琪，陈晟，赵珺，等. 以敦煌遗书考证道地药材的形成和发展[J]. 中医药导报，2017，23（03）：5-7.

[5] 严奇岩. 从唐代贡品药材看四川地道药材[J]. 中华医史杂志，2003（2）：13-18.

[6] 方清茂，彭文甫，吴萍，等. 川产道地药材生产区划研究进展[J]. 中国中药杂志，2020，45（4）：720-731.

[7] 韩静，杨锡仓. 地道药材本义考据[J]. 中华中医药杂志，2017，32（11）：4852-4854.

[8] 李明，安钰，陈靖. 关于药材地道性与道地性之商榷[J]. 宁夏农林科技，2016，57（4）：39-41.

[9] 梁飞. 道地药材考——以20种中药为例[D]. 北京：北京中医药大学，2013.

[10] 彭华胜，郝近大，黄璐琦. 道地药材形成要素的沿革与变迁[J]. 中药材，2015，38（8）：1750-1755.

[11] 黄林芳，张翔，杜志霞. 道地药材传承与创新研究理论新探[J]. 中国实验方剂学杂志，2018，24（16）：194-202.

[12] 桂镜生. 中药商品学[M]. 昆明：云南大学出版社，2015.

[13] 谷素云. 道地药材形成和变迁因素的文献研究[D]. 北京：北京中医药大学，2007.

[14] 郑金生. "道地药材"的形成与发展（Ⅰ）[J]. 中药材，1990（6）：39-40.

[15] 郑金生. "道地药材"的形成与发展（Ⅱ）[J]. 中药材，1990（7）：43-45.

[16] 朱敏英，何本鸿. 中药资源学[M]. 武汉：华中科技大学出版社，2009.

[17] 赵军宁，田兴军，彭成，等. 川产道地药材资源保障与高质量发展策略[J]. 世界中医药，2020，15（2）：181-190.

[18] 周莉江，刘芳，季宁平，等. "发汗"与川产道地药材质量的思考[J]. 中药与临床，2015，6（3）：4-6，65.

[19] 蒋舜媛，赵军宁，王红兰，等. 川产道地药材标准体系构建与标准化实践[J]. 中国中药杂志，2020，45（4）：715-719.

[20] 潘冬香. 道地药材的基本特征及保护[J]. 药品评价，2018，15（20）：49-51.

[21] 杨晖，陈四清. 道地药材的环境影响及保护和发展[J]. 时珍国医国药，2015，26（8）：1971-1972.

[22] 陈林，彭成，刘友平，等. 川芎道地药材形成模式的探讨[J]. 中国中药杂志，2011，36（16）：2303-2305.

[23] 钟红.川产道地药材品质形成原理的影响因素分析[J].成都中医药大学学报,2014,37(4):11-13,56.

[24] 周嘉惠,祝天添,胡锴婕,等.基于"环境-成分-药性"关系解析西南区中药材分布特点[J].中医药导报,2019,25(4):47-51.

[25] 孙义新,魏源.道地药材成因及其土壤元素基准探讨[J].安徽农业科学,2018,46(31):8-11.

[26] 谢彩香,宋经元,韩建萍,等.中药材道地性评价与区划研究[J].世界科学技术-中医药现代化,2016,18(6):950-958.

[27] 郝耀鹏,吴昌娟,郭淑红,等.药材道地性分析方法的研究进展[J].山西农业科学,2020,48(6):994-996,1000.

[28] 赵军宁,华桦,戴瑛,等.道地药材药理学与道地药材标准构建新思路[J].中国中药杂志,2020,45(4):709-714.

[29] 袁盼,申俊龙.道地药材形成过程中文化传承的表达机制探讨[J].医学争鸣,2016,7(4):46-49.

[30] 张世应.道地药材的文化内涵及其对中医临床疗效的影响[J].湖北中医杂志,2015,37(2):72-73.

第二章

道地药材产地加工

产地加工是中药材生产的重要环节之一，亦是道地药材"道地"性的重要成因。产地加工是保证中药材质量的重要手段，是中药饮片生产的"第一车间"。产地加工技术直接影响中药饮片的临床疗效。

第一节　产地加工原则

中药材种类繁多，品种规格和地区用药习惯不同，加工方法也各不相同。中药材产地加工方法一般遵循以下原则。

一、植物药类

1. 根及根茎类

此类药材一般于采挖后先洗净泥土，除去地上茎叶、须根等非药用部位，及时干燥；有的需先刮去或撞去外表皮使色泽洁白，如桔梗、北沙参、半夏、知母等；质地坚硬或较粗的药材，需趁鲜切片或剖开干燥，如天花粉、苦参等；富含黏液质或淀粉类药材，需用开水稍烫或蒸后再干燥，如天麻、白及等。

2. 皮类

皮类中药材一般采收后趁鲜切成一定大小的块片；或加工成单卷筒、双卷筒状，如厚朴等；或削去栓皮，如黄柏、杜仲等。

3. 叶及全草类

叶及全草类中药材多含挥发油，采后宜通风处阴干；有的则需要先行捆扎，使成一定的重量或体积后干燥，如薄荷。

4. 花类

花类中药材在加工时要注意花朵的完整和保持色泽的鲜艳，一般是直接晒干或烘干，并应注意控制烘晒时间。

5. 果实类

果实类中药材一般采收后直接干燥；也有的需经烘烤等加工过程，如乌梅等。

6. 种子类

种子类中药材通常在采收的果实干燥后取出种子，或直接采收种子干燥；也有将果实直接干燥贮存，用时取种子或种仁入药，如砂仁、巴豆、使君子等。

二、动物药类

药用动物捕捉后进行产地加工的方法因药而异。一般要求加工处理及时得当，常用的方法有洗涤、精选、干燥、冷冻或加入适量防腐剂等。如蜈蚣在捕捉烫死后，应及时选用与虫体长宽相近的竹签，将虫体撑直，然后曝晒使其干燥。还可用硫黄熏蒸加工，不仅使蜈蚣虫体进一步干燥，增加药材的色泽，而且还可杀灭附着在虫体表面及内部的虫卵，防止药材的质量下降，并有利于其贮藏。

三、矿物药类

矿物类药材的产地加工主要是清除泥土和非药用部位，以保持药材的纯净度。

第二节 产地加工常用方法

由于中药材的品类多样，其形、色、气、味、质地及所含物质不完全相同，因此产地加工方法也不同。但是无论采用什么样的加工方法，都要保证加工后的药材形体完整、色泽鲜亮、药物性质稳定，利于储存。

一、产地净制

净制是中药材产地加工的第一道工序，是中药材炮制成饮片前的基础工作。几乎每种药材在使用前均需进行净制。净制是在切制、炮炙或调配、制剂前，选取规定的药用部分，除去非药用部位、杂质及霉变品、虫蛀品、灰屑等，使其达到药用的纯度标准。同时，根据传统分级经验进行初步的分级。早在汉代，张仲景《金匮玉函经》中记载："或须皮去肉，或去皮须肉，或须根去茎，又须花须实，依方拣采，治削，极令净洁。"明代《本草蒙筌》云："有剜去瓤免胀，有抽去心除烦。"清代《修事指南》云："去芦者免吐，去核者免滑，去皮者免损气，去丝者免昏目，去筋脉者免毒性，去鳞甲者免毒存也。"2020 年版《中华人民共和国药典》（以下简称《中国药典》）对某些药材品种的杂质、灰分、酸不溶性灰分进行限制，也是为了使药材达到一定的净度要求。

根据药材质地与性质，其方法可分为挑、拣、颠簸、搓揉、筛选、刮、摘、擦、刷、剪切、挖、剥、风选、水选等。中药材净制是根据原药材的情况，结合中医临床用药要求而进行的。产地加工时按净制要求可分为：去根去茎，去皮壳，去毛，去心，去芦，去核，去瓤，去枝梗，去残肉，去头尾足翅，去杂质及霉败品等。

1. 去根去茎

一般采用剪切、搓揉、风选、挑选等方法，除去残根、残茎，以及分离药用部位。如荆芥、薄荷、马齿苋、马鞭草、泽兰、茵陈、益母草等去残根；龙胆、白薇、丹参、威灵仙、续断、防风、秦艽、广豆根等去残茎；麻黄根、茎分开入药。

2. 去枝梗

一般采用挑选、切除、摘等方法，除去某些果实、花、叶类药物的老茎枝、柄蒂等非药用部位，使用量准确。如花椒、辛夷、女贞子、桑寄生、栀子、桑螵蛸等。

3. 去皮壳

一般采用刮、砸等方法，除去皮类药材的栓皮、根及根茎类药材的根皮，以及种子类药材的果皮或种皮，达到便于切制、用量准确、除去非药用部位等目的。如厚朴、杜仲、黄柏、肉桂等用刀刮去栓皮、苔藓及其他不洁之物；知母、桔梗（传统要求桔梗去"浮皮"后入药）等趁鲜去皮；牡丹皮需刮丹皮（粉丹皮）。种子类药材，一般把果实采收后，晒干去壳，取出种子，如车前子、菟丝子等；或先去壳取出种子而后晒干，如白果、杏仁、桃仁等。

4. 去毛

一般采用刷、挖、砂烫、挑拣、筛选、风选等方法，除去药材表面的细茸毛、鳞片，以消除刺激咽喉引起咳嗽或其他有害作用。如金樱子挖去毛核；枇杷叶、石韦等刷去毛茸附着物；骨碎补、香附、知母等砂烫或撞去毛。

5. 去心

在产地加工时，去心的药材主要包括去根的木质部分和枯朽部分，以及去种子类药材的胚芽等。如牡丹皮、巴戟天、莲子等药材去心。

6. 去芦

一般采用剪、切等方法，除去部分药材的根头、根茎、残茎、茎基、叶基等非药用部位，如人参、党参、桔梗、续断等。

7. 去核

一般采用挑选、切挖、浸润、筛选、风选等方法，在产地加工时除去某些果实类药材的核（或种子）等非药用部分，如乌梅、山茱萸、诃子等。

8. 去瓤

一些果实类药材，须去瓤用于临床。如枳壳通常用果肉而不用瓤，据研究，枳壳瓤中不含挥发油等成分。此外，瓤有引起胀气的说法，故枳壳须挖去内瓤以除去非药用部位。

9. 去残肉

传统采用刀刮、挑选、浸漂等方法，除去某些动物类药材的残肉、筋膜以纯净药材，如龟甲、鳖甲等。

10. 去头尾足翅

一般采用浸润切除、蒸制剥除等方法，除去部分动物类或昆虫类药材的头尾足翅等毒性或非药用部位。如乌梢蛇、蕲蛇等均去头及鳞片，蛤蚧须除去鳞片、头、足。

11. 去杂质及霉败品

一般采用洗净、漂净、筛选、风选、挑选、磁铁吸除等方法，除去土块、砂石、杂质及霉败品等。如当归、川芎、牡蛎、朱砂、百合、瓜蒌、葛根等。

二、产地切制

产地切制是中药材加工的重要工序之一，其主要对象包括：根、根茎类、树皮、树枝、较大的果实和某些动物类药材，以利于干燥，或减少传统饮片切制前的软化环节。如鲜石斛等鲜品入药者，需采收洗净后趁鲜切片；木瓜、山楂、枳壳等果实类，需横切成 2~4 片，才利于干燥；干燥后不易软化的如乌药、土茯苓、白药子等药材，也趁鲜切制；灯心草、通草等少数质地柔韧的药材，也可不经软化，趁鲜切制。

三、蒸、煮、烫

含黏液质、淀粉或糖分较多的药材，产地采集后用一般方法不易干燥，须先经蒸、煮或烫处理，则易干燥。药材通过蒸、煮或烫，不仅利于干燥，有的还易于刮皮；有的可杀死药材内部虫卵，以保持药性；有的蒸制后，质地柔润，能起滋润作用；有的不易散瓣。同时，一些药材中含有使自身某些成分分解和转化的酶，经加热处理，使酶失去活力，保证药材的质量。

蒸、煮或烫时应注意掌握火候、水温和加工时间，但加热时间和方法视药材的性质而定。如白芍、明党参煮至透心；天麻、红参蒸透；红大戟、太子参置沸水中略烫；鳖甲须在沸水中烫至背甲上的硬皮能剥落时。

1. 蒸

一般用于含浆汁、淀粉或糖分多的药材，如黄精、玉竹、天麻、红参、郁金、杭菊花等。

此外，有些药材在产地采集后经蒸制，主要目的是杀死虫卵，防止孵化，以利于保存药效，如桑螵蛸、五倍子等。

2. 烫

一般用于肉质根和地下茎含水分多的药材，采收后，放入沸水中烫制片刻，可使细胞内蛋白质凝固，淀粉糊化，破坏酶的活性，促进水分蒸发，利于干燥，保持药效，如天冬、百部、百合等。

3. 煮

根据药材性质及产地加工情况，药材煮制可分为清水煮、盐水煮、加萝卜煮、碱水煮等。具体煮制时间的长短，因药材性质而异。

（1）清水煮：一般用于含淀粉较多的根类药材，如白芍、明党参、北沙参等。

（2）盐水煮：某些动物类药材采集后经盐水煮，不仅有利于药用部位的分离，同时有利于干燥和便于保存，如全蝎等。

此外，将肉苁蓉投入盐湖腌，也是一种保存备用方法。于秋季采收的肉苁蓉水分大，不易干燥；故将肥大者投入盐湖中腌 1~3 年，或用 40% 的盐水腌制，质量较好，药用时须洗去盐分。

（3）加萝卜煮：如芒硝，取适量鲜萝卜，洗净，切片，置锅中，加适量水煮透后，取萝卜汁，加入天然芒硝共煮，至全部溶化，过滤或澄清以后取上清液，放冷。待结晶大部分析出，取出，置避风处适当干燥，结晶母液经浓缩，可继续析出结晶，直至无结晶析出为止。

（4）碱水煮：如珍珠母，采收后及时将珍珠母置于碱水煮 5~10 分钟，洗去黏液，然后用清水洗净，干燥。

4. 浸、煮、蒸并用

如黑顺片。取泥附子，大小分档，洗净，浸入食用胆巴的水溶液中数日，连同浸液煮至透心，捞出，水漂，纵切成厚片，再用水浸漂，用调色液使附片染成浓茶色，取出，蒸至出现油面、光泽后，烘至半干，再干燥或继续烘干，习称"黑顺片"。

四、发汗

有些药材在产地加工时，通常将药材在晒、微火烘至干或微煮（蒸）后，堆置起来发热、"回潮"，内部水分向外发散，从而使其内部水分析出的方法习称"发汗"。药材通过"发汗"，可使其变软、变色、增加香味或减少刺激性，有利于干燥。如玄参秋末冬初采挖，除去茎叶及须根，曝晒至半干后，堆闷 3~4 天（发汗），反复曝晒至八九成干，再堆闷至内心发黑油润，晒干。其"质坚实，不易折断，断面黑色，微有光泽"。倘若不反复堆闷发汗、曝晒，断面是不会变黑的。丹参的产地加工也应"发汗"，断面才能显褐色并可见到放射状的木质部花纹。其他在产地加工时需"发汗"的药材还有厚朴、茯苓等。

五、硫熏

有些药材为使色泽洁白，防止霉烂，常在干燥前后用硫黄熏制，如山药、白芷、天麻、川贝母、牛膝、天南星等。这是传统加工方法，但该法不同程度地破坏了环境和药材的天然本质，是否妥当，用何法取代，尚需深入研究。

六、搓揉

有些药材在干燥过程中皮、肉易分离而使药材质地松泡，在干燥过程中要时时搓揉，使皮、肉紧贴，达到油润、饱满、柔软或半透明等目的，如玉竹、党参、三七等。

三七秋季花开前采挖，洗净，分开主根、支根及根茎，干燥。支根习称"筋条"，根茎习称

"剪口"，须根习称"绒根"，主根称"头子"。将"头子"曝晒1天后进行第一次揉搓，使其紧实，曝晒至半干，反复搓揉，以后每日边晒边搓，直到全干，即为"毛货"。将"毛货"置麻袋中加粗糠或稻谷往返冲撞，使外表呈棕黑色光亮，即为成品。如遇阴雨，可在搭烤架50℃以下烘干，烘烤时勤检查，并不断揉搓。

玉竹秋季采挖，除去须根，洗净，将不同等级玉竹分别摊晒，晒至柔软后又不易折断时，放入箩筐内撞去须根和泥沙，再取出根茎在石板或木板上反复揉搓。揉搓时要先慢后快，由轻到重，至粗皮去净、内无硬心、色泽金黄、呈半透明、手感有糖汁黏附时为止，晒干。

七、石灰拌

将药材拌入一定量石灰，可将内部水分吸出，并起到防腐作用，如川贝母、浙贝母、僵蚕等。

八、干燥

干燥的目的是及时除去药材中的大量水分，避免发霉、虫蛀以及有效成分的分解和破坏，利于贮藏，保证药材质量。干燥应根据药材性质选择不同的干燥方法。中药材的干燥方法，有自然干燥与人工干燥两类。传统要求中药材干燥后要形、色、气、味俱全。

1. 晒干

该法简便、经济，大多数药材可用此法。如党参、薏苡仁等不要求保持一定颜色或不含挥发油的药材。

2. 风干或阴干

将中药材放置或悬挂于通风的室内或荫棚下，避免阳光直射，利用空气流通，使药材中的水分自然蒸发而达到干燥的目的。此法常用于含挥发性成分的药材，如薄荷、藿香、金银花等；含油脂类中药材，如郁李仁、瓜蒌仁、杏仁、桃仁、柏子仁、当归、千金子、牛膝等在强烈日光下会发生氧化分解，温度过高还会引起泛油；含色素类药材，如金银花、菊花、红花等在日光照射下易褪色；绿叶类、全草类药材，如大青叶、侧柏叶、紫苏叶、淡竹叶、忍冬叶等曝晒很快会变黄；某些动物类药材，如全蝎、蕲蛇、白花蛇、蛤蚧、水蛭、地龙、鹿茸等久晒或曝晒会增强其腥味，影响色泽。

人工干燥主要是利用现代设备对药材进行干燥，如烘箱、干燥机、真空干燥、冷冻干燥、红外及远红外干燥、微波干燥等。

第三节 产地加工与炮制一体化

中药材产地加工和中药炮制是中药生产加工产业链中紧密相连的两个环节。目前,大多数中药材都是在产地加工后,再通过饮片企业软化处理,切制,干燥后包装。中药材通过产地加工,利于贮存、运输,便于从外观性状上区分商品等级。但是,中医临床和中成药生产均以中药饮片为原料,要将药材加工为饮片,需将干燥后的原药材重新经水处理加工成饮片后再次干燥,这样势必造成有效成分流失,而且耗时耗力。

通过实施 GMP 认证以及实施批准文号管理的中药饮片等措施,国家对中药饮片的管理越来越规范。但中药材按农副产品管理,产地加工的文件和标准规范缺乏,监管薄弱,市场的混乱状况并没有得到根本遏制;中药材掺伪、掺假、染色、增重、过度硫熏等问题时有发生,严重影响饮片质量。所以,行业内的专家学者提出中药材产地加工与炮制一体化(简称"一体化"),旨在从源头抓起,杜绝隐患,减少成分流失,确保饮片质量及临床安全和疗效。

一、"一体化"发展历程与现状

中药材的加工炮制是随着中药的发现和应用而产生的,其历史可追溯到原始社会。随着医药技术的发展,出现了专门从事中药材产地加工与炮制的人员,但没有明确的划分界限。随着人口的增多、医疗技术的发展,用药量的增大,药材贸易往来在各地展开,就出现专门负责采收加工中药材的人员。唐代有一百二十行、二百二十行、三百六十行等说法,言其商业繁华,有各种行业为市场提供消费商品。诸行之中,就有药行(即有固定铺面、专卖中药材的商店)。到宋代,城市管制制度取消,除国家开办官药局外,私营药店、药铺、药肆也十分普遍。到明代,不仅有繁荣的药店药肆,还有发达的药材交易市场,如禹州、樟树、祁州等全国性药材市场。中药行业发展成规模化、商品化的形式,出现了规模化的药商、药行以及"前店后坊"的商业模式,中药材产地加工与炮制专业人员逐渐分离开来,形成各自独立的行业。

中药材经过净制、干燥等产地加工后,方便储运至全国各地销售,再由专业的中药炮制人员将药材根据中医用药要求炮制为饮片后使用。中华人民共和国成立后,我国各地仍设有"切药棚",当地药商采购原药材后,就地切制加工,净货打包运输。到 20 世纪 80 年代,药店仍然有代客加工的服务。直到 1985 年国家开始执行《中华人民共和国药品管理法》,将中药材和中药饮片界定开,结束了药店自行制作药剂、饮片的历史。从此,中药材产地加工与中药炮制由于产品的性质不同而截然分开。从二者的历史发展可以看出，中药材产地加工与中药炮制的分化是行业分工的结果。

近年来，随着规范化中药材种植基地建设大力推进，很多道地药材都已有了相对稳定的规模化种植基地。《中华人民共和国中医药法》《中药材保护和发展规划（2015—2020 年）》《全国道地药材生产基地建设规划（2018—2025 年）》等文件均对中药材产地初加工做了明确指示。中华人民共和国商务部也正在推动建立中药材现代物流体系，促进中药材流通现代化，提升中药材质量安全保障能力，并要求在大宗中药材主要产区建设集约化、规模化的产地加工基地，以专业、规范的中药材干燥处理等技术提升中药材品质，为"一体化"的开展实施提供了坚实基础。因此，通过"一体化"将中药材规范化生产要求与饮片生产的 GMP 要求相结合，形成完整产业链，不仅有利于药物的品质形成，而且有助于饮片的溯源追踪与监管。2015 年，国家中医药管理局行业重大项目"30 种中药饮片产地加工与炮制一体化关键技术规范研究"的实施，标志着"一体化"得到了国家层面的认可，其成果也表明了"一体化"的可行性。

二、"一体化"的优势

1. 从源头控制中药饮片质量

源头是控制饮片质量的关键。中药材特别是道地药材在其道地性形成的同时，形成了独特的加工方法。目前，道地药材产区大多采用传统的加工方法，缺乏创新，如牛膝、山药、贝母、白芷等产地加工采用硫黄熏，造成硫残留量的超标。此外，结合本地区的风俗文化、用药习惯，各地形成了独有的产地加工方法，如天麻，四川通江的产地加工方法是烘干法，湖北则采取白矾水煮透心后干燥，吉林将天麻与小米共煮透心后干燥，造成了中药材产地加工的"一药多法"。

药材在产地直接加工，有很多优势，对保障中药材质量非常重要。《中国药典》2020 年版有64 种中药材可以趁鲜加工，如干姜、土茯苓、山柰、山楂、山药、川木通、三棵针、片姜黄、乌药、功劳木、地榆、皂角刺、鸡血藤、佛手、苦参、狗脊、粉萆薢、浙贝母、桑枝、菝葜、绵萆薢、葛根、紫苏梗、黄山药、竹茹、桂枝、狼毒、滇鸡血藤等产地直接切片；大血藤、小通草、肉苁蓉、青风藤、钩藤、高良姜、益母草、通草、桑寄生、黄藤、锁阳、槲寄生、颠茄草、野木瓜、广东紫珠、首乌藤、桃枝、铁皮石斛等产地直接切段；何首乌、茯苓、商陆等产地直接切块；木瓜、化橘红、枳壳、枳实等产地直接切瓣；丁公藤、大黄、天花粉、木香、白蔹、防己、两面针、虎杖、香橼、粉葛、大腹皮等产地可选用多种切制方法，可切瓣或片、段。此外，附子还可在产地直接加工成"黑顺片""白附片"入药。但是，产地加工门槛低，许多地方的产地加工规模小、设备单一、没技术、没标准、卫生差、条件简陋，完全处于无人监管，利益为大的境况。

"一体化"可以将药材集中加工，促进中药饮片生产与当地产地加工实际紧密结合，充分发挥药材规范化种植与饮片规范化炮制的特点。"一体化"的实施不仅可以提高产地加工的机械化、规模化程度，又可以从形式上将产地加工到炮制纳入同一监管体系内，从而解决二者在行业交叉地带，监管薄弱的问题。"一体化"保证了药材来源，从源头控制饮片质量，并有助于饮片分级工作的开展。

2. 减少重复环节，降低成本提高收益

中药材产地加工有净制、干燥等工序，有些药材需要蒸煮处理。而中药炮制有净制、浸润、切制、干燥等工序，同样也有蒸煮等加热处理手段。从加工到炮制过程中，中药材经过反复处理程序，势必会损失有效成分的含量，并且重复环节需要重复的人力物力，大大浪费了企业生产成本。如，中药材的全草类、根茎类药材在产地加工时，通常把原药材干燥，在炮制时，全草类重新打湿，润透，切段，干燥；根茎类，需闷润透心，切制，干燥。

"一体化"可以避免产地加工与炮制的重复环节，可以减少中间的储存、加工环节，避免重复环节造成的药材损耗和人力、资源的浪费。同时，"一体化"可以做到就地采收与加工消化中药材，直接在产地进行饮片生产，省工省时，不仅降低成本，而且就地加工与包装更易加工出品质高的饮片，从而获取更高的经济收益。

3. 促进优势资源合理整合，打造优势品牌

道地药材在不同产区同一品种的竞争中处于领先地位，不仅因其产地，同时还受产地加工、炮制技术等多方面因素影响。但长期以来，中药加工因人、因地、因时而异的不规范现象相当严重，同药多种加工方法得以大行其道，中药饮片质量的稳定性无法得到根本保障。

通过部分大宗药材实施产地"一体化"生产，可以统一加工工艺和质量标准，改变目前中药材产地加工生产各行其道的混乱局面，使中药饮片质量得到根本保障。同时，"一体化"可以促进产销各种优质资源与饮片加工企业本身优势进行合理整合，推动传统零散小农经济向全国一体化市场和大企业、大规模、大物流、大营销、国际化、标准化、集约化方向发展。在此基础上，推动优势大品牌的快速成长，为中医药及市场用药提供高质量的优质中药饮片及我国中医行业进入国际市场，为人类健康事业做出更大贡献。现今优质中药，如天麻、黄芪、山药、茯苓、三七等均得益于产地一体化加工。

4. 促进中药材从产地到市场的快速接轨

长期以来，中药材生产、加工与市场一直都没有得到很好的衔接，造成中药材市场价格的忽高忽低，供货量时多时少，产销及市场极不稳定。几乎每种中药材都存在多了价低，无人种植，少了价高，产地一哄而上，大面积种植，生产过剩，出售困难，之后又进入降价的恶性循环的怪

圈中欲罢不能，对中药材生产及市场的健康发展带来极其不利的影响。

实施"一体化"，中药饮片作为中医药市场配方用药的最终消费品，能够迅速进入中药市场，拉近中药产地与市场的距离，加快中药材从产地进入终端消费市场的速度，销售信息也能快速反映到产地，增强产地与销售市场的互动，促使中药材生产和市场的快速接轨，减少社会资源和人力资源的不必要浪费，推进中药材生产及市场向健康平稳方向发展，使中药材种植和饮片加工从低效及落后的困境中解脱出来，成为高效产业。

三、川产道地药材"一体化"研究进展

目前，国内很多科研院所、企业均已启动"一体化"研究，川产道地药材作为中药市场主力军，学者们也进行了大量研究。

1. 白芍

《中国药典》产地加工方法为夏、秋两季采挖，洗净，除去头尾和细根，置沸水中煮后除去外皮或去皮后再煮，晒干得白芍药材。再洗净，润透，切薄片，干燥制成白芍饮片，产地加工和饮片炮制分开处理，存在着重复干燥和中间贮存过程现象，而且经常会出现硫黄反复熏制等情况。通过"一体化"研究，形成直接从白芍新鲜药材到饮片的加工工艺，将传统的分段式产地加工与饮片炮制结合为一体。以慢性失血性血虚模型比较一体化加工产品与传统工艺产品补血作用，两个产品各剂量下的补血作用相当，也可提高免疫功能，起到扶正固本的作用。一体化加工缩短了加工时间，减少了中间的贮存环节，降低了生产成本，提高了经济效益，具有一定的合理性。

2. 川芎

《中国药典》产地加工方法为夏季当茎上的节盘显著突出，并略带紫色时采挖，除去泥沙，晒后烘干，去须根得川芎药材。再除去杂质，分开大小，洗净，润透，切厚片，干燥制成川芎饮片。传统的加工工艺，从鲜药到饮片需经过1次水处理和2次干燥过程，增加生产成本的同时，延长了生产周期，复杂了加工程序，甚至损失有效成分。通过"一体化"研究，形成"鲜川芎除去杂质和非药用部位，快速淋洗后，阴干至含水量约28%，切片（厚度约为2 mm），50℃鼓风干燥6~8小时，筛去碎屑"的川芎饮片一体化工艺。一体化饮片与传统饮片的质量对比，2种工艺饮片质量接近，一体化饮片中绿原酸和阿魏酸平均含量略高于传统饮片；传统加工周期约为一体化加工的2倍，其中鲜川芎干燥成川芎药材阶段费时较长。以硝酸甘油引起偏头痛大鼠为模型，一体化川芎饮片较传统饮片更能降低NO含量，抑制NOS的活性，但差异不显著，提示两种加工方式的川芎饮片药效学作用相似。

3. 党参

《中国药典》产地加工方法为秋季采挖，洗净，晒干得党参药材。再除去杂质，洗净，润透，切厚片，干燥制成党参片。操作过程中有干燥—润透—干燥的操作，而润透对药材成分有一定影响。通过"一体化"研究，形成"取新鲜党参，烘干至一定程度，抢水洗除去杂质，切厚片，干燥"的党参饮片一体化工艺。一体化川党参饮片与传统工艺相比，其所得样品的总黄酮、总多糖、总皂苷及党参炔苷等含量均高于传统工艺，且切片等操作相对容易。体外抗氧化活性试验中，一体化工艺饮片具有更强的 DPPH 清除活性，即更强的抗氧化活性。

4. 何首乌

《中国药典》产地加工方法为秋、冬两季叶枯萎时采挖，削去两端，洗净，个大的切成块，干燥得何首乌药材。再除去杂质，洗净，稍浸，润透，切厚片或块，干燥成何首乌饮片。通过"一体化"研究，形成新鲜何首乌切片后干燥的一体化工艺。一体化饮片与传统饮片相比，一体化饮片指标成分及润肠通便作用没有显著性差异，抗炎效果优于传统工艺。一体化饮片经黑豆汁拌匀后蒸制成制何首乌，利用大鼠血虚模型及肝毒性模型，通过检测 RBC、Hb、HCT、MCHC、WBC 等生理指标以及肝组织病理切片，表明传统和一体化制何首乌均具有一定的补血和降低肝毒性作用，且无显著性差别。

5. 黄柏

《中国药典》产地加工方法为剥取树皮后，除去粗皮，晒干得黄柏药材。再除去杂质，喷淋清水，润透，切丝，干燥制成黄柏饮片。取黄柏丝，照盐水炙法炒干，制成盐黄柏；照炒炭法炒至表面焦黑色，制成黄柏炭。通过"一体化"研究，形成"切丝宽 2~4 mm，60℃烘制 6 小时的生黄柏一体化工艺"以及"切丝宽 2~4 mm，150~160℃炒制 5 分钟，盐水量 2%"的盐黄柏一体化工艺。比较化学成分的含量高低可知，与传统黄柏饮片相比，一体化黄柏饮片质量较好。一体化黄柏饮片对热证大鼠的解热作用更强，治疗效果更好，对急性细菌性腹膜炎大鼠的抗炎作用更强，治疗效果更好。从细胞层次上分析，一体化黄柏饮片更能显著降低炎症因子水平，增加巨噬细胞对中性红的吞噬能力，且能更好地修复肾细胞损伤。

6. 桔梗

《中国药典》产地加工方法为春、秋两季采挖，洗净，除去须根，趁鲜剥去外皮或不去外皮，干燥。再除去杂质，洗净，润透，切厚片，干燥制成桔梗饮片。通过"一体化"研究，形成"捡去沙石及非药用部位，刮皮后用纯净水抢水洗净，52℃鼓风干燥 3 小时至含水量在 35%~45%，取出切厚片（1~3 mm），继续用 52℃鼓风干燥 4 小时，含水量在 12% 以下，期间翻动 2 次"的桔梗饮片一体化工艺。比较发现一体化桔梗饮片，乙醇浸出物、总多糖、总黄酮、桔梗皂苷 D 和总皂苷的含量均高于传统桔梗饮片，代表性指标成分桔梗皂苷 D 的损失平均减少了

22.7%。

"一体化"研究虽已取得了丰硕的成绩，但在实际中仍需注意一些问题。如，"一体化"过程中可能涉及大量鲜药无法及时加工成饮片，鲜药保管措施如何跟进。"一体化"虽然具有相关优势，但中药品种繁多，质量受多方面影响，哪些品种适合一体化生产还需深入研究。此外，"一体化"要求企业在药材基地建立"一体化"生产车间，但大多产地药材品种单一，企业能否连续生产，设备购置、车间打造、管理、运输等相关成本均应考虑。

参考文献

[1] 蔡宝昌, 龚千锋. 中药炮制学专论[M]. 北京: 人民卫生出版社, 2009.

[2] 龙全江. 中药材加工学[M]. 北京: 中国中医药出版社, 2006.

[3] 杨中林. 中药炮制学[M]. 北京: 中国医药科技出版社, 2008.

[4] 姜华, 李军, 李欣, 等. 中药饮片现代炮制工艺研究概况[J]. 中国民族民间医药, 2020, 29 (8): 46–50.

[5] 杨俊杰, 李平, 郝敏, 等. 中药材产地加工与炮制一体化的现代研究进展[J]. 中草药, 2018, 49 (20): 4726–4730.

[6] 张丽, 丁安伟. 中药材产地加工–饮片炮制一体化研究思路探讨[J]. 江苏中医药, 2016, 48 (9): 70–71, 74.

[7] 杨俊杰, 李林, 季德, 等. 中药材产地加工与炮制一体化的历史沿革与现代研究探讨[J]. 中草药, 2016, 47 (15): 2751–2757.

[8] 李静, 夏成凯. 亳州地产药材产地加工现状及展望[J]. 黑龙江科技信息, 2016 (11): 82–83.

[9] 杨俊杰, 张振凌. 中药材产地加工与中药饮片炮制一体化的探讨[J]. 时珍国医国药, 2005 (9): 817–818.

[10] 曹雨诞, 钱岩, 丁安伟, 等. 白芍一体化加工与传统工艺对血虚模型大鼠补血作用的研究[J]. 时珍国医国药, 2019, 30 (1): 97–98.

[11] 王海丽, 曹雨诞, 钱岩, 等. 白芍药材和饮片一体化加工工艺的优化[J]. 中成药, 2016, 38 (8): 1787–1792.

[12] 吴情梅, 刘晓芬, 连艳, 等. 产地加工炮制一体化对川芎饮片化学成分的影响研究[J]. 中国药房, 2020, 31 (6): 686–691.

[13] 吴情梅, 刘晓芬, 连艳, 等. 川芎产地加工与饮片炮制一体化工艺研究[J]. 中草药, 2019, 50 (16): 3808–3814.

[14] 郭振宇, 张毅, 张正锋, 等. 星点设计—响应面法优化川党参产地加工炮制一体化工艺研究[J]. 中药新药与临床药理, 2019, 30 (11): 1385–1390.

[15] 林冰, 刘婷婷, 周英, 等. 何首乌产地加工炮制一体化技术研究[J]. 中药材, 2018, 41 (7): 1598–1601.

[16] 李帅锋, 丁安伟, 张丽, 等. 何首乌产地加工与饮片炮制一体化工艺研究[J]. 中草药, 2016, 47 (17): 3003–3008.

[17] 吴琦. 黄柏产地加工与炮制一体化研究[D]. 沈阳: 辽宁中医药大学, 2018.

[18] 罗明华, 康卫龙, 陈桂芳, 等. 四川中江桔梗产地加工炮制一体化工艺研究[J]. 绵阳师范学院学报, 2019, 38 (2): 1–5.

第三章

中药炮制的目的与传统制药原则

第一节　中药炮制的目的

中药材多来源于自然界中的植物、动物和矿物。因此，原药材或因为质地坚硬、个体粗大，或因为含有泥沙杂质，或因为具有较大的毒副作用，一般不直接应用，而是经过特定的加工炮制，制成饮片方可应用于临床调配或中成药生产。中药成分复杂，疗效多样，其炮制目的也具有多样性，归结起来，可用"减毒""增效"加以高度概括，但尚包括与中药药性、临床调配、贮存使用等方面密切相关的其他炮制目的；同时，对于单味饮片来说，所采用的炮制方法可同时具有多种炮制作用，这些作用虽有主次之分，但彼此之间又有密切的联系。一般认为，中药炮制的目的有以下几个方面。

一、降低或消除药物的毒副作用，保证临床用药安全有效

对有毒中药的炮制，历代医家都很重视。许多中药虽有较好的疗效，但毒性较大，临床应用不安全。如川乌、草乌、附子、天南星、半夏、禹白附、大戟、甘遂、狼毒、巴豆、马钱子、斑蝥等，通过炮制，可以降低这些中药的毒性。炮制解毒的方法很多，如浸渍、漂洗、砂烫、醋炙、蒸、煮、制霜等。许多有毒中药的炮制经现代研究揭示了其解毒机理，如乌头中的双酯型生物碱虽具有较强的强心、镇痛作用，但毒性极强，经煮制后，大部分被水解为单酯型或胺醇型生物碱，后者毒性降低且作用得以保留，保证了临床疗效和用药安全。又如巴豆制霜后，具有毒性

的脂肪油含量降低，缓和了原有的峻泻和刺激作用。

有些药材的过偏之性，在临床应用时会带来一些副作用，通过炮制，可去除或降低药物的副作用。如唐代孙思邈在对孕妇使用桂枝时，为了防止"胎动"，特要求用"熬"法炮制后入药。明代罗周彦也曾提及枳壳"消食去积滞用麸炒，不尔气刚，恐伤元气"。麻黄辛散作用强，为发汗峻药，应用于体虚的老年或幼年患者，易致发汗太过，可通过蜜炙缓和辛散发汗之性。种子类中药由于富含脂肪油，易滑肠致泻，可通过炒法和制霜法去除部分脂肪油，减缓腹泻。何首乌生品有解毒、消肿、润肠通便的作用，如将之用于体虚患者，则更易损伤正气，经黑豆汁蒸制后，致泻的结合类蒽醌成分减少，补益肝肾作用得以更好地发挥。

二、改变或缓和中药性能，满足临床辨证施治的用药需求

中药的性能主要包括四气、五味、归经、升降浮沉和毒性等。临床遣方用药时利用药物的不同特性，补偏救弊，调整机体阴阳气血的偏胜偏衰，恢复生理平衡而达到治疗疾病的目的。通过炮制，可以调整或改变中药性能，取其所需以满足临床。

1. 改变或缓和中药"性味"

中医的治则为"寒者热之，热者寒之"，但是性味偏盛的药物，在临床应用时往往会给病人带来一定的副作用，因此需要通过炮制进行纠偏。如生甘草，性味甘凉，具有清热解毒、清肺化痰的功效，常用于咽喉肿痛，痰热咳嗽，疮痈肿毒。《金匮要略》中"桔梗汤"所用为生甘草，即取其泻火解毒之功。炙甘草性味甘温，善于补脾益气，缓急止痛，常入温补剂中使用，《伤寒论》中的"炙甘草汤"所用则为炙甘草，取其甘温益气之功，以达补脾益气之功效。可见，甘草经炮制后，其药性由凉转温，功能由清泄转为温补，改变了原有的药性。再如生地黄，性寒，具清热、凉血、生津之功，用于血热妄行引起的吐衄、斑疹、热病口渴等症。经蒸制成熟地黄后，其药性变温，能补血滋阴、养肝益肾，凡血虚阴亏、肝肾不足所致的症状，均可应用，不但扩大了中药的应用范围，也满足临床辨证施治的用药需求。

2. 改变中药的作用趋向

中药的作用趋向，传统以升、降、浮、沉表示。经过炮制，可以改变其作用趋向。如大黄苦寒，其性沉而不浮，其用走而不守，经酒制后能引药上行，先升后降；黄柏禀性至阴，气薄味厚，主降，生品多用于下焦湿热，酒制可借助酒的引导作用，清上焦之热。如治疗头面热疾的"上清丸"中，即用酒制黄柏，转降为升。又如生莱菔子，用于涌吐风痰，升多于降；炒莱菔子，降多于升，用于降气化痰，消食除胀。对此，还提出了"生升熟降"的理论。

3. 改变或增强中药的归经

中药归经及作用部位常以经络脏腑来表示，所谓某药归某经，即表示该药对某些脏腑和经络有明显的选择性。并与"五味"密切联系，即"酸入肝、苦入心、甘入脾、辛入肺、咸入肾"。许多单味中药作用于多个经络，故通过炮制调整，可使其作用专一。如小茴香生品归肝、肾、脾、胃经，理气和胃；盐炙后专入肾经，温肾祛寒，疗疝止痛。再如干姜，生品归脾、胃、心、肺经，温中散寒、回阳通脉、燥湿消痰；砂烫后长于温中散寒、温经止血，主归脾、胃经；炒炭后固涩止血，主归脾、肝经。以上都说明了炮制可以从不同的方面改变中药的性能，更利于临床辨证施治的用药需求。

三、增强药物疗效

中药经炮制后，动植物类药材的细胞、组织、所含成分，矿物类药材的组成成分、杂质含量、晶格结构等会发生一系列物理、化学变化，这些变化可从不同方面增强药物的疗效。

如中药材在切制成饮片的过程中细胞破损、表面积增大等，可使其药效成分易于溶出；炮制用辅料的助溶、脱吸附等作用也可使难溶于水的成分水溶性增加；炒、蒸、煮、煅等加热处理可增加某些药效成分的溶出率。又如种子类中药，传统炮制理论认为"凡药用子者俱要炒过，入药方得味出"，概括成为"逢子必炒"理论，因种子类药物外有硬壳，其药效成分不易被煎出，经加热炒制后种皮爆裂，质地疏松，便于成分煎出。款冬花、紫菀等化痰止咳药经蜜炙后，增强润肺止咳的作用，皆因炼蜜有甘缓益脾、润肺止咳之功，作为辅料可起协同作用，从而增强疗效。现代研究证明，胆汁制天南星能增强天南星的镇痉作用，甘草制黄连可使黄连的抑菌效力提高数倍。可见，药物经炮制后，可以从多方面增强疗效。

四、便于调剂和制剂，保证药效

中药植物类根、茎、藤、木、花、果、叶、草等药材，以及质地坚硬的矿物类、甲壳类及动物化石类药材，在临床应用时存在药效成分煎出不易，质地坚硬不易粉碎等现象。但经过加工炮制后，可使原型整根的植物类药材通过软化处理，切制成一定规格的片、丝、段、块后，便于调剂时剂量准确和调配药方，同时质地坚硬的药材，也可通过炒、煅等加热处理方式，使之质地酥脆而便于粉碎。

如将白芍切成薄片、山药切成厚片、枇杷叶切成宽丝、薄荷切成段等，均有利于中药在临床的处方调配和煎煮；再如以砂烫醋淬龟甲、鳖甲，砂烫马钱子，蛤粉烫阿胶，明煅代赭石、寒水石，煅淬自然铜等，其目的均是使药材质地变得酥脆。而实际上，在药材从质坚变为酥脆的同时，也达到了增加其药效成分的溶出，有利于中药在体内的吸收等目的。现代研究表明，龟甲经砂烫醋淬炮制后，其热水溶出率增加 6 倍左右。药材经过不同方法的炮制，制成饮片后所出现的上述变化，对于调剂和制剂极为有利。

五、洁净药物，利于贮藏保管

中药在采收、仓储、运输过程中常混有泥沙杂质，及残留的非药用部位和霉败品，因此必须经过严格的分离和洗净，使其达到所规定的净度要求，保证临床用药的卫生和剂量的准确。如根类中药的芦头（根上部之根茎部分），皮类药材的粗皮（栓皮），昆虫类中药的头、足、翅等常作为非药用部位，通过炮制过程将其去除。再如对于同一种植物而言，由于药用部位不同，其药效作用亦不相同，同样应通过炮制加工进行分离。如莲子，莲肉健脾胃，莲心清心火，故须分开药用。

此外，中药经过炮制加热处理，还可以进一步利于饮片保存，如通过蒸桑螵蛸，杀死其附着的虫卵，避免贮藏保管过程中虫卵繁殖，破坏饮片质量；或者某些含苷类成分的中药，如黄芩、苦杏仁等，经过加热处理，能使其中与苷共存的酶失去活性，从而避免苷类成分在贮藏过程中被酶解而使疗效降低。

六、矫正不良气味，利于服用

某些动物类中药（如紫河车、乌贼骨）、树脂类中药（如乳香、没药）或其他有特殊不良气味的中药，往往为病人所厌恶，服后易产生恶心、呕吐、心烦等不良反应。为了便于服用，常用酒制、蜜制、水漂、麸炒、炒黄等方法炮制此类药材，起到很好的矫味矫臭的效果，有利于患者服用。

七、产生新疗效，制备新饮片

炮制使一味药材制备成多种饮片规格，扩大了药物的应用范围，更适应中医临床辨证施治的需要。如生地黄、熟地黄；何首乌、制首乌在《中国药典》均单列。

通过发酵、制霜、蒸煮等方法，使原有的性味功效改变，产生新的疗效，例如黑豆发酵为淡豆豉、西瓜和芒硝制成西瓜霜，即产生新疗效，成为新饮片。

通过发芽、扣锅煅、干馏等方法，可以使某些原来不能入药的物品制备成为新饮片，增加临床应用品种。如大麦发芽制备成大麦芽，产生健脾胃、助消导的作用。不入药的头发经扣锅煅制备成血余炭，产生化瘀止血、通淋利尿的功效。鸡蛋黄经干馏法制备成蛋黄油，用于溃疡、烧伤等的治疗。

第二节 传统制药原则

清代徐灵胎在《医学源流论·制药论》中明确提出："凡物气厚力大者，无有不偏，偏则有利必有害。欲取其利，而去其害，则用法以制之，则药性之偏者醇矣。其制之义又各不同，或以相反为制，或以相资为制，或以相恶为制，或以相畏为制，或以相喜为制。而制法又复不同，或制其形，或制其性，或制其味，或制其质，此皆巧于用药之法也。"亦称为传统的制药原则。

一、制则

1. 相反为制
是指用药性相对立的辅料或中药来炮制，以制约中药的偏性或改变药性。如用辛热升提的酒来炮制苦寒沉降的大黄，能够缓和苦寒之性，使药性转降为升；用辛热的吴茱萸炮制苦寒的黄连，可制其大寒之性；用咸寒润燥的盐水炮制温燥的益智仁，可缓和其温燥之性。

2. 相资为制
是指用药性相似的辅料或中药来炮制，以增强药效，相当于中药配伍中的"相须""相使"。如用咸寒的盐水炮制苦寒的知母、黄柏，可增强滋阴降火作用；用辛热的酒来炮制辛热的仙茅，可增强温肾助阳作用；百合蜜炙可增强其润肺止咳的功效。

3. 相恶为制
是指用某种辅料或中药来炮制，以减弱某些中药的副作用。实际上是中药配伍中"相恶"内容在炮制中的延伸应用。《本草纲目》解释"相恶者，夺我之能也"，即指两种中药合用，一种中药能使另一种中药作用降低或功效丧失，一般属于配伍禁忌。当中药的某种功能太过或治疗时不需要这种功能的时候，可采用相恶的办法来解决。如枳实破气作用过强，可用麸炒的方法来缓和；苍术之燥性，可用米泔水制来缓和。

4. 相畏为制

是指用某种辅料或中药来炮制，以制约另一种中药的毒副作用，相当于中药配伍中的"相畏""相杀"。如用生姜炮制半夏、天南星，炮制后可降低半夏、天南星的毒性。另外一些辅料，古代医药著作在论述配伍问题时虽未言及，但在炮制有毒中药时常用到它们，因此，也应列为"相畏为制"的内容。如用白矾、石灰制半夏、天南星等。

5. 相喜为制

是指用某种辅料或中药来炮制，以改善被炮制中药的形、色、气、味，提高患者的喜好和接受度，便于患者服用。如僵蚕色灰白，味腥臭，采用麸炒，可起到赋色、矫臭矫味的作用，利于患者服用。

二、制法

1. 制其形

是指通过炮制改变中药的外观形态。中药因形态各异，体积较大，不利于调剂和制剂，所以，在配方前都要加工成饮片。常常通过碾、捣或切制等处理方法来达到目的，如种子类中药一般需要炒黄后应用，即"逢子必炒""逢子必破"；根及根茎类中药根据质地的不同切成薄片或厚片。

2. 制其性

是指通过炮制改变中药的性能。通过炮制，或抑制中药过偏之性，免伤正气；或增强中药的寒热温凉之性，或改变中药的升降浮沉等性质，满足临床灵活用药的要求。

3. 制其味

是指通过炮制调整中药的五味或矫正劣味。根据临床用药要求，用不同的方法炮制，特别是用辅料炮制，可以改变中药固有的味，使某些味得以增强或减弱，达到"制其太过，扶其不足"的目的；或通过某种辅料或方法来矫正中药本身的不良气味，增加某种香味，"炒者取芳香之性"，使患者乐于接受。

4. 制其质

是指通过炮制改变中药的质地。许多中药质地坚硬，改变中药的质地，有利于最大限度发挥疗效。如王不留行炒爆花，龟甲、鳖甲砂炒至酥脆，矿物药煅或煅淬等，均有利于煎出药效或易于粉碎。

参考文献

［1］ 胡昌江.临床中药炮制学[M].北京：人民卫生出版社，2008.

［2］ 叶定江，原思通.中药炮制学辞典[M].上海：上海科学技术出版社，2005.

［3］ 叶定江，张世臣，吴皓.中药炮制学[M].第2版.北京：人民卫生出版社，2011.

［4］ 陆兔林，胡昌江.中药炮制学[M].北京：中国医药科技出版社，2014.

［5］ 吴皓，胡昌江.中药炮制学[M].北京：人民卫生出版社，2012.

［6］ 贾天柱.中药炮制学[M].上海：上海科学技术出版社，2013.

第四章

中药炮制与临床疗效

第一节　中医临床炮制用药的必要性

中医临床用药的特点是复方和炮制。辨证施治是中医治疗疾病的基本法则。在临床辨证的过程中，中医特别重视人体本身的统一性、完整性及其与自然界的相互关系；考虑气候、环境及饮食起居对人体的影响，人体自身的阴阳盛衰，气血及脏腑的寒热虚实，同时也非常重视病人的个体差异。因此，中医临证治疗时是针对病人的具体病证，根据中药的药性和功能，按照君、臣、佐、使的原则进行组方配伍，取长补短，优势互补，共同发挥复方的协同作用，以提高临床疗效，降低副作用。

一、中医临证处方是饮片配方

中医诊治疾病时，最能体现中医辨证施治用药的是复方汤剂，但原药材无法配伍调剂，必须炮制成各种规格的饮片才能配方；加之中药的性能和作用无有不偏，偏则利害相随，如太寒伤阳，太热伤阴，过酸损齿伤筋，过苦伤胃耗液，过辛损津耗气，过咸助生痰湿等；通过炮制"制其太过，扶其不足"调整药性，使中药符合辨证施治的用药需求。

如金代刘元素曰："物各有性，制而用之，变而通之，施以品剂，其功其能穷哉。"因此，中药入药前必须通过炮制，所以中医运用中药都是以炮制后的饮片配方，方能引导药性直达病所，使其升降有序，补泻调畅，解毒纠偏，发挥药物的综合疗效。

二、中药须炮制才能达到临床用药要求

中药绝大多数来源于自然界的植物、矿物、动物，必须经过加工炮制才能达到入药要求。植物药分为根、茎、叶、花、果实，入药部位不同，疗效迥异。如麻黄茎发汗，根止汗；莲子肉补脾涩精，莲子心清心安神。通过净选炮制分开不同的药用部位，才能体现临床疗效。矿物药、动物贝壳类药物质坚难碎，药效成分不易煎出，须煅或煅淬以便煎出药效成分。部分动物药或动物药的某些部位有毒，需去头、尾、足、翅或加辅料炮制以符合入药要求。同一种药物通过炮制可制成不同规格的饮片，以适应中医临床的多种需要，如甘草，有生甘草、炙甘草；大黄有生大黄、酒大黄、醋炙大黄、熟大黄、大黄炭、清宁片等。

由于中药成分较为复杂，常是一药多效，而中医治病往往根据病情的需要选择药物某一方面的作用，采用炮制技术可对药物的功效予以取舍，使某些作用突出，某些作用减弱，从而充分发挥药物某一方面的治疗作用。如当归，生品具有补血、调经、润肠通便作用；用土炒当归，可以增强入脾补血作用，消除润肠作用，若血虚便溏者，就应选用土炒当归。

三、随证炮制、依方炮制，适应中医辨证施治的需要

疾病的发生、发展是多变的，证变法也变，处方中药物也应随之改变，其炮制品的选用也应作适当调整。如临床上治疗伤寒病，因开始是感受寒邪，寒邪容易损阳，也易伤中，所以立方用药应注意保存阳气和顾护脾胃。张仲景治伤寒传经化热的白虎汤、调胃承气汤，虽为清泄剂，甘草却要求炙用，因为方中用甘草的目的不是清热泻火而是为了调和脾胃，防止石膏、知母、大黄或芒硝大寒伤中。

温病，开始就是感受热邪，热邪最易伤阴，吴鞠通用白虎汤治太阴温病，方中甘草要求生用，因温邪上受，首先犯肺，肺胃经脉相通，可顺传于胃，致使肺胃同病，其热势颇盛，用生甘草既可增强泻热作用，又能甘凉生津，兼和脾胃。

四、脏腑的属性、喜恶、生理、病理不同，对炮制品的选择也不同

如脾与胃互为表里，同居中焦，为后天之本，气血生化之源。但脾气主升，胃气宜降；脾喜燥恶湿，喜温恶寒，胃喜润恶燥，喜凉恶热；脾主运化，胃主受纳；脾病多虚寒，胃病多亢燥；健脾之药多温燥，养胃之药多凉润。所以治脾病的同时，也应考虑胃腑的特点，才能使脾健胃和，共同完成腐熟水谷和运化水谷精微的任务。当脾虚内湿较盛时，苍术为典型的燥湿药，但宜

制用。因湿为阴邪，其性黏滞，难以速除；又因脾虚运化无权，水湿容易停滞中焦；反过来，湿盛又易困脾，降低脾土的运化功能；所以脾虚湿困的病证，疗程较长，用药时间较久。苍术温燥之性甚强，虽能燥湿运脾，但久服过于温燥之品容易伤胃阴、助胃热，顾此失彼。苍术制后燥性缓和，且有焦香气，健运脾土的作用增强，就能达到慢病缓治的用药要求。

五、气候环境不同，用药要求也不同

中医有"天人合一"的理念，自然环境与机体的变化关系相当密切，如春季气候转暖，夏季气候炎热，腠理疏松，用药不宜过于燥热和辛散；秋季气候转凉，空气干燥，用药不宜过燥；冬季气候寒冷，腠理致密，用药不宜过于寒凉。北方气候干燥，用药偏润；南方气候炎热潮湿，用药不宜过于滋腻。北方人一般禀赋较强，要求药力较猛，若药力太弱，则药不胜病；南方人一般禀赋较弱，用药较清淡，若药力太猛，则易伤正气。为了适应气候、环境的差异，需要通过炮制来调整中药的性能。如外感风寒，麻黄冬季宜生用，春夏季宜用麻黄绒。紫苏，秋、冬季宜用苏叶，取其发汗解表力强；夏季用苏梗，取其发散力弱，以免过汗，又能理气化湿。

中药通过炮制获得中医临床的治疗效果是中医药的特色和优势之一；同时炮制技术还可以指导中医临床根据辨证施治的需要，正确地选用不同饮片进行组方配伍，以达到理想的临床效果，这是中药在临床应用上与天然药物的显著区别，也是中医运用中药的一大特色。

第二节 中药炮制对药性的影响

中药的药性，内容包括四气、五味、升降浮沉、归经、补泻、润燥、毒性等，这是药物本身固有的性能。临床遣方用药时利用药物不同的特性，补偏救弊，调整机体阴阳气血的偏胜偏衰，恢复生理平衡而达治疗疾病的目的。利用炮制技术对中药进行加工，或制其形，或制其性，或制其味，或制其质，可以调整或改变药性，或降其毒性，或纠其偏性，或增其功效，或作用专一等，取其所需以满足临床辨证施治的用药要求。

一、炮制对四气的影响

四气，亦称四性，指药物的寒、热、温、凉四种特性，用来反映药物对人体感受寒邪或热邪的影响。一般能治疗热证的药物，大多属于寒性或凉性；能治疗寒证的药物，大多属于热性或温性。炮制可以影响药性。元代齐德之《外科精义》曰："夫药者，治病之物，盖流变在乎病，主

治在乎药，制用在乎人，三者不可阙一也。"炮制可改变四性。

1. 炮制可增强药性

采用与药性相似的辅料或某种炮制方法来增强药效，称为"相资为制"，亦称从制。即以寒性辅料或药物来炮制寒性的药物，称为"寒者益寒"；以热性辅料或药物来炮制热性的药物，称为"热者益热"。临床上使用寒药如不能拮抗热邪，或使用热药不能克制寒邪时，可采用"以寒制寒"或"以热制热"的炮制方法，扶其不足，起协同作用，使药性增强而药效提高。如用胆汁制黄连，即取其"以寒制寒"，胆汁性味苦寒，黄连性味亦苦寒，两者皆属寒性，均能清热解毒，炮制后起协同作用，胆黄连清泻肝胆实火的作用更强；用咸寒的食盐炮制苦寒的知母、黄柏，可增强滋阴降火的作用；以辛热的酒炮制辛热的仙茅、阳起石，即"热者益热"或"以热制热"，可增强其温肾助阳的作用。

2. 炮制可缓和药性

用与药性相对立的辅料或药物的炮制方法，可使药性缓和。称为"相反为制"，亦称反制或逆制，采用"以热制寒"或"以寒制热"以抑制药物偏性。如以热制寒的吴茱萸制黄连，黄连为清热泻火的要药，但有苦寒伤中之弊，虚人不宜，经辛热之吴茱萸汁制后，缓和了黄连的苦寒之性，使其寒而不滞，同时亦扩大了使用范围，能清气分湿热，散肝胆郁火；代赭石苦寒之性，煅后醋淬可缓和苦寒之性；牛蒡子经炒制后缓和寒滑之性。

3. 炮制可改变药性

同一种药物，经过炮制可以改变药性。药物一般生者性凉，熟者性温。寒与热，温与凉属本质不同；热与温，寒与凉属程度不同。《名医别录》载半夏"生微寒，熟温"。生半夏性微寒，外用解毒疗疮，制熟后性温，内服能温化寒痰、消痞和胃。《普济方》载甘草"生甘平，炙甘草温纯阳，补血养胃"。《本草纲目》载蜂蜜"生者性凉，故能清热，熟者性温，故能补中"。如胆汁制天南星：天南星生品辛温燥烈，有毒，经用性寒味苦的胆汁制成胆南星，除去燥烈之性及毒性，性味变为苦凉，更宜于痰热惊风抽搐等证。生地黄性寒味苦，为清热凉血之品，制成熟地黄后，性由寒转温，味由苦变甘，功能由清变补，以滋阴补血为主，药性改变，功效也发生相应改变。

二、炮制对五味的影响

五味，即辛、苦、甘、酸、咸五种味道，是中药药性的主要内容之一。每种药物都有一定的味与气以及其他方面的性能，构成药物错综复杂的性能特性。炮制可增强或减弱药物的味，以符合辨证用药的要求。

1. 炮制可扶其味之不足

临床上若嫌其药力（味）不足，可用药味相同的药物或辅料互制，使其药力增强。如以酸制酸的醋制五味子可增其酸涩收敛之性，多用于咳嗽遗精、泄泻等症；以甘制甘的蜜炙百合可增其润肺止咳之效；蜜炙黄芪可增其补中益气之功用；以辛制辛的酒炙川芎可增其活血行气、祛风止痛之效；酒制当归可增强活血散瘀之功用等。

2. 炮制可制其味之太过

中医的五味理论有"过酸损齿伤筋，过苦损津耗液，过甘生湿助满，过辛损津耗气，过咸易助痰湿"等。为避免药性过偏而造成治疗上的弊端，采用炮制改变其味的强弱，以符合临床治病的要求。如以甘制辛的蜜麻黄，蜜炙后可缓和辛散之力；以甘制苦的蜜黄芩、以辛制苦的酒大黄，以缓其苦寒之性；以咸制辛的盐砂仁、盐小茴香以缓其过辛之性，并引药入肾；以咸制苦的盐制黄柏，以缓其苦燥之性；以酸制苦的醋制甘遂、大戟，以缓其泻下峻猛之性；姜汁炙厚朴以缓其辛辣棘咽之性；山楂、乌梅酸性较强，恐损齿伤筋，炒黄、炒焦可缓其酸性；甘草因甘凉之性易生湿助满，炒制可减缓甘凉之性；牡蛎生品咸涩，以软坚散结为主，煅制咸味减少、涩味增强，以收敛固涩为胜。多种炮制方法均可制其太过，避免对人体造成不利的影响。

三、炮制对升降浮沉的影响

升降浮沉是指药物作用于机体上下表里的趋向，是药物的主要药性之一。升是上升，降是下降，浮是外行发散，沉是内行泻利。一般具有升阳发表、祛风散寒、涌吐开窍等功效的药物能上行向外，其药性升浮；具有泻下清热、利尿渗湿、重镇安神、潜阳熄风、消导积滞、降逆收敛及止咳平喘等功效的药物则能下行向内，其药性沉降。在性味上，凡味辛、甘，气温、热，质轻者大都具有升浮之性；凡味苦、酸、咸，性寒、凉，质重的药物大都具有沉降之性。正如李东垣曰："味薄者升，气薄者降；气厚者浮，味厚者沉。"李时珍曰："酸咸无升，辛甘无降，寒无浮，热无沉。"药物升降浮沉的性能并非固定不变，通过炮制可改变其作用趋向。

1. 入药部位与炮制不同，作用趋向不同

一般规律是根升梢降，生升熟降。陈嘉谟云："根梢各治，尤勿混淆。"如"当归头止血而上行，身养血而中守，梢破血而下流，全活血而统治"；莱菔子生用性升，涌吐风痰，炒熟变其为降逆平喘，消食除胀。如《本草求真》载莱菔子："生用研汁，能吐风痰……炒熟则下气定喘、消食宽膨。一生一熟，性气悬殊。"

2. 炮制可增强药物的作用趋向

如川芎生用，气厚味薄，辛温走窜，能升能散，上行头目，旁达四肢，下行血海，为血中气药，酒炙后能起协同作用，增强活血行气、祛风止痛的功效，专治上焦头痛。黄芩既能清肺热，又能清大肠之热，酒炙后专于清肺热、头目之热。知母生品苦寒滑利，泻火之力较强，能清肺凉胃，泻火通便，盐炙可导药下行，专于入肾，能增强滋阴降相火的功效，多用于肾虚火旺等证。

3. 炮制可改变药物作用趋向

药物经炮制后，由于性味的变化，作用趋向也发生改变。《本草纲目》云"升者引之以咸寒，则沉而直达下焦；沉者引之以酒，则浮而上至巅顶"。一般规律是酒制升提，姜制发散，醋制收敛，盐制下行。如大黄生品苦寒，气味重浊，直达下焦，泻下作用强而伤胃气，酒制后性缓，借酒上行，可清上焦实热。正如李东垣所述："大黄苦峻下走，用之于下必生用，若邪气在上，非酒不至，必用酒浸，引上至高之分，驱热而下。"又如砂仁生用，行气调中力强，经盐制后，引药性入下焦，增强入肾的作用，以降气、安胎、温肾为主。

四、炮制对归经的影响

归经是指药物对某经某脏的病变部位有选择性作用，也是指药物治病的适应范围。采用炮制使其符合临床治疗需要，炮制可改变药物的归经。归经理论的形成是在中医药理论指导下以脏腑经络学说为基础，以药物治疗的具体病证为依据，经过长期临床实践总结出来的用药理论。很多中药同时归几经，可以治疗几个脏腑或经络的疾病。临床上为了使药物更准确地针对主证，作用于主脏，发挥其疗效，通过炮制可达到目的，使其作用更加专一。

1. 入药部位不同，归经不同

一种药物其入药部位不同，各部位的归经不甚相同，应当分开入药。如莲子心入心经以清心经之热，莲子肉入脾、肾、心经，以补脾、养心益肾为主。白茯苓生用以渗湿利水、益脾和胃为主；茯苓皮以利水消肿为主，茯苓木以平肝安神为主；茯神以宁心安神为主；赤茯苓则以渗利湿热为主。

2. 炮制可改变药物的归经

药物炮制前后归经有所改变。同一药物经不同方法炮制，归经亦发生改变，所谓生熟异用。如生姜主归肺、胃经，以发散风寒，和中止呕为主；干姜主归脾、肾、胃经，则以暖脾胃，回阳救逆为主；煨姜主入胃经，以和中止呕为主；姜炭主入血分，以温经止血为主。一种药物姜经炮制后成为四种炮制品，对肺、心、脾、胃、肾五个不同部位具有选择性，从而发挥各自的治疗作用。又如柴胡生用能升能散，解表退热为主，经醋炙后引药入肝而达到疏肝解郁的功效。

3. 加辅料炮制可引药归经

根据药物五味归经理论用不同性味的辅料炮制药物，可起到引药归经的作用。如枇杷叶、黄芪等多用蜜制以增强归脾、肺经的作用，发挥润肺止咳、补中益气之效；川芎、乌梢蛇等，多用酒制，增强入血分达活血止痛、通络、祛风除湿的作用；香附、柴胡等，多用醋制以增强入肝经的作用，发挥疏肝理气、行气止痛之效；巴戟天、知母等，多用盐制以增强入肾经的作用，发挥固精壮阳、滋阴泻相火之效；黄连、草果等，多用姜制，以增强归脾、胃经的作用，发挥止咳化痰、温胃止呕之效。

五、炮制对药物补泻的影响

病有虚实，药有补泻，虚则补之，实则泻之，这是中医治病的基本原则之一。药之补又分补气、补血、补阴、补阳；泻又分缓泻和峻泻等，这是药物的固有性能。为了使药物更能满足临床需要，药物的补泻作用亦可通过炮制改变和调整。正如《审视瑶函》所载："盖生者，性悍而味重，其功也急，其性也刚，主乎泻；熟者性淳而味轻，其功也缓，其性也柔，主乎补。……如补药之用制熟者，欲得其醇浓，所以成其资助之功。泻药制熟者，欲去其悍烈，所以成其功伐之力。用生用熟，各有其益。实取其补泻得中，毋损于正气耳。"

1. 炮制前后补泻不同

一般规律是生泻熟补，即生者主泻，熟者主补，炮制后可由清变补。如何首乌，生品苦寒主泻，可以通大便、解疮毒（清），经制成制首乌后，则性变甘温主补，以补肝肾、益精血、乌须发为主；甘草蜜炙后，由清热解毒变为补中益气；生地黄制成熟地，由清热凉血变为滋阴补血等。

2. 补药炮制后可增其效

具有滋补作用的药物经炮制后，可增强其滋补之效，起到补而不腻的炮制作用。如党参米炒后增强其健脾止泻作用，蜜炙后增强补中益气的作用；黄芪蜜炙后增强其补中益气的作用；补骨脂经盐炙后增强温肾助阳、纳气、止泻的作用。

3. 泻药炮制后可伐其过

泻药经炮制可使泻下作用缓和。如大黄生品苦寒峻泻，可以祛肠胃积滞，泻血分实热；经蒸制成熟大黄后苦寒泻下作用缓和，更适于年老体弱的实证患者，泻而不伤正。大戟、芫花经醋炙后可降低毒性，缓和泻下，避免腹痛的副作用。

六、炮制对药物润燥的影响

药性的润燥性能，是指药物能够祛除燥邪或湿邪，具有治疗燥证或湿证的作用性质。药物的润燥也是中药药性的重要组成部分。一般而言，具有生津止渴，养阴润燥，润肺化痰止咳，润肠通便，滋补津血等功效的药物，均具有濡润之性；具有燥湿，化湿，利湿，化湿痰，祛风散寒，行气健脾，祛风湿等功效的药物，多具有燥性。在临床组方用药时，若忽略了药物的润燥之性，如同不分其寒热一样，将会导致不良后果。采用炮制方法可以缓和药物的太过润燥之性。

1. 炮制可缓其过润之性

一些药物滋腻之性较强，通过炮制可以改变药物过润之性，消除滋腻碍脾的副作用。如阿胶生品补血滋阴、润燥、止血，但对脾虚便溏者不宜，用蛤粉炒成珠后可缓和其过润之性；生地黄清热凉血、养阴生津，蒸成熟地后滋腻碍脾，往往加酒以行散；如恒济熟地还可加生姜末、陈皮末、砂仁末炮制以增强温中行气作用，缓和或消除其过润之性，避免碍脾、影响吸收运化，临床功效得以正常发挥。

2. 炮制可缓解其过燥之性

药物过燥之性，会伤阴助火，通过炮制可缓解其过燥之性。如苍术为燥湿药，生品燥湿健脾，其性辛燥，常用麦麸炒制，以缓其过燥。陈嘉谟曰"麦麸皮制抑酷性勿伤上膈"，"酷性"即燥性。补骨脂、益智仁、杭巴戟等补肾助阳药都有一定温燥之性，可用盐炙以缓其燥性；使用干姜时，采用炒制的方法以制其温燥之性，尤其产后阴虚血燥时，应使用炮姜或姜炭而不能用干姜，以避免燥动血室，伤阴助火，而导致口舌生疮之弊。

季节、气候与疾病和用药具有一定的相关性，如秋季，气候偏燥，使用麻黄、紫菀、半夏等药时，麻黄、紫菀多使用蜜炙品；半夏则需加滋阴药同用，否则就会伤阴，使阴虚燥咳者，咳嗽更甚，甚至导致流鼻血或加重病情。

七、炮制对药物毒性的影响

有毒中药，必须经过炮制，以降低毒性，才能保证中医临床用药安全有效。炮制毒性药物时应注意去毒与存效并重，炮制失当可导致毒去效失或效失毒存，均达不到理想的炮制目的。

1. 除去毒性部位或减少毒性成分的含量

一些药物的毒性成分存在于药材的某一部位，去除该部位，即可降低药物的毒性。如蕲蛇去除头部，可消除其毒性。某些有毒中药经过一定的方法炮制，可使其毒性成分含量减少而减毒。如雄黄、朱砂经水飞后，As_2O_3、Hg 的含量显著下降，而使毒性降低；巴豆为峻泻药，毒性很大，油脂为主要毒性和有效成分，加热去油制霜后，可除去大部分油脂，使毒性降低，缓和泻下作用。

2. 改变毒性成分的结构

某些毒性成分不稳定，在炮制时加热煮或蒸，使其毒性成分水解，改变其结构，使毒性降低。如川乌、草乌含有双酯型生物碱，毒性极强，加水煮制可使其水解成毒性较小的单酯型或胺醇型生物碱，从而降低毒性，并且水解产物同样具有止痛作用。马钱子有大毒，毒性成分为士的宁和马钱子碱。经砂烫炮制后士的宁和马钱子碱的含量显著减少，并转化成异型结构和氮氧化合物，毒性下降。

3. 加热破坏毒性成分

中药的一些有毒成分，高温时不稳定，可使有毒成分破坏分解，从而降低中药毒性。如白扁豆含红细胞非特异性凝集素，为一种植物性毒蛋白，经炒香或焯法加热凝固变性而失去毒性；苦楝子有毒，经过加热炒制可使毒性蛋白等被破坏；苍耳子有毒，其毒性成分可致肝肾功能改变，甚至肝脏坏死，可导致死亡，炒制后，毒性蛋白变性沉淀，达到了降低毒性的目的；蓖麻子、巴豆等同样经加热处理可使毒性蛋白变性而解毒。

4. 利用辅料的解毒作用

辅料和药物共同炮制，可使毒性降低。生半夏辛温有毒，用明矾、生姜等辅料炮制后可降低毒性；甘遂生品毒性较强，醋制后泻下作用和毒性均下降；斑蝥用稀碱炮制以使斑蝥素转变成斑蝥酸钠，抗癌活性不变，毒性则大大降低。甘草汁亦对许多药物有解毒作用。

第三节　中药炮制对临床疗效的影响

中药炮制与中医临床关系十分密切，历代医家均非常重视炮制对临床疗效的影响，如宋代《太平圣惠方》提到："炮制失其体性，筛罗粗恶，分剂差殊，虽有疗疾之名，永无必愈之效，是以医者必须殷勤注意。"又如明代《本草蒙筌》记载："凡药制造，贵在适中，不及则功效难求，太过则气味反失……"因此，中药炮制及火候与临床疗效的关系是十分密切的。

一、净制对临床疗效的影响

净制是所有饮片都必须要采用的操作步骤，对饮片的临床疗效有重要影响。从古至今，医药学家对中药的净制非常重视，如《金匮玉函经》证治总例云"或须皮去肉，或去皮须肉，或须根去茎，又须花须实，依方拣采，治削，极令净洁"。通过净制，具有以下作用：①使饮片剂量准确。处方中药物剂量，关系处方是否有效，还能影响处方功效。中药来源于大自然，往往伴存一些杂质或含有非药用部位，使药物在配方中的实际用量减少，达不到治疗所需剂量。如乳香、没药黏附树皮，石膏中夹有一些杂质，巴戟天带有木心等。②不同药用部位功效不同，其化学成分含量和药效差异也较大，应分别入药，保持各自功效。如莲子心与莲子肉功效不同，麻黄茎与麻黄根功能相反等。③使临床用药安全。药材中可能含有与外形相似的有毒药物，需要除去，如黄芪中混有狼毒；也有些药材中含有毒性部位需要除去，如蕲蛇去除头部后以消除其毒性。通过以上方式使药物达到入药要求，保证处方的实际用量，方可保证安全、有效。

二、切制对临床疗效的影响

切制对临床疗效具有重要影响，切制能改变药材的形状，如饮片的大小、厚薄，使其有效成分煎出效果提高。中药材切制成饮片后，与溶媒接触面增大，有效成分易于煎出。饮片一般都有具体规格要求，若方中饮片厚度差异较大，在煎煮过程中会出现易溶、难溶、先溶、后溶等问题，浸出物将会得气失味或得味失气，达不到气味相得的要求。如桂枝汤，方中桂枝以气胜，白芍以味胜，若白芍切厚片，煎煮时间短成分不易煎出，虽能全桂枝之气（性），却失白芍之味；若煎煮时间长，虽能取白芍之味，却失桂枝之气。方中桂枝和白芍为主药，炮制时均切薄片，煎煮适当时间，即可达气味共存的目的。另外，将大小不同药材切制成同一规格的饮片，有利于后续的炮制工艺，使炮制品质量一致，临床疗效稳定。

饮片的切制为分两种情况，一种为趁鲜切制，另一种为干燥药材软化后切片，二者工序有差异，后者增加了软化工序，该工序需要药材与水接触，易造成成分损失，降低饮片质量。如槟榔的软化，因槟榔质地坚硬，需长时间与水接触，导致生物碱类成分有较大损失。另外，饮片切制后均有干燥工序，若不及时干燥或干燥温度、时间不当，均会对饮片成分产生影响，从而影响临床疗效。

三、加热对临床疗效的影响

采用加热方法对饮片进行处理是炮制的重要手段，多种炮制方法均有加热，包括炒、炙、煅、煨、蒸、煮等炮制方法。饮片加热后，能影响饮片质地、性味或者所含成分，达到增效或降低毒性的目的，使临床用药安全、有效。

（1）使药物质地疏松，利于成分溶出。因炮制方法不同，加热程度要求有差异，能不同程度影响药物质地。如种子、果实类药材，传统炮制理论中有"逢子必炒，逢子必捣（破）"。缪希雍的《炮炙大法》载有"凡汤中用完物，如干枣、莲子、乌梅仁、决明子、青葙……等子，皆劈破，研碎入药，方得味出，若不碎，若米之在谷，虽煮至终日，米岂能出哉"，就是要求种子果实类的药物需经炒制，使种皮、果皮爆裂；完整的药物需经切制或粉碎，在煎煮时易于煎出有效成分，才能保证疗效。又如，质地坚硬的矿物类药物，经明煅或煅淬，质酥易碎，溶出率提高。如盐炙杜仲，盐炙时要求炒至丝断为标准，因为高温加热后杜仲中的硬性橡胶被破坏，黏性下降，有效成分煎出率明显提高，在条件相同的单位时间内煎煮，杜仲生品及其盐炙品的降压有效成分煎出量产生了明显差异。

（2）使药物成分发生变化。加热对药物成分的影响与加热程度、成分结构相关，成分变化包括含量变化、产生新成分、结构转化等。成分变化将导致饮片临床疗效发生改变。如矿物类、化石类药物，经高温煅制后成分发生转化，产生新的功效。如自然铜，经火煅醋淬后使其所含的二硫化铁部分转化为醋酸铁，提高了在水中的溶解度，从而易于煎出有效成分；炉甘石经煅淬后使碳酸锌转化为氧化锌，后者具有消炎、生肌作用，从而增强疗效。药物经过加热炮制有利于药效的保存。如槐花含有芸香苷类成分，药物本身含有分解酶，可使芦丁分解而失去疗效，炒制后破坏酶的活性，保持了芦丁含量，有效成分得以保留；若槐花炒炭，则止血作用增强，与具有止血作用的鞣质、槲皮素含量增加，抗止血作用的异鼠李素含量降低有关。因此不同的加热方法，使饮片成分发生不同变化，导致临床疗效的不同。

（3）使饮片性味发生变化。饮片的性味在加热前后可能发生变化，从而导致临床疗效改变。如山楂炒焦，过酸之性缓和，增强了健脾止泻作用。又如生地黄蒸制为熟地黄，由苦寒之性变化甘温之性，作用由清泻变为温补等。

饮片炮制采用加热手段，对功效的影响是显著的，炮制过程中应重视加热条件的控制，包括加热温度和持续时间。若炮制太过或不及，均使饮片达不到临床所需的效果。如临床上使用制首乌出现明显腹泻，与何首乌蒸制时间不足有关。

四、辅料炮制对临床疗效的影响

加辅料的炮制工艺是中药炮制的重要手段之一，中药的药性与炮制辅料之间的关系非常密切，饮片经辅料炮制后，可协同增效或者降低药物毒副作用。在炮制加工过程中，有些辅料作为传热介质，炮制后需除去；也有些辅料在炮制加工过程中成为饮片的组成部分而应用于临床。

（1）增强疗效。加辅料炮制，多种辅料和炮制方法均有这方面作用，如采用炙法炮制的药物：酒炙丹参、当归，增强活血祛瘀、调经止痛的作用；盐炙补骨脂增强温肾助阳的作用；蜜炙黄芪增强补中益气的作用；醋炙延胡索能使难溶于水的游离生物碱与醋酸结合成醋酸盐，煎煮时易于溶出，增强行气止痛作用。又如辅料炒：麸炒苍术增强健脾燥湿作用；米炒党参增强了健脾止泻作用。

（2）降低毒副作用。这是辅料炮制的另一重要作用。如盐炙补骨脂、益智仁可以缓和燥性；米炒斑蝥降低毒性；复制法中的半夏、天南星分别用生姜、白矾炮制可以降低毒性；麸炒苍术可缓和燥性等。

用辅料加工炮制饮片，炮制加工条件以及辅料的种类、质量、用量、加入方法与条件等对饮片质量均有影响。若在加辅料炮制过程中，不按规范操作，均能影响药物的临床疗效。

五、其他炮制方法对临床疗效的影响

中药炮制方法众多，可以根据药物的不同特点，结合临床需要，选择合适的炮制方法，以提高疗效，或扩大用途，或降低毒副作用等。如朱砂、雄黄水飞，使药物纯洁，毒性降低，临床用药安全性提高；六神曲、红曲等采用发酵法制备；大麦、稻谷等采用发芽制备，生产了新的饮片，扩大了用途。

中药炮制每个环节，每种方法，均与饮片质量有关，从而影响临床疗效，重视炮制，关注细节，是中药临床安全、有效的重要保证。

参考文献

[1]　胡昌江.临床中药炮制学[M].北京：人民卫生出版社，2008.

[2]　叶定江，原思通.中药炮制学辞典[M].上海：上海科学技术出版社，2005.

[3]　叶定江，张世臣，吴皓.中药炮制学[M].第2版.北京：人民卫生出版社，2011.

[4]　陆兔林，胡昌江.中药炮制学[M].北京：中国医药科技出版社，2014.

[5]　吴皓，胡昌江.中药炮制学[M].北京：人民卫生出版社，2012.

[6]　贾天柱.中药炮制学[M].上海：上海科学技术出版社，2013.

第五章
川派中药炮制特色举隅

川派中药炮制技术作为全国四大炮制流派之一，历来在中药炮制界占据十分重要的地位。一直以来，川派炮制一方面通过临床验证古人炮制经验，另一方面立足临床不断创新炮制工艺。要求传承人不但知道其炮制方法，还要知道怎么应用，治什么病，疗效好坏，并通过临床验证来确定。2008 年，川派中药炮制技术被收入国家级非物质文化遗产名录。胡昌江教授是国家级、四川省认定的川派中药炮制的唯一传承人。

第一节　川派中药炮制技术的形成

川派中药炮制技术作为全国四大中药炮制流派之一，形成于明清鼎盛时期。其炮制理论和实践多遵《雷公炮炙论》与《证类本草》，并多有创举。据清末《成都通览》记载，"成都药铺凡三百四十七家"，无论城乡、多为前店后坊经营模式，前店配方，后坊进行饮片加工炮制。民国二十八年（1939 年），成都有明确记载的中医达 868 人之多，他们主要通过家传师授，幼而学，壮而行；先学抓药，先知药而后行医，逐渐形成了亦医亦药的格局。当时政府还成立了四川省卫生实验处，对中医药实行规范管理，行医或开设药铺均须进行考试，取得医师和药师资格，备案注册后方可开业。此外，成都药铺的运营也很大限度上依赖于技术过硬的"头柜"，头柜不仅要懂得药行中的全套技术，熟练地分辨出数百种中药材及炮制品的真伪优劣，熟知每味药的药性、配伍禁忌、炮制加工、正名、别名、俗名，还要懂医，拿到处方就知治什么病。胡昌江的授业老师徐楚江（1920—2004）曾经回忆，13 岁当学徒时，师傅交给他的第一本书就是《雷公炮炙论》，说明当时学医必须先学药以及中药炮制，川派炮制亦医亦药的特色已形成，并传承至今。

成都市作为川派炮制集散地区，有一大批精通中药炮制技术的骨干。1959年，成都中医学院（现成都中医药大学）中药学专业成立，即聘请徐楚江、冯相贤、欧建忠等作为中药炮制学教师，参与传统中药炮制技术授课和实验教学，在艰苦条件下，培养了一大批中药炮制人才。川派炮制注重师承体系，多凭"师徒口授心传"，如徐楚江教授师从段鹤龄大师，系统学习了药材识别、切制，处方调配，膏、丹、丸、散等制备。作为中药炮制学科主要创建人之一，徐老主编了本学科第一、二版统编教材，供全国高等医药院校中药专业使用。统编教材的问世为全国中药炮制教学做出了重要贡献，极大地促进了中药炮制的传承与发展。徐老不仅精通中药炮制，并提倡医药紧密结合，形成了包括对中医理论、中药炮制及传统制药技术、五味化合、方剂配伍、对药运用、药膳制作、疑难杂症治疗等亦医亦药的独特学术思想。

胡昌江作为徐楚江教授师承弟子，跟随徐老系统学习中药炮制和临床，近五十年来一直从事中药炮制的教学与科研工作，对于炮制技术的传承与创新有着强烈的责任感和使命感。他承前启后，凝练出"文化＋工艺＋临床"的核心特色，并成功将川派炮制技术核心——"中药炮制技术（中药炮制技艺）"申请为成都市、四川省以及国家级非物质文化遗产，将川派中药炮制推上新台阶。

第二节　川派中药炮制技术工艺特色

川派炮制工艺特色主要在于道地药材炮制、复制法、特色发酵以及炼丹术等。其中复制法享誉全国，但因其工艺十分烦琐，限制了传承与发展，如：复制大黄、九转南星、半夏系列炮制品、蒸熟地、附子系列炮制品、火制雄黄、十三制香附、九制花蕊石、神仙枣、百药煎、中九丸等。以下简单列举。

1. 复制大黄

大黄的炮制品有九制大黄（独黄丸）、十五制大黄、二十四制大黄。

（1）九制大黄（独黄丸）

取生大黄加黄酒后蒸透晒干，反复处理九次，每次蒸后，将甑脚水拌入，日晒夜露，直至颗粒干燥，体质酥脆，断面色淡黑有光泽时为止，称九制大黄，制剂研末和蜜作丸，称独黄丸。

（2）十五制大黄

酒大黄做成后，再以下列药物处理，各药分别熬煎浸泡。分次用药液浸拌酒大黄，待完全渗入后，即行蒸制。八成干时加入第二制辅料如法炮制。待透后，即行晒、晾、露，并将甑脚水拌入，干后又蒸一次，如此反复处理15次者为十五制大黄。使用药物（辅料）为：绿豆、黑豆、槐、桃叶、广皮、麦芽、桑叶、车前草、苍术等，此为十五制大黄。

（3）二十四制大黄

在十五制大黄的基础上再加牡丹皮、泽泻、薄荷、石斛、玄参等，反复处理至 24 次，即二十四制大黄。

2. 九转南星

取生南星加胆汁搅匀装缸内。缸埋地下十分之九，一年后取出，谓之阴转，再以阴转南星，兑胆汁搅匀，分装于牛胆皮内挂通风处，谓阳转。次年取下，剥去胆皮，轧成粗末，再以胆汁搅匀。再装胆汁皮内，挂通风处阴干。次年再以胆汁搅匀，放于胆皮内。如此反复操作，但胆汁量逐减，至第九年，复挂于通风处，经年即成九转南星。

3. 九制熟地

取大生地黄，洗净泥沙，晒干，另取生姜（打烂）、陈皮温浸取汁。再将取汁后的药渣加适量水分熬成浓汁，并入前浸液中，加酒混合均匀，共浸生地黄，至药汁被吸干，生地黄体质变软时，即轻放甑内，甑中立放四个竹筒（筒壁有小孔），先以武火蒸至圆汽，药质柔软为度，每次蒸后即行取出日晒夜露，待其干后，将甑脚水拌入，用伏法伏闷一夜，再蒸，如此反复九次，以蒸晒露至熟地黄色黑如漆、味甜如饴为度，最后一次加砂仁研细末拌匀同蒸，蒸至圆汽，取出晒干即得。

4. 附子

为满足不同需求，川派炮制经过不断的传承和摸索，逐渐形成生附子、盐附子、胆附子、生附片、淡附片、黑顺片、白附片、炮附片、熟附片、炒附片、蒸附片、黄附片、卦附片、刨附片、炮天雄等十多种炮制规格，涉及浸、漂、切、煮、蒸、炒、烤、发酵等多种方法。

5. 煨姜

取大块生姜剖开，横面开一小口，皮部相连，掏出大部分姜肉，埋进砂仁，再用草纸包裹，再煨至草纸呈焦黑色，去纸，捣碎兑红糖水喝，具有良好止呕作用。经临床验证，止呕效若桴鼓。

6. 火制雄黄

将雄黄细粉，填满姜中，或填入嫩橙柑中，火烧成炭药备用。中药行业都知"雄黄见火毒胜砒"，不可火制。川人却创此制法，并总结出："雄精、雄精，品质如金，医疱医疮，灵验如神。"制成的雄精丸，经临床验证治阴疽、疮疡确有良效。

7. 十三制香附

将香附与稻草灰和东墙土同煮，用童便适量浸泡后，再用小茴香、艾叶、泽兰、香菇、益智、莱菔共煮；再按糖、姜、盐、醋四制法制后干透，研成细末，兑汤液吞服。经临床验证治妇女气血亏虚、恶露不绝有良效。

第三节 川派中药炮制临床用药特色

川派炮制秉承"中医生命在于疗效"。因为炮制工艺再先进，火候掌握再好，如果失去临床疗效，工艺的先进性就无从体现。临床疗效是检验炮制工艺和质量的唯一标准，川派炮制在"前店后坊"的经营模式下，十分注重炮制前后临床应用，铸就了"医药圆融、药为医用"的理论架构。下面举几个方剂以说明。

1. 痛泻要方（白术、白芍、陈皮、防风）

该方功用补脾泻肝，主治肝旺脾虚而致的腹痛泄泻。方中白术健脾补中为君药，但生品健脾燥湿力强，并有滞气而致腹胀之弊，尤其脾虚患者更易如此，故要求土炒，以增强补脾止泻之能；白芍泻肝缓急以止痛，其酸寒泻肝，但酸寒易伤脾阳，故白芍要求炒制，以缓其酸寒，使其泻肝而不伤脾阳；陈皮炒后香气更浓，取其芳香醒脾，疏利气机，以达理气和中之效；防风具有散肝疏脾，能升脾阳之效，若久泻不止或肠风下血，可用炒防风或防风炭，炒或炒炭后，降低了祛风之能而增强止泻或止血效果。

2. 缩泉丸（益智仁、乌药、山药）

该方功用温肾祛寒，缩尿止遗。但益智仁生品主入脾经，兼入肾经；山药主入脾经，兼入肺、肾经；乌药主入肾经，兼入脾、肺、膀胱经。益智仁盐炙（因盐味咸，咸入肾）后则主入肾经，为方中君药，具有温肾纳气、固涩小便的作用。三药合用，温肾祛寒，健脾运湿，使全方作用侧重于肾，兼能顾脾。故该方的主要功效是温肾缩尿，常用于下元虚冷、小便频数及小儿遗尿。如果益智仁用生品，就不能引导其他药性入肾经发挥疗效。

3. 麻黄汤（麻黄、杏仁、桂枝、甘草）

方中麻黄起发汗解表、宣肺平喘作用，故原方用生麻黄，并要求去节，取生品发汗平喘作用强。若表证不明显者，临床常用蜜炙麻黄，不仅增强止咳平喘之功，而且可以减弱发汗之力，以免徒伤其表。若为老人或小儿，表证已解，喘咳未愈而不剧者，可考虑用蜜炙麻黄绒，能达到病轻药缓，药证相符的要求，可避免小儿或老人服用麻黄后出现烦躁不安、不眠之弊端。

4. 四物汤（地黄、川芎、白芍、当归）

该方为常用补血基础方。若血虚而兼血热者，宜以生地黄易熟地黄，可滋阴补血；若血虚而兼瘀者，除了加重当归、川芎的用量外，该二药还可酒炙，可增强补血活血祛瘀之效；若血虚脾亦虚，大便溏泻者，宜以土炒当归易当归，以消除当归润肠通便之能，从而更好地发挥补血功效。

5. 知柏地黄丸（知母、黄柏、熟地、山药、牡丹皮、山茱萸、茯苓、泽泻）

为滋阴降火之剂，若阴虚而下焦兼有湿热者，宜以生地易熟地，以免过于滋腻恋湿，知母生用，存其苦味，虽然质润，不致恋湿，黄柏生用，全其苦寒之性，能清热降火而燥湿，还可适当加重茯苓、泽泻用量；若纯属阴虚火旺者，则知母、黄柏宜用盐制，缓和苦燥之性，增强滋阴降火作用，泽泻亦宜盐制，取其泻热力增强，且利尿而不易伤阴。

6. 理中汤（人参、白术、干姜、甘草）

为温中益脾之要方，凡中焦虚寒者均可应用。但不同情况应选用不同炮制品才能提高疗效，若中焦虚寒而兼有内湿者，宜用干姜，取其辛热而燥，能祛寒燥湿；若中焦虚寒，胃失和降，呕吐腹痛，或者阳虚出血，则应以炮姜易干姜，取其炮姜苦温而守，善于温中、止呕、止痛和温经止血，作用缓和而持久。若腹泻明显，方中白术宜土炒，增强健脾止泻的作用；若腹胀恶食，白术又宜炒焦，既可避免其壅滞之弊，又可开胃进食。甘草均宜炙用，取其甘温，补中益脾力强。

药物经过炮制后，药性发生变化，作用也相应改变，故在同一方中，针对不同病因，可选用药物的不同炮制品，充分体现辨证用药，突出其针对性，发挥中医治病的特色和优势。

参考文献

[1] 傅崇矩.成都通览[M].成都：时代出版社，2006.

[2] 成都市地方志编撰委员会.成都市志·医药志[M].成都：四川辞书出版社，2000.

[3] 成都市档案局（馆）.四诊百草藏成都——民国时期成都中医药档案图集选[M].成都：天地出版社，2016.

[4] 徐楚江.中药炮制学[M].上海：上海科学技术出版社，1985.

[5] 赵忠敬.对《中药炮制学》的几点意见[J].中成药研究，1981（7）：46-47.

[6] 吴皓，胡昌江.中药炮制学[M].北京：人民卫生出版社，2012.

[7] 吴文辉，伍淳操，郭小红，等."十三制"法香附炮制方法研究及炮制原理分析[J].时珍国医国药，2017，28（10）：2408-2410.

下编 各论

川 贝 母

【药材来源】 本品为百合科植物川贝母 *Fritillaria cirrhosa* D. Don、暗紫贝母 *Fritillaria unibracteata* Hsiao et K. C. Hsia、甘肃贝母 *Fritillaria przewalskii* Maxim.、梭砂贝母 *Fritillaria delavayi* Franch.、太白贝母 *Fritillaria taipaiensis* P. Y. Li 或瓦布贝母 *Fritillaria unibracteata* Hsiao et K. C. Hsia var. *wabuensis*（S. Y. Tang et S. C. Yue）Z. D. Liu，S. Wang et S. C. Chen 的干燥鳞茎。按性状不同分别习称"松贝""青贝""炉贝"和"栽培品"。

【道地性探源】始载于《神农本草经》，列为中品。《本草从新》："川产最佳，圆正底平，开瓣味甘。"《本草汇言》载"贝母生蜀中"和"川者味淡性优"。《本经逢原》载"川者味甘最佳"。《本草崇原》载"唯川蜀出者为佳"。清代《四川通志》记载"川贝出理塘、龙安府青川、松潘卫""松潘卫出甘松无渣者佳，他处皆不及"。《本草纲目拾遗》引《百草镜》："忆庚子春有友自川中归，贻予贝母，大如钱，皮细白而带黄斑，味甘，云此种出龙安，乃川贝中第一，不可多得。"《增订伪药条辨》："川贝，四川灌县（今都江堰，下同）产者，底平头尖，肉白光洁而坚，味微苦兼甘，为最佳。平藩县产者，粒团质略松，头微尖，肉色白而无神，味亦微苦兼甘，亦佳。"《药物出产辨》："川贝母，以产四川打箭炉、松潘县等为正地道，其余灌县、大宁府、云南等均可。"

据上所述，川贝母是四川省道地药材之一，主产于雅安、甘孜藏族自治州（以下简称甘孜）、阿坝藏族羌族自治州（以下简称阿坝）、凉山等盆地边缘山地和川西高原及川西高山峡谷。此外，青海、西藏、云南、甘肃、陕西、湖北、重庆等地亦有分布，但质量不及川产。

【产地加工】一般在夏、秋两季，选晴天或雪融后采挖。当天采挖的鲜贝母，应及时摊晒加工，用竹、木器具翻动，切忌堆沤，否则泛油变黄；如遇阴雨天，可用木炭火烘干，干燥鳞茎装入麻袋，来回搓动，撞去泥沙、残留根茎即可。

【质量要求】川贝母以完整、粒小而匀、粉性足、质坚实、色白者为佳。依据大小、完整程度、颜色等分规格划分等级。

（1）松贝：分五等，各等级共同点为"呈类圆锥形或近球形，表面类白色。外层鳞叶两瓣、大小悬殊，大瓣紧抱小瓣，未抱部分呈新月形，习称'怀中抱月'，顶端闭合，内有类圆柱形、顶端稍尖的心芽和小鳞叶 1~2 枚；先端钝圆或稍尖，底部平，微凹入，中心有一灰褐色鳞茎盘，偶有残存须根。表面白色，体结实，质细腻，断面白色，富粉性。干货，无杂质、虫蛀、霉变，气微，味微苦"。在此基础上，以直径 0.3~0.45 cm，油粒 + 碎瓣 ≤ 5% 为一等；直径 0.45~0.65 cm，油粒＋开花粒＋碎瓣 ≤ 5% 为二等；直径 0.65~0.9 cm，油粒＋开花粒＋碎瓣 ≤ 10% 为三等；直径 0.45~0.65 cm，开花粒 ≤ 20%，油粒＋碎瓣 ≤ 10% 为四等；直径 0.65~0.9 cm，开花粒 ≤ 20%，油粒＋碎瓣 ≤ 10% 为五等。

（2）青贝：分二等，各等级共同点为"类扁球形，外层鳞叶两瓣，大小相近，相对抱合，顶部开裂，内有心芽和小鳞叶及细圆柱形的残茎。表面白色、细腻、体结。断面粉白色。气微，味微苦，干货，无杂质、虫蛀、霉变"。在此基础上，以直径 ≤ 1.0 cm，油粒＋碎瓣 ≤ 20%，芯籽重量占比 ≤ 2% 为一等；直径 > 1.0 cm，油粒＋碎瓣 ≤ 20%，芯籽重量占比 ≤ 2% 为二等。

（3）炉贝：分二等，各等级共同点为"长圆锥形，表面类白色或浅棕黄色，有的具棕色斑点，外层鳞叶 2 瓣，大小相近，顶部开裂而略尖，基部稍尖或较钝，气微，味微苦，干货，无杂质、虫蛀、霉变"。在此基础上，以表面类白色，油粒＋碎瓣 ≤ 20%，为一等；表面浅棕黄色，有的具棕色斑点，油粒＋碎瓣 ≤ 20% 为二等。

《中国药典》2020 年版规定，川贝母药材水分不得过 15.0%，总灰分不得过 5.0%，醇溶性浸出物不得少于 9.0%，含总生物碱以西贝母碱（$C_{27}H_{43}NO_3$）计，不得少于 0.050%。

【炮制沿革】川贝母历代炮制方法有：去泥土、须根、粗皮；去心麸炒、熬、煨、炮、糯米拌炒、烧灰、酥炒、炒制、姜汁炒、姜汁制、面炒制、蒸制、药汁制、巴豆制、去心咀片、甘草汤洗、北细辛煎汤拌炒三次、童便洗法、四制法等。

《中国药典》2020 年版，《全国中药炮制规范》（以下简称《全国规范》）和大多省（自治区、直辖市）的炮制规范收载有生川贝母，四川还收载有雪梨制川贝母。

【药性与功效】苦、甘，微寒。归肺、心经。具有清热润肺，化痰止咳，散结消痈之功。

【炮制与应用】川贝母常有下列炮制品和临床应用。

1. 川贝母

1）炮制方法　取原药材，除去杂质，筛去灰屑，干燥。用时捣碎，或研末。

2）饮片性状

（1）松贝：呈类圆锥形或近球形，高 0.3~0.8 cm，直径 0.3~0.9 cm。表面类白色。外层鳞叶 2 瓣，大小悬殊，大瓣紧抱小瓣，未抱部分呈新月形，习称"怀中抱月"；顶部闭合，内有类圆柱形、顶端稍尖的心芽和小鳞叶 1~2 枚；先端钝圆或稍尖，底部平，微凹入，中心有一灰褐色的鳞茎盘，偶有残存须根。质硬而脆，断面白色，富粉性。气微，味微苦。

（2）青贝：呈类扁球形，高 0.4~1.4 cm，直径 0.4~1.6 cm。外层鳞叶 2 瓣，大小相近，相对抱合，顶部开裂，内有心芽和小鳞叶 2~3 枚及细圆柱形的残茎。

（3）炉贝：呈长圆锥形，高 0.7~2.5 cm，直径 0.5~2.5 cm。表面类白色或浅棕黄色，有的具棕色斑点。外层鳞叶 2 瓣，大小相近，顶部开裂而略尖，基部稍尖或较钝。

（4）栽培品：呈类扁球形或短圆柱形，高 0.5~2 cm，直径 1~2.5 cm。表面类白色或浅棕黄色，稍粗糙，有的具浅黄色斑点。外层鳞叶 2 瓣，大小相近，顶部多开裂而较平。

3）炮制作用　除去杂质，使药材洁净；捣碎，便于有效成分煎出；研末，便于冲服和制剂。

4）临床应用

（1）肺热燥咳：常与知母同用，具有清肺润燥、化痰止咳的作用，可用于燥痰证，咳嗽痰少，咯痰不爽，咽干口燥，苔干者，如二母散（《妇人大全良方》）。亦可与瓜蒌、天花粉、桔梗等同用，具有润肺清热、理气化痰的作用，可用于燥热伤肺，咳嗽痰黄，咽喉干痛等症，如贝母瓜蒌散（《医学心悟》）。

（2）阴虚劳嗽：常与百合、熟地黄、生地黄等同用，具有滋养肺肾、止咳化痰的作用。可用于肺肾阴虚久咳，咳嗽气喘，痰中带血，午后潮热，如百合固金汤（《慎斋遗书》）。亦可与生地黄、麦冬、玄参等同用，具有养阴润燥、清肺利咽的作用，可用于阴虚肺燥，咽喉干痛，干咳少痰或痰中带血等症，如养阴清肺丸（《中国药典》2020 年版）。

（3）瘰疬痰核：常与夏枯草、玄参、海藻等同用，具有软坚散结的作用。可用于痰凝气滞所致的瘰疬痰核，颈项瘿瘤，或肿或痛，如内消瘰疬丸（《医学启蒙》）。

（4）痈毒：常与炒桔梗、紫菀、炙甘草同用，具有开宣肺气、祛痰排脓的作用，可用于肺痈吐脓，五心烦热，壅闷咳嗽等症，如四顺散（《立斋外科发挥》）。与青皮、金银花、天花粉等同用，具有理气活血、解毒消肿的作用，可用于吹乳，乳痈，便毒，如消毒散（《外科经验方》）。亦可研细单用于乳痈、红肿疼痛，如白灵丹（《经验方》）。

2. 蒸川贝母

1）炮制方法　取经净选后大小均匀的川贝母，加热蒸熟，取出，干燥。

2）饮片性状　形如川贝母。气微，味微苦。

3）炮制作用　缓和苦寒之性。

4）临床应用

（1）阴虚咳嗽：常与蒸天冬、酒洗生地、蒸麦冬等同用，具有滋阴保肺、消痰止咳的作用。可用于肺肾阴虚，咳嗽，咳嗽痰中带血，及劳瘵久咳等症，如月华丸（《医学心悟》）。

（2）阴虚瘰疬：常与玄参、煅牡蛎同用，具有清热化痰、软坚散结的作用。可用于肝肾阴亏所致的瘰疬，痰核，瘿瘤，如消瘰丸（《医学心悟》）。

3. 制川贝母

1）炮制方法　取经净选后大小均匀的适量川贝母，按1∶1加入雪梨嫩蜜混合液（取雪梨，洗净，去核去皮、榨汁、滤过，即得雪梨汁；取蜂蜜，加约20%水，加热至沸腾后，文火保持微沸状态，至用手捻之稍有黏性，色泽无明显变化，两指间尚无白丝出现时即得嫩蜜；将雪梨汁与嫩蜜按质量比10∶3混合，即得），拌匀，热浸（温度40~45℃）至液汁吸尽，干燥（温度50~55℃）。

2）饮片性状　形如川贝母。气微，味甜、微苦。

3）炮制作用　制后增强润肺化痰止咳作用。

【处方配给】写川贝、川贝母配川贝母，其余随方配给。

【使用注意】本品不宜与川乌、制川乌、草乌、制草乌、附子同用。

【炮制研究】

1. 工艺研究

考察烘干温度、烘干时间对小、中、大3种规格的川贝母水分含量的影响，优化产地加工技术和干燥条件。也有学者研究微波干燥方式。

2. 化学成分研究

川贝母含有青贝碱、松贝碱甲、松贝碱乙、川贝碱、西贝素等。将鲜贝母直接炕干，总生物碱和总提取物的含量均较高。川贝母在加工炮制中用水长时间浸泡，总生物碱有损失。

3. 药理作用研究

川贝母有明显的祛痰作用；川贝母总生物碱及非生物碱部位均有明显的镇咳作用；川贝碱对猫可产生持久性的降压作用并伴以短暂的呼吸抑制。此外川贝母还有一定的抑菌作用和提高小鼠常压耐缺氧能力。太白贝母与松贝、青贝、炉贝生物碱一样具有镇咳作用，但抗炎效果不明显；6种川贝母防治小鼠复发哮喘均有效，总体效果和作用环节上各有特色。

【贮藏】置通风干燥处，防蛀。

【按语】川贝母历来是四川省道地药材，在贝母类药材中质量最好，是四川省重点发展的中药品种，"松潘贝母"获批为"中华人民共和国地理标志"。现《中国药典》收载基原较多，但仍以"松贝"和"炉贝"质量为上。历代医家对川贝母采用不同方法与辅料炮制，如今临床大多生用，入药形式多为粉末。四川收载了雪梨制川贝母，相资为制，增强了润肺化痰止咳作用，为临床用贝母提供了更多的炮制品。川贝母善于清肺化痰，并有润肺作用，可用于肺虚久咳，其作用效力与作用特点可与其他贝母（如浙贝母）等区分。不同来源的川贝母治疗特色与作用环节有差异，为川贝母针对性治疗咳喘等病症提供了依据。

参考文献

［1］ 彭成. 中华道地药材[M]. 北京：中国中医药出版社，2011.

［2］ 黄璐琦，郭兰萍，詹志来. 道地药材标准汇编[M]. 北京：北京科学技术出版社，2020.

［3］ 方清茂，彭文甫，吴萍，等. 川产道地药材生产区划研究进展[J]. 中国中药杂志，2020，45（4）：720-731.

［4］ 中华中医药学会. 团体标准：T/CACM 1021.32—2018，中药材商品规格等级　川贝母[S]. 北京：中华中医药学会，2018.

［5］ 李瑞琦，徐靓，吴翠，等. 川贝母采后加工贮藏包装环节的调查[J]. 中国实验方剂学杂志，2018，24（23）：64-68.

［6］ 江云，柳莹，王曙. 川贝母的产地加工技术和干燥条件的优化[J]. 华西药学杂志，2011，26（1）：65-66.

［7］ 王爱华，王丽丽. 中药川贝母的历史沿革及临床应用分析[J]. 世界临床医学，2015，9（11）：180，182.

［8］ 邝翠仪，钟诗龙，黎曙霞，等. 3种不同加工川贝母有效成分的比较[J]. 中草药，2000，31（8）：590-591.

［9］ 蓝日盛，辛宁，樊泽华. 不同采收期及加工方法的川贝母有效成分含量测定[J]. 广西中医学院学报，2000，17（3）：93-94.

［10］ 李瑞琦，吴翠，徐靓，等. 基于传统性状客观化分析的川贝母质量评价[J]. 中国药学杂志，2020，55（1）：14-18.

［11］ 黄雅彬，刘红梅，方成鑫，等. 不同品种川贝母生物碱镇咳、抗炎作用比较[J]. 中药新药与临床药理，2018，29（1）：19-22.

［12］ 杨仕军，祖承哲，赵欣，等. 不同品种川贝母对小鼠复发性哮喘的疗效比较[J]. 中草药，2013，44（15）：2124-2129.

川棟子

【药材来源】本品为棟科植物川棟 *Melia toosendan* Sieb. et Zucc. 的干燥成熟果实。

【道地性探源】始载于《神农本草经》，列为下品，名棟实。《本草图经》："棟实，即金铃子也。生荆山山谷，今处处有之，以蜀川者为佳。"《证类本草》所附梓州棟花、棟实图及简州楝子图，与现记载棟和川棟形态一致。《本草纲目》："（棟）其子正如圆枣，以川中者良。"《本草求真》："川棟因出于川，故以川名。"《药物出产辨》："产四川重庆。"

据上所述，川棟子是四川省道地药材之一，主产于宜宾、泸州、乐山、绵阳、南充、达州、温江等地。此外，重庆、贵州、云南、湖北、河南、甘肃等省市亦产，重庆产者质量亦佳。

【产地加工】冬季果实成熟时采收，除去杂质，干燥。

【质量要求】药材以个大、饱满、外皮金黄色、肉黄白者为佳。依据大小、饱满度、外皮和果肉颜色、所含杂质比例划分等级。

川棟子：干货，分二等。各等级共同点为："本品呈类球形。表面金黄色至棕黄色、果肉黄白色，饱满，微有光泽，少数凹陷或皱缩，具深棕色小点。顶端有花柱残痕，基部凹陷，有果梗痕。外果皮革质，与果肉间常成空隙，果肉松软，淡黄色，遇水润湿显黏性。果核球形或卵圆形，质坚硬，两端平截，有 6~8 条纵棱，内分 6~8 室，每室含黑棕色长圆形的种子 1 粒。气特异，味酸、苦。"在此基础上，以 2.5 cm ≤ 直径 ≤ 3.2 cm，个头均匀，杂质不得过 1% 为一等；以 2.0 cm ≤ 直径 < 2.5 cm，个头均匀，杂质不得过 3% 为二等。

《中国药典》2020 年版规定，川楝子药材水分不得过 12.0%，灰分不得过 5.0%，水溶性浸出物不得少于 32.0%，川楝素（$C_{30}H_{38}O_{11}$）应为 0.060%~0.20%。

【炮制沿革】川楝子历代炮制方法有：炒、炮、煮、煨、蒸、炙、煅、烧、米炒、酒制、醋煮、童便浸、面制、巴豆制、斑蝥炒、盐制、浆水煮、陈皮制、黑牵牛制、神曲制、酥制、牡蛎炒、巴豆与麸合制、巴豆与吴茱萸合制、麸与斑蝥合制、麸与巴戟合制、盐与茴香合制、巴豆斑蝥与海金沙合制、酒与面合制等。目前主要沿用炒法、盐制。

《中国药典》2020 年版收载生川楝子、炒川楝子，《全国规范》和大多省（自治区、直辖市）的炮制规范主要收载生川楝子、炒川楝子、盐川楝子和醋川楝子。

【药性与功效】苦，寒；有小毒。归肝、小肠、膀胱经。具有疏肝泄热，行气止痛，杀虫之功。

【炮制与应用】川楝子常有下列炮制品和临床应用。

1. 川楝子

1）炮制方法　取原药材，除去杂质。用时捣碎。

2）饮片性状　本品呈类球形，直径 2~3.2 cm。表面金黄色至棕黄色，微有光泽，少数凹陷或皱缩，具深棕色小点。顶端有花柱残痕，基部凹陷，有果梗痕。外果皮革质，与果肉间常成空隙，果肉松软，淡黄色，遇水润湿显黏性。果核球形或卵圆形，质坚硬，两端平截，有 6~8 条纵棱，内分 6~8 室，每室含黑棕色长圆形的种子 1 粒。气特异，味酸、苦。

3）炮制作用　用时捣碎或切片，便于有效成分煎出。生品苦寒有毒，以杀虫疗癣为主，但亦有止痛作用。

4）临床应用

（1）虫积腹痛：常与鹤虱、炒槟榔、炒干漆等同用，具有杀虫安蛔的作用。可用于蛔虫积滞，脐腹疼痛等症，亦治蛲虫病，如安虫散（《小儿药证直诀》）。

（2）头癣：将本品晒干或焙干研成细末，用猪油或麻油调成油膏，涂于患处（在涂药前，用明矾水先将患处洗净），每日 1 次，连续敷 7 日，具有杀虫止痒的作用，可用于头癣等症。

（3）胃痛：常与香附、姜汁制黄连、延胡索等同用，具有清热止痛的作用。可用于热厥胃痛，或作或止，舌燥唇焦，溺赤便闭，喜冷畏热等症，如清中汤（《医学心悟》）。

2. 炒川楝子

1）炮制方法　取净川楝子，切厚片或碾碎，用中火炒至表面焦黄色。

2）饮片性状　本品呈半球状、厚片或不规则的碎块，表面焦黄色，偶见焦斑。气焦香，味酸、苦。

3）炮制作用　炒后毒性降低，缓和苦寒之性，减少滑肠之弊，以疏肝行气止痛为主。

4）临床应用　胸胁、脘腹胀痛：常与茵陈、柴胡、延胡索等同用，具有清热利胆、理气止痛的作用。可用于肝胆湿热所致的胁痛，黄疸等症，如利胆止痛片（《中华人民共和国卫生部药品标准》，以下简称《卫生部药品标准》）。

3. 盐川楝子

1）炮制方法　取净川楝子，切厚片或碾碎，用食盐水拌匀，闷润至盐水被吸尽，用文火炒至表面呈深黄色带焦斑时，取出，晾干（每100 kg川楝子，用食盐2 kg）。

2）饮片性状　本品为不规则半球形碎块，表面深黄色，味咸苦。

3）炮制作用　盐炙后引药下行，作用专于下焦，长于疗疝止痛。

4）临床应用　疝气疼痛：常与木香、盐茴香同用，具有行气止痛的作用，可用于小肠疝气疼痛等症，如川楝茴香散（《瑞竹堂经验方》）。亦可加盐橘核、青皮、吴茱萸等，具有疗疝止痛的作用，可用于气滞较甚，胀痛明显者，如昆仑丸（《何氏济生论》）。

【处方配给】写生川楝子配生品，写川楝子、金铃子、炒川楝子配炒川楝子，其余随方配给。

【使用注意】本品苦寒有毒，凡不宜过量或持续服用，脾胃虚寒者慎用。

【炮制研究】

1. 工艺研究

温度和炮制时间对总萜、挥发油含量影响较大。目前，多采用正交试验等方法对川楝子的温度、时间、饮片规格、闷润时间、药材破碎粒度等因素进行优选，确定最佳工艺。

2. 化学成分研究

川楝子炮制品中总萜、川楝素、挥发油含量低于生品，含量变化程度与炮制方法有关。炒品、盐炙品东莨菪内酯含量比生品高，醋炙品比生品低。

3. 药理作用研究

川楝子炮制后，可增强镇痛抗炎作用，其中盐川楝子作用最好；也能增强抑制毛细血管通透性的作用，但醋制品的作用有一定程度降低。川楝子不同炮制品在体外对LO2细胞的毒性作用较生品降低，但酒制品毒性升高。

【贮藏】置通风干燥处，防蛀。盐川楝子需密闭。

【按语】川楝子是传统川产道地药材，《本草图经》就已记载"以蜀川者为佳"。古代炮制方法十分丰富，沿用至今的主要有炒法、盐制、醋制等，其中炒法和盐制常用。亦有省、市炮制规范收载醋制品，有记载临床应用较少。川楝子炮制后能增效，降低毒性，研究表明醋制川楝子能增强止痛作用，但抑制血管通透性作用弱于生品，增强止痛作用可选择醋制品。

参考文献

[1] 彭成. 中华道地药材[M]. 北京：中国中医药出版社，2011.

[2] 中华中医药学会. 团体标准：T/CACM 1021.119—2018，中药材商品规格等级 川楝子[S]. 北京：中华中医药学会，2018.

[3] 黄璐琦，郭兰萍，詹志来. 道地药材标准汇编[M]. 北京：北京科学技术出版社，2020.

[4] 方清茂，彭文甫，吴萍，等. 川产道地药材生产区划研究进展[J]. 中国中药杂志，2020，45（4）：720-731.

[5] 孙毅坤. 川楝子炮制工艺及质量标准研究[D]. 北京：北京中医药大学，2004.

[6] 李迎春，窦志英，郑蓓蓓. 正交法优选川楝子最佳清炒工艺[J]. 中药材，2011，34（4）：524-526.

[7] 窦志英，李迎春，郑蓓蓓. 醋烘制川楝子炮制工艺的探讨[J]. 天津中医药，2011，28（4）：338-340.

[8] 郑蓓蓓，窦志英. UV法测定川楝子不同炮制品中总萜和东莨菪内酯的含量[J]. 天津中医药大学学报，2012，31（3）：160-162.

[9] 周乐华，李迎春，窦志英. 川楝子及其炮制品中川楝素含量测定研究[J]. 天津药学，2011，23（1）：20-22.

[10] 陈海鹏，谭柳萍，黄郁梅，等. 川楝子不同炮制品对人正常肝细胞LO2的体外肝毒性研究[J]. 中药材，2018，41（8）：1869-1873.

[11] 纪青华，陆兔林. 川楝子不同炮制品镇痛抗炎作用研究[J]. 中成药，1999（4）：3-5.

川 明 参

【药材来源】本品为伞形科植物川明参 *Chuanminshen violaceum* Sheh et Shan 的根。

【道地性探源】始载于《饮片从新》明党参项下。家种始于金堂云华寺（云顶山）和巴中三河场，分别有500和300年历史。产于四川青白江、金堂、简阳、苍溪、威远、北川羌族自治县（以下简称北川）、平武、巴中等地，以金堂和青白江一带所产药材质量最佳。现多为人工栽培，四川平武、北川，重庆南川以及湖北宜昌、当阳等地有野生。

据上所述，川明参是四川省道地药材之一，主产于金堂、巴中、苍溪等地。

【产地加工】4~5月采挖，除去泥沙及须根，洗净，刮去外皮或用粗糠壳搓至色白，漂净，置沸水中煮至无白心，取出，干燥。

【质量要求】川明参以身干直、条粗长、半透明、质坚实、黄白色、无霉变者为佳。一般不分等级，均为统货。

《四川省中药材标准》规定，川明参药材水分不得超过12.0%，总灰分不得超过18.0%，酸不溶性灰分不得超过1.5%，水溶性浸出物不得少于10.0%。

【炮制沿革】川明参炮制方法主要有净制、洗、润、切等。

【药性与功效】甘，平，微温。归肺、脾经。具有养阴润肺，健脾和胃之功。

【炮制与应用】川明参临床以生用为主，其炮制方法与临床应用如下。

1）炮制方法　除去杂质，洗净，润透，切段或薄片，干燥。

2）饮片性状　本品为不规则段或薄片，表面黄白色或淡黄棕色，切面淡黄色或淡黄白色，半透明，具有角质样光泽，可见白色断续同心环纹，木部显白色放射状纹理。质坚硬，气微，味甘淡，嚼之发黏。

3）炮制作用　切片易于煎出药效，便于调剂与制剂。

4）临床应用

（1）肺燥咳嗽：常与浙贝母、北沙参、麦冬等同用，具有养肺阴的作用，可用于肺阴不足或燥热伤肺，干咳少痰，或痨嗽久咳，咽干音哑等症。

（2）脾虚食少：常与山药、炒薏苡仁、麦芽等同用，具有调理脾胃、促进食欲的作用，可用于厌食，消瘦，消化不良等症，如健儿散（《卫生部药品标准》）。

（3）病后体弱：常与黄芪、山药、砂仁等同用，具有健脾益气的作用，可用于病后体虚，食欲不振等症（《万县中草药》）。

【处方配给】写明参、川明参配川明参，其余随方配给。

【使用注意】风寒咳嗽者慎服。

【炮制研究】

1. 化学成分研究

川明参的主要化学成分为多糖、香豆素、黄酮、甾体和三萜酸等成分。不同干燥方法对川明参水溶性多糖和欧前胡素含量影响较大，其中水溶性多糖含量为：直接晒干＞去外皮后晒干＞蒸后晒干＞煮后晒干＞去外皮蒸后晒干＞去外皮煮后晒干；欧前胡素含量为：直接晒干＞蒸后晒干＞煮后晒干＞去外皮后晒干＞去外皮煮后晒干＞去外皮蒸后晒干。

2. 药理作用研究

现代研究表明，川明参具有抗氧化、祛痰止咳、增强免疫、抗突变等药理作用。

【贮藏】置阴凉干燥处。防潮，防蛀。

【按语】川明参为川产道地药材，主产于金堂、巴中、苍溪等地，"金堂明参""苍溪川明参"和"巴州川明参"获批"中华人民共和国地理标志"。由于产区习称"明参"或"沙参"，易与"明党参""南沙参"或"北沙参"相混。《中药志》（1959年）、《四川中药志》等曾将"川明参"和"明党参"作为同一种植物收载，直至《四川省中药材标准》1987年版才以"川明参"正名，并确定为伞形科植物川明参 *Chuanminshen violaceum* Sheh et Shan 的根。川明参药用历史悠久，具有养阴润肺、健脾和胃的功效，临床上常用于热病伤阴，肺燥咳嗽，脾虚食少，病后体弱等证。其在民间有悠久的食用历史，但总体综合开发力度不够，可立足其食用特点，加强保健食品的开发。

参考文献

[1] 万德光. 四川道地中药材志[M]. 成都：四川科学技术出版社，2005.
[2] 方清茂，彭文甫，吴萍，等. 川产道地药材生产区划研究进展[J]. 中国中药杂志，2020，45（4）：720-731.
[3] 四川省食品药品监督管理局. 四川省中药材标准：2010年版[M]. 成都：四川科学技术出版社，2011.
[4] 雷晓莉，张梅. 不同加工方法对川明参多糖及欧前胡素含量的影响[J]. 中药与临床，2012，3（2）：34-38.
[5] 陈丹丹，彭成. 川产道地药材川明参的研究进展[J]. 中国药业，2011，20（3）：1-2.
[6] 张梅，陈胡兰，苏筱琳，等. 川明参药效活性部位化学成分研究[J]. 中成药，2008，30（9）：1334-1336.

川　木　通

【药材来源】本品为毛茛科植物小木通 *Clematis armandii* Franch. 或绣球藤 *Clematis montana* Buch. –Ham. 的干燥藤茎。

【道地性探源】最早见于《本草图经》通草项下"解州通草"，现今考证类似于毛茛科川木通。宋、元、明时期虽川木通在本草中记载不多，但至宋代川木通一词形成，方书中记载和使用众多。《物理小识》："川木通色白，止通小便，伪者葡萄藤也。"《天宝本草》载"四朵梅来即木通，四朵花心方为贵。不拘冷温气病疼，能利小便功百倍"，说明当时四川地区已有使用川木通的历史，且较普遍。清代光绪《名山县志》记载："药材有木通。"《中国药物标本图影》提到"川木通"。《四川中药志》1960年版第1册"木通"别名项下称"川木通"。《四川道地中药材志》收录"川木通"。《中国药典》自1963年收录川木通，沿用此名至2020年版。

据上所述，川木通是四川道地药材之一，主产于成都、阿坝、宜宾、泸州、乐山、凉山、达州等地，其中小木通以四川都江堰、彭州、雷波等地最为适宜；绣球藤以四川理县、康定、泸定等地最为适宜。

【产地加工】春、秋两季采收，除去粗皮，晒干，或趁鲜切厚片，晒干。

【质量要求】川木通以条细而均匀、色黄白、质轻而坚、无老皮者为佳。川木通商品分为大木通和小木通，均为统货。

《中国药典》2020 年版规定，川木通药材水分不得过 12.0%，灰分不得过 3.0%，醇溶性浸出物不得少于 4.0%。

【炮制沿革】川木通历代炮制方法有去皮、切片、炒制等。沿用至今主要是生品。

《中国药典》2020 年版、《全国规范》以及个别省、自治区炮制规范均只收载生川木通，无其他炮制品。

【药性与功效】苦，寒。归心、小肠、膀胱经。具有利尿通淋，清心除烦，通经下乳之功。

【炮制与应用】川木通临床以生用为主，其炮制方法与临床应用如下。

1）炮制方法　未切片者，略泡，润透，切厚片，干燥。

2）饮片性状　本品呈类圆形厚片。切面边缘不整齐，残存皮部黄棕色，木部浅黄棕色或浅黄色，有黄白色放射状纹理及裂隙，其间密布细孔状导管，髓部较小，类白色或黄棕色，偶有空腔。气微，味淡。

3）炮制作用　切片利于有效成分溶出，便于调剂和制剂。

4）临床应用

（1）淋证、水肿：常与炒车前子、滑石、瞿麦等同用，具有清热、利尿、通淋的作用，可用于湿热下注，小便短赤，淋沥涩痛，口燥咽干等症，如八正合剂（《中国药典》2020 年版）。若与商陆、泽泻、茯苓皮等同用，具有逐水消肿的作用，可用于水湿壅盛，遍身肿满，喘呼气急，烦躁口渴，二便不利等症，如疏凿饮子（《重订严氏济生方》）。

（2）心烦尿赤：常与葛根、淡竹叶、甘草等同用，具有辛凉透表，清宣肺卫的作用。可用于麻疹透发不出，发热咳嗽，烦躁口渴，小便赤者，如宣毒发表汤（《医宗金鉴》）。

（3）口舌生疮：常与生地黄、淡竹叶、甘草等同用，具有清热解毒的作用。可用于口舌生疮，牙龈肿痛等症，如口炎颗粒（《国家中成药标准汇编》）。

（4）经闭乳少：常与人参、黄芪、麦冬等同用，具有补气养血、通乳的作用。可用于产后气血两虚，乳汁不下，如通乳丹（《傅青主女科》）。

（5）湿热痹痛：常与透骨香、大血藤、伸筋草等同用，具有清热除湿、活血通络、消肿止痛的作用，可用于痹证湿热瘀阻证，症见关节红、肿、热、痛、屈伸不利等，如清痹通络药酒（《国家中成药标准汇编》）。亦可与草乌、透骨草、红花等同用，具有祛风除湿、活血止痛的作用，可用于风寒湿痹，筋骨劳损等症，如祛风湿止痛散（《卫生部药品标准》）。

【处方配给】写川木通配川木通，其余随方配给。

【使用注意】孕妇忌用；不宜长期或大量服用。

【炮制研究】

1. 化学成分研究

川木通主要含有三萜皂苷类、黄酮类及木脂素成分。川木通中皂苷水解后有 2 种皂苷元，其中有齐墩果酸。绣球藤叶含以齐墩果酸为苷元的绣球藤皂苷 A、B、C 和以常春藤皂苷为苷元的六糖及三糖皂苷，还含 5- 甲基色原酮、胡萝卜苷、儿茶素、豆甾醇、β - 谷甾醇、麦角甾醇、阿魏酸、咖啡酸等。

2. 药理作用研究

高浓度的川木通水煮液对老年雄性大鼠具有镇痛作用；川木通乙醇提取物具有显著的利尿作用，其利尿活性成分为甾醇、三萜皂苷和木脂素苷类成分。

【贮藏】 置通风干燥处，防潮。

【备注】《四川省药饮片炮制规范》2015 年版还收载了粗齿川木通，为毛茛科植物粗齿铁线莲 Clematis argentilucida (Lévl. et Vant.) W. T. Wang 的干燥藤茎。具有利水通淋，通经下乳，祛风除湿的作用。可用于湿热淋证，小便不利，水肿，经闭，乳汁不通，疮疡肿毒，风湿关节疼痛，肢体麻木。

【按语】 川木通为四川道地药材，药用历史悠久。但记载的炮制方法较少，沿用至今仅生品。该药长于利尿通淋，通经下乳，药理实验验证了利尿作用，并认为甾醇、三萜皂苷和木脂素苷类是利尿成分，通经下乳等有待研究，以便为临床合理用药提供依据。《中国药典》2020 年版收载了川木通可趁鲜切厚片，宜加强川木通产地加工炮制一体化研究，以保证饮片质量，提高临床疗效。原东北地区习用的关木通，首载于《中国药典》1963 年版，含马兜铃酸，用量过大可引起肾功能衰竭，甚至死亡，为保证用药安全，国家已于 2004 年下文停用关木通的药用标准。

参考文献

[1] 黄璐琦, 郭兰萍, 詹志来. 道地药材标准汇编[M]. 北京: 北京科学技术出版社, 2020.

[2] 彭成. 中华道地药材[M]. 北京: 中国中医药出版社, 2011.

[3] 中华中医药学会. 团体标准: T/CACM 1021.119—2018, 中药材商品规格等级 川楝子[S]. 北京: 中华中医药学会, 2018.

[4] 税丕先, 庄元春. 现代中药材商品学[M]. 广州: 中山大学出版社, 2011.

[5] 唐远, 万德光, 裴瑾, 等. 川木通的研究进展[J]. 时珍国医国药, 2007(10): 2346-2347.

[6] 乌兰其其格, 白玉华. 川木通的研究进展[J]. 中国民族医药杂志, 2015, 21(01): 30-32.

[7] 付立波, 周强, 赵瑛伟, 等. 川木通对老年大鼠痛觉的调节作用[J]. 黑龙江畜牧兽医, 2019(08): 139-141.

[8] 叶潇, 朱萱萱, 刘婷, 等. 川木通对大鼠利尿作用及其物质基础研究[J]. 中国中药杂志, 2019, 44(9): 1889-1894.

[9] 付曦娆. 川木通水煮液对炎症痛大鼠疼痛的调节作用[J]. 中国老年学杂志, 2017, 37(24): 6019-6021.

川 木 香

【药材来源】本品为菊科植物川木香 *Vladimiria souliei*（Franch.）Ling 或灰毛川木香 *Vladimiria souliei*（Franch.）Ling var. cinerea Ling 的干燥根。

【道地性探源】《药物出产辨》："有产四川，名川木香，味轻清。"1940 年陕西省西京市（今西安市）国药商业同业公会《药材行规》，确有川木香条，不确定是否与目前所用川木香一致。由于 20 世纪 60 年代木香药源紧张，将川木香载入了《中国药典》1963 年版作为了木香代用品，沿用至今。《中国药典》1977 年版将灰毛川木香同作川木香收载。

据上所述，川木香是四川省道地药材之一，主产于阿坝、甘孜、雅安、凉山等地。此外，西藏亦产。

【产地加工】一般采收 3 年的植株，秋季川木香地上部分枯萎后挖取，除去须根泥土及根头上的胶状物，即得。

【质量要求】川木香以枝条粗大、坚实、香味浓者为佳。一般不分等级，均为统货。

《中国药典》2020 年版规定，川木香药材水分不得过 12.0%，总灰分不得过 4.0%，含木香烃内酯（$C_{15}H_{20}O_2$）和去氢木香内酯（$C_{15}H_{18}O_2$）的总量不得少于 3.2%。

【炮制沿革】川木香历代炮制方法主要有：纸煨、麸煨、酒洗等。本品作为木香的替代品，木香历代炮制方法对川木香有借鉴意义。

《中国药典》2020 年版，《全国规范》以及大多省（自治区、直辖市）的炮制规范收载了川木香和煨川木香（纸煨法）。此外，安徽和江苏地区还有麸煨，广西采用面糊煨，四川和重庆有麸炒川木香，江西有酒洗川木香。

【药性与功效】辛、苦，温。归脾、胃、大肠、胆经。具有行气止痛之功。

【炮制与应用】川木香常有下列炮制品和临床应用。

1. 川木香

1）炮制方法 除去杂质及"油头"，洗净，润透，切厚片，晾干或低温干燥。

2）饮片性状 本品呈类圆形切片，直径 1.5~3 cm，外皮黄褐色至棕褐色，切面黄白色至黄棕色，有深棕色稀疏油点，木部显菊花心状的放射纹理，有的中心呈枯朽状，周边有一明显的环纹，体较轻，质硬脆。气微香，味苦，嚼之粘牙。

3）炮制作用 切片利于煎出有效成分，便于调剂。生品行气之力较强，以行气止痛为主。

4）临床应用

（1）脘腹胀痛：常与盐小茴香、丁香、沉香等同用，具有温中散寒、行气止痛的作用。可用于脘腹气滞疼痛等症，如七香止痛丸（《卫生部药品标准》）。

（2）食积气滞：常与醋香附、炒莱菔子、炒山楂等同用，具有消积化滞的作用。可用于饮食积聚，胸满痞闷，腹胀坚结，消化不良等症，如加味烂积丸（《卫生部药品标准》）。

（3）胸胁胀痛：常与柴胡、郁金、枳实等同用，具有行气调中、利胆疏肝的作用。可用于湿热郁蒸，气机不畅之胸胁脘腹胀满疼痛等症。

2. 煨川木香

1）炮制方法　取净川木香片，在铁丝匾中，用一层草纸，一层川木香片，间隔平铺数层，置炉火旁或烘干室内，烘煨至川木香中所含的挥发油渗至纸上，取出，放凉。亦有用麦麸煨或炒者，如四川、重庆等地用麦麸炒，其方法为：取麦麸，置热锅内，加热至冒烟时，加入净川木香片，迅速翻动，炒至有焦斑时，取出，筛去麦麸，放凉。

2）饮片性状　本品形如川木香片，气微香，味苦，嚼之粘牙。麸炒川木香色加深，有焦斑。

3）炮制作用　煨或麸炒后减少对肠道刺激性，增强止泻作用。

4）临床应用

（1）湿热泄泻：常与黄连、陈皮、薏苡仁等同用。可用于湿热泄泻，泻下黄色稀水，肛门灼热疼痛等症。

（2）脾虚泄泻：常与党参、当归、诃子等同用，具有健脾止泻的作用。可用于脾胃虚弱，兼夹风冷泄泻注下，肠鸣腹痛等症。

【处方配给】写川木香配生品，其余随方配给。

【使用注意】本品辛温香燥，阴虚、津液不足、火旺者慎用。

【炮制研究】

1. 工艺研究

目前多以挥发油、木香烃内酯和去氢木香烃内酯的含量作为质量评价的指标，采用单因素试验、正交试验等方法对煨制辅料、闷润时间、煨制温度、煨制时间等因素进行优选，以确定最佳煨制工艺。

2. 化学成分研究

川木香煨制品中挥发油总量、木香烃内酯及去氢木香内酯含量较川木香生品均降低。煨制品中，纸煨品木香烃内酯含量最高，麸煨品中去氢木香内酯含量最高，面裹煨品挥发油含量最高。川木香煨制前后挥发油成分发生了质与量的变化，炮制后去氢木香内酯等17个倍半萜烯类和内酯类成分含量降低，愈创木 –1（10）– 烯 –11– 醇等 26 个倍半萜烯类成分含量升高，煨制后减少了 6 种成分，新增 3 种成分。

3. 药理作用研究

川木香生品与煨制品均有较明显的抗炎、镇痛作用，对胃肠运动也有明显的促进作用，且煨制品对不同功能状态的胃排空具有双向调节作用。川木香煨制后理气作用减弱，肠蠕动抑制作用、止泻作用增强。

【贮藏】置阴凉干燥处。

【备注】《中国药典》亦收载有"木香"，为菊科植物木香 *Aucklandia lappa* Decne. 的干燥根，历史上木香原产国外，经广州进口，故称"广木香"，质量优，为用药主流；后在云南引种成功，故又称"云木香"，主产于云南西北部，其他如重庆、四川、湖北、湖南、贵州等省市亦有栽培。

【按语】川木香有记载的药用历史相对较短，在临床应用中为木香替代品。该药炮制方法主要是生品和煨制品，煨制品有麸煨、纸煨以及面糊煨等。川木香煨制后止泻作用增强，与临床用于实肠止泻作用吻合。但不同的辅料煨制后成分变化程度不同，应加强川木香煨制条件与煨制辅料、炮制机制等研究，以提高临床疗效。流通中还有多个木香代用品、地方习用品，现《中国药典》收载有木香、土木香和川木香，作用上有强弱，在选择应用上应有所区分，但以木香（广木香、云木香）质量最优。

参考文献

[1] 彭成. 中华道地药材[M].北京: 中国中医药出版社, 2011.

[2] 方清茂, 彭文甫, 吴萍, 等. 川产道地药材生产区划研究进展[J]. 中国中药杂志, 2020, 45（4）: 720–731.

[3] 胡慧玲, 王战国, 傅超美, 等. 正交设计优选川木香纸煨工艺[J]. 中药材, 2009, 32（4）: 495–498.

[4] 贾东艳. 川木香煨制工艺及质量标准的研究[D]. 成都: 成都中医药大学, 2009.

[5] 何瑶, 胡慧玲, 傅超美, 等. 不同煨制方法对川木香煨制品质量的比较研究[J]. 成都中医药大学学报, 2009, 32（1）: 88–90.

[6] 胡慧玲, 傅超美, 王战国, 等. 川木香煨制前后挥发油成分的研究[J]. 华西药学杂志, 2010, 25（1）: 37–39

[7] 瞿燕, 付超美, 胡慧玲, 等. 川木香及其煨制品对小鼠胃排空及肠推进的影响[J]. 华西药学杂志, 2010, 25（3）: 269–271.

[8] 瞿燕, 胡慧玲, 傅超美, 等. 川木香煨制前后抗炎与镇痛作用的实验研究[J]. 时珍国医国药, 2010, 21（6）: 1442–1443.

[9] 章津铭, 傅超美, 许丽佳, 等. 煨制川木香的止泻作用及其物质基础研究[J]. 时珍国医国药, 2010, 21（12）: 3161–3163.

[10] 高飞, 傅超美, 胡慧玲, 等. 川木香煨制前后药效成分在大鼠胃、小肠、结肠中吸收差异研究[J]. 中草药, 2013, 44（20）: 2872–2877.

川 牛 膝

【药材来源】本品为苋科植物川牛膝 *Cyathula officinalis* Kuan 的干燥根。

【道地性探源】始载于《神农本草经》。"川牛膝"之名，最早见于唐代《仙授理伤续断秘方》，宋、元、明、清典籍中川牛膝频频出现。《滇南本草》："川牛膝主产四川而得名，历来以四川天全县产者为最佳。"《本草纲目》："牛膝处处有之，谓之土牛膝，不堪服食，惟北土及川中人家栽莳者为良。"《药品化义》："取川产而肥润根长者佳，去芦根用。"《本草备要》《本草求真》均载："出西川及怀庆府，长大肥润者良。"《本草易读》："处处有之，以川中人家栽莳者为良。"《本草便读》："惟以怀庆及川中所产者为良"。清代乾隆《直隶达州志》与《新繁县志》记载："药材有牛膝。"

据上所述，川牛膝是四川省道地药材之一，主产于雅安、峨眉山、峨边县、眉山、成都、德阳等地，又以天全、宝兴、金河口及周边地区为佳。此外，重庆、云南、贵州等省市亦有栽培。

【产地加工】采收后将鲜根砍去芦头，剪去须根，用小刀削下侧根，使主根、侧根均成单支。然后按根条大小分级，捆扎成小束，立于炕上用无烟煤微火烘炕或置日光下曝晒，半干时堆置数日，回润后再继续烘炕或晒干。炕时需用微火，否则易走油或炕焦，影响品质。干燥后打捆成件，草席包裹，置阴凉干燥处。

【质量要求】川牛膝以身干、粗壮、分枝少、无芦头、质柔韧、断面色浅黄者为佳。多依据根条的粗细结合质地、颜色、分支等划分等级。

川牛膝：干货，分三等。各等级共同点为："呈近圆柱形，微扭曲，向下略细或有少数分枝，长 30~60 cm。表面黄棕色或灰褐色，具纵皱纹、支根痕和多数横长的皮孔样突起。质韧，不易折断，断面浅黄色或棕黄色，维管束点状，排列成数轮同心环。气微，味甜。"在此基础上，以上中部直径 ≥ 1.5 cm 为一等；1.0 cm ≤ 上中部直径 < 1.5 cm 为二等；0.5 cm ≤ 上中部直径 < 1.0 cm 为三等。

《中国药典》2020 年版规定，川牛膝药材水分不得过 16.0%，总灰分不得过 8.0%，水溶性浸出物不得少于 65.0%，含杯苋甾酮（$C_{29}H_{44}O_8$）不得少于 0.030%。

【炮制沿革】牛膝炮制始见于汉代，至唐有牛膝和川牛膝炮制之分，前者要求切片和酒浸焙，后者要求去芦酒浸焙。后来有焙干、炙烧、黄精汁炙、盐炙、地黄汁炙、炒、茶水浸、甘草水炙、童便酒合炙、何首乌米泔黑豆合炙、童便炙、何首乌炙等。

《中国药典》2020 年版，《全国规范》和大多省（自治区、直辖市）的炮制规范收载有川牛膝和酒川牛膝。此外，安徽、河南、湖南和黑龙江收载有盐川牛膝。

【药性与功效】甘、微苦，平。归肝、肾经。具有逐瘀通经，通利关节，利尿通淋之功。

【炮制与应用】川牛膝常有下列炮制品和临床应用。

1. 川牛膝

1）炮制方法　取原药材，除去杂质及芦头，洗净，润透，切薄片，干燥。

2）饮片性状　本品呈圆形或椭圆形薄片。外表皮黄棕色或灰褐色。切面浅黄色至棕黄色。可见多数排列成数轮同心环的黄色点状维管束。气微，味甜。

3）炮制作用　利于药效成分煎出，便于调剂与制剂。生用以逐瘀通经为主。

4）临床应用

（1）经闭腹痛：常与当归、川芎、红花等同用，具有通经活血、化瘀止痛的作用。可用于经闭不通，肚腹疼痛，产后恶露不尽，腹胀头痛等症，如妇科回生丹（《全国中药成药处方集》）。

（2）胞衣不下：常与人参、酒洗当归、乳香等同用，具有补气养血活血的作用。可用于产妇气血虚弱，胎死不下，如疗儿散（《傅青主女科》）。

（3）鹤膝肿热作痛：常与防己、赤芍、秦艽等同用，具有通络利湿的作用。可用于肝肾阴亏，阳明湿热下注，鹤膝肿热作痛等症，如通络利湿汤（《马培之医案》）。

2. 酒川牛膝

1）炮制方法　取川牛膝片，加定量黄酒拌匀，闷润，待黄酒被吸尽时，用文火炒干，取出，晾凉，筛去碎屑（每 100 kg 川牛膝片，用黄酒 10 kg；川渝地区多用白酒）。亦有酒浸、酒润者。

2）饮片性状　表面棕黑色，微有酒香气，味甜。

3）炮制作用　经酒炙后，增强逐瘀通经，通利关节的作用。

4）临床应用

（1）跌打肿痛：常与川大黄、当归、红花等同用，具有活血通络的作用，可用于失力闪腰，或跌扑瘀血及大便不通而腰痛等症，如调荣活络饮（《证治准绳》）。亦可与炒杜仲、锁阳、酒洗威灵仙等同用，具有滋肾养肝、活血补气、舒筋止痛的作用，可用于跌打损伤，气血虚衰，下部腰、胯、膝、腿疼痛，酸软无力，步履艰难等症，如加味健步虎潜丸（《医宗金鉴》）。

（2）血瘀腹痛：常与当归、桃仁、红花等同用，具有活血调经、化瘀止痛的作用。可用于经行不畅，色紫成块，行经腹痛，如八味痛经片（《国家中成药标准汇编》）。

（3）风湿痹痛：常与当归、茯苓、续断等同用，具有补益肝肾、祛湿通络、活血止痛的作用。可用于肝肾不足、风湿瘀阻所致的痹病，症见骨节疼痛、腰膝酸软、肢体麻木拘挛等，如妙济丸（《中国药典》2020年版）。

（4）肾虚腰痛：常与附子、白茯苓、泽泻等同用，具有补肾温阳、利水退肿的作用。可用于肾虚腰重脚肿，小便不利等症，如加味肾气丸（《重订严氏济生丸》）。

3. 盐川牛膝

1）炮制方法　取川牛膝片，加盐水拌匀，稍闷，待盐水被吸尽后，用文火炒干，取出，晾凉，筛去碎屑（每100 kg川牛膝片，用食盐2 kg）。

2）饮片性状　表面暗褐色，略带咸味。

3）炮制作用　经盐水炙后，能引药下行走肾经，增强利尿通淋的作用。

4）临床应用　淋证尿血：常与通草、茅根、滑石等同用，能增强利尿通淋的作用。可用于湿热下注膀胱，经脉损伤而致的小便淋痛，或尿血、砂石胀痛等症。

4. 川牛膝炭

1）炮制方法　取川牛膝片，用中火炒至表面焦黑色，内焦黄色，取出放凉。

2）饮片性状　表面焦黑色，内焦黄色，有焦香气。

3）炮制作用　经炒炭后偏于止血。

4）临床应用　吐血：常与丹参、续断、生地炭等同用，具有引血归脾的作用。可用于贪色过度，或劳神用力太过之吐血，如丹参归脾汤（《揣摩有得集》）。

【处方配给】写川牛膝配生品，其余随方配给。

【使用注意】孕妇慎用。

【炮制研究】

1. 工艺研究

目前，有采用均匀设计方法对川牛膝炮制过程中的最大炒药量比重、炒制时间、炒制温度等因素进行优选，确定酒炙川牛膝最佳工艺。

2. 化学成分研究

川牛膝酒炙后至少对16个成分产生了显著影响，其中新检出3个成分，2个成分含量上升，11个成分含量下降；盐炙后至少对12个成分产生了显著影响，其中新检出3个成分，6个成分含量上升，3个成分含量下降。

【贮藏】置阴凉干燥处，防潮。

【备注】牛膝常用品种有二：怀牛膝和川牛膝，《中国药典》2020年版收载有牛膝，为苋科植物牛膝*Achyranthes bidentata* Bl. 的干燥根，主产于河南，习称"怀牛膝"，为著名的四大怀药。川牛膝与怀牛膝，二者皆为道地药材，其功效相似，但怀牛膝以补肝肾见长，川牛膝以活血通经见长，临床应用时应根据辨证需要选择适宜品种。

【按语】早在《仙授理伤续断秘方》就有川牛膝的记载，以主产四川而得名，是四川省重点发展的中药品种，"金口河川牛膝"和"宝兴川牛膝"获批"中华人民共和国地理标志"。川牛膝炮制方法有直接加热处理，也有用不同辅料炮制，沿用至今的主要是生品、酒炙品以及盐炙品。川牛膝以活血化瘀为主，酒炙有利于增强药效。研究表明，川牛膝酒炙后多成分发生了显著变化，可能与酒炙后药效的变化有关。川牛膝炭目前不常用，但有的地方规范有收载，值得进一步研究。

参考文献

[1] 黄璐琦, 郭兰萍, 詹志来. 道地药材标准汇编[M].北京: 北京科学技术出版社, 2020.

[2] 彭成. 中华道地药材[M]. 北京: 中国中医药出版社, 2011.

[3] 方清茂, 彭文甫, 吴萍, 等. 川产道地药材生产区划研究进展[J]. 中国中药杂志, 2020, 45（4）: 720–731.

[4] 中华中医药学会. 团体标准: T/CACM 1021.129—2018, 中药材商品规格等级 川牛膝[S]. 北京: 中华中医药学会, 2018.

[5] 卢先明. 中药商品学[M]. 长沙: 湖南科学技术出版社, 2012.

[6] 施崇精. 川牛膝炮制工艺与质量标准研究[D]. 成都: 成都中医药大学, 2019.

[7] 童凯, 李昭玲, 闫燊, 等. 川牛膝酒炙和盐炙前后HPLC化学指纹图谱及其主要药效成分量变化研究[J]. 中草药, 2016, 47（4）: 580–584.

[8] 胡婷婷, 汪凤, 李桂荣, 等. 怀牛膝和川牛膝研究现状及未来研究方向探究[J]. 生物化工, 2020, 6（1）: 145–147.

[9] 叶定江, 原思通. 中药炮制学辞典[M]. 上海: 上海科学技术出版社, 2005.

川 射 干

【药材来源】本品为鸢尾科植物鸢尾 *Iris tectorum* Maxim. 的干燥根茎。

【道地性探源】始载于《神农本草经》，列为下品。陶弘景曰："鸢尾，方家言是射干苗，而主疗亦异，当别是一种，方用鸢头，当是其根。"陈藏器云："射干、鸢尾，按二物相似，人多不分。"李时珍曰："……射干、鸢尾本是一类，但花色不同，但如牡丹、芍药、菊花之类其色各异，皆是同属也。大抵入药功不相远。"指出射干、鸢尾入药功效相似。长期以来，川射干在四川作射干药用，但植物来源和《中国药典》射干不同，历代本草也多有射干和川射干两种植物形态差异的记载，《植物名实图考》所载鸢尾即为四川习用的川射干。《现代中药材商品通鉴》："川射干主产于涪陵、绵阳、甘孜、阿坝等地，销四川的大部分地区。"《道地药和地方标准药原色图谱》："分布于海拔 800~1 800 m 的灌木林缘。云南、四川、陕西、湖北、浙江、江苏等省。"《全国中草药汇编》："主产于四川、贵州及湖南。"《四川省中药材标准》1987

年收载川射干（鸢尾）项；《中国药典》2005 年版一部开始收载川射干。

据上所述，川射干是四川省道地药材之一，主产于绵阳、甘孜、阿坝等地。此外，云南、重庆、江苏等地均有栽培。

【产地加工】全年均可采挖，除去茎叶、须根及泥沙，洗净，晒干或炕干。

【质量要求】川射干以干燥、质硬、条粗、不带须根或须根少、断面色黄白者为佳。一般不分等级，仅依据须根有无将其分选货和统货。

《中国药典》2020 年版规定，川射干药材水分不得过 15.0%，灰分不得过 7.0%，醇溶性浸出物不得少于 24.0%，射干苷（$C_{22}H_{24}O_{11}$）不得少于 3.6%。

【炮制沿革】历代本草文献有关川射干的炮制记载很少，为射干的地方代用品，其炮制可参考射干的炮制方法。

《中国药典》2020 年版，《全国规范》以及部分省、自治区炮制规范均只收载川射干，无其他炮制品。

【药性与功效】苦，寒。归肺经。具有清热解毒，祛痰，利咽之功。

【炮制与应用】川射干临床以生用为主，其炮制方法与临床应用如下。

1）炮制方法　取原药材，除去杂质，洗净，润透，切薄片，干燥。

2）饮片性状　本品为不规则薄片。外表皮灰黄褐色或棕色，有时可见环纹，或凹陷或圆点状突起的须根痕。切面黄白色或黄棕色。气微，味甘、苦。

3）炮制作用　利于药效成分煎出，便于调剂与制剂。

4）临床应用

（1）咽喉肿痛：常与山豆根、僵蚕、薄荷等同用，具有清热利咽作用，可用于各种原因所致的咽喉肿痛（《青岛中草药手册》）。若与牛蒡子、蝉蜕等同用，可用于外感风热，咽痛音哑等症。亦可与板蓝根、山豆根、鱼腥草等同用，具有清热解毒的作用，可用于病毒性感冒，如抗病毒颗粒（《卫生部药品标准》）。

（2）痰壅咳喘：常与桑白皮、桔梗等同用，具有清热化痰作用，可用于肺热咳嗽，痰稠色黄等症，如射干兜铃汤《痧胀玉衡》。若与细辛、麻黄、半夏等同用，具有化痰止咳平喘的作用，可用于寒痰咳喘等症，如射干麻黄汤《金匮要略》。

【处方配给】写川射干配生品。其余随方配给。

【使用注意】脾虚便溏者慎用。孕妇忌用。

【炮制研究】

1. 化学成分研究

川射干主要成分有异黄酮类化合物及其糖苷、黄酮类化合物及其糖苷、苯醌类化合物、三萜类化合物及其皂苷等。其中总黄酮是主要有效部位，鸢尾苷是主要活性成分。

2. 药理作用研究

川射干蜜炙后祛痰作用降低，镇咳作用强于生品。蜜炙后毒性降低。

【贮藏】置干燥处。

【备注】《中国药典》亦收载有射干，为鸢尾科植物射干 *Belamcanda chinensis*（L.）DC. 的干燥根茎，其性味、归经、炮制方法、临床功用与川射干相同。

【按语】长期以来，川射干在四川作射干药用，1987 年将该药列入《四川省中药材标准》，以川射干为正名，并收载入《中国药典》2005 年版，是四川省重点发展的中药品种。历代文献中记载的炮制方法较少，有用米泔水浸煮等炮制方法缓和药性。该药有镇咳、抗炎、抗病毒等作用，在临床应用以治疗呼吸系统疾病为主；川射干黄酮类成分治疗咽喉肿痛有效，表明该药传统用于咽喉疾病治疗的科学性。

参考文献

[1]　彭成. 中华道地药材[M]. 北京: 中国中医药出版社, 2011.

[2]　方清茂, 彭文甫, 吴萍, 等. 川产道地药材生产区划研究进展[J]. 中国中药杂志，2020, 45（4）: 720–731.

[3]　中华中医药学会. 团体标准: T/CACM 1021.154—2018, 中药材商品规格等级　川射干[S]. 北京: 中华中医药学会, 2018.

[4]　王琼. 蜜炙川射干减毒存效的部分实验研究[D]. 成都: 成都中医药大学, 2008.

[5]　尹竹君, 陈世龙, 李莉, 等. 川射干的基础研究与临床转化应用[J]. 世界中医药, 2020, 15（2）: 200–207.

川　乌

【药材来源】本品为毛茛科植物乌头 *Aconitum carmichaelii* Debx. 的干燥母根。

【道地性探源】始载于《神农本草经》，列为下品。《名医别录》："生犍为山谷及广汉。"《新修本草》首次指出其主产地："天雄、乌头、附子等，并以蜀道绵州、龙州出者佳。"《本草图经》："乌头、乌喙，生朗陵山谷。天雄生少室山谷。附子、侧子生犍为山谷及广汉，今并出蜀土。……然四品都是一种所产，其种出于龙州。"《彰明附子记》："绵州故广汉地，领县八，惟彰明出附子。彰明领乡二十，惟赤水、廉水、会昌、昌明宜附子。……合四乡之产，得附子一十六万斤已上。然赤水为多，廉水次之，而会昌、昌明所出微甚。……种出龙安及龙州齐归、木门、青堆、小平者良。……其种之化者为乌头，附乌头而傍生者为附子，又左右附而偶生者为㔾子，又附而长者为天雄……"《本草品汇精要》："［地］（图经曰）出朗陵山谷，及龙州、绵州、彰明县皆有之。［道地］出蜀土及赤水，邵州、成州、晋州、梓州、江宁府者佳。"《本草崇原》："各处皆有，以川中出者入药，故医家谓之川乌。"《要药分剂》："乌头以出川彰明者为上，故加川子（字），以别草乌头也。"

据上所述，川乌是四川省道地药材之一，主产于绵阳江油、平武、青川、安县等地。此外，全国大部分地区已引种栽培，但以四川产者为佳。

【产地加工】6 月下旬至 8 月上旬采挖，除去子根、须根及泥沙，晒干或烘干。

【质量要求】川乌以饱满、质坚实、断面色白者为佳。依据个子、重量、大小、质地、断面等划分等级。

川乌：干货，分二等。各等级共同点为："呈不规则的圆锥形，稍弯曲，中部多向一侧膨大，顶端残茎 < 1 cm，大小均匀。表面棕褐色或灰棕色，皱缩，有小瘤状侧根及子根脱离后的痕迹。质坚实，断面浅黄白色或灰黄色，具粉性。气微，味辛辣、麻舌。"在此基础上，以每千克 80 个以内，饱满、质坚实、无空心、破碎为一等；每千克 160 个以内，间有空心、破碎，但不超过 10% 为二等。

《中国药典》2020 年版规定，川乌药材水分不得过 12.0%，总灰分不得过 9.0%，酸不溶性灰分不得过 2.0%，含乌头碱（$C_{34}H_{47}NO_{11}$）、次乌头碱（$C_{33}H_{45}NO_{10}$）和新乌头碱（$C_{33}H_{45}NO_{11}$）的总量应为 0.050%~0.17%。

【炮制沿革】《五十二病方》已载乌头，并记载了用水煎煮取汁、烘烤研末、酒泡后晒干研末为丸、米汤煎煮后用、与脂肪一起煎煮、用童子尿煎煮 6 种炮制方法，其后发展了炮、烧、熬等直火加热方法。《雷公炮炙论》"凡使，宜于文武火中炮令皴坼"；《肘后备急方》（以下简称《肘后方》）和《刘涓子鬼遗方》中载"炮"；《名医别录》"凡用附子、乌头、天雄，皆热灰微炮令坼，勿过焦"；《本草经集注》："糖灰水炮炙，令微（坼），削去里皮乃秤之。"唐代还出现了辅料及水火共制法，如姜汁煮、醋煮、山矾灰汁浸、糯米炒等。明代又新增了米泔浸、盐酒浸、酒醋制、童便及浓甘草汤同煮，以及酒和童便制、盐姜制、蛤粉炒制、面炒制等数十种炮制方法。川乌现代炮制方法较多使用浸泡后蒸或煎煮法，辅料常用甘草、金银花、皂角、黑豆、豆腐、生姜等，其他如盐、酒、童便等已不被采用。

《中国药典》2020 年版，《全国规范》和大多省（自治区、直辖市）的炮制规范收载川乌、制川乌。此外，北京有甘草银花水制，上海、浙江有豆腐煮，湖南、广西、重庆有生姜、皂角、甘草制，湖北有黑豆（或豆腐）、甘草、生姜制或生姜、皂角、甘草制，天津有甘草制，江西有生姜、甘草、皂角制或生姜制，吉林有甘草、鲜姜制，河南有生姜、甘草、黑豆制或甘草、醋制，云南有甘草、黑豆制或甘草、皂角、白矾制。

【药性与功效】辛、苦、热；有大毒。归心、肝、肾、脾经。具有祛风除湿，温经止痛之功。

【炮制与应用】川乌常有下列炮制品和临床应用。

1. 生川乌

1）炮制方法　取原药材，除去杂质。用时捣碎。

2）饮片性状　本品为不规则或长三角形的片，质坚实，断面类白色或浅灰黄色，形成层环纹多呈多角形；气微，味辛辣，强烈麻舌感。

3）炮制作用　生川乌有大毒，多外用，用时捣碎易于调敷。生用者内服宜慎。

4）临床应用

（1）风冷牙痛：常与生附子共研细末，煮糊为丸于痛牙处咬之，具有祛寒止痛的作用。可用于风冷牙痛等症，如乌头丸（《太平圣惠方》）。

（2）头风头痛：常与天南星研为细末，葱汁调涂太阳穴，具有祛风止痛的作用。可用于寒邪凝滞，阳气被遏，头痛日久不愈等症（《瑞竹堂经验方》）。亦可单用去皮捣烂，醋调敷痛处，须臾痛止（《备急千金要方》）。

（3）腰脚冷痛：取本品去皮脐，捣细为散，以醋调涂于故帛，敷之，具有祛寒止痛的作用。可用于风寒客于经脉，腰脚冷痛，活动不利等症。

（4）疥癣痈肿：常单用生川乌，捣碎，水煎，温洗，可用于久生疥癣（《太平圣惠方》）。亦可以苦酒浸后洗，用于痈肿（《古今录验》）。

（5）麻醉止痛：常与草乌、生南星、生半夏等同用，烧酒调敷，候麻木，可用于外科手术前局部麻醉，如外敷麻药（《外科大成》）。

2. 制川乌

1）炮制方法　取川乌，大小分开，用水浸泡至内无干心，取出，加水煮沸 4~6 小时（或蒸 6~8 小时）至取大个及实心者切开内无白心，口尝微有麻舌感时，取出，晾至六成干，切片，干燥。

2）饮片性状　本品为不规则或长三角形的片。表面黑褐色或黄褐色，有灰棕色形成层环纹。体轻，质脆，断面有光泽。气微，微有麻舌感。

3）炮制作用　制后毒性降低，可供内服。

4）临床应用

（1）风寒湿痹：常与麻黄、白芍、炙甘草等同用，具有散寒除湿、除痹止痛的作用，可用于风寒湿痹之寒邪偏盛，历节疼痛，不可屈伸等症，如乌头汤（《金匮要略》）。亦可与制草乌、地龙、醋乳香等同用，具有祛风除湿、化痰通络、活血止痛的作用，可用于风寒湿邪侵袭经络，肢体筋脉挛痛，关节伸屈不利，疼痛游走不定，中风后手足不仁，日久不愈，如小活络丹（《太平惠民和剂局方》）。

（2）心腹冷痛：常与干姜、炮附子、赤石脂等同用，具有散寒止痛的作用。可用于心痛彻背，背痛彻心等症，如乌头赤石脂丸（《金匮要略》）。

（3）寒疝作痛：常与桂枝、芍药、甘草等同用，具有散寒止痛的作用。可用于寒邪壅滞，寒疝腹痛，手足厥冷，周身疼痛等症，如乌头桂枝汤（《金匮要略》）。

（4）阴毒伤寒：常与干姜同用，具有祛寒攻毒的作用。可用于阴毒伤寒，手足逆冷，头痛腰重，脉息沉细，如退阴散（《博济方》）。

【处方配给】写川乌、乌头配制川乌；生品随方配给，另包，并嘱其先煎久熬。

【使用注意】生品内服宜慎；孕妇禁用；不宜与半夏、瓜蒌、瓜蒌子、瓜蒌皮、天花粉、川贝母、浙贝母、平贝母、伊贝母、湖北贝母、白蔹、白及同用。

【炮制研究】

1. 工艺研究

目前，多采用正交试验、多因素等方法，以川乌单酯型生物碱、双酯型生物碱含量为指标，对浸泡、煮制及蒸制条件具体参数进行优选，确定最佳工艺。比较辅料与炮制方法，发现甘草水蒸与常水蒸差别不大，以加压常水蒸为佳；100℃干烘 3 小时以上去毒效果最好；清水煮 4~5 小时至口尝无麻或微麻舌感为度。采用乌头去毒指数质量指标来评估乌头的有效性和毒性，确定最佳炮制工艺为将乌头整个经清水润湿后，120℃加压蒸制 90 分钟为佳。采用不同的蒸汽压力和蒸制时间处理药材，发现在 0.1 MPa 蒸汽压力下蒸制 30 分钟或 60 分钟，乌头碱含量与按药典方法常压下蒸 8 小时的含量接近。

2. 化学成分研究

川乌经蒸或煮法炮制后可降低其毒性，其原理是通过加水，加热处理，使极毒的双酯型乌头碱 C8 位上的乙酰基水解（或分解），失去一分子醋酸，得到相应的苯甲酰单酯型生物碱，其毒性为双酯型乌头碱的 1/500~1/50；再进一步将 C14 位上的苯甲酰基水解（或分解），失去一分子苯甲酸，得到亲水性氨基醇类乌头原碱，其毒性仅为双酯型乌头碱的 1/4 000~1/2 000。炮制减毒的另一原因可能是由于在炮制过程中脂肪酰基取代了 C8 –OH 上的乙酰基，生成酯碱，从而降低了毒性。采用高效液相色谱 – 质谱联用技术在生川乌中检测到 99 个成分，制川乌中检测到 106 个成分，炮制前后共有 53 个成分不变，炮制后新增成分 53 个，消失成分 46 个。

3. 药理作用研究

川乌主要药效成分是乌头碱，具有局麻、镇痛解热、扩张血管及肾上腺素样作用，在抗肿瘤中也有很高的应用价值，但其毒性较强，中毒的靶器官为神经系统和心血管系统，中毒表现为呼吸抑制或心律失常，严重者为多系统器官损害，经炮制后其心脏毒性明显下降。用小鼠扭体法和热板法比较生品与制品的镇痛效果，炮制后由于双酯型乌头碱类成分的水解或分解后破坏而使其毒性降低，但其镇痛作用的生物活性仍然作用明显，大致与生品相近。比较盐煮乌头片中发现，炮制品经煮后其总生物碱的减少远不及毒性降低多，以生物碱的含量作为毒性指标是不合适的。实验结果认为传统方法确使毒性降低很多，并发现室温对川乌毒性实验有显著影响，室温愈高，浸出毒性增大。

【贮藏】置通风干燥处，防蛀。

【按语】《新修本草》开始就有川乌为四川道地药材的相关记载。因其"有大毒"，临床内服时须炮制，历代文献先后记载了川乌几十种炮制方法和辅料。尽管其炮制方法众多，但其目的就是降低毒性，保证临床用药的安全。现代化学和药理学研究表明：乌头长时间受热（蒸或煮）后，毒性强的乌头碱被水解为乌头原碱，后者毒性为前者的1/2 000~1/4 000，且药效没有明显被破坏。因此，现代主导的炮制方法为煮制或蒸制，既简化了工艺、降低了生产成本，又保证了安全有效。不管生川乌或制川乌，入汤剂均需先煎久熬，入中成药也必须保证安全。

参考文献

[1] 黄璐琦，郭兰萍，詹志来. 道地药材标准汇编[M]. 北京：北京科学技术出版社，2020.
[2] 彭成. 中华道地药材[M]. 北京：中国中医药出版社，2011.
[3] 方清茂，彭文甫，吴萍，等. 川产道地药材生产区划研究进展[J]. 中国中药杂志，2020，45（4）：720–731.
[4] 中华中医药学会. 团体标准：T/CACM 1021.164—2018，中药材商品规格等级　川乌[S]. 北京：中华中医药学会，2018.
[5] 叶定江，张世臣，吴皓. 中药炮制学[M]. 第2版.北京：人民卫生出版社，2011.
[6] 周长凯，徐文，高静. 川乌炮制方法研究进展[J]. 辽宁中医药大学学报，2020，22（2）：198–202.
[7] 秦语欣，张先灵，王蕾. HPLC–MS法研究川乌炮制前后化学成分的变化[J]. 北京中医药大学学报，2016，39（4）：298–303.
[8] 陈树和. 乌头类中药炮制历史沿革及发展概况[J]. 湖北中医杂志，2017，39（11）：58–61.

川　芎

【药材来源】本品为伞形科植物川芎 *Ligusticum chuanxiong* Hort. 的干燥根茎。

【道地性探源】始载于《神农本草经》，列为上品。《本草图经》："今关陕、蜀川、江东山中多有之，而以蜀川者为胜。"《本草衍义》："芎䓖，今出川中。大块，其里色白，不油色，嚼之微辛甘者佳。"《吴船录》记载有灌县栽培川芎的历史："癸酉（1153年）西登山五里，至上清宫……上六十里，有坦夷白芙蓉坪，道人于此种川芎。"《本草品汇精要》："蜀川者为胜。"《本草乘雅半偈》："芎䓖，川中者胜。"《本草蒙筌》："生川蜀名雀脑芎者，圆实而重，状如雀脑，此上品也。"《本草纲目》："出蜀中者，为川芎。"《本草崇原》："芎今关陕、川蜀、江南、两浙皆有，而以川产者为胜，故名川芎。"《本草从新》："蜀产为川芎，秦产为西芎，江南为抚芎。"民国《灌县志·食货书》："河西商务以川芎为巨。集中于石羊场一带，发400万~500万斤。并有水陆传输，远达境外。"说明灌县川芎质量优良，行销全国并出口。《药物出产辨》："产四川名川芎，出自灌县。"

据上所述，川芎是四川省道地药材之一，主产于都江堰、郫都、彭州、新都、崇州、什邡、邛崃、眉山等地。此外，甘肃、云南、贵州、江西、湖北、江苏等省也有少量分布。

【产地加工】夏季当茎上的节盘显著突出，并略带紫色时采挖，除去泥沙。采收后应及时干燥，通常采用火炕烘干。烘炕过程注意经常翻动，火力不宜太大，药材处温度不得超过70℃。用竹编的撞笼抖撞，除去泥沙和须根。

【质量要求】川芎以个大、饱满、坚实、断面黄白，油性足，香气浓郁为佳。依据每千克所含的个数划分等级。

川芎：干货，分三等。各等级共同点为："不规则结节状拳形团块，表面灰褐色或褐色，粗糙皱缩，有多数平行隆起的轮节，顶端有凹陷的类圆形茎痕，下侧及轮节上有多数小瘤状的根茎。质坚实，不易折断，断面黄白色或灰黄色，散有黄棕色的油室，形成层呈波状环纹。气浓香，味苦辛，稍有麻舌感，微回甜。无山川芎，无空心、焦枯。"在此基础上，以每千克40个以内，单个重量不低于20g为一等；每千克70个以内，单个的重量不低于12g为二等；每千克70个以外为三等。

《中国药典》2020年版规定，川芎药材水分不得过12.0%，总灰分不得过6.0%，酸不溶性灰分不得过2.0%，醇溶性浸出物不得少于12.0%，含阿魏酸（$C_{10}H_{10}O_4$）不得少于0.10%。

【炮制沿革】川芎历代炮制方法有：洗、去土、去苗芦；切、剉、研、捣细；熬、炒、煅、焙、煨、蒸、酒炒、酒洗、酒炙、酒煮、醋煮、醋炒、米泔浸、米泔炒、童便浸、盐水炙、盐酒制、茶水炒、蜜制、姜汁炒、杏仁汁制等。其中酒炙法自宋代沿用至今。

《中国药典》2020年版，仅收载生川芎。此外，《全国规范》和大多省（自治区、直辖市）的炮制规范还收载有酒川芎，四川酒川芎辅料为白酒，传统还有酒拌后麸炒的方法，上海有炒川芎，河南和云南有炒川芎和麸炒川芎，广西有制川芎。

【药性与功效】辛，温。归肝、胆、心包经。具有活血行气，祛风止痛之功。

【炮制与应用】川芎常有下列炮制品和临床应用。

1. 川芎

1）炮制方法　取原药材，除去杂质，分开大小，洗净，润透，切厚片，干燥。

2）饮片性状　本品为不规则厚片，外表皮灰褐色或褐色，有皱缩纹。切面黄白色或灰黄色，具有明显波状环纹或多角形纹理，散生黄棕色油点。质坚实。气浓。

3）炮制作用　利于药效成分煎出，便于调剂与制剂。临床以生用为主，其气厚味薄，辛香走窜力强，以活血行气，祛风止痛力甚。

4）临床应用

（1）胸痹心痛：常与三七、红花同用，具有活血化瘀、通络止痛的作用。可用于瘀血阻滞所致的胸痹，症见胸闷、心前区刺痛，以及冠心病心绞痛见上述证候者，如舒胸片（《中国药典》2020年版）。

（2）肝郁胁痛：常与柴胡、香附、麸炒枳壳等同用，具有疏肝解郁的作用。可用于肝郁气滞，胁肋作痛等症，如柴胡疏肝散（《景岳全书》）。

（3）月经不调：常与酒炒当归、白芍、熟地黄同用，具有补血调经的作用。可用于冲任虚损，血虚血滞，月经不调等症，如四物汤（《太平惠民和剂局方》）。

（4）产后恶露不行：常与全当归、桃仁、炮姜等同用，能增强活血化瘀、温经止痛的作用。可用于产后血虚受寒，恶露不行，小腹冷痛等症，如生化汤（《傅青主女科》）。

（5）跌扑肿痛：常与乳香、没药、海桐皮等同用，具有活血散瘀、通络止痛的作用。可用于一切跌打损伤，筋翻骨错，疼痛不止等症，如海桐皮汤（《医宗金鉴》）。

（6）头痛：常与僵蚕、菊花、石膏同用，具有散风热、止头痛的作用，可用于风热侵袭，头痛头胀，发热恶风等症，如川芎散（《兰室秘藏》）。亦可与白芷、细辛、羌活等同用，具有疏风止痛的作用，可用于外感风邪所致的头痛，如川芎茶调散（《太平惠民和剂局方》）。

（7）风湿痹痛：常与羌活、当归、姜黄等同用，具有祛风除湿、蠲痹止痛的作用。可用于中风身体烦痛，项背拘急，手足冷痹，腰膝沉重等症，如蠲痹汤（《百一选方》）。

2. 酒川芎

1）炮制方法　取川芎片，用黄酒拌匀，闷润，用文火炒干，取出，晾凉（四川每100 kg川芎片，用白酒10 kg；其他地区多用黄酒10~20 kg）。

2）饮片性状　颜色加深，偶见焦斑，质坚脆，略有酒气。

3）炮制作用　经酒炙后，能引药上行，增强活血行气的作用。

4）临床应用

（1）血瘀头痛：常与酒当归、酒醋制延胡索、酒醋制香附等同用，具有养血活血、疏肝理气的作用。可用于血虚肝郁所致的月经不调，闭经，痛经，经期头痛等症，如妇科养坤丸

（《中国药典》2020 年版）。

（2）偏头痛：可单用川芎一味，酒浸服，用治偏头痛（《斗门方》）。

（3）气滞腹痛：常与香附、炒玄胡索、酒洗归身等同用，具有舒经活络、化湿散寒的作用。可用于经脉不调，湿气白带，腹痛胃弱等症，如八妙丸（《古今医鉴》）。

（4）月经不调：常与熟地黄、炒白芍、当归等同用，具有养血和血、调经化瘀的作用。可用于妇女月经不调，气滞腹胀等症，如四物香附丸（《全国中药成药处方集》）。

3. 蜜川芎

1）炮制方法　取炼蜜，加适量开水稀释后，淋于川芎片中拌匀，闷润，用文火炒至表面微黄色、不粘手时，取出，晾凉（每 100 kg 川芎片，用蜜 25 kg）。

2）饮片性状　表面微黄色，微有黏性，有蜜香气。

3）炮制作用　经蜜炙后，取蜂蜜味甘而缓，甘味能补，性缓能留，以缓其辛散太过之弊。多用于体虚患者。

4）临床应用

（1）脘胁串痛：常与酒炒白芍、新绛、酒洗当归等同用，具有滋阴濡络的作用。可用于血虚脉络郁涩，血郁化火，郁结伤中，脘胁串痛等症，如四物绛覆汤（《重订通俗伤寒论》）。

（2）月经不调：常与炮姜、熟地黄、吴茱萸等同用，治风虚冷热，劳伤冲任，月水不调，崩中暴下，产后失血过多，虚羸腹痛等症，如补中芎劳汤（《济阴纲目》）。

4. 茶川芎

1）炮制方法　取川芎片，用茶叶汁拌匀，闷润，用文火炒干，取出，晾凉（每 100 kg 川芎片，用茶叶 4.5 kg）。

2）饮片性状　颜色加深，偶见焦斑，有茶叶香气。

3）炮制作用　经茶叶汁炙后，既能以甘味制川芎之燥性，又能助川芎祛风止痛。

4）临床应用　跌扑肿痛：常与醋紫金皮、炮草乌、川牛膝等同用，具有活血消肿止痛的作用。可用于跌扑损伤，浮肿疼痛，如紫金皮散（《世医得效方》）。

5. 芷川芎

1）炮制方法　取川芎片，用白芷汁拌匀，闷润，用文火炒干，取出，晾凉（每 100 kg 川芎片，用白芷 40 kg）。

2）饮片性状　颜色加深，偶见焦斑，有白芷香气。

3）炮制作用　经白芷汁炙后，增强其祛风、止痛的作用。

【处方配给】写川芎、芎劳配川芎，写酒川芎、酒炒川芎配酒川芎，其余随方配给。

【使用注意】本品辛温升散，凡阴虚火旺、舌红口干者不宜使用；对妇女月经过多及出血性疾病，亦不宜使用。

【炮制研究】

1. 工艺研究

温度和炒制时间对阿魏酸含量破坏很大。目前，多采用正交试验、多因素等方法对川芎的黄酒种类、黄酒用量、闷润时间、炮制温度、炮制时间等因素进行优选，确定最佳工艺。此外，还有采用微波方法以改变传统锅炒的炮制方式。

2. 化学成分研究

研究表明，川芎炮制后总生物碱含量（以川芎嗪为主）明显提高，以醋炙品最高。川芎经酒炒、麸炒、炒黄、炒焦、酒麸炒炮制后，挥发油含量均有不同程度的降低，说明炮制可去其油，缓和其辛温燥烈之性。酒川芎水煎液中铁、锰、锂、镍、钴等含量增加，铜、铬含量减少；炒品水煎液中铁、锰、锂、钴、钒含量增加，锌、铜、铬、镍含量减少。

3. 药理作用研究

黄酒炙、白酒炙川芎水煎液和生川芎醇提液均有明显降低全血黏度、血浆黏度、RBC 压积、血沉 RBC 聚集指数等的作用。

【贮藏】置阴凉干燥处，防蛀。

【按语】《本草图经》已有川芎为四川省道地药材的相关记载，"都江堰川芎""彭州川芎"获批"中华人民共和国地理标志"。川芎生品气厚味薄，辛香走窜，以行气开郁，祛风燥湿，调经止痛为主。酒炙能引药上行，增强活血、行气、止痛的作用。白芷汁炙可增强祛风、止痛的作用。蜜炙可缓其辛散太过之弊，多用于体虚患者。而茶叶汁炙既能以甘味制川芎之燥性，又能助川芎祛风止痛。但目前临床仅生用和酒炙得到了延续使用，根据川芎具有耗气伤阴的弊端及其临床应用情况，我们也做了蜜炙、白芷汁炙和茶叶炙的研究，也收入正文供临床医生及临方炮制参考。

参考文献

［1］ 彭成. 中华道地药材[M]. 北京：中国中医药出版社，2011.

［2］ 黄璐琦，郭兰萍，詹志来. 道地药材标准汇编[M]. 北京：北京科学技术出版社，2020.

［3］ 方清茂，彭文甫，吴萍，等. 川产道地药材生产区划研究进展[J]. 中国中药杂志，2020，45（4）：720–731.

［4］ 中华中医药学会. 团体标准：T/CACM 1021.51—2018，中药材商品规格等级　川芎[S]. 北京：中华中医药学会，2018.

［5］ 李滨萍，何国林，龚又明. 几种川芎炮制工艺的比较[J]. 中药材，2012，35（10）：1580–1582.

［6］ 李滨萍，冯倩茹，区炳雄，等. 正交试验法优选酒制川芎的微波炮制工艺[J]. 中药新药与临床药理，2012，23（3）：347–349.

[7] 郑凯旋.川芎三种新饮片的炮制工艺、质量标准及药效学初步研究[D].成都:成都中医药大学,2018.

[8] 张婷婷.川芎及酒川芎饮片质量评价和药效学研究[D].成都:成都中医药大学,2018.

[9] 赵红岩.川芎酒炙前后整体化学成分变化研究[J].吉林中医药,2010,30(02):168-169.

[10] 欧阳强.川芎炮制前后总生物碱含量的变化[J].中成药,1989(9):18.

[11] 张玉杰,李飞,邵爱新,等.炮制对川芎有效成分的影响[J].中国中药杂志,1998(5):19-21.

[12] 谢仲德,易东阳,方应权,等.川芎炮制历史沿革及现代研究[J].中国实验方剂学杂志,2012,18(9):290-293.

大　黄

【药材来源】本品为蓼科植物掌叶大黄 *Rheum palmatum* L.、唐古特大黄 *Rheum tanguticum* Maxim. ex Balf. 或药用大黄 *Rheum officinale* Baill. 的干燥根和根茎。前两者亦称"雅黄",后者亦称"南大黄"。

【道地性探源】始载于《神农本草经》,列为下品。《吴普本草》:"生蜀郡北部,或陇西。"《新修本草》:"幽、并以北渐细,气力不如蜀中者。"《本草图经》:"今蜀川、河东、陕西州郡皆有之,以蜀川锦纹者佳,其次秦陇来者,谓之吐蕃大黄。"《证类本草》:"生河西山谷及陇西,今蜀川、河东、陕西州郡皆有之,以蜀川锦文者佳 。"《太平御览》《荆州记》:"建平出大黄。"《本草品汇精要》:"今以产四川者良,〔道地〕蜀州、陕西、凉州。"《本草蒙筌》:"形同牛舌,产自蜀川。"《植物名实图考》:"今四川产者为良。"《药物产出辨》:"最上等产四川汶县、灌县。"

据上所述,大黄是四川省道地药材之一,主产于甘孜、阿坝、凉山、北川、青川、平武、万源、雅安、宣汉等地。此外,甘肃、陕西、西藏、青海、宁夏、湖北、湖南、山西、重庆、贵州、云南等省(自治区、直辖市)亦产,甘肃、青海所产掌叶大黄、唐古特大黄质量亦佳。

【产地加工】一般于栽培第3年或第4年秋末茎叶枯萎或次春发芽前采挖。除去泥土,切去茎叶及细根,用竹刀或瓷片(忌铁器)刮去粗皮,切成片、瓣或圆柱形,晒干、烘干或暗火烟熏干燥,或用羊毛绳和竹片串起,悬挂屋檐下或阴棚内阴干,再进行加工。取块大者于竹笼中撞光,加工成卵圆形,习称"蛋吉";将蛋吉纵切成瓣为半圆形块,称为"蛋片吉";取较大块于竹笼中撞光,横切成段,按大小分为"中吉""苏吉""小吉"。主根及支根撞去外皮,称"水根"。

【质量要求】大黄以外表黄棕色,锦纹及星点明显、体重、质坚实、有油性、气清香、味苦而不涩,嚼之发黏者为佳。依据来源及加工形态,依据色泽、大小、重量、切制形态等划分等级。

（1）西大黄（西宁大黄）：①蛋片吉，干货，分三等。各等级共同点为："去净粗皮，纵切成瓣。表面黄棕色，体重质坚，断面淡红棕色或黄棕色，具放射状纹理及明显环纹，红肉白筋。髓部有星点环列或散在颗粒，气清香，味苦微涩。"在此基础上，以每千克 8 个以内、糠心不超过 15% 为一等；每千克 12 个以内为二等；每千克 18 个以内为三等。②苏吉，干货，分三等。各等级共同点为："去净粗皮，横切成段，呈不规则圆柱形，表面黄棕色，体重质坚，断面淡红棕色或黄棕色，具放射状纹理及明显环纹，红肉白筋。髓部有星点环列或散在颗粒。气清香，味苦微涩。"在此基础上，以每千克 20 个以内、糠心不超过 15% 为一等；每千克 30 个以内为二等；每千克 40 个以内为三等。③水根和原大黄，不分等级，均为统货。

（2）雅黄：干货，分三等。各等级共同点为："不规则块状，似马蹄形，去净粗皮。表面黄色或棕褐色，体重质坚，断面黄色或棕褐色。气微香，味苦。"在此基础上，以每只 150~250 g 为一等；体质轻泡、质松，断面黄褐色，气微香，味苦，每只 100~200 g 为二等；未去粗皮，体泡轻，大小不分，间有直径 3.5 cm 以上的根黄为三等。

（3）南大黄：干货，分二等。各等级共同点为："横切成段，去净粗皮，表面黄褐色。体结实，断面黄色或黄绿色。气微香，味涩而苦。"在此基础上，长 7 cm 以上，直径 5 cm 以上为一等；体质轻松，大小不分，间有水根，最小头直径不低于 1.2 cm 为二等。

《中国药典》2020 年版规定，大黄药材水分不得过 15.0%，总灰分不得过 10.0%，水溶性浸出物不得少于 25.0%，总蒽醌不得少于 1.5%，游离蒽醌不得少于 0.2%。

【炮制沿革】大黄历代炮制方法有：去黑皮、去粗皮、汤洗去皮；破如米豆、薄切、细剉、细切、去皮破六片；火炮、蒸制、酒制、蜜制、炒制、制炭、醋制、煨制、童便制、药汁制、泔水制、酥制、姜制等。

《中国药典》2020 年版收载有生大黄、酒大黄、熟大黄和大黄炭。此外，《全国规范》以及湖南、河南还收载有醋大黄和清宁片，贵州收载有酒洗大黄。

【药性与功效】苦，寒。归脾、胃、大肠、肝、心包经。具有泻下攻积，清热泻火，凉血解毒，逐瘀通经，利湿退黄之功。

【炮制与应用】大黄常有下列炮制品和临床应用。

1. 大黄

1）炮制方法　取原药材，除去杂质，洗净，润透，切厚片或块，晾干。

2）饮片性状　本品呈不规则类圆形厚片或块，大小不等。外表皮黄棕色或棕褐色，有纵皱纹及疙瘩状隆起。切面黄棕色至淡红棕色，较平坦，有明显散在或排列成环的星点，有空隙。

3）炮制作用　利于药效成分煎出，便于调剂与制剂。生用气味重浊，走而不守，直达下焦，泻下作用峻烈，但易伤胃气，以攻积导滞，泻火解毒为主。

4）临床应用

（1）实热便秘：常与芒硝、厚朴、枳实等同用，具有峻下热结的作用，可用于实热与积滞壅结于肠胃、腑气不通所致阳明里热实证，如大承气汤（《伤寒论》）。若与人参、当归、芒硝等同用，具有攻下通便、补气养血的作用，可用于阳明腑实，气血不足等证，如黄龙汤（《伤寒六书》）。若与麦冬、生地、玄参等同用，具有滋阴增液、泄热通便的作用，可用于阳明温病，热结阴亏，燥屎不行，津液不足，服增液汤不下者，如增液承气汤（《温病条辨》）。亦可与附子、干姜、甘草等同用，具有温补脾阳、攻下冷积的作用，可用于脾阳不足，冷积便秘等症，如温脾汤（《备急千金要方》）。

（2）痈肿疔疮：常与金银花、蒲公英、牡丹皮等同用，具有清热解毒、化瘀散结、利湿排脓的作用，可用于热毒炽盛之疔疮痈肿等症，如五味消毒饮合大黄牡丹汤（《医宗金鉴》）。亦可与黄柏、甘草、天花粉等共研细末，外敷患处，具有清热散结、消肿止痛的作用，可用于痈疽发背，疔疮肿痛，妇女乳痈，漆疮火丹，小儿丹毒等症；若用麻油调敷可用于烧伤烫伤、皮肤破溃，如金黄散（《外科正宗》）。

（3）肠痈腹痛：常与牡丹皮、桃仁、冬瓜仁等同用，具泻热破瘀、散结消肿的作用。可用于肠痈初起，湿热瘀滞证，右少腹疼痛拒按，按之其痛如淋，甚则局部肿痞等症，如大黄牡丹皮汤（《金匮要略》）。

（4）湿热痢疾：常与芍药、黄连、木香等同用，具有清热燥湿、调气和血的作用。可用于湿热痢疾，腹痛，便脓血，赤白相兼，里急后重，肛门灼热，小便短赤等症，如芍药汤（《素问病机气宜保命集》）。

（5）黄疸尿赤：常与茵陈、栀子同用，具有利湿退黄的作用。可用湿热蕴结于里，一身面目尽黄，黄色鲜明，腹微满，小便短赤，如茵陈蒿汤（《伤寒论》）。

（6）淋证、水肿：常与木通、盐车前子、栀子等同用，具有清热泻火、利尿通淋的作用，可用于湿热下注所致的淋证，症见小便黄赤、尿频尿急、尿道灼热涩痛，如分清五淋丸（《中国药典》2020年版）。亦可与牵牛子、甘遂、芫花等同用，具有攻逐水积、行气消滞的作用，可用于水肿、水胀属实者，如舟车丸（《丹溪心法》）。

2. 酒大黄

1）炮制方法　取大黄片或块，加黄酒喷淋拌匀，稍闷润，待酒被吸尽后，用文火炒干，色泽加深，取出晾凉，筛去碎屑（每100 kg大黄片或块，用黄酒10 kg）。

2）饮片性状　表面深棕黄色，有的可见焦斑，微有酒香气。

3）炮制作用　酒炙后，其泻下作用稍缓，并借酒之升提之性，引药上行，善清上焦血分热毒。

4）临床应用

（1）上焦热盛：常与酒黄连、酒黄芩、桔梗等同用，具有泻火解毒、导热下行的作用。可用于上热，头目赤肿而痛，胸膈烦闷不得安卧，身半以下皆寒，足胫尤甚，大便微秘等症，如既济解毒汤（《卫生宝鉴》）。

（2）阳明腑实轻证：常与制厚朴、制枳实同用，具有轻下热结的作用。可用于阳明腑实轻证，症见谵语潮热，大便秘结，胸腹痞满，或痢疾初起，腹中胀痛，里急后重者，如小承气汤（《伤寒论》）。

（3）蓄血发狂：常与水蛭、虻虫、桃仁等同用，具攻逐蓄血的作用。可用于瘀血蓄积，发狂、善忘，少腹硬满，小便自利，大便色黑，亦治妇女瘀血经闭，少腹疼痛拒按等症，如抵当汤（《伤寒论》）。

（4）瘀肿疼痛：常与柴胡、当归、桃仁等同用，具有活血祛瘀、疏肝通络的作用。可用于跌打损伤，恶血留于胁下，痛不可忍，或小腹作痛或痞闷及便毒初起肿痛等症，如复元活血汤（《医学发明》）。

3. 熟大黄

1）炮制方法　取大黄片或块，照酒炖或酒蒸法炖或蒸至大黄内外均呈黑色时，取出干燥（每100 kg大黄片或块，用黄酒30 kg）。

2）饮片性状　本品呈不规则的块片，表面黑色，断面中间隐约可见放射状纹理，质坚硬，气微香。

3）炮制作用　熟大黄泻下力缓、泻火解毒，并减轻腹痛的副作用，增强活血祛瘀的作用。

4）临床应用

（1）瘀血内停：常与炒土鳖虫、桃仁、炒虻虫等同用，具有活血破瘀、通经消癥的作用。可用于瘀血内停所致的癥瘕、闭经，症见腹部肿块、肌肤甲错、面色黯黑、潮热羸瘦、经闭不行等，如大黄䗪虫丸（《中国药典》2020年版）。

（2）跌打扑坠：常与丁香、木香、血竭等同用，具有止痛化瘀的作用。可用于跌打扑坠闪错损伤，并一切疼痛，瘀血凝聚等症，如正骨紫金丹（《医宗金鉴》）。

（3）火毒疮疡：常与升麻、牛黄、雄黄等同用，具有清热解毒、祛瘀止痒的作用。可用于疮疡，肿痛瘙痒，肝经内外形癥，梅毒等症，如甲字化毒丸（《疮疡经验全书》）。

（4）中风瘫痪：常与威灵仙、天麻、当归等同用，具有调理气血、祛风除湿、活络止痛、化痰熄风的作用。可用于中风瘫痪，痿痹痰厥，拘挛疼痛，跌扑损伤，小儿惊痛，妇人停经，亦治风寒湿痹，如大活络丹（《兰台轨范》）。

4. 大黄炭

1）炮制方法　取大黄片或块置锅内，用武火炒至外表呈焦黑色时取出，摊开，放凉。

2）饮片性状　表面焦黑色，内部深棕色或焦褐色，具焦香气。

3）炮制作用　炒炭后泻下作用极弱，并有止血作用，长于凉血化瘀止血。

4）临床应用　血热出血：常与侧柏炭、茜草炭、棕榈炭等同用，具有凉血止血的作用。可用于血热妄行之上部出血证，如十灰散（《十药神书》）。

5. 醋大黄

1）炮制方法　取大黄片或块，加米醋拌匀，稍闷润，待醋被吸尽后，置炒制容器内，用文火加热，炒干，取出，晾凉（大黄片或块每 100 kg，用米醋 15 kg）。

2）饮片性状　表面深棕色或棕褐色，断面浅棕色，略有醋香气。

3）炮制作用　醋炙后泻下之力减弱，以消积化瘀为主。

4）临床应用

（1）食积成癖：常与枳实、香附、郁金等同用，具有消积化瘀的作用。可用于食积痞满，食不消化，久而成癖等症，如三棱煎丸（《卫生宝鉴》）。

（2）癥瘕瘀积：常与虻虫、三棱、红花等同用，具有活血化瘀、破积消坚的作用。可用于燥气延入下焦，搏于血分而致的瘕病，及疟母癥结不散；妇女痛经闭经，产后瘀血腹痛；跌打损伤；瘀滞疼痛，如化癥回生丹（《温病条辨》）。

6. 清宁片

1）炮制方法　取大黄片或块，加水满过药面，用武火加热，煮烂时，加入黄酒（100∶30）搅拌，再煮成泥状，取出晒干，粉碎，过 100 目筛，取细粉，再与黄酒、炼蜜混合成团块状，置笼屉内蒸透，取出揉匀，搓成直径约 14 mm 的圆条，于 50~55℃干燥，烘至七成干时，装入容器内闷约 10 天至内外湿度一致，手摸有挺劲，取出，切厚片，晾干（每 100 kg 大黄片或块，用黄酒 75 kg，炼蜜 40 kg）。

2）饮片性状　本品为圆形厚片，表面乌黑色，有香气，味微苦、甘。

3）炮制作用　泻下作用缓和，具缓泻而不伤气，逐瘀而不败正之功。

4）临床应用　五脏湿热秽浊：常与广藿香、制厚朴、豆卷等同用，单味成丸，可用于湿热秽浊阻于五脏，如清宁丸（《银海指南》）。也可用于饮食停滞，胸脘疼痛，头晕口甘，大便秘结之年老、体弱、久病患者。

【处方配给】写大黄、将军、川军、生军配生大黄，其余随方配给。

【使用注意】妇女妊娠期、月经期、哺乳期，或脾胃虚弱者慎用。

【炮制研究】

1. 工艺研究

对于大黄炮制工艺研究，多以大黄中芦荟大黄素、大黄酸、大黄素、大黄酚和大黄素甲醚游离蒽醌和总蒽醌量为评价指标，采用正交试验设计、星点设计响应面法等方法对大黄不同炮制品工艺进行优选，以确定最佳炮制工艺参数。

2. 化学成分研究

大黄炮制品游离蒽醌含量：大黄炭＞熟大黄＞酒大黄＞生大黄片；结合蒽醌含量：生大黄片＞酒大黄＞熟大黄＞大黄炭；总蒽醌含量：生大黄片＞酒大黄＞大黄炭＞熟大黄；鞣质：生大黄＞酒大黄＞熟大黄＞大黄炭；番泻苷 A 含量为：醋大黄＞生大黄＞酒大黄＞熟大黄（大黄炭）；番泻苷 B 含量为：生大黄＞熟大黄＞醋大黄＞酒大黄＞大黄炭。

3. 药理作用研究

大黄不同炮制品泻下作用：生大黄＞酒大黄＞熟大黄＞大黄炭；生大黄、酒大黄、熟大黄和大黄炭均有不同程度的解热作用，但解热作用强度前两者明显高于后两者；大黄各种炮制品均有一定抑菌效力，其中酒大黄抑菌效力与生品相近，酒炖大黄、酒炒大黄对绿脓杆菌及伤寒杆菌的抑菌效力优于生品，醋炒大黄、石灰炒大黄及大黄炭对绿脓杆菌及金黄色葡萄球菌有较好的抑菌效力，而石灰制大黄对大肠杆菌的抑制作用明显优于生品及其他炮制品。

【贮藏】置阴凉干燥处，防蛀。

【按语】大黄是著名的川产道地药材，有"川军"之称，其炮制品众多，不同炮制品药性和功效主治有所不同，是中医临床上"生熟异用"的典型代表药物之一。目前，《中国药典》2020年版收载有生大黄、酒大黄、熟大黄和大黄炭四种炮制品，但各省及地方炮制规范还收载有醋大黄、酒洗大黄和清宁片等炮制品。大黄作为川派炮制特色品种之一，还有九制大黄、十五制大黄、二十四制大黄等特色炮制品，但由于其工艺复杂，现药企多不愿生产，这些炮制品很可能失传。因此，应结合现代生产技术和设备，加强川派特色炮制品如九制大黄等炮制品的现代工艺研究，以传承川派炮制技艺。

参考文献

[1] 彭成. 中华道地药材[M]. 北京: 中国中医药出版社, 2011.

[2] 黄璐琦, 郭兰萍, 詹志来. 道地药材标准汇编[M]. 北京: 北京科学技术出版社, 2020.

[3] 方清茂, 彭文甫, 吴萍, 等. 川产道地药材生产区划研究进展[J]. 中国中药杂志, 2020, 45（4）: 720–731.

[4] 李峰, 蒋桂华. 中药商品学[M]. 北京: 中国医药科技出版社, 2014.

［5］祝婷婷，刘晓，汪小莉，等.大黄不同方法炮制后药理作用及化学成分变化研究进展[J].中国新药杂志，2016，25（8）：883-887.

［6］曾超，陆梅元，莫婷婷，等.大黄的炮制及不同炮制品番泻苷A和番泻苷B含量测定方法的建立[J].中华中医药学刊，2020：1-13.

［7］肖井雷，刘玉翠，刘媛媛，等.熟大黄炮制工艺优选及判定标准量化研究[J].中草药，2017，48（8）：1571-1576.

干 姜（附：生姜）

【药材来源】本品为姜科植物姜 *Zingiber officinale* Rosc. 的干燥根茎。

【道地性探源】始载于《神农本草经》，列为中品。《名医别录》："生姜、干姜生犍为川谷及荆州、扬州。"《本草经集注》区分为干姜和生姜。《千金翼方》药出州土篇记载："泉州、益州产干姜。"《新修本草》："蜀汉姜旧美。"《本草图经》："生姜，生犍为山谷及荆州、扬州，今处处有之，以汉、温、池州者为良。"《本草纲目》："以汉、温、池州者为良。"《本草纲目拾遗》将四川产干姜命名为"川姜"，并记载："出川中，屈曲如枯枝，味最辛辣，绝不类姜形，亦可入食料。"清代《犍为县志》亦有姜的记载。《增订伪药条辨》："江南、江西、宁国、四川皆出。"《药物出产辨》："干姜，以四川为最，白肉。"

据上所述，干姜是四川省道地药材之一，主产于犍为、沐川、宜宾、双流等地。此外，贵州、云南、广西、山东、湖北、浙江、广东、陕西、江苏等省也有分布，其中贵州的产量大、质量亦佳。

【产地加工】一般冬至前后，茎叶枯黄，根茎已充分长成，组织充实，香气和辣味浓重时采挖，去掉基叶、须根及泥沙。洗净后于低温（一般不超过 60℃为宜）烘或烤至 7~8 成干，堆沤 4~5 天，再烘烤至全干装入撞笼中，来回推送去掉粗皮，扬净即为"干姜"；洗净后，分成具有 2~3 个分支的姜块，用非铁质工具如竹片顺一定方向刮去外皮，再按干姜方法烘烤，称"去皮干姜"；趁鲜切片晒干或低温干燥者称为"干姜片"。

【质量要求】干姜以断面色黄白、肥满体重、质坚实、粉性足、气味浓、少筋脉者为佳。市场干姜片通常为统货，干姜原药材依据大小、色泽等划分等级。

干姜：干货，分二等。各等级共同点为："呈扁平块状，具指状分枝，长 3~7 cm，厚 1~2 cm，表皮粗糙呈灰黄色或灰白色，具纵皱纹和环节。分枝顶端有茎痕或芽。质地坚实，断面黄白色或白色，粉性或颗粒性，内皮层环纹明显，维管束及黄色油点散在。气香郁、味辛辣。"在此基础上，以个头饱满坚实、色泽统一、质地坚硬、粉性足，外皮无机械损伤或病虫害造成的斑痕，无须根，个体均匀一致，每千克药材个数 200 个以内，干姜单重 4~8 g 的药材 ≥ 60% 为一等；少量药材有机械损伤及病虫害造成的斑痕，部分药材带须根，个体均匀度低于选货一等，每千克药材个数在 200 个以上，干姜单重 4~8 g 的药材 < 60% 为二等。

《中国药典》2020 年版规定，干姜药材水分不得过 19.0%，水溶性浸出物不得少于 22.0%，含挥发油不得少于 0.8%（ml/g），6– 姜辣素（$C_{17}H_{26}O_4$）不得少于 0.60%。

【炮制沿革】干姜历代炮制方法有：火炮、炮裂、炮黑；烧、烧黑、烧灰、烧存性；微煨、慢火煨至极黑、水浸火煨、煨熟、黄泥裹煨；炒、炒令黑、微炒、炒令黄、炒黄黑、灰炒、炒焦、炒熟存性、炒炭；煅灰、煅存性；甘草水煮、盐炒、巴豆制、硇砂炒、爁制、地黄汁炒、灶心土炒、童便炒黑；煅炭、炮姜炭、酒蒸炮姜等。现行有砂烫、炒炭等炮制方法。

《中国药典》2020 年版，《全国规范》和大多省（自治区、直辖市）的炮制规范收载有干姜、炮姜和姜炭。吉林还收载有炒干姜。

【药性与功效】辛，热。归脾、胃、肾、心、肺经。具有温中散寒，回阳通脉，温肺化饮之功。

【炮制与应用】干姜常有下列炮制品和临床应用。

1. 干姜

1）炮制方法　取原药材，除去杂质，略泡，洗净，润透，切厚片或块，干燥，筛去碎屑。

2）饮片性状　本品呈不规则的厚片或块周边灰黄色或灰棕色。切面黄白色，有明显的筋脉小点，显粉性。有特异香气，味辛辣。

3）炮制作用　炮制有利于调剂和制剂，以及有效成分溶出。干姜性热而偏燥，能守能走，以温中散寒，回阳通脉，温肺化饮为主。

4）临床应用

（1）脾胃寒证：常与人参、白术、炙甘草同用，具有温中祛寒、补气健脾的作用。可用于脾胃虚寒，脘腹冷痛，以及阳虚失血证和脾胃虚寒所致的胸痹等症，如理中丸（《伤寒论》）。亦可与黄芩、黄连、人参同用，可用于上热下寒，寒热格拒，食入即吐者，如干姜黄芩黄连人参汤（《伤寒论》）。

（2）亡阳虚脱：常与附子、炙甘草同用，具有回阳救逆的作用。可用于心肾阳虚，阴寒内盛所致亡阳证，四肢厥逆，脉微欲绝等症，如通脉四逆汤（《伤寒论》）。

（3）寒饮喘咳：常与麻黄、五味子、细辛等同用，具有解表散寒、温肺化饮的作用。可用于寒饮喘咳，形寒背冷，痰多清稀等症，如小青龙汤（《伤寒论》）。

（4）寒疝腹痛：常与蜀椒、人参同用，具有祛寒止痛的作用。可用于心胸寒痛，呕不能食，寒疝腹痛等症，如大建中汤（《金匮要略》）。

2. 炮姜

1）炮制方法　先将净砂置炒制容器内，用武火加热，炒至灵活状态，再加入干姜片或块不断翻动，炒至鼓起，表面棕褐色，取出，筛去砂，晾凉。

2）饮片性状　表面鼓起，棕褐色，内部棕黄色，质地疏松，气香，味辛辣。

3）炮制作用　炮制后缓和药性，其辛燥之性不及干姜，温里之力稍逊干姜，但作用缓和而持久，以温经止血，温中止痛为主。

4）临床应用

（1）虚寒出血：常与炙甘草、五味子同用，具有温中益气的作用，可用于大吐大衄，外有寒冷之状者，如甘草炮姜汤（《不知医必要》）。亦可与当归、焦艾叶、炮附子等同用，具有温脾止血的作用，可用于妇人肚腹胀痛，以脐下为甚，大便下血不止等症，如艾叶丸（《太平圣惠方》）。

（2）腹痛吐泻：常与高良姜同用，具有暖脾胃，散寒气的作用，可用于心脾疼痛，以及一切冷物所伤，如二姜丸（《太平惠民和剂局方》）。若与当归、川芎、桃仁等同用，具有养血祛瘀、温经止痛的作用，可用于产后血滞留瘀，恶露不行，血块内结，小腹冷痛等症，如生化汤（《傅青主女科》）。亦可与焦白术、车前草同用，具有健脾利湿、温中止泻的作用，可用于小儿脾失健运，消化不良引起的腹泻等症，如幼泻宁冲剂（《卫生部药品标准》）。

3. 姜炭

1）炮制方法　取干姜片或块，用武火炒至表面焦黑色，内部棕褐色，喷淋少许清水，灭尽火星，略炒，取出，晾干，筛去碎屑。

2）饮片性状　表面焦黑色，内部棕褐色，体轻，质松脆。味微苦、微辣。

3）炮制作用　其辛味消失，守而不走，功专止血温经。味苦涩，故固涩止血作用强于炮姜，而温经作用不及炮姜。

4）临床应用

（1）血崩：常与黄芪、乌梅炭、白芍炭等同用，具有益气养血、固冲摄血的作用。可用于妇人血崩，不论老少强弱，如补气止崩汤（《揣摩有得集》）。

（2）血痢：单用干姜烧黑存性，米饮送下，用于脾胃有寒，下痢赤白等症，如黑姜散（《仙拈集》）。

【处方配给】写生干姜配生品，其余随方配给。

【使用注意】本品辛热燥烈，阴虚内热、血热妄行者忌用。孕妇慎用。

【炮制研究】

1. 工艺研究

多采用姜辣素类成分含量评价炮制工艺。炮姜和姜炭的工艺，主要考察砂烫温度、砂烫时间、河砂粒径、药材厚度等。现代也采用微波法炮制，以外观质量和挥发油含量为考察指标，对微波火力、时间、饮片粒度进行筛优选，认为微波加热制备炮姜的工艺是可行的。

2. 化学成分研究

不同炮制品的挥发油含量为生姜＞干姜＞炮姜＞姜炭。从生姜到干姜、炮姜、姜炭的炮制过程中，6- 姜酚、8- 姜酚、10- 姜酚含量逐渐降低，6- 姜烯酚的含量相对增高；姜酮在炮姜中含量较少，在姜炭中含量有所增加。氨基酸成分在炮姜中部分被破坏，而姜炭中被完全破坏。生姜及其炮制品多糖含量为干姜＞炮姜＞姜炭＞生姜。

3. 药理作用研究

干姜具有温中、解热镇痛、抗炎、抑菌、保肝、抗肿瘤、抗晕动、改善心血管系统、保护消化系统等药理活性。抗溃疡实验表明，炮姜除消炎痛模型外，还对应激性胃溃疡、醋酸诱发胃溃疡、幽门结扎型胃溃疡呈明显的抑制倾向，干姜无此作用。止血实验表明，生姜和干姜均无明显缩短小鼠凝血时间的作用，而炮姜和姜炭均能显著缩短小鼠的出血时间。姜炭的作用又明显比炮姜强。炮姜和姜炭均能缩短小鼠的凝血时间，且姜炭水煎液的凝血作用优于炮姜，也优于本身的醚提液。姜炭的凝血作用有随剂量增加而凝血作用增强，时间缩短的趋势。小鼠急性毒性试验表明，炮姜水煎液灌胃毒性较干姜增大，表明干姜经加热炮制后水溶性毒性成分可能有某些变化。

【贮藏】置阴凉干燥处，防蛀。

【按语】干姜为药食同源药物，从魏晋时代开始就作为川产道地药材记载，历史悠久，传统认为川姜质优。"犍为姜"获批"中华人民共和国地理标志"，干姜是四川省重点发展的中药材品种。在历代炮制方法中，干姜有不同炮制程度、不同炮制方法和不同辅料，目前保留下来的炮制规格为干姜、炮姜和姜炭。干姜含有挥发油以及姜辣素等成分，炮制后均有不同程度变化，使其在回阳通脉、温中散寒、止血等方面体现不同效果，临床适应证有区别；另外，本品在食品饮料、香料等行业也有广泛应用，宜加强干姜的综合开发应用研究。

参考文献

[1] 彭成. 中华道地药材[M]. 北京: 中国中医药出版社, 2011.

[2] 黄璐琦, 郭兰萍, 詹志来. 道地药材标准汇编[M]. 北京: 北京科学技术出版社, 2020.

[3]　方清茂, 彭文甫, 吴萍, 等. 川产道地药材生产区划研究进展[J]. 中国中药杂志, 2020, 45（4）: 720–731.

[4]　中华中医药学会. 团体标准: T/CACM 1021.91—2018, 中药材商品规格等级　干姜[S]. 北京: 中华中医药学会, 2018.

[5]　唐永红, 潘忠记, 麻春恒. 微波炮制干姜的工艺研究[J]. 中药材, 2006（8）: 773–774.

[6]　孟江, 许舒娅, 卢剑勇, 等. 星点设计—效应面法优化姜炭炮制工艺[J]. 中国实验方剂学杂志, 2012, 18（2）: 8–11.

[7]　李娟, 王智民, 高慧敏. 炮制对生姜及其不同炮制品中挥发性成分的影响[J]. 中国实验方剂学杂志, 2012, 18（19）: 77–81.

[8]　张永鑫, 李俊松, 陈丽华, 等. 高效液相色谱法同时测定姜及其不同炮制品中5种姜辣素的含量[J]. 中国药学杂志, 2012, 47（6）: 471–474.

[9]　石宇华. 干姜质量标准及干姜、炮姜和姜炭的化学成分比较研究[D]. 成都中医药大学, 2008.

[10]　赵素霞, 毛靖. 生姜及其炮制品多糖含量的测定[J]. 中医学报, 2011, 26（12）: 1475–1476.

[11]　亓雪, 张颖颖. 干姜的化学、药理研究进展[J]. 山东化工, 2018, 47（14）: 41–42.

[12]　莫毛燕, 朱琼花, 薛兴阳, 等. 姜炭炮制前后对虚寒性出血症大鼠尿液代谢组学分析[J]. 中国实验方剂学杂志, 2015, 21（16）: 1–4.

附: 生姜

【药材来源】本品为姜科植物姜 *Zingiber officinale* Rosc. 的新鲜根茎。

【产地加工】一般在冬至前后, 茎叶枯黄时开始收获, 这时块茎已充分长大, 而且组织充实, 辣味浓。收获时挖起全株, 去掉茎叶, 抖净泥沙。

【质量要求】生姜以块大、丰满、质嫩者为佳。一般不分等级, 均为统货。

《中国药典》2020 年版规定, 生姜药材总灰分不得过 2.0%, 含挥发油不得少于 0.12%（ml/g）, 6- 姜辣素（$C_{17}H_{26}O_4$）不得少于 0.050%, 8- 姜酚（$C_{19}H_{30}O_4$）与 10- 姜酚（$C_{21}H_{34}O_4$）总量不得少于 0.040%。

【炮制沿革】生姜历代炮制方法有: 切、面煨制、炒焦制、巴豆煨制、盐腌焙干、药汁制、盐曲制、醋制、泔水制、甘草制、童便制、蜜制等方法。目前, 多为捣汁、切片生用、煨制用。

《中国药典》2020 年版收载有生姜和姜皮。此外,《全国规范》和大多省（自治区、直辖市）的炮制规范还收载煨生姜, 福建收载有姜络。

【药性与功效】辛, 微温; 归肺、脾、胃经。具有解表散寒, 温中止呕, 化痰止咳, 解鱼蟹毒之功。

【炮制与应用】生姜常有下列炮制品和临床应用。

1. 生姜

1）炮制方法　取原药材, 除去杂质, 洗净。用时切厚片。

2）饮片性状　本品呈不规则的厚片, 可见指状分枝。切面浅黄色, 内皮层环纹明显, 维管束散在。气香特异, 味辛辣。

3）炮制作用　利于药效成分煎出, 便于调剂与制剂。鲜品味辛性温, 以解表散寒, 温胃止呕，行水消痞为主。

4）临床应用

（1）风寒感冒：常与桂枝、白芍、甘草等同用，具有解肌发表、调和营卫的作用。可用于外感风寒，头痛发热，鼻鸣干呕等症，如桂枝汤（《伤寒论》）。

（2）胃寒呕吐：常与法半夏同用，具有化痰散饮、和胃降逆的作用，可用于痰饮内停，心下痞闷，呕吐不渴，及胃寒呕吐，痰饮咳嗽等症，如小半夏汤（《摄生众妙方》）。若与竹茹、干葛、炙甘草等同用，具有温中降逆的作用，可用于胃热呕吐等症，如竹茹汤（《普济本事方》）。

（3）寒痰咳嗽：常与麻黄、杏仁、甘草等同用，具有宣肺解表的作用，可用于风寒客肺，痰多咳嗽，恶寒头痛者，如三拗汤（《太平惠民和剂局方》）。亦可与陈皮、半夏、茯苓等同用，具有燥湿化痰、理气和中的作用，可用于外无表邪而咳嗽，痰多色白者，如二陈汤（《太平惠民和剂局方》）。

（4）鱼蟹中毒：本品能解鱼蟹毒及半夏、天南星的毒性，故对鱼蟹等食物中毒，以及生半夏、生南星等药物之毒，均有一定的解毒作用。

亦可捣汁入药。功同生姜，但偏于开痰止呕，便于临床应急服用。

2. 姜皮

1）炮制方法　取净生姜，削取外皮。

2）饮片性状　本品为卷缩不整齐的碎片。灰黄色或浅灰棕色，有细皱纹，有的可见线状的环节痕迹。质软。有特殊香气，味辣。

3）炮制作用　分离药用部位。姜皮以和脾行水消肿为主。

4）临床应用　脾虚水肿：常与桑白皮、大腹皮、茯苓皮等同用，具有健脾利水的作用。可用于脾虚湿盛，周身浮肿，肢体沉重，心腹胀满，上气喘急，小便不利等症，如五皮散（《华氏中藏经》）。

3. 煨生姜（煨姜）

1）炮制方法　取净生姜，置无烟的炉火上，烤熟，或用草纸包裹数层，浸湿后，置炉台上或热火灰中，煨至熟透，用时切厚片或捣破。

2）饮片性状　本品外皮黑黄色，中心黄色。

3）炮制作用　煨后辛味缓和，较生姜性温，增强和中止呕的作用。

4）临床应用　胃寒腹痛、吐泻：常与麻黄、干姜、半夏等同用，具有散寒祛湿、理气活血、化痰消积的作用，可用于冷气奔冲，心、胁、脐、腹胀满刺痛，反胃呕吐及癥瘕结癖，膀胱小肠气痛等症，如五积散加减（《太平惠民和剂局方》）。亦可与厚朴、茯苓、砂仁等同用，可用于暑月贪凉受寒，过食生冷，肠胃受伤所致之泄泻，如和中化浊汤（《医醇剩义》）。

【处方配给】写生姜、鲜生姜、鲜姜配生姜，写姜皮、姜衣配姜皮，其余随方配给。

【使用注意】生姜辛温助火，热邪内盛、阴虚火旺、失血患者以及月经量多者忌用。

山 茱 萸

【药材来源】本品为山茱萸科植物山茱萸 *Cornus officinalis* Sieb. et Zucc. 的干燥成熟果肉。

【道地性探源】始载于《神农本草经》，列为上品，并记载："山茱萸，味酸，平……一名蜀枣。生山谷。"清代《安县志》记载，安县种植山茱萸已经有 233 年的历史。民国《北川县志》记载："药材有枣皮。"

据上所述，山茱萸是四川省道地药材之一，主产于四川安县。此外，河南、陕西、浙江、湖北、山西等省亦产，其中河南、陕西以及浙江的山茱萸产量大，品质佳；产浙江者又习称"杭萸肉""淳萸肉"。

【产地加工】秋末冬初果皮变红时采收果实，除去果柄、枝条、树叶和病虫果。再经净制、软化、去核、干燥四个程序。

（1）净制：对采摘的成熟鲜果，去除枝叶、果柄，剔除病虫果。

（2）软化：①水煮。果实倒入沸水中，搅拌 10~15 分钟，捞出，放入冷水中稍浸，趁热捏去果核，晒干或烘干；或者除去枝、叶、柄，于 85~90℃热水中烫 3 分钟至软，用冷水冷却，沥干，去核，果肉烘至含水 18%（55~60℃），回软，包装。②水蒸。将净鲜果放入蒸笼内加盖，蒸笼放到盛热水的铁锅上加热至蒸笼冒汽 5~7 分钟，果实膨胀发热，用手挤压果核能自动滑出时，取出冷却。

（3）去核：将软化的果实冷却至手感不烫时快速用手挤出果核。

（4）干燥：①晒干法。将鲜果肉皮均匀地平摊在竹席、竹筛上，及时翻动，晒至手翻动时有沙沙声响时收起，稍放散热，放置容器中密封。②烘干法。遇连阴雨天气时，将果肉置于竹筛中摊放，放置距木炭或煤炭火 40~50 cm 的架子处烘干。隔 5~10 分钟翻动一次，烘至翻动时果肉皮有沙沙响声时，取出晾凉，置密闭容器中。也可在火炕上铺上干净竹席，放置 3~4 cm 厚鲜果肉，加热烘干。

【质量要求】山茱萸以个大、肉厚、色红为佳。依据颜色和每千克杂质的多少划分等级。

山茱萸：干货，分四等。各等级共同点为："呈不规则的片状或囊状，长 1~1.5 cm，宽 0.5~1 cm。皱缩，质柔软，有光泽。气微，味酸、涩、微苦。"在此基础上，以表面鲜红色，每千克暗红色≤10%，无杂质，为一等；表面暗红色，每千克红褐色≤15%，杂质在≤1%为二等；表面红褐色，每千克紫黑色≤15%，杂质在≤2%为三等；表面紫黑色，每千克杂质在<3%为四等。

《中国药典》2020年版规定，山茱萸药材杂质不得过3%，水分不得过16.0%，总灰分不得过6.0%；重金属及有害元素中铅不得过5 mg/kg，镉不得过1 mg/kg，砷不得过2 mg/kg，汞不得过0.2 mg/kg，铜不得过20 mg/kg；水溶性浸出物不得少于50.0%；含莫诺苷（$C_{17}H_{26}O_{11}$）和马钱苷（$C_{17}H_{26}O_{10}$）的总量不得少于1.2%。

【炮制沿革】山茱萸历代炮制方法有：去内核、洗、去枝梗；打破、打碎、捣碎、取肉制末、杵膏；熬制、麸炒制、酒制、炒制、焙制、火炮、烧制、蒸制、脂制、盐制等。

《中国药典》2020年版收载山萸肉和酒萸肉。安徽、上海和浙江收载蒸萸肉或制萸肉（清蒸法），甘肃收载醋山萸肉（醋炙法），贵州收载醋萸肉（醋浸法），河南收载醋萸肉（醋蒸法）。

【药性与功效】酸、涩，微温。归肝、肾经。具有补益肝肾，收涩固脱之功。

【炮制与应用】山茱萸常有下列炮制品和临床应用。

1. 山萸肉

1）炮制方法　取原药材，洗净，除去果核及杂质。

2）饮片性状　本品呈不规则的片状或囊状，表面紫红色至紫黑色，皱缩，有光泽。顶端有的有圆形宿萼痕，基部有果梗痕，质柔软。气微，味酸、涩、微苦。

3）炮制作用　其核能滑精，去核可免滑精之虑，炮制可除去杂质和非药用部位。生品长于敛阴止汗，固精缩尿。

4）临床应用

（1）大汗虚脱：常与龙骨、牡蛎、人参等同用，具有敛汗固脱的作用。可用于大汗不止，体虚欲脱或久病虚脱者，如来复汤（《医学衷中参西录》）。

（2）虚汗不止：常与黄芪、熟地黄、五味子等同用，具有益气养血、敛汗固表的作用。可用于大病之后，气血大虚，腠理不能自闭，汗出不止，如摄阳汤（《辨证录》）。

（3）肾虚遗精：常与熟地黄、牡丹皮、山药等同用，具有滋补肝肾的作用。可用于肝肾阴虚所致腰膝酸软，头晕目眩，耳鸣耳聋，盗汗，遗精等症，如六味地黄丸（《小儿药证直诀》）。

（4）遗尿尿频：常与肉苁蓉、赤石脂、狗脊等同用，具有补肾缩尿的作用。可用于小便数，日夜无时，或遗尿等症，如山茱萸散（《太平圣惠方》）。亦可与粳米同煮粥，具有补益肝肾、涩精敛汗的作用，可用于肝肾不足、带下、遗尿、小便频数等，如山萸肉粥

（《粥谱》）。

2. 酒萸肉

1）炮制方法　取净山萸肉，用黄酒拌匀，待酒被吸尽后，装罐内密封隔水炖或置蒸器内蒸至酒吸尽、山萸肉色变黑润，取出干燥（每 100 kg 山萸肉，用黄酒 20 kg）。

2）饮片性状　表面紫黑色或黑色，质滋润柔软。微有酒香气。

3）炮制作用　酒蒸后借酒力温通，助药势，降低酸性，增强补肝肾作用。

4）临床应用

（1）眩晕耳鸣：常与枸杞子、菊花、熟地黄等同用，具有滋肾养肝的作用。可用于肝肾阴亏，眩晕耳鸣，羞明畏光，迎风流泪，视物昏花等症，如杞菊地黄丸（《中国药典》2020年版）。

（2）腰膝酸痛：常与枸杞、炙淫羊藿、杜仲等同用，具有补肾壮阳，益精养血的作用。可用于肾阳不足，精血亏损，腰腿酸痛，肾囊湿冷，身体衰弱，倦怠少食等症，如三肾丸（《全国中药成药处方集》）。

（3）阳痿遗精：常与附子、肉桂、鹿角胶等同用，具有温补肾阳、填精止遗的作用。可用于肾阳不足，命门火衰，腰膝酸冷，精神不振，怯寒畏冷，阳痿遗精，大便溏薄，尿频而清等症，如右归丸（《中国药典》2020年版）。

（4）崩漏带下：常与醋香附、白芍、当归等同用，具有益气养血、调补肝肾的作用。可用于气血两虚、肝肾不足所致的月经不调、崩漏、带下病，如安坤赞育丸（《中国药典》2020年版）。

3. 蒸萸肉

1）炮制方法　取净山萸肉，置笼屉或适宜的蒸器内，先用武火，待"圆汽"后改用文火，蒸至外皮呈紫黑色，熄火后闷过夜，取出干燥。

2）饮片性状　表面紫黑色，质滋润柔软。

3）炮制作用　蒸后降低酸性，增强补肝肾作用，但滋补作用不及酒蒸品，二者用途基本相同。

【处方配给】写山茱萸、山萸肉、萸肉配山茱萸，其余随方配给。

【使用注意】本品温补收敛，命门火炽、素有温热及小便不利者不宜用。

【炮制研究】

1. 工艺研究

对于山茱萸炮制工艺的研究，多以马钱苷、莫诺苷、熊果酸、齐墩果酸为评价指标，采用单因素结合正交试验设计、均匀设计和星点设计响应面法等对其酒蒸、九蒸九晒、加压酒制、盐制等炮制工艺进行研究。

2. 化学成分研究

HPLC 法测定山茱萸炮制前后没食子酸的溶出及煎出量，生品中没食子酸溶出量明显低于炮制品，炮制辅料对溶出及煎出量影响不大。熊果酸含量测定结果表明，酒山萸熊果酸含量最低；清蒸山萸肉、酒蒸山萸肉、生山萸肉中熊果酸含量分别为 0.215%、0.18%、0.234%。炮制品酒萸肉中没食子酸、5-HMF 含量高于生品山萸肉，但莫诺苷、马钱苷、山茱萸新苷含量低于山萸肉。

3. 药理作用研究

山茱萸酒制后，使小鼠负重游泳时间、耐缺氧时间明显增加，超氧化物歧化酶（SOD）活力增强、丙二醛（MDA）含量降低，说明滋阴补肾作用增强，同时还能显著提高免疫抑制和抗衰老等药理作用。山茱萸炮制前后水煎液对小鼠免疫器官均有抑制作用，而炮制后作用更明显，在临床上可用于器官移植术后的排斥反应。山茱萸果核与果肉均含有没食子酸、苹果酸等，二者对金黄色葡萄球菌、痢疾杆菌等均显示出相当的抑菌作用。

【贮藏】置干燥处，防蛀。

【按语】山茱萸自清代起就有在四川栽培的记载，为川产道地药材。此外，河南、浙江及陕西亦产。山茱萸药性平和，温而不燥，补而不峻，阴虚阳虚患者皆可应用，为平补阴阳之要药。生品长于敛阴止汗，炮制后可增强补肝肾作用，酒蒸品作用强于清蒸品。但应趁鲜去核，因古人认为核能滑精，去核可免滑精之虑。目前，山茱萸在《中国药典》2020 年版和各地方炮制规范收载主要为酒蒸品，部分地方亦有清蒸品、醋制品（醋炙、醋浸及醋蒸）等，但对其醋制作用及机理研究还有待研究。

参考文献

[1] 彭成. 中华道地药材[M]. 北京: 中国中医药出版社, 2011.

[2] 方清茂, 彭文甫, 吴萍, 等. 川产道地药材生产区划研究进展[J]. 中国中药杂志, 2020, 45（4）: 720-731.

[3] 中华中医药学会. 团体标准: T/CACM 1021.49—2018, 中药材商品规格等级 山茱萸[S]. 北京: 中华中医药学会, 2018.

[4] 许甜甜, 聂松柳, 沈炳香, 等. 正交试验优选加压酒制山茱萸炮制工艺[J]. 中草药, 2014, 45（16）: 2339-2343.

[5] 彦江, 陈天朝, 鲁静, 等. 均匀设计法优选山茱萸九蒸九晒炮制工艺[J]. 中医药信息, 2020, 37（3）: 17-21.

[6] 许冬谨, 刘再强, 陈华师. 盐制山茱萸炮制工艺研究[J]. 中国实验方剂学杂志, 2011, 17（13）: 46-47.

[7] 常增荣, 李姣, 郝博, 等. 中药山茱萸炮制前后特征化学成分的分析[J]. 药物分析杂志, 2015, 35（2）: 338-343.

[8] 刘云. 山茱萸炮制前后几种主要成分的含量比较[J]. 中药材, 2019, 42（5）: 1077-1079.

［9］　杜伟锋，王明艳，蔡宝昌.山茱萸炮制前后多糖对小鼠免疫功能的影响[J].中药材，2008（5）：715-717.

［10］　余宗亮，丁霞，蔡宝昌，等.山茱萸炮制前后对肾阴虚模型小鼠的药效学研究[J].中药药理与临床，2007（6）：50-51.

土 茯 苓

【药材来源】本品为百合科植物光叶菝葜 *Smilax glabra* Roxb. 的干燥根茎。

【道地性探源】以"禹余粮"之名始载于《本草经集注》，列为中品。土茯苓一名始于明朝《本草纲目》："土茯苓，楚、蜀山箐中甚多。"《本草乘雅半偈》："生楚、蜀、闽、浙山箐，及海畔山谷中。"清代嘉庆《金堂县志》、清代光绪《名山县志》与民国《北川县志》均记载："药材有土茯苓。"《中药大辞典》（第二版）："主产于广东、湖南、湖北、浙江、四川、安徽等地。"《药材资料汇编》："现时主产于浙江温州、兰溪；江苏镇江、苏州；广东，广西，福建，湖北，湖南，四川等地。"

据上所述，土茯苓是四川道地药材之一，主产于四川盆地周围山区。此外，浙江、江苏、广东、广西、福建、湖南、湖北等省也有分布，其中浙江温州质量亦佳。

【产地加工】夏、秋两季采挖，除去须根，洗净，干燥；或趁鲜切成薄片，干燥。土茯苓干燥后不易润透，故多采用产地趁鲜切制，市场原药材较少。

【质量要求】土茯苓以身干、粉性大、筋脉少、断面淡棕色者为佳。原药材一般不分等级，均为统货。

《中国药典》2020 年版规定，土茯苓药材水分不得过 15.0%，总灰分不得过 5.0%，醇溶性浸出物不得少于 15.0%，含落新妇苷（$C_{21}H_{22}O_{11}$）不得少于 0.45%。

【炮制沿革】土茯苓炮制始见于宋，历代炮制方法有：削皮焙干、米泔水浸、炒、切等。

《中国药典》2020 年版，《全国规范》和大多省（自治区、直辖市）的炮制规范收载土茯苓片。此外，上海收载有鲜土茯苓。

【药性与功效】甘、淡，平。归肝、胃经。具有解毒、除湿、通利关节之功。

【炮制与应用】土茯苓临床以生用为主，其炮制方法与临床应用如下。

1）炮制方法　取原药材，浸泡，洗净，润透，切薄片，干燥。

2）饮片性状　本品为长圆形或不规则的薄片，边缘不整齐。切面黄白色或红棕色，粉性，可见点状维管束及多数小亮点；以水湿润后有黏滑感。气微，味微甘、涩。

3）炮制作用　利于药效成分溶出，便于调剂与制剂。

4）临床应用

（1）梅毒及汞中毒：常与白鲜皮、金银花、薏苡仁等同用，具有解毒利湿、通利关节，又兼解汞毒的作用。可用于梅毒或梅毒服汞剂中毒而致的肢体拘挛，筋骨疼痛等症，如搜风解毒汤（《本草纲目》）。亦可单用本品煎水服，如土萆薢汤（《景岳全书》）。

（2）湿淋带下：常与木通、盐车前子、泽泻等同用，具有清热解毒、祛湿通淋的作用，可用于下焦湿热证，如消淋败毒散。若与黄柏、苦参、赤芍等同用，具有清热利湿、理气活血、散结消肿的作用，可用于湿热下注、毒瘀互阻所致带下等症，如妇炎康片（《中国药典》2020年版）；亦可单用本品水煎服，用于阴痒带下（《滇南本草》）。

（3）湿疹疥癣：常与白鲜皮、苦参、生地黄等同用，具有养血润肤、祛风止痒的作用。可用于皮肤瘙痒症属血虚湿蕴皮肤证者，如湿毒清片（《中国药典》2020年版）。

（4）痈肿瘰疬：常与威灵仙、龙葵、夏枯草等同用，具有软坚散结的作用。可用于无名肿毒，不痛不痒，痰核瘰疬等症，如灵仙龙草汤（《验方选编》）。亦可与米炒斑蝥同用，治疗瘰疬，如瘰疬拔根方（《外科大成》）。

【处方配给】写土茯苓、土苓配土茯苓，其余随方配给。

【使用注意】本品为渗利之品，故肝肾阴亏无湿者，慎服。

【炮制研究】

1. 工艺研究

目前，多采用单因素试验、响应面法等方法对土茯苓的切片厚度、干燥温度、干燥时间和干燥方式等因素进行优选，确定最佳工艺。

2. 化学成分研究

土茯苓炮制品中 β-谷甾醇含量为：生切品＞常压蒸制品＞高压蒸制品。总黄酮含量为：低温吸附干燥品＞微波干燥品＞红外干燥品＞热风干燥品。落新妇苷含量为：35℃烘干品＞55℃烘干品＞晒干品＞85℃烘干品＞105℃烘干品。

3. 药理作用研究

土茯苓水煎液具有显著降低脾指数、血清尿酸、肌酐和尿素氮，抑制黄嘌呤氧化酶（XOD）、白介素-1β（IL-1β）、肿瘤坏死因子-α（TNF-α）、γ-干扰素（IFN-γ），增加 CD3$^+$、CD4$^+$ 的数目，下调尿酸盐转运体1（URAT1）、葡萄糖转运蛋白9（GLUT9）的mRNA和蛋白表达等作用。

【贮藏】置通风干燥处。

【按语】《本草纲目》首次使用土茯苓之名即明确记载其产地为"楚蜀山箐中"，是四川省传统道地药材之一。土茯苓的炮制虽早在宋代就可见本草记载，但是临床还是以生用为主，历史发展的炮制方法并不多，偶见有削皮、米泔水浸和炒等。土茯苓的现代炮制几乎统一为切薄片，取其解毒、除湿、通利关节之功。现代亦少见有对土茯苓炮制的研究，因此，土茯苓炮制方法虽少，但尚有本草记载，应对这些传承进一步加强研究，丰富土茯苓的炮制内容。

参考文献

[1] 彭成.中华道地药材[M].北京:中国中医药出版社,2011.

[2] 方清茂,彭文甫,吴萍,等.川产道地药材生产区划研究进展[J].中国中药杂志, 2020,45(4):720–731.

[3] 中华中医药学会.团体标准:T/CACM 1021.131—2018,中药材商品规格等级 土茯苓[S].北京:中华中医药学会,2018.

[4] 白宇明.九种常见中药的本草考证、经验鉴别及其混乱使用的辨析[D].北京:中国中医科学院,2013.

[5] 杨俊杰,陆兔林.土茯苓加工炮制历史沿革和现状分析[J].中药材,2016,39(4):767–769.

[6] 杨俊杰,黄紫炎,李林,等.土茯苓产地加工与炮制一体化工艺优选[J].时珍国医国药,2018,29(9):2165–2168.

[7] 夏琦,邓贵贵,卢传坚,等.土茯苓对环孢素A诱导的免疫抑制小鼠免疫功能的影响[J].中国现代应用药学,2019,36(21):2638–2642.

[8] 何艳君.射干等新鲜药材的产地初加工工艺研究[D].长沙:湖南农业大学,2014.

[9] 江川,黄玉芳,章靓,等.3种不同炮制方法对白土茯苓中β–谷甾醇含量的影响[J].中国医药科学,2019,9(23):34–37.

[10] 马兰.探究土茯苓不同方法干燥导致落新妇苷含量的差异[J].天津药学,2016,28(3):6–7.

[11] 丁瑞,洪权,耿晓东,等.土茯苓治疗小鼠高尿酸血症的机制研究[J].中国中西医结合肾病杂志,2019,20(2):97–100.

巴 豆

【药材来源】本品为大戟科植物巴豆 *Croton tiglium* L. 的干燥成熟果实。

【道地性探源】始载于《神农本草经》，列为下品，别名"巴椒"，应是"巴菽"或"巴叔"之讹。《范子计然》："巴菽出巴郡。"见于《五十二病方》，乃知此物巴、蜀都有产出，非仅出巴郡一地也，马王堆医书《杂疗方》写作"巴叔"，《淮南子》作"巴菽"，《广雅》："巴菽，巴豆也。" 巴豆因产巴蜀而得名，四川一直是巴豆的主要产区。左思《蜀都赋》提到蜀中方物时说："其中则有巴菽、巴戟。"《太平御览》卷993引《蜀志》："犍为南安县出巴豆。"《广志》："犍为僰道县出巴豆。"《新修本草》《千金翼方》和《外台秘要》："出眉州、嘉州者良。"《本草图经》："今嘉、眉、戎州皆有之。"而据《元丰九城志》记载，入贡者为眉州巴豆。康熙年间修《四川通志》载嘉定州、眉州，以及泸州合江县告出巴豆。嘉庆《四川通志》亦在叙州府、嘉定府、眉州、泸州合江县等处记载有巴豆产出。

据上所述，巴豆是四川省道地药材之一，主产于宜宾、泸州、乐山、眉山等地。此外，重庆、云南、贵州、广西、广东、福建、湖北、湖南、江苏、浙江等省市也有分布，但产量和质量不及四川。

【产地加工】于 8~11 月果实成熟尚未开裂时用竹竿击落果实，除去残枝落叶。收集的巴豆种子放室内堆积 2~3 天使其后熟，晾干或晒干，也可烤干或炕干，碾去果壳，筛出净种子，称为巴豆米。

【质量要求】巴豆以粒大、饱满、种仁黄白色者为佳。一般不分等级，均为统货。

《中国药典》2020 年版规定，巴豆药材水分不得过 12.0%，总灰分不得过 5.0%，脂肪油含量不得少于 22.0%，巴豆苷（$C_{10}H_{13}N_5O_5$）不得少于 0.80%。

【炮制沿革】巴豆自汉代就有熬制方法，历代炮制方法主要有：去皮、去心、去壳；粉碎；制霜、炒、熬、烧、煮、炮、煨、炼、煅、炙、蒸、醋制、油制、浆水制、麸制、大麦制、面制、米制、酒制、沉香制、甘草制、黄连制、薄荷汁制、斑蝥制、胡芦巴制、吴茱萸制、雄黄制、油酒合制、姜醋合制、硫黄醋合制、萝卜制压去油、汤煮压去油、灰水制、石灰制等。其中制霜法自汉代沿用至今。

《中国药典》2020 年版，《全国规范》和各省（自治区、直辖市）的炮制规范均收载了生巴豆和巴豆霜。

【药性与功效】辛，热；有大毒。归胃、大肠经。具有峻下冷积，逐水退肿，豁痰利咽；外用蚀疮之功。

【炮制与应用】巴豆经炮制后，药效与毒性均有变化。常有下列炮制品和临床应用。

1. 生巴豆

1）炮制方法　取净药材，去杂质，曝晒或烘干后搓去种皮，取净仁。

2）饮片性状　本品呈扁椭圆形，长 9~14 mm，直径 5~8 mm。表面黄白色或黄棕色，平滑有光泽，常附有白色薄膜；一端有微凹的合点，另一端有小点状的种脐。内胚乳肥厚，淡黄色，油质；子叶 2，菲薄。气微，味辛辣。

3）炮制作用　除去杂质和非药用部位，保证药物净度。生巴豆有大毒，泻下猛烈，只可外用。

4）临床应用

（1）恶疮疥癣：常与雄黄、轻粉、硇砂等共研细，外敷，可用于疔疮，背疽，瘰疬，一切恶疮，如保生锭子（《儒门事亲》）。亦可与槐枝、黄连、黄柏同用，外搽主治疥疮瘙痒，如槐枝膏（《杨氏家藏方》）。单用本品研膏贴患处，具有拔毒医疮的作用。

（2）虫蛇咬伤：研烂与猪脂膏调涂疮口，可用于蜈蚣及虫咬伤痛，如巴豆膏（《普济方》）。亦可与麝香、雄黄、半夏同用，研末敷，可用于蛇咬，如半夏散（《普济方》）。

2. 巴豆霜

1）炮制方法 净巴豆仁，碾如泥状，里层用纸、外层用布包严，蒸热，压榨去油，如此反复多次，至药物松散成粉，不再黏结成饼为度。或取仁碾细后，测定脂肪油含量，加适量的淀粉，使脂肪油含量符合规定，混匀，即得。

2）饮片性状 本品为粒度均匀、疏松的淡黄色粉末，显油性。

3）炮制作用 巴豆经制霜后降低毒性，缓和泻下作用，以峻下冷积，逐水退肿，豁痰利咽为主。

4）临床应用

（1）寒积便秘：常与干姜、大黄同用，具有攻逐寒积的作用。可用于寒实冷积内停，心腹卒暴胀痛，痛如锥刺，气急口噤，大便不通等症，如三物备急丸（《金匮要略》）。

（2）乳食停滞：常与制天南星、朱砂、炒六神曲同用，具有消食导滞、化痰镇惊的作用。可用于小儿冷积，停乳停食，大便秘结，腹部胀满，痰多，如保赤散（《中国药典》2020 年版）。

（3）腹水臌胀，二便不通：可与杏仁为丸服，治腹水鼓胀（《肘后方》），近代用与绛矾、神曲为丸，即含巴绛矾丸，用治晚期血吸虫病肝硬化腹水。亦可与雄黄、郁金、大黄同用，研匀，水糊丸，治小儿疮毒入腹，大小便不通，或喘，或作搐者，如雄黄解毒丸（《幼科发挥》）。

（4）喉风、喉痹：常与郁金、雄黄同为末，醋煮面糊为丸，具有解毒、去积下热的作用。可用于缠喉风及急喉痹，卒然倒仆，失音不语，或牙关紧急，不省人事，及治上膈壅热，痰涎不利，咽喉肿痛，赤眼痛肿，一切毒热，如解毒雄黄圆（《太平惠民和剂局方》）。

【处方配给】写生巴豆配生品，写巴豆、巴豆米配巴豆霜。

【使用注意】体弱者及孕妇禁用；服巴豆时，不宜食热粥、饮开水等热物，以免加剧泻下。若服巴豆后泻下不止者，用黄连、黄柏煎汤冷服，或食冷粥以缓解；不宜与牵牛子同用。

【炮制研究】

1. 炮制工艺研究

多以脂肪油、巴豆苷或巴豆毒蛋白等含量为评价指标，采用正交试验法等方法，优选巴豆制霜工艺的温度、压力、压制次数和压制时间等条件。有研究稀释法制霜，并通过加热降低毒性。加热是巴豆制霜过程中的关键步骤。也有研究发酵法制备巴豆炮制品。

2. 化学成分研究

用压榨法制备巴豆霜后脂肪油含量降低，但脂肪酸成分无明显变化，且相对含量基本相同，仅增加了微量的反亚油酸；采用发酵法制备巴豆炮制品可产生新成分，并有成分消失。巴豆制霜后总蛋白含量与制霜方法有关，加热过程显著减少巴豆总蛋白组成，稀释法制备巴豆霜可显著降低总蛋白的含量。巴豆苷受热不稳定，降低程度与炮制条件有关。

3. 药理作用研究

巴豆制霜后促进胃肠运动和泻下作用减弱，表明巴豆炮制后可以缓和药性。不同炮制方法制备的巴豆霜对炎症因子 mRNA 表达、肠道屏障损伤存在差异，热压巴豆霜毒性最低。巴豆有溶血作用，加热处理后无溶血作用。

【贮藏】置阴凉干燥处，防走油。

【按语】早在《五十二病方》中就指出巴豆产于四川，长期以来四川是巴豆主要产区，巴豆是传统的川产道地药材。该药是温下药的代表，有大毒。历代医家重视其炮制，采用不同方法降低毒性，对毒性的认识包括去油降毒或去油避寒等。炮制方法众多，有制霜与各种加热方法，目前仅保留了制霜法。研究表明：巴豆油既是有效成分也是毒性成分，巴豆制霜控制脂肪油和总蛋白含量对降低毒性有重要意义，加热能显著减少总蛋白含量，是炮制降低毒性的关键操作。巴豆霜采用淀粉稀释法制备，无加热操作，对蛋白类毒性成分没有影响。因此，有必要加热后，再用淀粉稀释法制备，以破坏毒性蛋白，来提高临床用药安全性。

注意事项：①生巴豆有剧毒，在制霜过程中，往往由于接触巴豆种仁、油蒸气而引起皮炎，局部出现红斑或红肿，有灼热感或瘙痒，眼鼻部亦有灼热感等，操作时应注意戴手套及口罩防护；②工作结束时，可用冷水洗涤裸露部分，不宜用热水洗。如有皮炎症状时，可用绿豆、防风、甘草煎汤内服；③压榨去油时，药物要加热才易出油；如用粗纸包压时要勤换纸，以使油充分渗在纸上；④用过的布或纸及时烧毁，以免误用。

参考文献

[1] 彭成. 中华道地药材[M]. 北京：中国中医药出版社，2011.

[2] 方清茂，彭文甫，吴萍，等. 川产道地药材生产区划研究进展[J]. 中国中药杂志，2020，45（4）：720–731.

[3] 刘敬，赵斌，曹晖，等. 巴豆霜炮制工艺研究及脂肪油GC测定[J]. 中药材，2020（5）：1113–1116.

[4] 刘春美，吴晓峰，潘扬，等. 巴豆发酵品与生巴豆、巴豆霜中毒性成分的含量比较[J]. 中国药房，2011，22（43）：4071–4074.

[5] 潘扬，吴晓峰，涂霞，等. 中药巴豆经炮制与发酵后毒性效应的比较[J]. 食品与生物技术学报，2011，30（5）：788–792.

[6] 陈彦琳，金峰，杜杰，等. 不同制霜方法制备巴豆霜饮片质量比较[J]. 中国现代中药，2015，17（11）：1201–1203+1232.

[7] 曾宝，黄孟秋，唐君苹，等. 巴豆炮制新工艺及其生品与炮制品的对比研究[J]. 中药材，2012，35（3）：371–375.

[8] 单雪莲. 不同炮制方法制备巴豆霜对巴豆蛋白毒性的影响[D]. 南京：南京中医药大学，2019.

[9] 单雪莲，郁红礼，吴皓，等. 巴豆不同炮制品肠道毒性差异及炮制对巴豆脂肪油、总蛋白的影响[J]. 中国中药杂志，2018，43（23）：4652–4658.

[10] 陈彦琳,杜杰,周林,等.加热炮制对巴豆霜溶血效应影响的初步研究[J].中国现代中药,2013,15(3):219-222.

车 前 子（附：车前草）

【药材来源】本品为车前科植物车前 *Plantago asiatica* L. 或平车前 *Plantago depressa* Willd. 的干燥成熟种子。

【道地性探源】车前，最早载于《诗经》"采采芣苢"，即是车前。《神农本草经》："生平泽。"《新修本草》："今出开州者为最。"自宋代以来川蜀便开始人工栽培，《本草图经》："人家园圃中或种之，蜀中尤尚。"可见其种植历史十分悠久，至今四川仍为人工栽培主产区之一。《药物出产辨》："以产江西吉安府、陕西汉中府、四川等为最。"《药材资料汇编》："主产于江西吉安、吉水，产量大且品质好，称'江车前'。辽宁辽阳、盖平所产称'关车前'。四川成都所产称'川车前'。"中华中医药学会发布有《道地药材 第 49 部分：川车前》。

据上所述，车前是四川省道地药材之一，主产于广汉、什邡及周边地区的成都平原，称"川车前"。此外，江西、安徽、江苏、山东、河南、河北、黑龙江、吉林、辽宁等全国各地均产，产江西者称"江车前"，产量大，质量亦佳。

【产地加工】夏、秋两季种子成熟时采收果穗，晒干，搓出种子，除去杂质。

【质量要求】车前子以颗粒大、均匀饱满、色黑棕有光泽、种脐明显者为佳。依据上中部直径、最远两端之间长度，将车前子分为"大粒车前子"和"小粒车前子"。

车前子：干货，分二等。各等级共同点为："本品呈椭圆形、不规则长圆形或三角状长圆形，略扁。表面黄棕色至黑褐色，有细皱纹。质硬。"在此基础上，以长不小于 1.2 mm，宽不小于 0.6 mm，一面有明显灰白色凹点状种脐，色泽光亮，常用一至二边有截样为大粒车前子；长小于 1.2 mm，宽小于 0.6 mm，呈浅黄棕色至棕褐色，呈椭圆形，边缘无截样为小粒车前子。

《中国药典》2020 年版规定，车前子药材水分不得过 12.0%，总灰分不得过 6.0%，酸不溶性灰分不得过 2.0%；本品 1 g 膨胀度不低于 4.0。含京尼平苷酸（$C_{16}H_{22}O_{10}$）不得少于 0.50%，毛蕊花糖苷（$C_{29}H_{36}O_{15}$）不得少于 0.40%。

【炮制沿革】车前子炮制始见于汉代《华氏中藏经》"炒"，历代炮制方法有：酒浸、微炒、焙制、酒蒸、米泔水浸、酒煮、酒炒、青盐水炒等。

《中国药典》2020 年版收载有车前子和盐车前子。此外，四川、浙江、广东、河南等大部分地方规范还收载有炒车前子。

【药性与功效】甘，寒。归肝、肾、肺、小肠经。具有清热利尿通淋，渗湿止泻，明目，祛痰之功。

【炮制与应用】车前子常有下列炮制品和临床应用。

1. 车前子

1）炮制方法　取原药材，除去杂质。

2）饮片性状　本品呈椭圆形、不规则长圆形或三角状长圆形，略扁，长约 2 mm，宽约 1 mm。表面黄棕色至黑褐色，有细皱纹，一面有灰白色凹点状种脐。质硬。气微，味淡。

3）炮制作用　洁净药物。生品长于利水通淋，清肺化痰，清肝明目，但不易煎出，须捣烂入药。

4）临床应用

（1）水肿胀满：常与白术同用，具有理气和血、利水退肿的作用。可用于三焦受寒，水气不行，腹部胀满，小便不利，全身水肿，如通皮饮（《医醇剩义》）。

（2）热淋涩痛：常与海金砂、瞿麦、猪苓等同用，具有清热通淋的作用。可用于膀胱湿热，小便浑浊，淋沥涩痛，如金砂五淋丸（《卫生部药品标准》）。

（3）泄泻：常与香薷、茯苓、猪苓等同用，具有解暑益气、利水止泻的作用，可用于小儿伏暑吐泻，烦渴引饮，小便不通等症，如车前子散（《杨氏家藏方》）。若与土炒白术、麸炒山药、薏苡仁等同用，具有健脾止泻的作用，可用于脾虚久泻，便溏腹胀，腹痛肠鸣等症，如温脾固肠散（《卫生部药品标准》）。

（4）目赤肿痛：常与夏枯草、青葙子、菊花等同用，具有清热泻火、祛风退翳的作用。可用于风火上扰，目赤肿痛，眼生星翳，畏光流泪等症，如除翳明目片（《国家中成药标准汇编》）。

2. 炒车前子

1）炮制方法　取净车前子，用文火炒至略有爆声，并有香气逸出时，取出放凉。

2）饮片性状　略鼓起，色泽加深，略有焦香气。

3）炮制作用　炒后寒性稍缓，种皮破裂，还可破坏部分黏液质，使有效成分易于煎出，以渗湿止泻、祛痰止咳为主。

4）临床应用

（1）湿热淋证：常与瞿麦、滑石、木通等同用，具有清热泻火、利水通淋的作用。可用于心经邪热，一切蕴毒，目赤睛疼，唇焦鼻衄，口舌生疮，咽喉肿痛，及小便赤涩，或癃闭不通，热淋，血淋等症，如八正散（《太平惠民和剂局方》）。

（2）湿热带下：常与炒白术、党参、山药等同用，具有健脾益气、除湿止带的作用，可用于脾虚湿盛所致带下病，症见带下量多、色白质稀、纳少、腹胀、便溏，如除湿白带丸（《中国药典》2020年版）。若与藿香叶、滑石、炒白术等同用，具有解暑止渴的作用，可用于感受暑湿，脾胃不和，伤水受寒，水泄腹痛，恶心作呕等症，如分水散（《北京市中药成方选集》）。

（3）痰热咳嗽：常与杏仁、前胡、桔梗等同用，具有清肺化痰的作用。可用于痰热阻肺，咳嗽痰多，不易咯出等症。

3. 盐车前子

1）炮制方法　取净车前子，用文火炒至略有爆声时，喷洒盐水，炒干取出（每100 kg车前子，用食盐2 kg）。

2）饮片性状　表面黑褐色。气微香，味微咸。

3）炮制作用　盐炙后引药入肾，泻热作用增强，利尿而不伤阴；并能益肝明目。

4）临床应用

（1）眼目昏暗：常与酒菟丝子、熟地黄同用，具有补肝肾、增目力的作用。可用于肝肾俱虚，眼常昏暗，多见黑花，或生障翳，视物不明，迎风流泪等症，如驻景丸（《太平圣惠方》）。

（2）淋证尿痛：常与瞿麦、萹蓄、木通等同用，具有清热泻火、利水通淋的作用，可用于膀胱湿热所致的淋症、癃闭，症见尿频涩痛、淋漓不畅、小腹胀满、口干咽燥，如清淋颗粒（《中国药典》2020年版）。亦可与熟地黄、山药、山萸肉等同用，具有温补肾阳、利水消肿的作用，可用于肾阳不足所致腰重脚肿，小便不利，畏寒肢冷，痰饮咳喘等症，如济生肾气丸加减（《济生方》）。

【处方配给】写车前子、车前仁配炒车前子，其余随方配给。

【使用注意】凡内伤劳倦、阳气下陷、肾虚精滑及内无湿热者忌用。

【炮制研究】

1. 工艺研究

多以京尼平苷酸、毛蕊花糖苷和浸出物等为指标，采用正交设计或星点设计效应面法对炮制温度、炮制时间、投料量及翻炒次数考察，优选炒车前子或盐车前子的炮制工艺。

2. 化学成分研究

车前子主要化学成为苯乙醇苷类、环烯醚萜类、多糖类、黄酮类等。研究发现车前子炮制后多糖含量较生品降低，可能是破坏了车前子多糖结构。而盐炙后，京尼平苷酸、毛蕊花糖苷和异毛蕊花糖苷含量较生品都呈现一定升高，毛蕊花糖苷及异毛蕊花糖苷属于苯乙醇苷类。镇咳、祛痰的活性成分车前子苷炮制以后含量有一定程度上升。膨胀度差异研究发现车前子生品膨胀度最高，清炒品次之，盐炙品最低，这可能与多糖类成分的变化有关。此外，不同炮制品对车前子中黄酮类成分也有不同影响，清炒车前子黄酮类含量较高，盐炒次之，生品较低。采用气相色谱—质谱联用技术对车前子炮制前后中脂肪油成分进行分析，发现炮制前后脂肪酸的数量和含量都有变化，且炮制后新生成 α–亚麻酸甲酯。

3. 药理作用研究

比较了车前子生品和盐炙品水煎液抗大鼠膜性肾病的活性，表明车前子盐炙品对膜性肾病大鼠的肾保护作用和对肾脏中免疫调节因子的调节作用均优于生品。同时，止泻实验表明炒制品、酒制品和盐制品对小鼠腹泻抑制作用强弱排序为炒制品＞酒制品≥盐制品，而生品则有进一步加重小鼠腹泻的趋势。另外，车前子生品和盐炙品均能增加尿量分泌量，但盐车前子组大鼠尿液电解质 Na^+ 排泄较车前子组显著升高。

【贮藏】置通风干燥处，防潮。

【按语】车前子宋代以来川蜀便开始人工栽培，为川产道地药材，主产于广汉、什邡及周边地区。本品"甘寒滑利，性专降泄，故有去湿热利小便之功"，适用于淋证、水肿，尤为治热淋之要药。目前，车前子炮制品以生品、炒品和盐炙品为主，车前子质硬且含大量黏液质，入丸散以酒蒸研烂，作饼晒干用，炮制后利用有效成分煎出，同时盐炙后还能引药入肾，泻热利尿而不伤阴。但不同地区炮制规范、炮制工艺不统一，工艺参数差异较大，且大多停留在炮制前后成分的含量变化，炮制机制研究不够深入，后续应加强其炮制工艺及原理研究，指导炮制品的合理选用。

参考文献

[1] 彭成. 中华道地药材[M].北京: 中国中医药出版社, 2011.
[2] 中华中医药学会. 团体标准: T/CACM 1021.151—2018, 中药材商品规格等级 车前子[S]. 北京: 中华中医药学会, 2018.
[3] 中华中医药学会. 团体标准: T/CACM 1021.188—2018, 中药材商品规格等级 车前草[S]. 北京: 中华中医药学会, 2018.
[4] 黄璐琦, 郭兰萍, 詹志来. 道地药材标准汇编[M]. 北京: 北京科学技术出版社, 2020.
[5] 吴皓, 李飞. 中药炮制学[M]. 北京: 人民卫生出版社, 2016.
[6] 李潮, 温柔, 严丽萍, 等. 车前子的品种、炮制及质量评价研究概况[J]. 中国实验方剂学杂志, 2021, 27（5）: 224–232.

附：车前草

【药材来源】本品为车前科植物车前 *Plantago asiatica* L. 或平车前 *Plantago depressa* Willd. 的干燥全草。

【产地加工】夏季采挖，除去泥沙，晒干。

【质量要求】车前草以身干、叶片完整、带穗状花序、无杂草泥土为佳。一般不分等级，均为统货。

《中国药典》2020 年版规定，车前草药材水分不得过 13.0%，总灰分不得过 15.0%，酸不溶性灰分不得过 5.0%，水溶性浸出物不得少于 14.0%，含大车前苷（$C_{29}H_{36}O_{16}$）不得少于 0.10%。

【炮制沿革】车前草历代炮制方法均以净制为主。《中国药典》2020 年版、全国大多省（自治区、直辖市）的炮制规范仅收载生品。

【药性与功效】甘，寒。归肝、肾、肺、小肠经。具有清热利尿通淋，祛痰，凉血，解毒之功。

【炮制与应用】车前草临床以生用为主，其炮制方法与临床应用如下。

1）炮制方法　取原药材，除去杂质，洗净，切段，干燥。

2）饮片性状　本品为不规则的段。根须状或直而长。叶片皱缩，多破碎，表面灰绿色或污绿色，脉明显。可见穗状花序。气微，味微苦。

3）炮制作用　洁净药物，便于调剂与制剂。

4）临床应用

（1）湿热淋证：常与广金钱草、光石韦、玉米须等同用，具有清热利湿、通淋排石的作用。可用于湿热下注所致的热淋、石淋，症见尿频、尿急、尿痛、腰痛，泌尿系结石、尿路感染见上述证候者，如复方金钱草颗粒（《中国药典》2020）。

（2）脾虚水肿：常与茯苓、土炒白术、赤小豆等同用，具有健脾利水的作用。可用于脾虚水肿，小便不利等症，如水肿至神汤（《重订通俗伤寒论》）。

（3）暑湿泄泻：常与广藿香、制厚朴、扁豆衣等同用，具有和中导滞的作用，可用于暑湿互扰，脾胃不和，肠鸣泄泻，脘闷腹胀等症（《凌临灵方》）。亦可与广藿香、姜厚朴、茯苓等同用，具有祛湿止泻、和中运脾的作用，可用于湿困脾土所致的小儿泄泻等症，如小儿广朴止泻口服液（《新药转正标准》）。

（4）肺热咳嗽：常与枇杷叶、桔梗、浙贝母等同用，具有清肺止咳化痰的作用。可用于风热咳嗽，咽喉干燥，咯痰不爽等症，如复方枇杷叶膏（《卫生部药品标准》）。

（5）吐血衄血：常与女贞子、墨旱莲、牡丹皮等同用，具有滋阴清热、凉血润肺、调经止血的作用。可用于月经前后咳血、咯血、衄血者，如养阴清热调经汤。

（6）痈肿疮毒：常与大黄、绿豆、炒白术等同用，具有清热泻火消肿的作用，可用于火毒内蕴所致的咽喉肿痛，口舌生疮，头晕耳鸣，目赤牙痛等症，如清宁丸（《中国药典》2020 年版）。亦可与蒲公英、淡黄芩、龙胆草等同用，可用于脓疱疮，如公英汤（《中医皮肤病学简编》）。亦可单用鲜品，捣敷患处。

【处方配给】写车前草配车前草。

【使用注意】精滑不固者禁服。

丹　参

【药材来源】本品为唇形科植物丹参 *Salvia miltiorrhiza* Bge. 的干燥根和根茎。

【道地性探源】始载于《神农本草经》，列为上品。五代《蜀本草》提到四川产丹参。《药物出产辨》："丹参产四川龙安府为佳，名川丹参。"清代《中江县志》（1715 年）记载丹参在当地广为栽种。民国《中江县志》："丹参一物，用途甚隘，而吾邑种植数十年，尤其甚于民国初期，始发及三四十万斤，销路专恃重庆番舶，运出海外。"

据上所述，丹参是四川省道地药材之一，主产于中江、金堂、平昌、巴中及其周边地区，习称"川丹参"。此外，陕西、安徽、江苏、山东等地也有分布，产于山东临沂、泰安、日照、潍坊、淄博、济宁等地及其周边各地区的丹参，习称"山东丹参"。

【产地加工】从芦头以下剪下根条，将根摊开曝晒，至五成干时，用手捏顺成束，堆放 2~3 天，再摊开晾或晒到顶端老根透心时，用火燎去根条上的须根。趁热整齐地放入篓子内，轻轻摇动，即可除去须根及附着的泥灰。

【质量要求】丹参以条粗大、色紫红、质坚实，无破碎者为佳。根据产地不同将丹参药材分为"川丹参""山东丹参"和"其他产区丹参"三个规格，在丹参药材各规格下，依据不同产地及主根中部直径、长度等划分等级。

（1）川丹参：干货，分四等。各等级共同点为："呈圆柱形或长条状，略弯曲，偶有分支。表面紫红色或红棕色。具纵皱纹，外皮紧贴不易剥落。质坚实，不易掰断。断面灰黑色或黄棕色，无纤维。气微，味甜微苦。"在此基础上，以长 ≥ 15 cm，主根中部直径 ≥ 1.2 cm 为特等；长 ≥ 13 cm，主根中部直径 ≥ 1.0 cm 为一等；长 ≥ 12 cm，主根中部直径 ≥ 0.8 cm 为二等；长 ≥ 8 cm，主根中部直径 ≥ 0.5 cm 为三等。

（2）山东丹参：干货，分二等。各等级共同点为："呈长圆柱形。表面红棕色。有纵皱纹。质硬而脆，易折断。断面纤维性。气微，味甜微苦。"在此基础上，以长 ≥ 15 cm，主根中部直径 ≥ 0.8 cm 为一等；长 ≥ 12 cm，主根中部直径 ≥ 0.6 cm 为二等。

（3）其他产区丹参：等级划分较为简略，大多只分选统。以"干货。呈长圆柱形。表面红棕色，具纵皱纹，外皮紧贴不易剥落。质坚实，断面较平整，略呈角质样。长 ≥ 12 cm，主根中

部直径 ≥ 0.8 cm"为选货。

《中国药典》2020 年版规定，丹参药材水分不得过 13.0%，总灰分不得过 10.0%，酸不溶性灰分不得过 3.0%；重金属及有害元素铅不得过 5 mg/kg，镉不得过 1 mg/kg；砷不得过 2 mg/kg，汞不得过 0.2 mg/kg，铜不得过 20 mg/kg；水溶性浸出物不得少于 35.0%，醇溶性浸出物不得少于 15.0%；含丹参酮 II_A（$C_{19}H_{18}O_3$）、隐丹参酮（$C_{19}H_{20}O_3$）和丹参酮 I（$C_{18}H_{12}O_3$）的总量不得少于 0.25%，含丹酚酸 B（$C_{36}H_{30}O_{16}$）不得少于 3.0%。

【炮制沿革】丹参历代炮制方法有：去芦头、去苗、去根、去黄皮；切、剉、细剉、杵为散、剉碎；熬制、炙制、炒制、焙制、酒洗、酒浸、酒炒、酒蒸、猪心血制等。

《中国药典》2020 年版，《全国规范》和大多省（自治区、直辖市）的炮制规范收载有生丹参和酒丹参。此外，陕西有醋丹参，河南有丹参炭，上海有炒丹参和猪心血丹参。

【药性与功效】苦，微寒。归心、肝经。具有活血祛瘀，通经止痛，清心除烦，凉血消痈之功。

【炮制与应用】丹参常有下列炮制品和临床应用。

1. 丹参

1）炮制方法　取原药材，除去杂质和残茎，洗净，润透，切片或段，干燥。

2）饮片性状　本品呈类圆形或椭圆形的片或段。外表皮棕红色或暗棕红色，粗糙，具纵皱纹。切面有裂隙或略平整而致密，有的呈角质样，皮部棕红色，木部灰黄色或紫褐色，有黄白色放射状纹理。气微，味微苦涩。

3）炮制作用　利于药效成分溶出，便于调剂与制剂。生品性偏寒凉，清心除烦、凉血消痈力强。

4）临床应用

（1）热病烦躁：常与生地黄、玄参、水牛角粉等同用，具有清营解毒、透热养阴的作用。可用于热入营分所致身热夜甚，神烦少寐，时有谵语，口渴或不渴，斑疹隐隐等症，如清营汤（《温病条辨》）。

（2）心悸失眠：常与柏子仁、酸枣仁、制远志等同用，具有滋阴清热、养血安神的作用。可用于心肾不足，阴亏血少，失眠，心悸，梦遗，健忘等症，如天王补心丹（《校注妇人良方》）。

（3）疮疡肿痛：常与金银花、连翘、没药等同用，具有清热解毒、消肿止疼的作用。可用于结乳肿疼，或成乳痈新起者，并治一切红肿疮疡等症，如消乳汤（《医学衷中参西录》）。

2. 酒丹参

1）炮制方法　取丹参片，用黄酒拌匀，闷润，待酒被吸尽后，用文火炒干，取出晾凉（每

100 kg 丹参片，用黄酒 10 kg）。

2）饮片性状　表面红褐色，略具酒香气。

3）炮制作用　酒炙后能缓其寒性，增强活血祛瘀、调经止痛的作用。

4）临床应用

（1）瘀血阻滞之月经不调、痛经经闭、产后腹痛：常与泽兰、香附、桃仁等同用，具有活血祛瘀的作用，可用于经行无定期，乍多乍少，色紫有块，小腹胀痛拒按等症，如生化通经汤（《中医妇科治疗学》）。若与生地黄、当归、香附等同用，具有益气补血、调经种子、安胎催生的作用，可用于妇人月经不调，久不受孕，带下崩淋，虚劳，胎前产后诸症，如宁坤至宝丹（《卫生鸿宝》）。亦可酒浸一宿后炒，可用于小产后恶露不行，小腹胀痛，如一味通瘀饮（《古方汇精》）。单用研末，酒调服，用于妇女月经不调，经期错乱，经量稀少，经行腹痛，经色紫暗或伴血块，产后恶露不下，少腹作痛（《妇人良方》）。

（2）胸痹心痛，脘腹胁痛：常与檀香、砂仁等同用，具有活血祛瘀、行气止痛的作用。可用于气滞血瘀心胃疼痛。

（3）癥瘕积聚：常与牡丹皮、牡蛎、干漆炭等同用，具有增强消癥破结的作用。可用于气血阻滞、瘀血内停，日久渐积的腹内结块，或胀或痛等症。

（4）风湿痹痛：常与秦艽、威灵仙、独活等同用，具有活络通痹的作用。可用于风寒湿邪痹阻经络，郁而化热，关节肿痛兼见红热者，如独活散（《普济方》）。

【处方配给】写丹参、赤丹参、紫丹参配生品，其余随方配给。

【使用注意】妇女月经过多及无瘀滞者忌用，孕妇慎用，不宜与藜芦同用。

【炮制研究】

1. 工艺研究

对于丹参炮制工艺研究，多以丹参酮II_A、丹酚酸 B 以及醇溶性浸出物和水溶性浸出物为评价指标，采用正交试验设计、星点设计响应面法等方法对丹参炮制工艺进行优选，以确定最佳炮制工艺参数。除此之外，还有结合生物活性试验来筛选酒丹参炮制工艺的报道。

2. 化学成分研究

丹参切片前经水浸泡，水溶性成分损失严重，总酚类成分损失约97%，原儿茶醛损失约55%。丹参饮片经酒、醋炙或炒炭后，水溶性总酚浸出量显著增高，尤以丹参炭最为显著，为生品的 5 倍多。说明丹参经酒、醋等辅料炮制后，能显著提高丹参水溶性总酚浸出量，这一点与炮制理论酒制助其活血调经，镇痛作用是相符的。丹参炮制后，多糖含量：酒丹参＞醋丹参＞米炒丹参＞生丹参＞丹参炭。另有报道，用 HPLC–TOF/MS 法研究，发现丹参酒炙后，紫草酸或丹酚酸 H、丹参酮II_B色谱峰消失，隐丹参酮、丹参新醌乙、丹参酮II_A和丹参新酮的峰面积显著降低，二氢丹参酮Ⅰ和丹参酮Ⅰ的峰面积增加。

3. 药理作用研究

丹参生品、酒炙品对谷丙转氨酶升高有显著的降低作用，以生品为优，醋炒丹参作用不显著。黄酒与白酒炙丹参及丹参均可显著降低血小板黏附与聚集，延长凝血酶原时间（PT）、凝血酶时间（TD）、凝血活酶时间（APTT），白酒炙较黄酒炙好。丹参不同炮制品对小鼠耳廓微循环作用强弱顺序是：生丹参醇提＞白酒炙丹参＞黄酒炙丹参＞生丹参。另有报道认为，丹参及其酒炙品均有一定的止痛作用，且酒炙品的止痛作用大于生品。

【贮藏】置干燥处。

【按语】丹参自清代以来，为川产道地药材，以四川中江县产者为优，"中江丹参"获批"中华人民共和国地理标志"。丹参功效散血祛瘀，且作用平和，能祛瘀生新，活血不伤正，有"一味丹参，功同四物"之美誉。丹参古今炮制方法变化不大，现临床上以生品和酒制品为主，酒制后能缓其寒凉之性，增强活血化瘀、调经之功，在临床上广泛应用。此外，丹参自清代起有猪心血制的记载，其主要目的是增强丹参入脑补血安神的作用，但由于猪心血辅料的特殊性，目前仅《上海市中药饮片炮制规范》2018年版有收载。

参考文献

[1] 彭成. 中华道地药材[M]. 北京：中国中医药出版社，2011.

[2] 黄璐琦，郭兰萍，詹志来. 道地药材标准汇编[M]. 北京：北京科学技术出版社，2020.

[3] 方清茂，彭文甫，吴萍，等. 川产道地药材生产区划研究进展[J]. 中国中药杂志，2020，45（4）：720–731.

[4] 中华中医药学会. 团体标准：T/CACM 1021.7—2018，中药材商品规格等级 丹参[S]. 北京：中华中医药学会，2018.

[5] 奚亚亚，郑文华，曲丛丛，等. 基于形性与生物活性结合的酒炙丹参炮制程度研究[J]. 中药材，2019，42（11）：2538–2541.

[6] 赵成，陈久红. 不同干燥和炮制方法对丹参中丹参酮ⅡA含量的影响[J]. 安徽医药，2004（6）：410.

[7] 李炯，袁胜浩，马朝晖. 不同炮制方法对丹参多糖含量的影响[J]. 中国药师，2012，15（6）：803–805.

[8] 陆小华. 不同炮制方法对丹参药材中丹酚酸B的影响[J]. 中国实验方剂学杂志，2012，18（2）：103–105.

[9] 颜晓静，曹琰，黄玮，等. 孟河医派特色炮制猪心血丹参及其他炮制品对大鼠脑缺血保护及PI3K/AKT信号通路的影响[J]. 中国药理学与毒理学杂志，2019，33（9）：669.

升　麻

【药材来源】本品为毛茛科植物大三叶升麻 *Cimicifuga heracleifolia* Kom.、兴安升麻

Cimicifuga dahurica（Turcz.）Maxim. 或升麻 *Cimicifuga foetida* L. 的干燥根茎。商品依次称为关升麻、北升麻和川升麻。

【道地性探源】始载于《神农本草经》，列为上品。《名医别录》："生益州山谷。"《本草经集注》："生益州山谷。旧出宁州者第一……今惟出益州，好者细削，皮青绿色，谓之鸡骨升麻。北部间亦有，形又虚大，黄色。建平间亦有，形大味薄。"《新修本草》："一谷周麻。生益州山谷。"《证类本草》和《本草图经》："升麻，生益州川谷，今蜀汉、陕西、淮南州郡皆有之，以蜀川者为胜。"《药性粗评》："蜀汉、淮湘山野处处有之，以川蜀如鸡骨者为胜。"《本草蒙筌》："虽多陕地，惟尚益州。"《本草汇言》："升麻生蜀汉、陕西、淮南州郡，以川蜀产者为胜。"《本草易读》："以蜀川出者为胜。"《握灵本草》："升麻，川产者良。"

据上所述，升麻是四川省道地药材之一，主产于甘孜、阿坝等地。此外，东北各地、河北、山西、内蒙古、青海、陕西、甘肃等地亦产。

【产地加工】秋季采挖，除去泥沙，晒至须根干时，燎去或除去须根，晒干。不宜长时间浸泡，炮制宜喷淋浸润为好。

【质量要求】升麻以个大、质坚，无须根，表面色黑褐者为佳。一般不分等级，均为统货。

《中国药典》2020 年版规定，升麻药材杂质不得过 5%，水分不得过 13.0%，总灰分不得过 8.0%，酸不溶性灰分不得过 4.0%，醇溶性浸出物不得少于 17.0%，含阿魏酸（$C_{10}H_{10}O_4$）不得少于 0.10%。

【炮制沿革】升麻炮制始见于晋，历代炮制方法有：炙、蜜煎、黄精汁制、煅炭、焙、酒炒、炒、蜜炙、盐水炒、醋拌炒、土炒、蒸制、炒黑、姜汁拌炒、蜜麸炒等。其中蜜炙法自晋代沿用至今。

《中国药典》2020 年版和大多省（自治区、直辖市）的炮制规范仅收载生升麻片。此外，《全国规范》以及山东、湖北还收载有蜜升麻和升麻炭；黑龙江和陕西收载有蜜升麻；北京有升麻炭；云南有蜜升麻和炒升麻。

【药性与功效】辛、微甘，微寒。归肺、脾、胃、大肠经。具有发表透疹，清热解毒，升举阳气之功。

【炮制与应用】升麻常有下列炮制品和临床应用。

1. 升麻

1）炮制方法　取原药材，除去杂质，略泡，洗净，润透，切厚片，干燥。

2）饮片性状　本品为不规则的厚片，厚 2~4 mm。外表面黑褐色或棕褐色，粗糙不平，有的可见须根痕或坚硬的细须根残留，切面黄绿色或淡黄白色，具有网状或放射状纹理。体轻，质硬，纤维性。气微，味微苦而涩。

3）炮制作用　利于药效成分煎出，便于调剂和制剂。生品升散作用较强，解表透疹，清热解毒力胜。

4）临床应用

（1）风热头痛：常与苍术、葛根、鲜荷叶等同用，具有疏风清热的作用。可用于外感阳明经头痛，额前作痛，心烦痞满，呕哕，如清震汤（《症因脉治》）。

（2）麻疹初起：常与白芍、炙甘草、葛根等同用，具有解肌透疹的作用。可用于感受时气温疫，头痛发热，肢体烦痛，麻疹初起，发而不透，如升麻葛根汤（《太平惠民和剂局方》）。

（3）胃火牙痛：常与黄连、生地黄、牡丹皮等同用，具有清胃凉血的作用。可用于胃火牙痛，牙痛牵引头疼、面颊发热，其齿喜冷恶热，或牙龈出血，或红肿溃烂，或唇舌腮颊肿痛等症，如清胃散（《脾胃论》）。

（4）咽喉肿痛：常与桔梗、葛根、生甘草等同用，具有清咽解毒的作用，可用于膈上壅毒，口舌生疮，咽喉肿痛，如升麻散（《济生方》）。亦可与炒牛蒡子、玄参、炒桔梗等同用，用于小儿咽喉肿痛等症，如牛蒡子汤（《证治准绳》）。

（5）阳毒发斑：常与栀子、大青叶、黄芩等同用，具有清解郁火的作用。可用于妊妇发斑变为黑色等症，如栀子大青汤（《活人书》）。

2. 蜜升麻

1）炮制方法　取炼蜜，用适量开水稀释，淋入升麻片内，拌匀，闷润，用文火炒至不粘手时，取出晾凉（每 100 kg 升麻片，用炼蜜 25 kg）。

2）饮片性状　黄棕色或棕褐色，味微甜。

3）炮制作用　蜜炙后辛散作用减弱，以升脾阳为主，并减少对胃的刺激性，略带甘补之性。

4）临床应用　气虚下陷：常与黄芪、人参、柴胡等同用，具有升阳举陷的作用。可用于脾胃虚弱、中气下陷所致的脘腹重坠作胀，食少倦怠，久泻脱肛，子宫脱垂，肾下垂等症，如补中益气汤（《脾胃论》），虽方中未注明炮制方法，但临床升阳举陷宜蜜炙用。

3. 升麻炭

1）炮制方法　将净升麻片，用武火炒至表面焦黑色，内部黑褐色时，喷淋清水少许，灭尽火星，取出，及时摊凉，凉透。

2）饮片性状　表面焦黑色，内部褐色，有焦煳气。

3）炮制作用　炒炭后辛散作用极弱，兼具涩性，以止血为主。

4）临床应用　崩漏下血：常与炒白芍、白芷炭、血余炭同用，可用于产后漏血不止，如升阳四物汤（《医略六书》）。

【处方配给】写升麻配升麻，其余随方配给。

【使用注意】本品辛散力强，肝阳上亢，阴虚阳浮，喘满气逆及麻疹已透均当忌服。服用过量可产生头晕、震颤、四肢拘挛等症。

【炮制研究】

1. 工艺研究

润、洗方式对升麻总有机酸含量影响较大。目前，多采用正交试验、响应面法等方法对升麻的加蜜量、闷润时间、炒制时间、炒制温度、投料量等因素进行优选，确定最佳工艺。此外，还有采用烘箱烘烤方法以改变传统锅炒的炮制方式。

2. 化学成分研究

升麻切制和蜜制以后，阿魏酸和异阿魏酸含量均有所增高，且蜜制片比切片含量增加更多。升麻炮制前后 27- 脱氧升麻亭的含量略有降低。

3. 药理作用研究

蜜炙和生品醇提取液具有显著的镇痛和镇静作用，镇痛强度：蜜炙升麻＞蜜炙兴安升麻＞升麻生药＞兴安升麻生药；镇静强度：蜜炙升麻＞蜜炙兴安升麻＞升麻生药＞兴安升麻生药。蜜炙、蜜麸制和生品水提取液能显著促进脾气虚胃肠功能的恢复，胃残留率降低：蜜麸制＞蜜炙＞生品；肠推进率：蜜麸制＞蜜炙＞生品；MTL 上调率：蜜麸制＞蜜炙＞生品；GAS 上调率：蜜麸制＞蜜炙＞生品。

【贮藏】置通风干燥处，蜜升麻密闭。

【按语】升麻早在魏晋时期《名医别录》中即可追溯其产地为"益州"。从东晋葛洪著《肘后方》"炙制、蜜煎"始，经历代医家充实和发展，形成了酒炙、盐炙、醋炙、蜜炙、煅炭等数十种炮制方法。但是，当今仅蜜炙和炒炭得到了有效传承。临床应用和现代研究证明，升麻炮制后不仅可降低其辛散作用，以防升举太过，又可减少对胃的刺激性，炒炭后还兼具涩性。但蜜炙和炒炭仅为升麻数十种炮制方法中的一小部分，尚有待进一步传承和挖掘。

参考文献

［1］ 彭成.中华道地药材[M].北京：中国中医药出版社，2011.

［2］ 黄璐琦，郭兰萍，詹志来.道地药材标准汇编[M].北京：北京科学技术出版社，2020.

［3］ 方清茂，彭文甫，吴萍，等.川产道地药材生产区划研究进展[J].中国中药杂志，2020，45（4）：720–731.

［4］ 中华中医药学会.团体标准：T/CACM 1021.192—2018,中药材商品规格等级 升麻[S].北京：中华中医药学会，2018.

[5] 张慧芳, 戴衍朋. 正交试验设计优选升麻最佳蜜炙工艺[J]. 中国医院药学杂志, 2014, 24（7）：520-523.

[6] 于晓, 戴衍朋, 周倩, 等. 正交试验设计优选升麻炭最佳炮制工艺[J]. 中国现代中药, 2015, 17（8）：844-847.

[7] 李洋, 肖薇, 李璐瑒, 等. 不同炮制方法对升麻中异阿魏酸含量的影响[J]. 中国中医药信息杂志, 2015, 22（2）：93-96.

[8] 曹丽, 孙虹, 李展, 等. 不同品种的升麻蜜制前后药理活性的比较[J]. 中药材, 2007, 30（12）：1561-1563.

[9] 祝婧, 钟凌云, 龚千锋, 等. 升麻不同炮制品对脾气虚动物胃肠功能的影响[J]. 中国实验方剂学杂志, 2015, 21（21）：1-4.

[10] 翁倩倩, 赵佳琛, 林王敏, 等. 经典名方中升麻类药材的本草考证[J]. 中国现代中药, 2020, 22（8）：1230-1237.

[11] 杨波, 王丹, 赵杨, 等. 升麻蜜制工艺的优化[J]. 中成药, 2019, 41（12）：2993-2997.

天　冬

【药材来源】本品为百合科植物天冬 *Asparagus cochinchinensis*（Lour.）Merr. 的干燥块根。

【道地性探源】始载于《神农本草经》，列为上品。《新唐书》："普州（安岳）进贡的天冬煎。"清代乾隆《直隶达州志》："药材有羚羊角、天冬、麝香。"清代蒋超《峨眉山志》记载峨眉山产天冬。《药物出产辨》："以产四川为上。"《四川通志》记载"药材有天冬"。《中国药典》1963 年版收载："天冬，野生或栽培，主产于贵州、四川、广西等地。"

据上所述，天冬是四川省道地药材之一，主产于内江、泸州、古蔺、乐山等地，以内江、泸州为最适宜区。此外，贵州、重庆、广西、云南、湖南等全国大部分地区均产，其中贵州产量大、质量亦佳。

【产地加工】秋、冬两季采挖，洗净，除去茎基和须根，置沸水中煮或蒸至透心，趁热除去外皮，洗净，干燥。蒸、煮过程注意大小分档，蒸、煮时间不宜过久，否则颜色变红。剥皮不能有残留，否则干后出现"包壳"。

【质量要求】天冬以肥满、致密、黄白色、半透明者为佳。根据市场流通情况，分为"大天冬"和"小天冬"两个规格，每个规格又以直径大小、块根长度进行分级。

（1）大天冬：干货，分二等。各等级共同点为："长纺锤形，略弯曲。表面黄白色至淡黄棕色，半透明，具较深的纵皱纹，偶有残存的灰棕色外皮。质硬或柔润，有黏性，断面角质样，皮部宽，中柱不明显。气微，味甜、微苦"。在此基础上，以长 ≥ 10 cm，直径 ≥ 1.1 cm 为一等；以长 ≥ 5 cm，直径 ≥ 0.9 cm 为二等。

（2）小天冬：干货，分二等。各等级共同点为："细纺锤形或长椭圆形，比较平直，表面黄白色至淡黄棕色，半透明，光滑或具较浅的纵皱纹，偶有残存的灰棕色外皮。质硬或柔润，有黏性，断面角质样，中柱明显，呈黄白色。气微，味甜、微苦。"在此基础上，以长 ≥ 4 cm，直径 ≥ 0.7 cm 为一等；以长 ≥ 4 cm，直径 0.5~0.7 cm 为二等。

《中国药典》2020 年版规定，天冬药材水分不得过 16.0%，总灰分不得过 5.0%，二氧化硫残留量不得过 400 mg/kg，醇溶性浸出物不得少于 80.0%。

【炮制沿革】天冬炮制始见于汉朝，历代炮制方法有：去心、酒蒸、捣汁、蜜煮、蒸制、焙制、炒制、慢火炙、煮、酒浸、姜汁炙、盐炒、甘草蜜糖制、熬膏等。

《中国药典》2020 年版、《全国规范》和大多省（自治区、直辖市）的炮制规范均仅收载天冬片。

【药性与功效】甘、苦，寒。归肺、肾经。具有养阴润燥，清肺生津之功。

【炮制与应用】天冬临床以生用为主，其炮制方法与临床应用如下。

1）炮制方法　取原药材，除去杂质及泛油色黑者，快速洗净，晒至半干，切薄片，干燥。

2）饮片性状　本品为类圆形或不规则形的片。外表面黄白色至淡黄棕色，半透明，光滑或具深浅不等的纵皱纹，偶有残存的灰棕色外皮。质硬或柔润，有黏性。切面角质样，中柱黄白色。气微，味甜、微苦。

3）炮制作用　天冬产地加工时已于沸水中微煮，或蒸至透心，便于除去外皮，便于干燥，减少黏腻之性。同时，蒸制后能缓和寒性，并减轻苦味，更有利于治疗气阴两伤病证。

4）临床应用

（1）肺燥干咳：常与麦冬、知母、贝母等同用，具有清肺化痰、润燥止咳的作用。可用于肺经燥热所致咳嗽等症，如清肺汤（《医宗金鉴》）。亦可单用熬膏服即可，如天冬膏（《饮膳正要》）。

（2）劳嗽咳血：常与麦冬同用，具有养阴润燥、清肺生津的作用，可用于肺阴不足引起的燥咳痰少，痰中带血，鼻干咽痛等症，如二冬膏（《中国药典》2020 年版）。亦可与麦冬、知母、石斛等同用，具有滋阴清热、润肺止嗽的作用，可用于阴虚咳嗽，失音声哑，口渴咽干，痰中带血等症，如玉露保肺丸（《卫生部药品标准》）。

（3）骨蒸潮热：常与黄芪、地骨皮、知母等同用，具有补虚除热的作用。可用于虚劳骨蒸，潮热盗汗，如保真汤（《十药神书》）。

（4）内热消渴：常与人参、干地黄同用，具有补气养阴生津的作用。可用于热病津伤之口渴及内热消渴，如三才汤（《温病条辨》）。

（5）肠燥便秘：常与麦冬、火麻仁、瓜蒌仁等同用，具有养阴清肺、润肠通便的作用。可用于肺经之火移于大肠所致大便秘结，或肛门肿痛等症，如槐子汤（《医醇剩义》）。

【处方配给】写天冬、天冬配天冬片；其余随方配给。

【使用注意】本品味苦、性寒，凡脾胃虚寒，食少便溏及外感风寒咳嗽者忌服。

【炮制研究】

1. 工艺研究

目前，多采用正交试验和多因素等方法对天冬蒸制工艺的时间、火力和干燥温度，天冬切制工艺的软化方法、切片厚度和干燥方法等因素进行优选，确定最佳工艺。此外，还有采用响应面法研究天冬产地加工与炮制一体化工艺。

2. 化学成分研究

天冬炮制品中含有天冬氨酸、苏氨酸、丝氨酸、谷氨酸、甘氨酸、丙氨酸、缬氨酸、蛋氨酸、异亮氨酸、亮氨酸、酪氨酸、苯丙氨酸、赖氨酸、组氨酸、精氨酸、脯氨酸等成分，其中脯氨酸含量生品＞蒸品；其余成分除蛋氨酸外，蒸品含量均大于生品。

3. 药理作用研究

天冬水煎液和榨汁液均有升高一氧化氮合酶（NOS）、SOD 和过氧化氢酶（CAT）活性，提高一氧化氮（NO）水平，降低 MDA 水平等作用。

【贮藏】置通风干燥处，防霉，防蛀。

【按语】《峨眉山志》记载峨眉山产天冬，《药物出产辨》载"以产四川为上"，均可证实是川产道地药材，近年来内江正全力打造"中国天冬之乡"。从汉至清，天冬的炮制经历了"去心""酒蒸""蜜煮""盐炒"等十余种炮制方法，但现代仅蒸、煮得到了传承和使用。《仁术便览》云："有酒浸，姜汁浸，免恋膈。"天冬为滋腻之品，酒制，姜制，一则以温热之品，缓和其苦寒，二则也"免恋膈"，有益于脾胃也。因此，天冬的炮制尚有诸多可深入研究之处，特别是酒制和姜制的炮制机理研究。

参考文献

[1] 彭成. 中华道地药材[M]. 北京: 中国中医药出版社, 2011.

[2] 黄璐琦, 郭兰萍, 詹志来. 道地药材标准汇编[M]. 北京: 北京科学技术出版社, 2020.

[3] 方清茂, 彭文甫, 吴萍, 等. 川产道地药材生产区划研究进展[J]. 中国中药杂志, 2020, 45（4）: 720-731.

[4] 中华中医药学会. 团体标准: T/CACM 1021.110—2018, 中药材商品规格等级 天冬[S]. 北京: 中华中医药学会, 2018.

[5] 罗向东, 徐国钧, 徐珞珊, 等. 中药天门冬类的本草考证[J]. 中国中药杂志, 1996, 21（10）: 579-580.

[6] 刘亮, 陈东林, 万路平, 等. 黔产天冬饮片切制工艺研究[J]. 中国民族民间医药, 2016, 25（21）: 14-16.

[7] 刘梦迪. 天冬饮片产地加工与炮制一体化工艺研究[D]. 合肥: 安徽中医药大学, 2017.

[8] 倪京满, 赵汝能, 王锐. 中药天冬炮制前后氨基酸含量比较[J]. 中草药, 1992, 23（4）: 182.

[9] 欧立军, 赵丽娟, 刘良科, 等. 天冬不同提取液对D-半乳糖衰老小鼠部分生理指标的影响[J]. 中成药, 2013, 35（11）: 2520-2522.

[10] 吕向阳, 陈艾萌, 刘丹, 等. 内江地区天冬栽培技术与加工工艺现状与展望[J]. 现代农业科技, 2019, 14: 77-79.

天 花 粉

【药材来源】本品为葫芦科植物栝楼 *Trichosanthes kirilowii* Maxim. 或双边栝楼 *Trichosanthes rosthornii* Harms 的干燥根。

【道地性探源】始载于《神农本草经》，列为中品。清代乾隆《直隶达州志》记载"药材有天花粉、瓜蒌仁"。清代乾隆《新繁县志》记载"药材有瓜蒌"。清代嘉庆《金堂县志》记载"药材有瓜蒌"。民国《四川通志》记载"瓜蒌蔓生结实名瓜蒌，根下结者有粉，名天花粉"。《中华道地药材》："双边栝楼尤以四川德阳、简阳、绵阳、乐山、雅安为最适宜。"

据上所述，天花粉是四川省道地药材之一，尤以双边栝楼最为适宜，主产于德阳、简阳、绵阳、乐山、雅安等地。此外，山东、安徽、河南、浙江、江苏、河北、陕西等全国大部分地区均有栽培，其中河南安阳产量最大，品质佳，素有"安阳花粉"之称，河北安国近年产量也较大。

【产地加工】秋、冬两季采挖，洗净，除去外皮，切段或纵剖成瓣，干燥。切段或纵剖过程中应注意直径大小，直径 6 cm 以上者应切小段或剖薄，以便于干燥。

【质量要求】天花粉以块大、色白、粉性足、质坚细腻、筋脉少者为佳。多依据以直径和长度划分等级。

天花粉：干货，分三等。各等级共同点为："呈不规则圆柱形、纺锤形或瓣块状，表面黄白色或淡棕黄色，有纵皱纹、细根痕及略凹陷的横长皮孔，有的有黄棕色外皮残留。质坚实，断面白色或淡黄色，富粉性，横切面可见黄色木质部，略呈放射状排列，纵切面可见黄色条纹状木质部。气微，味微苦。"在此基础上，以长 ≥ 15 cm，直径 3.0~5.5 cm，粗细比较均匀，富粉性为一等；长 10~15 cm，直径 2.0~3.0 cm，粗细较均匀，长短不同，颜色黄白不一为二等；长 ≤ 10 cm，直径 1.5~2.0 cm。大小较均匀，表面颜色偏棕色为三等。

《中国药典》2020 年版规定，天花粉药材水分不得过 15.0%，总灰分不得过 5.0%，二氧化硫残留不得过 400 mg / kg，浸出物不得少于 15.0%。

【炮制沿革】天花粉炮制始见于唐朝，历代炮制方法有：熬、苦酒熬、焙、炒黄、炒焦、烧灰、酒炙、酒浸、茯苓皮煮、酒洗、姜汁浸、蒸、竹沥拌、乳汁浸、切等。

《中国药典》2020 年版，《全国规范》和大多省（自治区、直辖市）的炮制规范仅收载天花粉片。

【药性与功效】甘、微苦，微寒。归肺、胃经。具有清热泻火，生津止渴，消肿排脓之功。

【炮制与应用】天花粉临床以生用为主，其炮制方法与临床应用如下。

1）炮制方法　取原药材，略泡，润透，切厚片，干燥。

2）饮片性状 本品为类圆形、半圆形或不规则形的厚片。外表皮黄白色或淡棕黄色。切面可见黄色木质部小孔，略呈放射状排列。气微，味微苦。

3）炮制作用 利于药效成分煎出，便于调剂与制剂。

4）临床应用

（1）热病烦渴：常与石膏、知母、乌梅等同用，具有生津止渴的作用。可用于温热病气分热盛伤津口渴等症，如栝楼根汤（《症因脉治》）。

（2）温病入营：常与黄芩、石菖蒲、生地黄等同用，具有清热开窍、凉血解毒的作用。可用于温热病入营分，而致热毒炽盛，耗伤津液者，如神犀丹（《温热经纬》）。

（3）肺热燥咳：常与天冬、麦冬、生地黄等同用，具有清肺润燥的作用。可用于肺热燥咳等症，如滋燥饮（《沈氏尊生书》）；若与炙紫菀、贝母、黄芩等同用，具有清肺化痰止咳的作用，可用于内热痰多咳嗽等症。

（4）内热消渴：常与麦冬、芦根、白茅根等同用，具有清泻肺胃实热、生津止渴的作用，可用于积热内蕴，化燥伤津之消渴证。亦可与人参同用，用于内热消渴、气阴两伤者，如玉壶丸（《仁斋直指方》）。

（5）疮疡肿毒：常与白芷、金银花等同用，具有清热解毒、消肿排脓的作用。可用于疮疡早期，久不破溃，热肿疼痛，如仙方活命饮（《妇人良方》）。

【处方配给】写天花粉、栝楼根、瓜蒌根配天花粉。

【使用注意】孕妇忌用；不宜与川乌、制川乌、草乌、制草乌、附子同用。

【炮制研究】

1. 工艺研究

目前，天花粉炮制研究相对较少，主要研究点在于产地加工。多采用多因素或综合评分法等方法对其不同产地加工方法进行筛选，确定最佳药材加工处理方式。

2. 化学成分研究

天花粉炮制品中水溶性浸出物、可溶性蛋白、可溶性多糖含量为：生品＞澄粉品。天花粉不同产地加工方式中多糖含量为：55℃微波干燥＞45℃微波干燥＞35℃微波干燥＞65℃微波干燥＞60℃烘干＞50℃烘干＞40℃烘干＞晒干＞80℃烘干＞阴干＞90℃烘干＞水浸捣碎晒干；蛋白质含量为：55℃微波干燥＞45℃微波干燥＞65℃微波干燥＞35℃微波干燥＞60℃烘干＞40℃烘干＞50℃烘干＞80℃烘干＞晒干＞90℃烘干＞阴干＞水浸捣碎晒干；皂苷含量为：45℃微波干燥＞55℃微波干燥＞35℃微波干燥＞65℃微波干燥＞50℃烘干＞60℃烘干＞80℃烘干＞40℃烘干＞晒干＞90℃烘干＞阴干＞水浸捣碎晒干；水溶性浸出物含量为：45℃微波干燥＞55℃微波干燥＞60℃烘干＞65℃微波干燥＞35℃微波干燥＞80℃烘干＞50℃烘干＞40℃烘干＞90℃烘干＞晒干＞阴干＞

水浸捣碎晒干；醇溶性浸出物含量：45℃微波干燥＞35℃微波干燥＞60℃烘干＞55℃微波干燥＞80℃烘干＞65℃微波干燥＞50℃烘干＞40℃烘干＞90℃烘干＞晒干＞阴干＞水浸捣碎晒干。

3. 药理作用研究

天花粉生品具有明显降低血糖、抑制 HeLa、Caski、HO8910、MDA-MB-231、MCF-7、HL-60、K562、SW-620、CMT-93、SGC-7901、Eca-109、H22、A549、CNE2、RM-1、PC3 肿瘤细胞等作用。

【贮藏】置干燥处，防蛀。

【按语】天花粉在《直隶达州志》《新繁县志》和《金堂县志》有记载，可证实其是川产道地药材。天花粉为栝楼或双边栝楼的根，四川为双边栝楼的最适宜种植区。尽管天花粉的临床应用多以生品为主，取清热泻火、生津止渴、消肿排脓之功。但是，历史上天花粉的炮制先后出现过苦酒熬、烧灰、姜汁浸、竹沥拌、乳汁浸等十余种方法，如《小儿药证直诀》云："凡药性虽冷，炒焦用之，乃温也。"因此，应进一步加强天花粉的炮制研究。

参考文献

[1] 彭成. 中华道地药材[M]. 北京: 中国中医药出版社, 2011.

[2] 方清茂, 彭文甫, 吴萍, 等. 川产道地药材生产区划研究进展[J]. 中国中药杂志, 2020, 45（4）: 720-731.

[3] 中华中医药学会. 团体标准: T/CACM 1021.145—2018, 中药材商品规格等级　天花粉[S]. 北京: 中华中医药学会, 2018.

[4] 王宁. 天花粉的本草考证[J]. 中医文献杂志, 2006, 24（3）: 19-22.

[5] 孙启美, 徐敏友. 天花粉古代炮制方法的研究[J]. 中药材, 1998, 21（4）: 183-184.

[6] 王莹, 王静. 天花粉炮制方法及炮制前后成分变化研究[J]. 临沂大学学报, 2019, 41（6）: 65-68.

[7] 冯果, 吴增光, 刘文, 等. 基于综合评分法的不同产地加工方法对天花粉药材质量的影响[J]. 时珍国医国药, 2018, 29（3）: 601-603.

[8] 宋宁, 王新苗, 樊俐慧, 等. 天花粉的临床应用及其用量探究[J]. 长春中医药大学学报, 2020, 36（3）: 433-435.

[9] 张晓敏, 牛宪立, 魏妮娜, 等. 天花粉对糖尿病大鼠降糖作用的研究[J]. 中国民族民间医药, 2020, 29（7）: 13-16.

[10] 丁建营, 刘春娟, 郭建军, 等. 天花粉化学成分的药理活性及其提取与检测方法研究进展[J]. 中国药房, 2018, 29（13）: 1859-1864.

[11] 冯果, 陈娟, 刘文, 等. 天花粉有效成分及药理活性研究进展[J]. 微量元素与健康研究, 2015, 32（6）: 59-62.

天　麻

【药材来源】本品为兰科植物天麻 *Gastrodia elata* Bl. 的干燥块茎。

【道地性探源】始载于《神农本草经》，名赤箭，列为上品。《开宝本草》："天麻，生郓州、利州、太山、崂山诸处。"《医经允中》："出山东郓、利二州山谷。"民国《北川县志》："药材有明天麻。"《药物出产辨》："四川、云南、陕西、汉中所产者均佳。"《本草药品实地之观察》："真正之天麻，多半出于四川，但西藏方面亦有之；四川之雷波、马边、峨边、屏山诸县均产之。"《药材资料汇编》："以云南昭通海螺坝、彝良小草坝及四川荥经所产为上品，尚有云南永善、绥江、镇雄、盐津及四川雷波、马边、叙永等地所产，其品质佳者居多，统称川天麻。"

据上所述，天麻是四川省道地药材之一，栽培天麻主产于宜宾、乐山、凉山、雅安、通江、广元、平武、南江等地；野生天麻的道地产区在宜宾、乐山、峨眉，溯岷江而上至雅安地区。此外，云南和贵州等省天麻质亦优，陕西、黑龙江、吉林、辽宁、山东、北京、山西、河南、浙江、湖南、安徽等地也都有种植。

【产地加工】立冬后至次年清明前采挖，立即洗净，蒸透，敞开低温干燥。春季4~5月采挖为"春麻"；立冬前采挖为"冬麻"，质量较好。采挖后，洗去泥沙，用谷壳加少量水反复搓去块茎鳞片、粗皮和黑迹，或用竹刀刮去粗皮。蒸时大小分档，一般大的蒸30分钟，小的蒸10~15分钟。一般用无烟煤或木炭火烘炕（忌用柴火），或烘房烘炕。烘时要经常翻动，炕上温度开始以50~60℃为宜，至七成至八成干时，取出用手压扁，半干时停火降温，待麻体回潮后继续上炕，此时温度应在70~80℃，待全干后，立即出炕。

【质量要求】天麻以块茎肥大（个大）、质坚实、色黄白、断面明亮、无空心者为佳。药材现为栽培品，野生品已经形成不了商品；栽培品以个子重量大小、完整度、色泽和质地等划分等级。

天麻：干货，分四等。各等级共同点为："呈长椭圆形，扁缩弯曲，去净栓皮。表面黄白色，具横环纹，顶端有残留茎基或黄色的芽，末端有圆盘状的凹脐形疤痕。质坚实、半透明。断面角质牙白色。味甘微辛。"在此基础上，以每千克26个以内，无空心、枯燥为一等；每千克46个以内为二等；断面角质牙白色或棕黄色，稍空心，每千克90个以内，大小均匀为三等；每千克90个以外，以及凡不合一、二、三等的碎块、空心及未去皮者为四等。

《中国药典》2020年版规定，天麻药材水分不得过15.0%，总灰分不得过4.5%，二氧化硫残留不得过400 mg/kg，醇溶性浸出物不得少于15.0%，含天麻素（$C_{13}H_{18}O_7$）和对羟基苯甲醇（$C_7H_8O_2$）不得少于0.25%。

【炮制沿革】天麻炮制始见于南北朝刘宋，历代炮制方法有：药汁制、酒浸、炒、炙、酒浸纸煨、炮、面裹煨、酒炙、麸炒、焙、酒洗焙、火煅、火炮、蒸、姜制等。

《中国药典》2020年版，《全国规范》和大多省（自治区、直辖市）的炮制规范仅收载天麻片。广东收载有姜天麻。

【药性与功效】甘，平。归肝经。具有息风止痉，平抑肝阳，祛风通络之功。

【炮制与应用】天麻常有下列炮制品和临床应用。

1. 天麻

1）炮制方法　取原药材，除去杂质及黑色泛油者，洗净，润透或蒸软，切薄片，干燥。

2）饮片性状　本品为不规则的薄片。外表皮淡黄色至黄棕色，有时可见点状排成的横环纹。切面黄白色至淡棕色。角质样，半透明。气微，味甘。

3）炮制作用　蒸制便于软化切片，同时经加热可破坏酶，保存有效成分。生用味甘，质润，以平肝息风止痉为主。

4）临床应用

（1）小儿惊风：常与炒僵蚕、炒全蝎、防风等同用，具有息风止痉的作用，可用于小儿惊风，壮热昏愦，多睡惊悸，手足抽掣、痰涎不利等症，如天麻防风丸（《太平惠民和剂局方》）。若与蝉蜕、钩藤、防风等同用，具有祛风止痉的作用，可用于小儿慢惊风，吐利等症，如钩藤饮子（《小儿药证直诀》）。

（2）头痛眩晕：常与钩藤、黄芩、牛膝等同用，具有平肝潜阳、息风止痉的作用，可用于肝虚不足，肝阳上亢之头痛、眩晕等症，如天麻钩藤饮（《杂病证治新义》）。若与白术、法半夏、茯苓等同用，具有除湿、祛风、定眩的作用，可用于风痰上扰头目所致的眩晕，恶心，呕吐等症，如半夏白术天麻汤（《医学心悟》）。

（3）诸种中风：常与川芎、白僵蚕、白附子等同用，具有息风止痉的作用，可用于中风口眼歪斜，言语不正，如天麻丸（《太平圣惠方》）。亦可与炮白附子、制南星、炒全蝎等同用，用于产后中风，口噤等症，如天麻散（《证治准绳》）。

（4）破伤风：常与天南星、防风、白附子等同用，具有祛风解痉的作用。可用于破伤风，牙关紧急，角弓反张，身体强直，甚则咬牙缩舌，如玉真散（《外科正宗》）。

2. 炒天麻

1）炮制方法　取麦麸撒入热锅内，见冒烟时，投入天麻片，用文火炒至黄色，略见焦斑时，取出，摊凉。或用清炒法，炒至黄色，略见焦斑时，取出，摊凉（每100 kg天麻片，用麦麸10 kg）。

2）饮片性状　表面黄色，略见焦斑，质脆，气香。

3）炮制作用　炒后可减少黏腻之性，便于服用。

4）临床应用

（1）脾虚惊风：常与人参、炒白术、炒白僵蚕等同用，可用于脾虚惊风，亦可用于小儿脾虚慢惊风，吐泻不止，脾困昏沉，默默不食，如醒脾散（《活幼口议》）。

（2）垂帘障：常与醋煅石决明、炒白蒺藜、蝉蜕等同用，具有疏肝、清热、消翳的作用。可用于垂帘障，昏暗失明，如天麻退翳散（《审视瑶函》）。

3. 酒天麻

1）炮制方法　取净天麻，加入适量黄酒拌匀，闷润至透心，置蒸笼内，武火蒸 3~4 小时，取出锤扁，晒至七八成干，切极薄片，晒干（每 100 kg 天麻，用黄酒 10 kg）。

2）饮片性状　表面淡黄色，微有黏性，有酒香气。

3）炮制作用　酒制可助天麻通达血脉，增其祛风通络止痛的作用。

4）临床应用

（1）防治中风：常与酒浸牛膝、炒杜仲、炮附子等同用，具有温阳祛风的作用。可用素体阳虚中风者，也可防治中风，如天麻丸又名易志天麻丸（《仁斋直指方》）。

（2）风湿痹痛：常与羌活、秦艽、牛膝等同用，具有祛风湿、通经络、止痹痛的作用。可用于风湿痹痛，麻木拘挛等症，如天麻散（《太平圣惠方》）。

4. 煨天麻

1）炮制方法　将天麻片平铺于喷过水的表芯纸上，置锅内，用文火烧至纸色焦黄，不断将药片翻动至两面老黄色为度。

2）饮片性状　表面老黄色，有纸的焦煳气。

3）炮制作用　煨后药性和缓，养阴而息风。

4）临床应用

（1）小儿慢惊风：常与炒全蝎、防风、白芷等同用，具有息风止痉的作用。可用于小儿慢惊风等症，如观音散（《幼科发挥》）。

（2）孕妇中风：常与白附子、炒僵蚕、制半夏等同用，用于孕妇中风痰涌等症，口噤脉滑，如僵蚕散（《医略六书》）。

【处方配给】写天麻配天麻，其余随方配给。

【使用注意】本品为风剂，血液衰少及非真中风者忌用。气血虚甚者慎服。

【炮制研究】

1. 工艺研究

温度对天麻素含量影响较大。目前，多采用正交试验、多因素、均匀设计等方法对天麻蒸制的浸泡程度、浸泡温度、蒸制时间、蒸制次数、干燥温度，天麻切制的软化方法、切制厚度和干燥方法等因素进行优选，确定最佳工艺。此外，还有采用正交试验优选姜制天麻和鲜天麻蒸制炮制工艺的研究。

2. 化学成分研究

天麻炮制品中天麻素含量为：微波品＞蜜制品＞蒸制品＞姜制品＞酒制品；对羟基苯甲醇含量为：酒制品＞微波品＞蜜制品＞蒸制品＞姜制品；腺苷含量为：酒制品＞蒸制品＞蜜制品＞姜制品＞微波品；巴利森苷 A 含量为：微波品＞酒制品＞蒸制品＞姜制品＞蜜制品；巴利森苷 B 含量为：酒制品＞微波品＞蒸制品＞姜制品＞蜜制品；总多糖含量为：真空冷冻干燥＞鲜天麻＞蒸制品＞半润透切片品＞润透切片品；天麻素含量为：蒸制品＞五成干熏蒸品＞八成干熏蒸品＞直接熏蒸品＞熏蒸 3 次品＞煮品＞熏蒸 2 次品。

3. 药理作用研究

姜天麻和天麻醇提液均有明显降低 NO、内皮素（ET）、降钙素基因相关肽（CGRP），升高多巴胺（DA）、5- 羟色胺（5-HT）等作用。

【贮藏】置阴凉干燥处，防蛀。

【按语】川产天麻的本草记载最早可见于《开宝本草》中的"利州"，是为传统的川产道地药材，"平武天麻""金口河乌天麻"和"荥经天麻"获批"中华人民共和国地理标志"。天麻炮制历史最早可追溯到南北朝刘宋时期《雷公炮炙论》，历代有"药汁制""酒浸""姜制"等十余种。临床应用上，生用味甘，质润，善治一切风证；炒后可减少黏腻之性，便于服用；酒炙可资助天麻通达血脉，增其祛风通络止痛的作用；煨后药性和缓，善于养阴而息风。但是，天麻现代的炮制应用却几乎都以生用为主。天麻的不同炮制方法可起到增效作用，应进一步加强传承和研究，特别是酒天麻、煨天麻和炒天麻等。

参考文献

[1]　彭成. 中华道地药材[M]. 北京：中国中医药出版社，2011.

[2]　方清茂，彭文甫，吴萍，等. 川产道地药材生产区划研究进展[J]. 中国中药杂志，2020，45（4）：720-731.

[3]　中华中医药学会. 团体标准：T/CACM 1021.9—2018，中药材商品规格等级　天麻[S]. 北京：中华中医药学会，2018.

[4]　卢先明. 中药商品学[M]. 北京：中国中医药出版社，2014.

[5]　龚文玲，詹志来，江维克，等. 天麻本草再考证[J]. 中国现代中药，2018，20（3）：355-362.

[6]　周劲松，张洪坤，黄玉瑶，等. 天麻不同软化方法的比较及天麻片炮制工艺优化研究[J]. 时珍国医国药，2016，27（3）：622-624.

[7]　王海燕，梁利香，杨俊杰. 多指标综合评价天麻炮制工艺的研究[J]. 黑龙江畜牧兽医，2015，7：199-200.

[8]　叶喜德，彭巧珍，李旭冉. 正交设计法优选建昌帮姜制天麻炮制工艺研究[J]. 时珍国医国药，2018，29（2）：347-349.

[9]　李德勋，陈桂，肖顺经，等. 正交试验法优选鲜天麻的蒸制干燥工艺[J]. 现代中药研究与实践，2006，20（2）：56-57.

[10]　左雅敏，张煜，王燕，等. 不同炮制方法对天麻6个成分含量的影响与评价[J]. 贵州科学，2018，36（4）：83-88.

[11]　张霞，高慧，阿丽牙·阿布来提，等. 江西"建昌帮"姜天麻对硝酸甘油诱导的大鼠偏头痛的作用[J]. 中药新药与临床药理，2020，31（8）：887-891.

天 南 星

【药材来源】本品为天南星科植物天南星 *Arisaema erubescens*（Wall.）Schotts、异叶天南星 *Arisaema heterophyllum* Bl. 或东北天南星 *Arisaema amurense* Maxim. 的干燥块茎。

【道地性探源】历史上在不同地域、不同年代有多种植物作为天南星药用。一说古方多用虎掌，始载于《神农本草经》，列为下品，但《中国药典》并未收载。天南星之名始见于《本草拾遗》："南星，主金疮，伤折，瘀血，取根碎敷伤处。"《本草图经》："《本经》不载所出州土，云生平泽，今处处有之。"清代乾隆《直隶达州志》、清代嘉庆《金堂县志》、清代蒋超《峨眉山志》记载峨眉山产"南星"。《四川通志》卷38之6记载成都府亦产天南星。《中药大辞典》记载天南星主产于四川、河南、贵州、云南、广西等地。

据上所述，天南星是四川省道地药材之一，主产于雅安、汉源、荥经、夹江、洪雅、凉山等地。此外，贵州、云南、陕西、甘肃、湖北、河南、河北、江苏、陕西、安徽、浙江等地也有分布，其中河南、河北、江苏、陕西产者质量亦佳。

【产地加工】秋、冬两季茎叶枯萎时采挖，除去须根及外皮，干燥。挖出的块茎，去掉泥土及茎叶、须根，装入撞兜内撞搓，撞去表皮，倒出用水清洗，对未撞净的表皮再用竹刀刮净。本品有毒，加工操作时应戴手套、口罩或手上搽菜籽油可预防皮肤发痒红肿。

【质量要求】天南星以个大，色白，粉性足为佳。依据大小划分等级。

天南星：干货，分二等。各等级共同点为："呈扁球形，表面乳白色或淡棕色，较光滑，有的皱缩，顶端有凹陷的茎痕，周围有麻点状根痕，有的块茎周边有小扁球状侧芽。质坚硬，不易破碎，断面不平坦，色白，粉性，有的可见筋脉，气微辛，味麻辣。"在此基础上，以直径≥4.5 cm，无虫蛀，无霉变为一等；直径＜4.5 cm，无虫蛀，霉变为二等。

《中国药典》2020年版规定，天南星药材水分不得过15.0%，总灰分不得过5.0%，醇溶性浸出物不得少于9.0%，含总黄酮以芹菜素（$C_{15}H_{10}O_5$）计，不得少于0.05%。

【炮制沿革】天南星炮制始见于唐朝，历代炮制方法有：石灰炒黄、面裹煨、炮、姜汁浸、黄酒炒、生姜拌炒、牛乳拌炒、湿纸裹煨、烧熟、牛胆汁制、酒煮、酒浸麸炒、姜酒制、韭汁煮、浆水姜汁煮、麸炒、羊胆制、酒蒸、姜汁煮、薄荷汁制、朱砂制、油焙黄、雪水煮、姜蜜制、姜甘草制、与生姜同捣成饼、白矾皂荚同煮、九蒸九晒、皂角水浸、蜜酒制、生姜朱砂乳香制、生姜川朴制、姜汁皂角荆芥制、黑豆青盐制、炒赤、白矾汤泡去毒水、酒熏、姜汁皂角制、姜汁白矾制、生姜汁皂角汁白矾水制、生姜牙皂蜜制、姜汁矾汤和天南星末作饼造曲等。其中胆汁制法自宋代沿用至今，制南星自明代沿用至今。

《中国药典》2020年版，《全国规范》和大多省（自治区、直辖市）的炮制规范收载有生天南星、制南星和胆南星。此外，《陕西》有陕制天南星。

【药性与功效】苦、辛，温；有毒。归肺、肝、脾经。具有散结消肿之功；外用治痈肿，蛇虫咬伤。

【炮制与应用】天南星常有下列炮制品和临床应用。

1. 天南星

1）炮制方法　取原药材，除去杂质，洗净，干燥。

2）饮片性状　本品为扁球形，高1~2 cm，直径1.5~6.5 cm。表面类白色或淡棕色，较光滑，顶端有凹陷的茎痕，周围有麻点状根痕，有的块茎周边有小扁球状侧芽。质坚硬，不易破碎，断面不平坦，白色，粉性。气微辛，味麻辣。

3）炮制作用　生用辛温燥烈，有毒，多外用，散结消肿。亦有内服者，以祛风止痉为主。

4）临床应用

（1）破伤风：常与防风、天麻、白附子等同用，具有祛风解痉的作用。可用于破伤风，牙关紧急，角弓反张，身体强直，甚则咬牙缩舌等症，如玉真散（《外科正宗》）。

（2）中风、癫痫：常与半夏、白附子、全蝎等同用，具有祛风逐痰的作用，可用于伤寒中风、头痛项强等症，如白附子散（《太平惠民和剂局方》）。亦可与白附子、川乌、半夏等同用，具有豁痰宣风的作用，可用于小儿痫证，如南星散（《幼科指南》）。

（3）痈肿、蛇虫咬伤：单用天南星研末，醋调外敷，具有解毒消肿的作用，可用于痈疡肿痛，痰瘤结核，以及虫蛇咬伤等症，如南星膏（《济生方》）。或将天南星研末，姜汁调，摊纸上贴之，用于口眼歪斜等症，如天南星膏（《杨氏家藏方》）。

2. 制天南星

1）炮制方法　取净天南星，按大小分开，分别用清水浸泡，每日换水2~3次，如水面起白沫时，换水后加白矾（天南星每100 kg加白矾2 kg），泡1日后，再进行换水，漂至切开口尝微有麻舌感时取出。另将生姜片，白矾置锅内加适量水煮沸后，倒入浸漂好的天南星共煮至内无干心时取出。除去姜片，晾至4~6成干，切薄片，干燥。筛去碎屑（天南星每100 kg，用生姜、白矾各12.5 kg）。

2）饮片性状　表面黄白色或淡棕色薄片，半透明，质脆易碎，味涩微麻。

3）炮制作用　生姜、白矾制后，降低毒性，增强燥湿化痰作用。

4）临床应用

（1）湿痰咳嗽：常与半夏、陈皮同用，具有燥湿化痰的作用。可用于脾运不健，聚湿为痰，咳嗽痰喘，胸脘痞闷等症，如玉粉丸（《洁古家珍》）。

（2）寒痰咳嗽：常与肉桂、半夏、生姜同用，具有燥湿化痰、散寒化饮的作用。可用于寒痰或痰饮，咳嗽气促，痰多色白，胸膈满闷等症，如姜桂丸（《洁古家珍》）。

（3）顽痰阻肺：常与半夏、枳实、橘红等同用，具有燥湿豁痰、行气开郁的作用。可用于痰涎壅盛，胸膈痞塞，或咳嗽恶心，饮食少思等症，如导痰汤（《校注妇人良方》）。

（4）风痰眩晕：常与炮附子、炮白附子、天麻等同用，具有祛痰止眩的作用。可用于风痰上扰，头目眩晕，肢节拘急等症，如天南星丸（《奇效良方》）。

（5）痰湿痹痛：常与制川乌、醋乳香、醋没药等同用，具有祛风除湿、化痰通络、活血止痛的作用。可用于中风后手足不仁，日久不愈，经络中有痰湿死血，腰腿沉重，或腿臂间作痛，跌打损伤，瘀阻经络而疼痛者，如小活络丹（《太平惠民和剂局方》）。

3. 胆南星

1）炮制方法　取制南星细粉，加入净胆汁（或胆膏粉及适量清水）拌匀，蒸 60 分钟至透，取出放凉，制成小块，干燥。或取生天南星粉，加入净胆汁（或胆膏粉及适量清水）拌匀，放温暖处，发酵 7~15 天，再连续蒸或隔水炖 9 昼夜，每隔 2 小时搅拌 1 次，除去腥臭气，至呈黑色浸膏状，口尝无麻味为度，取出，晾干。再蒸软，趁热制成小块，干燥〔每 100 kg 制南星细粉，用牛（或猪、羊）胆汁 400 kg（或胆膏粉 40 kg）〕。

《四川省中药饮片炮制规范》（2015 年版）取生南星细粉，加胆汁搅拌均匀，发酵，制成小方块或圆柱状颗粒，干燥（每 100 kg 生南星细粉，用猪胆汁 100~150 kg）。

2）饮片性状　本品呈方块状，表面棕黄色或棕黑色，断面色稍浅，质坚实，有特异的腥气，味苦。

3）炮制作用　胆汁制后降低毒性，缓和其燥烈之性，药性由温转凉，味由辛转苦，功能由温化寒痰转化为清化热痰。以清化热痰，息风定惊力强。

4）临床应用

（1）痰热咳喘：常与酒黄芩、瓜蒌子、麸炒枳实等同用，具有清热化痰、理气止咳作用。可用于热痰内结，咳嗽痰黄，稠厚胶粘，甚则气急呕恶，胸膈痞满等症，如清气化痰丸（《医方考》）。

（2）痰热惊风：常与全蝎、黄连、天麻等同用，具有清热祛痰、息风止痉的作用，可用于小儿一切痰喘，急慢惊风，手足抽搐，如千金散（《寿世保元》）。亦可与牛黄、炒僵蚕、天竺黄等同用，具有清热镇惊、祛风化痰的作用，可用于小儿风痰壅盛所致的惊风，症见高热神昏、惊风抽搐等症，如牛黄抱龙丸（《中国药典》2020 年版）。

（3）癫痫：常与天麻、蒸川贝母、姜半夏等同用，具有涤痰熄风、开窍安神的作用。可用于痫症，突然发作，晕仆在地，喉中痰鸣，甚则抽搐目斜，亦治癫狂等症，如定痫丸（《医学心悟》）。

【处方配给】写天南星、制天南星配制天南星，其余随方配给。

【使用注意】本品性燥走散而有毒，易伤阴液，故阴虚燥咳、热极生风及孕妇忌用。生天南星属剧毒药，应专人专柜按剧毒药管理。

【炮制研究】

1. 工艺研究

传统炮制方法中使用的辅料以明矾"去麻"效果最好。目前，多采用正交试验、多因素等方法对胆南星发酵工艺的原料、温度和湿度；制南星工艺的白矾用量、生姜用量、水漂时间和加热时间等因素进行优选，确定最佳工艺。此外，还有采用乙醇溶液浸泡以改变传统白矾浸泡和采用白僵菌代替胆汁发酵的炮制方式。

2. 化学成分研究

长时间浸泡对天南星麻味影响不大，但能大大降低其水及醇溶出物中醋酸铅沉淀物的量。所含的掌叶半夏碱，炮制后亦降低。炮制后天南星中草酸钙针晶束数量明显减少，剩余针晶束粘连，不易分散，单个针晶多数有溶解现象，尖部尤其明显。炮制过程中水浸泡对天南星总生物碱的含量影响较大，从生品到中间品含量下降将近一半，而煎煮过后，从中间品到炮制品含量下降不明显。总氨基酸含量生品高于炮制品。

3. 药理作用研究

天南星有毒，其毒性成分为皂苷类和类似毒芹碱的生物碱以及苛辣性毒素，具有强烈的刺激作用，皮肤与之接触发生强烈的瘙痒；入口则口腔黏膜轻度糜烂，甚至部分坏死脱落，咽喉干燥并有烧灼感，舌体肿大，口唇水肿，大量流涎，口舌麻木，味觉消失，声音嘶哑，张口困难，最后惊厥死亡。经过水浸泡、白矾水浸、加热等炮制后，可去其麻辣味，降低毒性，其水浸液能降低士的宁、五甲烯四氮唑和咖啡因的惊厥率，有一定抗惊厥作用，其强度与胆汁的含量有直接关系；天南星所含皂苷，能刺激胃黏膜反射性引起气管分泌物增加，有祛痰作用；鲜品生天南星的水提醇沉浓缩制剂，体外对 Hela 细胞有抑制作用，对小鼠实验性肿瘤如肉瘤 S180、HCA 实体型、U14 等均有一定的抑制作用，而 D- 甘露醇可能是抗癌的有效成分；天南星生品可使兔眼结膜出现明显的水肿反应，可对小鼠腹膜刺激引起扭体反应，而炮制后的刺激作用明显降低。天南星经炮制后毒性明显下降。另据报道，制天南星粉较浸泡前的生粉水溶性物质降低 54.7%，其中包含多糖、皂苷等成分。说明长期水泡可除毒性，但有效成分也随之流失。经水浸泡 2 天的生片虽有麻辣性质，但对大、小鼠急性和亚急性毒性试验表明，动物仍能耐受，尤其汤剂 150 g/kg 未见毒性反应，此剂量相当于临床用量的 100 倍左右。此外，在小鼠急性毒性试验中，牛胆星和猪胆星的毒性明显小于天南星；对小鼠自主活动的影响试验中，天南星、猪胆星、牛胆星均能够明显减少小鼠自主活动次数、延长小鼠睡眠时间、降低戊四氮引起的惊厥率，炮制前后无显著性差异。

【贮藏】置通风干燥处，防霉、防蛀。

【按语】天南星的来源争议颇多，而来源不同，分布区域差异极大，故多数本草著作不载出处。川产天南星在清代《直隶达州志》《金堂县志》《峨眉山志》和《四川通志》中均可见记载。天南星有毒，故其入药须炮制，其炮制方法自唐到清达到了近50种之多。生天南星辛温燥烈，有毒，多外用；生姜、白矾制后可降低毒性，增强燥湿化痰作用；胆汁制后降低毒性，缓和其燥烈之性，药性由温转凉，味由辛转苦，功能由温化寒痰转化为清化热痰。但是，天南星的现代炮制亦仅传承了此三种炮制方法。因此，应进一步加强传承，并在传承的基础上进一步深入研究，为临床应用提供更多饮片的选择。

参考文献

[1] 彭成. 中华道地药材[M]. 北京：中国中医药出版社，2011.

[2] 方清茂，彭文甫，吴萍，等. 川产道地药材生产区划研究进展[J]. 中国中药杂志，2020，45（4）：720–731.

[3] 中华中医药学会. 团体标准：T/CACM 1021.167—2018，中药材商品规格等级　天南星[S]. 北京：中华中医药学会，2018.

[4] 卢先明. 中药商品学[M]. 北京：中国中医药出版社，2014.

[5] 赵佳琛，王艺涵，金艳，等. 经典名方中半夏与天南星的本草考证[J]. 中国现代中药，2020，22（8）：1361–1380.

[6] 韦英杰，扬中林，杜慧，等. 正交设计优选东北南星炮制工艺[J]. 中成药，2002，24（11）：846–848.

[7] 唐思园. 胆南星发酵炮制工艺研究[D]. 北京：北京中医药大学，2012.

[8] 韦英杰，张宝玲，扬中林，等. 炮制对东北南星中氨基酸及部分无机元素含量的影响[J]. 中成药，2001，23（4）：258–260.

[9] 林坤河，韦建华，邓超澄，等. 炮制对天南星化学成分及药理作用的影响研究概况[J]. 广西中医药，2018，41（4）：73–75.

[10] 聂容珍，陈文政，林嘉娜，等. 天南星科有毒中药及炮制品的药效比较研究[J]. 中药药理与临床，2016，32（4）：53–56.

[11] 王薇，王珊，刘超，等. 基于小鼠生理生化指标的天南星与胆南星的寒热药性探讨[J]. 时珍国医国药，2012，23（12）：3037–3038.

[12] 赵重博，王晶，吴博，等. Box–Behnken效应面法优化陕西法制天南星提取工艺及抗肿瘤药效研究[J]. 中医药导报，2019，25（6）：65–69.

乌　梅

【药材来源】本品为蔷薇科植物梅 *Prunus mume*（Sieb.）Sieb.et Zucc. 的干燥近成熟果实。

【道地性探源】始载于《神农本草经》，列为中品。《名医别录》："生汉中川谷，五月采，火干。"《新修本草》有相同记载。《本草图经》："梅实，生汉中川谷，今襄汉、川蜀、江湖、淮岭皆有之。"《本草易读》："生汉中川谷。"清代乾隆《直隶达州志》记载"林有桃、梅"。《中国药材学》："乌梅主产于福建、四川、浙江、湖南、广东等地。浙江产品质佳，四川产量最大。"

据上所述，乌梅是四川道地药材之一，主产于达州、大邑、马边彝族自治县（以下简称马边）、宜宾等地，量大质优。此外，浙江、福建、云南、重庆、湖北、湖南等省亦产，其中浙江质佳，福建量大质亦优。

【产地加工】夏季果实近成熟时采收，低温烘干后闷至色变黑。一般于5~6月上旬，当果皮青黄色尚未完全成熟时采摘，装入竹笋内摇动，去其绒毛，取出，洗净，薄摊于竹帘上用无烟煤或木炭熏烤至皮色黑褐色、皮纹皱缩时，取出晒干。

【质量要求】乌梅以个大，肉厚，核小，外皮乌黑，不破裂，味极酸者为佳。依据每千克所含的个数划分等级。

乌梅：干货，分三等。各等级共同点为："呈类球形或扁球形，表面乌黑色或棕黑色，皱缩不平，基部有圆形果梗痕。果核坚硬，椭圆形，棕黄色，表面有凹点；种子扁卵形，淡黄色。气微，味极酸。"在此基础上，以个大、质润、肉厚，每千克 ≤ 200 粒为一等；个中等、质润，每千克 200~360 粒为二等；个偏小、质干，每千克 > 360 粒为三等。

《中国药典》2020 年版规定，乌梅药材水分不得过 16.0%，总灰分不得过 5.0%，水溶性浸出物不得少于 24.0%，含枸橼酸（$C_6H_8O_7$）不得少于 12.0%。

【炮制沿革】乌梅炮制始见于汉代，历代炮制方法有：醋浸蒸捣、炙、熬、蜜醋渍蒸、蒸、制炭、焙、炒焦、煮、醋煮、酒浸、蜜拌蒸、麸炒、盐水浸等。其中醋制法自汉代沿用至今。

《中国药典》2020 年版和大多省（自治区、直辖市）的炮制规范收载乌梅、乌梅肉和乌梅炭。《全国规范》收载有醋乌梅；山东收载有酒乌梅；湖北收载有蒸乌梅和制乌梅。

【药性与功效】酸、涩，平。归肝、脾、肺、大肠经。具有敛肺，涩肠，生津，安蛔之功。

【炮制与应用】乌梅常有下列炮制品和临床应用。

1. 乌梅

1）炮制方法 乌梅：取原药材，除去杂质，洗净，干燥。

乌梅肉：取净乌梅，用清水润软或蒸软后，剥取净肉，干燥。

2）饮片性状 乌梅为呈不规则的类球形或扁形，直径 1.5~3 cm。表面乌黑色或棕黑色，皱缩不平，果肉柔软。果核坚硬，椭圆形，棕黄色，内含淡黄色种子 1 粒。味极酸。

乌梅肉为不规则扁卵形块状，呈乌黑色或棕黑色。质柔软。气特异，味极酸。

3）炮制作用 炮制可以使药物更加纯净。乌梅肉的功效和适用范围与乌梅同，因去核用肉，故作用更强。生用长于生津止渴，敛肺止咳；亦能安蛔。

4）临床应用

（1）肺虚久咳：常与杏仁、阿胶、人参等同用，具有补肺止咳的作用。可用于肺虚久咳，痰中带血等症，如一服散（《世医得效方》）。

（2）虚热消渴：常与天花粉、人参、麦冬等同用，具有生津止渴的作用。可用于消渴、烦渴多饮等症，如玉泉丸（《沈氏尊生书》）。

（3）蛔厥呕吐腹痛：常与干姜、花椒、黄连等同用，具有杀虫止痛的作用。可用于蛔厥症，心烦呕吐，食入吐蛔，腹胀腹痛或腹泻等症，如乌梅丸（《伤寒论》）。

2. 乌梅炭

1）炮制方法 取净乌梅，置炒制容器内，用武火加热，炒至皮肉鼓起，表面呈焦黑色，取出放凉。

2）饮片性状 皮肉鼓起发泡，质较脆，表面焦黑色，味酸兼苦。

3）炮制作用 制炭后长于涩肠止泻，止血。

4）临床应用

（1）久泻久痢：常与黄连、黄柏、醋艾叶等同用，具有清热止痢的作用，可用于小儿下痢赤白，脐腹疼痛，里急后重。亦可与诃子肉、罂粟壳、人参等同用，具有涩肠止泻、益气理脾的作用，可用于泄泻日久，甚则滑脱不禁，如固肠丸（《证治准绳》）。若泄泻不止，单用乌梅炭服之亦有效。

（2）便血、崩漏下血：常与归身炭、白芍炭、姜炭等同用，具有固经止血作用。可用于妇女一切血崩等症，如补中归脾汤（《揣摩有得集》）。用乌梅烧炭存性，醋米糊为丸，可治大便下血（《济生方》）或小便尿血（《本草纲目》）。

3. 醋乌梅

1）炮制方法 取净乌梅，用米醋拌匀，闷润至醋被吸尽，密闭，隔水加热 2~4 小时，取出干燥（每 100 kg 乌梅，用米醋 10 kg）。

2）饮片性状 质较柔润，略有醋气。

3）炮制作用 醋制后功用与生乌梅相似，但收敛固涩作用更强，尤其适用于肺气耗散之久咳不止和蛔厥腹痛。

【处方配给】写乌梅、乌梅肉配生品，其余随方配给。

【使用注意】外有表邪或内有实热积滞者均不宜服用。

【炮制研究】

1. 工艺研究

目前，多采用正交试验对乌梅炭炮制的温度、时间、方式（炒、烘）或翻炒频率等因素进行优选，确定最佳工艺。

2. 化学成分研究

乌梅炮制品中柠檬酸含量为：乌梅＞乌梅炭；苹果酸含量为：乌梅＞乌梅炭；枸橼酸含量为：乌梅肉＞醋乌梅肉＞乌梅＞醋乌梅＞乌梅核＞醋乌梅核＞乌梅炭；有机酸含量为：乌梅肉＞醋乌梅＞乌梅＞乌梅炭＞乌梅核；水浸出物含量：乌梅肉＞醋乌梅＞乌梅＞乌梅炭＞乌梅核；鞣质含量为：乌梅＞炒炭品＞210℃烘炭品＞230℃烘炭品＞250℃烘炭品。

3. 药理作用研究

乌梅炒炭及烘炭水提取物可显著缩短 PT、APTT、TT，增加血小板计数（PLT）。乌梅、乌梅炭、乌梅肉水提液均能显著提高肠推进百分率、降低血糖、抑制金黄色葡萄球菌、大肠杆菌、绿脓杆菌、白念珠菌。乌梅肉水提物及水提醇沉物均有延缓初次腹泻时间、减少腹泻次数、抑制肠推进的作用，且水提醇沉物优于水提物。

【贮藏】置阴凉干燥处，防潮；醋乌梅密闭，置阴凉干燥处。

【按语】川产乌梅，最早可追溯到宋代《本草图经》，是四川传统道地药材，"达县乌梅"获批"中华人民共和国地理标志"，四川省经济林协会命名达县为"四川乌梅之乡"。其炮制历史沿革从汉至清已有数十种炮制方法，传承至今的有生用生津止渴、敛肺止咳、安蛔；炒炭后涩肠止泻、止血；醋炙后收敛固涩。现代研究亦表明乌梅炒炭后能缩短凝血时间。乌梅属药食同源，尚有一系列炮制方法待深入研究。

参考文献

[1] 彭成. 中华道地药材[M]. 北京: 中国中医药出版社, 2011.

[2] 方清茂, 彭文甫, 吴萍, 等. 川产道地药材生产区划研究进展[J]. 中国中药杂志, 2020, 45（4）: 720–731.

[3] 中华中医药学会. 团体标准: T/CACM 1021.200—2018, 中药材商品规格等级 乌梅[S]. 北京: 中华中医药学会, 2018.

[4] 杨琳, 陈金文, 王兴海, 等. 乌梅本草考证[J]. 中国现代中药, 2019, 21（2）: 247–265.

[5] 刘先琼, 许腊英. 多指标综合加权评分研究乌梅炭炮制工艺[J]. 中草药, 2009, 40（12）: 1898–1900.

[6] 张丽丽, 耿小平. 乌梅醋乌梅等有机酸及水浸出物含量比较[J]. 山东中医药杂志, 1999, 18（8）: 370–371.

[7] 孙全, 吴文辉, 徐冲, 等. RP-HPLC法测定乌梅不同炮制品及不同部位中枸橼酸含量[J]. 亚太传统医药, 2019, 15（6）: 71–73.

[8] 王璐, 张红宇, 王莉. 乌梅及其不同炮制品的药理作用比较[J]. 中药材, 2010, 33（3）: 353–356.

[9] 李景丽, 杨宏乔, 刘静, 等. 乌梅生品及其不同制炭品止血作用的对比研究[J]. 陕西中医, 2014, 35 (12): 1680-1681.

[10] 王小婷, 蒋国政, 王海滨, 等. 乌梅肉提取物抗腹泻作用研究[J]. 中国现代应用药学, 2016, 33 (4): 407-410.

[11] 许腊英, 刘芬, 毛维伦, 等. 乌梅古今炮制演变探讨[J]. 湖北中医杂志, 2003, 25 (5): 51-54.

五 倍 子

【药材来源】本品为漆树科植物盐肤木 *Rhus chinensis* Mill. 、青麸杨 *Rhus potaninii* Maxim. 或红麸杨 *Rhus punjabensis* Stew. var. *sinica* (Diels) Rehd. et Wils. 叶上的虫瘿, 主要由五倍子蚜 *Melaphis chinensis* (Bell) Baker 寄生而形成。按外形不同, 分为"肚倍"和"角倍"。

【道地性探源】药用始载于《本草拾遗》。《本草图经》: "五倍子, 旧不着所出州土, 云在处有之。今以蜀中者为胜, 生肤木叶上……"《本经逢原》: "产川蜀, 如菱角者佳。"《本草述钩元》: "各处有此种, 以蜀产结于盐肤木上者乃良。"《中华道地药材》: "尤以广西柳州和四川地区最为适宜。"《道地药材图典》(西南卷): "药材产于贵州、四川、云南、陕西、广西, 以贵州、四川产量大。"

据上所述, 五倍子是四川省道地药材之一, 主产于四川丘陵与盆地周围山区。此外, 贵州、云南、湖北、湖南、陕西、河南、浙江等省亦产。

【产地加工】秋季采摘, 置沸水中略煮或蒸至表面呈灰色, 杀死蚜虫, 取出, 干燥。采下的鲜倍需及时干燥。目前, 倍农多采用沸水浸烫法, 即入沸水略煮 3~5 分钟 (蒸也可) 使外表色变成灰色, 以杀死内部的蚜虫为度。

【质量要求】五倍子以个大、完整、壁厚、色灰褐者为佳。依据长、直径、单个重量、每500 g 个数和破碎率, 将五倍子角倍、肚倍规格分为选货和统货。

《中国药典》2020 年版规定, 五倍子药材水分不得过 12.0%, 总灰分不得过 3.5%, 含鞣质以没食子酸 ($C_7H_6O_5$) 计不得少于 50.0%。

【炮制沿革】五倍子炮制始见于明代, 历代炮制方法有: 去枝梗, 捣末用; 捶破, 去内虫或污秽; 炒; 煮; 蒸; 发酵等。发酵而成百药煎又有: 煅制、炒焦法、烧存性、马齿苋汁煮制、炒制等。

《中国药典》2020 年版, 《全国规范》和大多省 (自治区、直辖市) 的炮制规范仅收载生品五倍子。陕西有炒五倍子。

【药性与功效】酸、涩, 寒。归肺、大肠、肾经。具有敛肺降火, 涩肠止泻, 敛汗, 固精止遗, 止血, 收湿敛疮之功。

【炮制与应用】五倍子常有下列炮制品和临床应用。

1. 五倍子

1）炮制方法　取原药材，敲开，除去杂质。

2）饮片性状　本品为不规则碎片状。表面灰褐色或灰棕色，微有柔毛，内壁光滑。质硬而脆，断面角质样，有光泽。气特异，味涩。

3）炮制作用　敲碎后易于有效成分煎出。

4）临床应用

（1）肺虚久咳：常与五味子、苦杏仁、罂粟壳等同用，具有收敛肺气、止咳定喘的作用。可用于肾虚作喘、肺虚久咳等症，如桂灵丸（《卫生部药品标准》）。

（2）肺热痰嗽：常与大黄、橘红、青果等同用，具有清音化痰、退热止嗽的作用。可用于咽喉肿痛、肺热咳嗽、口干舌燥、大便不通等症，如喉痛丸（《卫生部药品标准》）。

（3）久泻久痢：常与山慈菇、红大戟、千金子霜等同用，具有辟瘟解毒、消肿止痛的作用。可用于中暑、脘腹胀痛、恶心呕吐、痢疾泄泻、小儿痰厥等症，如紫金锭（《中国药典》2020年版）。

（4）自汗，盗汗：常与枯矾、煅龙骨同用，以津唾调，塞满脐中，具有收敛止汗的作用，可用于盗汗、自汗等症，如护命散（《玉台新案》）。亦可单用为末，敷肚脐处。

（5）遗精，滑精：常与茯苓、龙骨同用，具有安神、固涩的作用。可用于肾虚精关不固之遗精、滑精者，如秘传玉锁丹（《太平惠民和剂局方》）。

（6）出血诸症：常与炒白术、茜草、棕榈炭等同用，具有健脾益气、固冲止血的作用，可用于脾肾亏虚、冲脉不固证，如固冲汤（《医学衷中参西录》）。若与人工牛黄、麝香、珍珠等同用，具有清热解毒、消肿止痛、止血生肌的作用，可用于大肠热盛所致的大便出血、血色鲜红、肛门灼热疼痛等症。亦可与无名异、白矾等同用，研细和匀掺伤处，用于刀斧伤出血不止，如止血散（《简明医彀》）。

（7）痈肿疮毒、皮肤湿烂：常与大黄、黄柏、白及同用，研末外敷，具有收湿敛疮、解毒消肿的作用，可用于疮疖、痈疽，如敷药铁箍散（《证治准绳》）。亦可单用炒黑为末，外敷治一切肿毒，如倍子散（《疡医大全》）。

此外，本品亦可用于消渴。

2. 百药煎

1）炮制方法　取茶叶，分次加水煎煮，滤过，合并滤液，浓缩至适量，放凉，与酒糟混合；另取五倍子细粉，与上述混合物加适量水搅匀，制成软块，发酵。待药块表面遍布白色"霉衣"时，取出，切成小方块，低温干燥（每100 g五倍子，加茶叶6.2 g、酒糟25 g）。

亦有五倍子、白矾、乌梅、酒曲、桔梗、甘草发酵而成；或五倍子、乌梅、白矾、酒曲、红蓼发酵而成。

2）饮片性状　本品为黑褐色不规则小方块。表面有黄白色霉斑。质坚硬，断面粗糙，黄褐色。气微，味酸、咸、微甘。

3）炮制作用　五倍子经发酵后，其体轻虚，其性浮收，味酸、甘，性平；归肺、胃经。具有清热化痰，生津止渴。

4）临床应用

（1）肺热津亏：常与天花粉、川贝母、葛根等同用，具有清热利咽、生津润燥的作用。可用于肺热津亏，咽喉不利，口舌干燥，声哑失音，如清音丸（《中国药典》2020 年版）。

（2）风火牙痛：常与微炒绿矾、麝香、缩砂仁等同用，具有固牙止痛的作用。可用于牙齿不牢，疳蚀腐臭，牙缝垢黑，如牙药麝香散（《御药院方》）。

（3）口舌糜烂：常与青黛、黄柏、薄荷等同用，研细点舌，具有清热消肿、化腐解毒的作用。可用于痘疹误服辛热之药，以致热毒蕴结，咽喉肿痛，口舌生疮，赤眼肿痛，如绿袍散（《治疹全书》）。

（4）久痢脱肛：常与陈白梅、木瓜同用，治下痢脱肛（《圣济总录》）。

3. 百药煎炭

1）炮制方法　取百药煎块，置锅内，上扣一小锅，两锅结合处用盐泥封固，上压一重物，并贴一张白纸条或放大米数粒，用武火加热，煅至白纸条或大米呈焦黄色时，停火，冷却后取出。

2）饮片性状　表面黑褐色，有焦香气。

3）炮制作用　制炭后长于涩血止血。

4）临床应用

（1）肺疽吐血：常与红枣（和核烧存性）同用，具有收涩止血的作用。可用于肺疽，吐血并血热妄行而致衄血等症，如二灰散（《三因极一病证方论》）。

（2）肠风下血：常与百药煎生品、炒焦品同用，具有祛风止血的作用。可用于肠风下血，溺血等症，如圣金丸（《世医得效方》）。

【处方配给】写五倍子，配五倍子生品；其余随方配给。

【使用注意】本品收涩力强，凡外感风寒或肺有实热之咳嗽，以及积滞未尽之泻痢禁服。

【炮制研究】

1. 工艺研究

目前，多采用正交试验、多因素等方法对五倍子的醋用量、闷润时间、炮制时间、酵曲用量、茶叶用量和发酵时间等因素进行优选，确定最佳工艺；也有学者以体外抗菌试验为评价指标，采用正交试验设计考察改良百药煎炮制工艺。筛选得改良百药煎的最佳发酵工艺为发酵前不加冰片，药粉水液 pH 值 5.4~5.7，甜酒曲 0.2%，冰糖 5%。

2. 化学成分研究

五倍子炮制品中没食子酸含量为：发酵品＞醋品＞生品；鞣花酸含量为：醋品＞生品＞发酵品；鞣质含量为：生品＞醋炙品＞醋蒸品；五倍子发酵百药煎后没食子酸、2，4，6- 三 -O- 没食子酰 –α –D– 葡萄糖的量升高，没食子酸甲酯、没食子酸乙酯、表没食子儿茶素没食子酸酯的量明显降低；表没食子儿茶素、2，4，6- 三 –O– 没食子酰 –β –D– 葡萄糖为新生成成分。

3. 药理作用研究

五倍子生品和发酵品水煎液均有显著提高毛细血管通透性、消肿、抗菌、镇咳、祛痰等作用。五倍子生品水提液还具有显著的抑制白介素 –6（IL–6）、碱性磷酸酶（ALP）、铜绿假单胞菌，降低 *algC*、*algD* 基因表达水平，增加 PDLC 附着的作用。五倍子发酵为百药煎后抗炎镇痛、止咳化痰作用增强；改良百药煎是在古方百药煎的基础上，增加冰片、硼砂等药物发酵制成，其镇咳、祛痰、抗炎等药理作用均强于传统百药煎。

【贮藏】置阴凉干燥处，防压。

【按语】五倍子古不著产地，有记载的产地自《本草图经》始即为"蜀中者为胜"，是四川传统道地药材。由于其是虫瘿，故历代多以沸水杀死蚜虫即可，炮制方法较少，偶见有炒、煮、蒸和发酵等散载于各本草书籍，其中以传承至今的百药煎最为人熟知，但其方法和组方较多。临床应用上五倍子可敛肺降火，涩肠止泻，敛汗，止血，收湿敛疮；百药煎则有润肺化痰，生津止渴之功，五倍子用发酵法制备没食子酸比瑞典药学家舍勒早 200~300 年，煅炭后增强止血作用。现代研究表明，五倍子发酵为百药煎后其抗炎镇痛、止咳化痰作用明显增强。甚有学者尝试改良其传统发酵处方，增加冰片、硼砂等药物发酵后的炮制品，药理实验表明在镇咳、祛痰、抗炎等药理作用方面均强于传统百药煎。因此，五倍子的炮制研究应在传承的基础上扩大思路，在遵循中医临床疗效的前提下进行开发研究。

参考文献

［1］ 彭成. 中华道地药材[M]. 北京: 中国中医药出版社, 2011.

［2］ 方清茂, 彭文甫, 吴萍, 等. 川产道地药材生产区划研究进展[J]. 中国中药杂志, 2020, 45（4）: 720–731.

［3］ 中华中医药学会. 团体标准: T/CACM 1021.81—2018, 中药材商品规格等级　五倍子[S]. 北京: 中华中医药学会, 2018.

［4］ 李杨, 吴侠, 邢效铭. 五倍子本草考证[J]. 山东中医杂志, 2020, 39（5）: 509–512.

［5］ 彭璐, 张志杰, 龚千锋, 等. 多指标加权法优选醋五倍子炮制工艺[J]. 药物分析杂志, 2017, 37（9）: 1733–1738.

[6] 瞿燕. 五倍子发酵工艺及药理实验研究[D]. 成都: 成都中医药大学, 2002.

[7] 林静, 曹洪明, 李久明, 等. 五倍子炮制方法的探讨[J]. 中成药, 1993, 15(5): 19-20.

[8] 彭璐, 龚千锋, 李小宁, 等. RP-HPLC测定五倍子3个炮制品种没食子酸和鞣花酸的含量[J]. 中国实验方剂学杂志, 2015, 21(18): 76-79.

[9] 岳晓红, 唐荣银, 王志良, 等. 五倍子水提取物抑制内毒素诱导人牙龈成纤维细胞分泌IL-6[J]. 牙体牙髓牙周病学杂志, 2004, 14(4): 203-206.

[10] 卢婧, 徐星星, 李鑫, 等. 五倍子水提取物对人牙髓细胞碱性磷酸酶及矿化的影响[J]. 牙体牙髓牙周病学杂志, 2004, 24(12): 692-695.

[11] 王静, 唐荣银, 王志良. 五倍子水提取物抑制LPS对牙周膜细胞附着牙骨质片表面的影响[J]. 牙体牙髓牙周病学杂志, 2005, 15(3): 136-139.

[12] 杨剑芳, 王玉华, 胡昌江, 等. 用正交试验法探索改良百药煎的制备工艺[J]. 陕西中医, 2001(4): 243-244.

[13] 王瑞生, 史莲莲, 张振凌, 等. HPLC指纹图谱研究五倍子发酵百药煎化学成分变化[J]. 中草药, 2017, 48(18): 3734-3740.

[14] 陈晶晶, 张振凌, 曹森森, 等. 百药煎HPLC指纹图谱的建立及其中5种成分的含量测定[J]. 中国药房, 2020, 31(2): 173-178.

[15] 胡昌江, 杨敛芳, 瞿燕, 等. 改良百药煎的主要药效学研究[J]. 陕西中医学院学报, 2001(3): 44-45.

[16] 陈祎甜, 张振凌, 王瑞生, 等. 五倍子发酵炮制百药煎主要药理作用比较研究[J]. 中华中医药学刊, 2021, 39(1): 187-192.

白 及

【药材来源】本品为兰科植物白及 *Bletila striata* (Thunb.) Reichb. f. 的干燥块茎。

【道地性探源】始载于《神农本草经》, 列为下品, 别名甘根、连及草。《本草经集注》: "近道处处有之。"《本草图经》: "今江淮、河、陕、汉、黔诸州皆有之, 生石山上。"《本草原始》亦有相同记载。清代雍正《叙州府志》记载 "药材有白及"。清代光绪《四川通志》记载 "眉州出白及"。《植物名实图考长编》引《陇蜀余闻》也提到 "武连梓潼间山谷多有之"。民国《犍为县志》记载 "药材有白芨"。古今白及品种变化不大, 产地逐渐向川、黔转移。

据上所述, 白及是四川省道地药材之一, 主产于内江、成都、德阳、绵阳、广元、雅安等地。此外, 贵州、湖南、湖北、安徽、河南、浙江、陕西、云南、江西、甘肃、江苏、广西等地亦产, 其中贵州产量大, 质量亦好。

【产地加工】秋冬季节采挖, 先清除地上残茎枯叶和须根, 洗净泥土, 投入沸水中煮或蒸5~10分钟至内无白心时取出, 晒或炕至表面干硬不黏结时, 除去外皮, 晒干, 筛去杂质炕或晒至全干。

【质量要求】白及以个大、饱满、色白、质坚者为佳。依据每千克所含个数划分等级。

白及，干货，分二等。各等级共同点为："呈不规则扁圆形，多有 2~3 个爪状分枝，长 1.5~5 cm，厚 0.5~1.5 cm。表面灰白色或黄白色，有数圈同心环节和棕色点状须根痕，上面有突起的茎痕，下面有连接另一块茎的痕迹。质坚硬，不易折断，断面类白色，角质样。气微，味苦，嚼之有黏性。"在此基础上，以每千克≤ 200 个为一等；每千克> 200 个为二等。

《中国药典》2020 年版规定，白及药材水分不得过 15.0%，总灰分不得过 5.0%，二氧化硫残留不得过 400 mg/kg，含 1，4- 二［4-（葡萄糖氧）苄基］-2- 异丁基苹果酸酯（$C_{34}H_{46}O_{17}$）不得少于 2.0%。

【炮制沿革】白及历代炮制方法有去须、去芦；剉碎、研、磨；微火略焙法、烧存性、炒制、面裹煨等。

《中国药典》2020 年版，《全国规范》和大多省（自治区、直辖市）的炮制规范收载白及薄片，湖南等地亦可切厚片。

【药性与功效】苦、甘、涩，微寒。归肺、肝、胃经。具有收敛止血，消肿生肌之功。

【炮制与应用】白及临床以生用为主，其炮制方法与临床应用如下。

1）炮制方法　取原药材，洗净，润透，切薄片，晒干。

2）饮片性状　本品呈不规则的薄片。外表皮灰白色至灰棕色，或黄白色。切面类白色至黄白色，角质样，半透明，维管束小点状，散生。质脆。气微，味苦，嚼之有黏性。

3）炮制作用　切后利于药效成分煎出，便于调剂与制剂。

4）临床应用

（1）出血证：常与三七、茜草、煅龙骨等同用，具有清热凉血止血、化瘀生肌定痛的作用，可用于创伤性出血，崩漏、呕血及便血等症，如致康胶囊（《中国药典》2020 年版）。若与藕节、炙枇杷叶、蛤粉炒阿胶等同用，可用于咯血，如白及枇杷丸（《证治准绳》）。若与茜草、生地黄、牛膝等同用，可用于内伤吐血，如白及汤（《古今医彻》）。若与轻粉、乳香、没药等同用，可用于跌打或刀斧所伤，外伤出血，疮毒，如白膏药（《增补万病回春》）。亦可单味研末，糯米汤调服治诸内出血证（《吉人集验方》）；外掺或水调外敷，用治外伤或金创出血。

（2）疮疡痈肿：常与金银花、皂角刺、乳香等同用，具有清热解毒、活血化瘀、消肿止痛的作用，可用于痈疽发背，对口疔疮，无名肿毒，一切歹疮等症，如内消散（《外科正宗》）。若与黄连、贝母、轻粉等为末外敷，可用于疮痈已溃，久不收口者，如生肌干脓散（《证治准绳》）。若与炒葶苈子、薏苡仁、桔梗等同用，具有泻肺排脓、解毒化痰的作用，可用于肺痈，时出浊唾腥臭，吐脓如米粥者等症，如肺痈神汤（《医宗必读》）。

（3）皮肤皲裂：常与五倍子、炒阿胶同为末，调涂患处，可用于头足皲裂，如腊鹅膏

（《永类钤方》）。亦可与川白芷、松脂同为末外敷，可用于断跟靸，如白及膏（《世医得效方》）。亦可单用研末，麻油调涂，能促进裂口愈合，并治烧烫伤。

【处方配给】写白及、白芨配白及。

【使用注意】本品不宜与川乌、制川乌、草乌、制草乌、附子同用。

【炮制研究】

1. 炮制工艺研究

以直接切片、煮后切片和蒸后切片等方法对白及切片工艺进行了优选。

2. 化学成分研究

白及煮制切片、蒸制切片醇浸出物的含量较直接切片略有增加，热浸法所得浸出物含量更高。白及加工方法、煮制和蒸制时间及烘干温度不同时，其多糖含量均有差异。白及栽培品种与野生品种含量有差异，并可用指纹图谱对二者进行区分。

3. 药理作用研究

白及水溶性成分、正丁醇部位和白及多糖具有止血作用；白及胶和白及多糖可保护黏膜；白及还有抗菌、抗肿瘤和免疫调节作用。

【贮藏】置通风干燥处。

【按语】白及是川产道地药材之一，在历代发展中，炮制品较少，临床主要用生品。白及野生资源减少，种植生长时间较长，栽培品种与野生品种质量与疗效的相关性是白及研究的重要内容，需进行全面地比较分析。白及除用作饮片外，在药用辅料、化妆品等方面也有应用，加强白及的综合开发应用有利于促进白及产业的发展。

参考文献

[1] 彭成. 中华道地药材[M]. 北京：中国中医药出版社，2011.

[2] 方清茂，彭文甫，吴萍，等. 川产道地药材生产区划研究进展[J]. 中国中药杂志，2020，45（4）：720–731.

[3] 中华中医药学会. 团体标准：T/CACM 1021.97—2018，中药材商品规格等级 白及[S]. 北京：中华中医药学会，2018.

[4] 唐修静，张羽斌，文运，等. 不同炮制方法对白及中militarine及浸出物含量的影响[J]. 中国实验方剂学杂志，2014，20（7）：67–69.

[5] 苏桂云，刘颖. 白及的炮制与生产工艺流程[J]. 首都医药，2011，18（7）：53.

[6] 熊浩荣，马朝旭，国慧，等. 川贝母野生基原植物资源分布和保育研究进展[J]. 中草药，2020，51（9）：2573–2579.

[7] 朱环，张丽萍，王江聪，等. 人工栽培与野生白及化学成分差异的多元统计分析[J]. 药物分析杂志，2020，40（6）：1045–1049.

[8] 蒋福升，沈徐婷，姚玥，等. 不同来源白及中3个主要化学成分的含量比较[J]. 中国中药杂志，2019，44（13）：2762–2767.

白 芍

【药材来源】本品为毛茛科植物芍药 *Paeonia lactiflora* Pall. 的干燥根。

【道地性探源】宋以前白芍与赤芍统称为"芍药"。芍药一名，最早见载于《诗经》，入药始载于《五十二病方》。《神农本草经》将其列为中品。白芍药用栽培见于《本草别说》："今世所用者，多是人家种植。"主要栽培品以杭白芍、亳白芍和川白芍最为有名，虽有记载川白芍栽种历史最晚，一般认为清代中期开始种植，如清代乾隆《直隶达州志》："药材有白芍。"但明代《普济方》已有多处使用"川白芍"，可见川白芍栽培历史还可提前。《药物出产辨》："白芍产四川中江、渠河为川芍；产安徽亳州为亳芍；产浙江杭州为杭芍。"《中国北部之药草》："白芍药则产于杭州及四川。"《本草药品实地之观察》："白芍为四川及浙江之培植品。"《中药材手册》："主产于浙江东阳、磐安，四川中江，安徽亳县、涡阳等地。"

据上所述，白芍是四川省道地药材之一，主产于中江、苍溪、渠县、宣汉、仪陇、广安等地，以中江县及周边为最佳，称"川白芍""中江白芍"。此外，浙江、安徽、贵州、山东等省亦产，产浙江者称"杭白芍"或"东白芍"，产安徽者称"亳白芍"，质量亦佳。

【产地加工】春、秋两季采收，最佳的采收时期在果期至枯萎期（8~9月），最迟不能迟于10月上旬。采收根条，除去头尾及细根，置沸水中煮制后除去外皮或去皮后再煮，晒干。

【质量要求】白芍以根粗长、两头匀、质坚实、皮细洁、粉性足者为佳。根据市场流通情况，药材分为"川白芍""杭白芍"和"亳白芍"三个规格。"川白芍""杭白芍"依据药材直径大小分选货和统货；"亳白芍"依据药材直径大小划分等级。

亳白芍，干货，分三等。各等级共同点为："呈圆柱形，平直或稍弯曲，两端平截，长5~18 cm。表面类白色或淡棕红色，光洁或有纵皱纹及细根痕，偶有残存的棕褐色外皮。质坚实，不易折断，断面较平坦，类白色或灰白色，形成层环明显，射线放射状。气微，味微苦、酸。"在此基础上，以 2.0 cm ≤ 中部直径 ≤ 2.5 cm 为一等；1.0 cm ≤ 中部直径 < 2.0 cm 为二等；中部直径 < 1.0 cm 为三等。

《中国药典》2020年版规定，白芍药材水分不得过14.0%，总灰分不得过4.0%；重金属及有害元素铅不得过5 mg/kg，镉不得过1 mg/kg，砷不得过2 mg/kg，汞不得过0.2 mg/kg，铜不得过20 mg/kg，二氧化硫残留量不得过400 mg/kg；水溶性浸出物不得少于22.0%，芍药苷（$C_{23}H_{28}O_{11}$）不得少于1.6%。

【炮制沿革】白芍历代炮制方法主要有：去芦、去粗皮、洗净；研末、锉碎、锉细、切片；

熬、炙、炒、煨、烧、煅或炒存性、蜜水拌蒸、水拌蒸、乳汁制、土炒、麸炒、酒炒、酒浸、酒拌、酒拌炒、酒浸炒、酒浸蒸、酒焙、酒洗、酒洗炒、醋炒、以童子小便浸少时焙干、米泔炒、姜汁浸炒、盐酒炒、陈米炒、盐水炒、薄荷汁炒、川椒炒、肉桂汤浸炒、蜜炙、姜炙、童便炙、米炙、盐炙、薄荷炙、川椒炙等。其中炒法自唐代沿用至今。

《中国药典》2020 年版,《全国规范》和大多省(自治区、直辖市)的炮制规范收载有白芍、炒白芍和酒白芍。一些地方规范还收载有麸炒白芍、醋白芍、土白芍、焦白芍和白芍炭。

【药性与功效】苦、酸,微寒。归肝、脾经。具有养血调经,敛阴止汗,柔肝止痛,平抑肝阳之功。

【炮制与应用】白芍常有下列炮制品和临床应用。

1. 白芍

1)炮制方法 取原药材,洗净,润透,切薄片或极薄片,干燥。

2)饮片性状 本品呈类圆形的薄片或极薄片。表面淡棕红色或类白色。切面微带棕红色或类白色,形成层环明显,可见稍隆起的筋脉纹呈放射状排列。气微,味微苦、酸。

3)炮制作用 利于药效成分煎出,便于调剂与制剂。生品酸寒,以养血敛阴,平抑肝阳为主。

4)临床应用

(1)血虚萎黄、月经不调、崩漏下血:常与熟地黄、当归、川芎同用,具有补血调血的作用,可用于月水不调,脐腹疼痛,崩中漏下,血瘕块硬,时发疼痛,或妊娠胎动不安等症,如四物汤(《太平惠民和剂局方》)。若与生地黄、黄芩、黄柏等同用,具有养阴清热、凉血止血的作用,可用于阴虚血热之带下淋浊,血崩便血或月经提前等症,如保阴煎(《景岳全书》)。

(2)自汗、盗汗:常与桂枝、生姜、甘草等同用,具有解肌发表、调和营卫的作用,可用于外感风寒所致头痛发热,汗出恶风,鼻鸣干呕等症,如桂枝汤(《伤寒论》)。若与黄芪、白术、甘草同用,具有敛阴止汗的作用,可用于虚劳自汗不止,如芍药黄芪汤(《赤水玄珠全集》)。若与山茱萸、熟地黄、牡丹皮等同用,具有养阴敛汗的作用,可用于阴虚有热,寐中盗汗,如益阴汤(《类证治裁》)。

(3)头痛眩晕:常与牛膝、代赭石、龙骨等同用,具有镇肝熄风、滋阴潜阳的作用,可用于内中风证,肝阳上亢,肝风内动,头目眩晕等症,如镇肝熄风汤、建瓴汤(《医学衷中参西录》)。

(4)四肢挛痛:常与炙甘草同用,具有调和肝脾、缓急止痛的作用。可用于伤寒伤阴,筋脉失濡,腿脚挛急等症,如芍药甘草汤(《伤寒论》)。

2. 炒白芍

1）炮制方法　取净白芍片，用文火炒至表面微黄色，取出，晾凉，筛去碎屑。

2）饮片性状　表面微黄色或淡棕黄色，有的可见焦斑。气微香。

3）炮制作用　炒后药性稍缓，以养血敛阴为主。

4）临床应用

（1）脾虚泄泻：常与炒白术、炒陈皮、防风同用，具有补脾泻肝的作用，可用于肝旺脾虚，肠鸣腹痛，大便泄泻，泻必腹痛等症，如痛泻要方（《丹溪心法》）。亦可与米泔制苍术、姜厚朴、茯苓等同用，具有祛寒化湿、健脾止泻作用。可用于寒湿困脾，泄泻久不愈者，如苍术丸（《景岳全书》）。

（2）湿热痢疾：常与黄连、黄芩、甘草等同用，具有清热燥湿、缓急止痛的作用，用于邪入太阴，腹满咽干，呕吐不食，下利腹痛等症，如芍药黄芩汤（《顾松园医镜》）。亦可与木香、当归、土炒白术等同用，具有清热调气、养血安胎的作用。可用于妊娠痢疾，虚坐努责等症，如当归黄芩芍药汤（《万氏女科》）。

3. 酒白芍

1）炮制方法　取净白芍片，用黄酒拌匀，闷润，至酒被吸尽后，用文火炒至微黄色，取出，晾凉（每 100 kg 白芍片，用黄酒 10 kg）。

2）饮片性状　表面微黄色或淡棕黄色，有的可见焦斑。微有酒香气。

3）炮制作用　酒炙后降低酸寒之性，善于和中缓急止痛。

4）临床应用

（1）胸腹疼痛：常与海螵蛸、醋延胡索、醋香附等同用，具有舒肝和胃、理气止痛的作用。可用于肝胃不和，胃脘胁肋胀痛，呕吐吞酸等症，如猴头健胃灵胶囊（《中国药典》2020 年版）。若与桂枝、炙甘草、生姜等同用，具有和里缓急止痛的作用，可用于面色无华，脘腹挛痛，喜温喜按等症，如小建中汤（《妇科发挥》）。

（2）经行腹痛：常与当归、香附、青皮等同用，具有养血调经的作用，可用于营血虚亏、冲任失养所致月经不调，或经行腹痛等症，如养血平肝散（《沈氏尊生书》）。若与醋香附、艾叶、当归等同用，具有理气补血、暖宫调经的作用，可用于妇人子宫虚寒，经水不调，小腹时痛等症，如艾附暖宫丸（《增补万病回春》）。

（3）血瘀腹痛：常与当归、熟地黄、川芎等同用，具有养血化瘀的作用，可用于妇人血瘀形成，在脐腹之下，作痛喜按，如化瘀汤（《罗氏会约医镜》）；亦可用于小产后瘀血腹痛，如补血定痛汤（《增补万病回春》）。若与当归、川芎、五灵脂等同用，可用于产后心腹痛，恶血不行，或儿枕痛，如起枕散（《古今医鉴》）。

4. 醋白芍

1）炮制方法 取净白芍片，用醋拌匀，闷润，至醋被吸尽后，用文火炒至微黄色，取出，晾凉（每 100 kg 白芍片，用醋 15 kg）。

2）饮片性状 表面微黄色或淡棕黄色，有的可见焦斑。微有醋香气。

3）炮制作用 醋炙后主入肝收敛，以敛血止血、疏肝解郁为主。

4）临床应用

（1）尿血：常与生地黄、蒲灰炒阿胶、丹皮炭等同用，具有益气养阴、清热凉血的作用。可用于热郁伤阴，冲任不摄而血不能藏，故渗入膀胱，溺出纯血，如加减黑逍遥散（《医略六书》）。

（2）乳汁不通：常与酒洗当归、柴胡、通草等同用，具有疏肝解郁、养血通乳的作用。可用于产后郁结，乳汁不通等症，如通肝生乳汤（《傅青主女科》）。

5. 土炒白芍

1）炮制方法 取定量灶心土细粉，用中火炒至土呈灵活状态，投入净白芍片，不断翻炒至表面挂土色，微显焦黄色时，取出，筛去土粉，晾凉（每 100 kg 白芍片，用灶心土 20 kg 或用黄土 20 kg）。

2）饮片性状 表面呈土黄色。微有焦土气。

3）炮制作用 土炒后借土入脾，增强柔肝和脾、止泻的作用。

4）临床应用 泄痢不已：常与西洋参、诃子、土炒白术等同用，用治泄痢不已，气虚下陷，谷道不合，肛门下脱等症（《时病论》）。亦可与木香、土炒白术、炒黄连等同用，可用于下痢白多，不拘新久者，如白术和中汤（《寿世保元》）。

6. 白芍炭

1）炮制方法 取净白芍片，用武火炒至表面焦黑色、断面焦褐色或至规定程度时，喷淋清水少许，熄灭火星，取出，晾干。

2）饮片性状 表面焦黑色。

3）炮制作用 炒炭后止血。

4）临床应用 妇女血崩：常与归身炭、姜炭、阿胶珠等同用，具有补气摄血的作用。可用于妇女一切血崩，如补中归脾汤、补气止崩汤（《寿世保元》）。

【处方配给】写白芍、芍药，配生品，其余均随方配给。

【使用注意】阳衰虚寒之证不宜单独应用。不宜与藜芦同用。

【炮制研究】

1. 炮制工艺研究

多以芍药苷等为评价指标，分别研究辅料用量、温度、时间等，对酒白芍、土炒白芍、蜜糠炒白芍、麸炒白芍炮制工艺进行优选。另外，也研究了白芍润制和切制工艺，筛选了润制方式，润制温度、时间，饮片切制厚度等。

2. 化学成分研究

经去皮和水煮，除没食子酸和五没食子酰基葡萄糖含量增加外，白芍中其他成分降低；水煮使苯甲酸、芍药内酯苷、儿茶素、苯甲酰芍药苷及芍药苷含量降低，而没食子酸含量升高。硫黄熏制可降低芍药苷含量，而产生新成分芍药苷亚硫酸酯。白芍炮制后芍药苷、丹皮酚的含量均有所降低，但其苯甲酸含量则变化不大。芍药苷含量随炮制温度升高、饮片颜色变深而降低。酒炒可使苯甲酰芍药苷含量升高；醋制芍药内酯苷含量升高；炮制后总糖含量增加；多糖含量酒白芍增加，炒白芍最少。水煮后的白芍其铅、镉、铜含量降低，而砷的含量并无明显变化。

3. 药理作用研究

炮制加工的白芍对增强机体预防感染的作用最强，白芍炭能增强止血作用。黄酒炙后能明显延长小鼠出血时间，抗凝血作用和镇痛、镇静作用增强。醋白芍能明显增强镇静、镇痛作用。

【贮藏】置干燥处，防蛀。

【按语】四川自清代就栽种白芍，种植历史悠久，是四川省重点发展的中药品种。"中江白芍"获批"中华人民共和国地理标志"。白芍临床应用广泛，含有白芍的方剂众多，在长期的发展中，其炮制方法也日渐丰富。目前主要收载有生用、炒和酒炙，各地方炮制规范收载了不同辅料的炮制品。不同炮制品临床应用不同，但白芍炮制研究结果表明：炮制后药效有一定的增强，不同炮制方法对成分和药效的影响程度不同，但还缺乏更多的数据支撑。加强白芍不同炮制品的研究，保留其炮制品多样性，促进临床合理选择炮制品。另外，白芍质地坚硬，芍药苷等有效成分易溶于水，宜优化切制工艺参数或采用产地加工炮制一体化进行白芍饮片生产。

参考文献

［1］ 彭成. 中华道地药材[M]. 北京: 中国中医药出版社, 2011.

［2］ 黄璐琦, 郭兰萍, 詹志来. 道地药材标准汇编[M]. 北京: 北京科学技术出版社, 2020.

［3］ 方清茂, 彭文甫, 吴萍, 等. 川产道地药材生产区划研究进展[J]. 中国中药杂志, 2020, 45（4）: 720–731.

［4］ 中华中医药学会. 团体标准: T/CACM 1021.55—2018, 中药材商品规格等级 白芍[S]. 北京: 中华中医药学会, 2018.

［5］ 叶先文, 夏澜婷, 任洪民, 等. 白芍炮制的历史沿革及化学成分、药理作用研究进展[J]. 中草药, 2020, 51（7）: 1951–1969.

[6]　胡雨，金传山，张伟，等.正交试验优选酒白芍的炮制工艺[J].中国实验方剂学杂志，2015，21（1）：45-48.

[7]　王巧，刘荣霞，郭洪祝，等.加工炮制对白芍化学成分的影响[J].中国中药杂志，2006（17）：1418-1421.

[8]　刘爽，张振凌，李军，等.基于主成分分析法评价不同种类辅料对酒白芍饮片的影响[J].中药材，2019，42（1）：78-82.

[9]　李颖，魏新智.白芍不同炮制品的镇痛、镇静、抗炎作用比较[J].辽宁中医药大学学报，2016，18（4）：39-41.

白　芷

【药材来源】本品为伞形科植物白芷 Angelica dahurica（Fisch. ex Hoffm.）Benth. et Hook. f. 或杭白芷 Angelica dahurica（Fisch. ex Hoffm.）Benth. et Hook. f. var. formosana（Boiss.）Shan et Yuan 的干燥根。

【道地性探源】始载于《五十二病方》。《神农本草经》将其列为中品，谓其别名"芳香"。川白芷一名自宋代就广泛出现在众多方书中。《济生方》："产崇州者，称老川白芷。"四川省《遂宁白芷志》和《遂宁县志》记载：明朝时期遂州有席、黄、吕、旷四大家族，他们均有人在外地做官，分别从江浙带回种子，试种后立即成功，于是在家族内推广，种植面积逐年扩大。《妇人大全良方》直接要求采用"川白芷"，可见其影响。《药物出产辨》："白芷产四川为正，味馨香。有产浙江宁波、杭州等，名杭芷，又名宁波芷，又名老头芷，味辛辣，不适用。有名会芷，产河南。如无川芷，则用会芷，亦可。"《中国药典》1963年版记载白芷主产于四川等地。

据上所述，白芷是四川省道地药材之一，主产于遂宁、安岳、泸州、简阳、达州等地。此外，产于安徽亳州者习称"亳白芷"；产于河南长葛、禹州者习称"禹白芷"；产于河北省安国市、定县者习称"祁白芷"；产于浙江、福建者习称"杭白芷"，为"浙八味"之一。

【产地加工】夏、秋叶黄时采挖，不同产区分别采用不同加工方法。

四川产区：将挖出的白芷曝晒 1~2 天，除去泥土，剪去残留叶基，去掉须根，按大小分级日晒夜收，直至完全干透为止。期间不可堆厚，忌雨淋。

浙江产区：将挖出的白芷置于有水的缸内，洗去泥土及须根，捞出用清水冲洗干净，放在木板或光滑水泥地面上，按鲜重的 5% 加入石灰，让其均匀黏附于白芷表面为度，再分大小置竹匾或芦席上曝晒至全干；或将洗净的白芷放入缸内，按鲜重的 5% 加入石灰拌匀，放置一周后，取出，晒干。

河南、河北产区：挖取根部后，去掉泥土及须根，就地晒干。

【质量要求】白芷以枝条粗壮、体重、质硬、粉性足、香气浓者为佳。依据每千克所含的个数划分等级。

白芷，干货，分三等。各等级共同点为："呈圆锥形。根表皮呈淡棕色或黄棕色。断面黄白色，显肉质，有香气，味辛，微苦。无虫蛀、霉变。"在此基础上，以每千克 ≤ 36 支，无空心、黑心、残茎、油条为一等；以每千克 ≤ 60 支，无空心、黑心、芦头、油条为二等；以每千克 ≥ 60 支以上，顶端直径不得小于 1.5 cm，无黑心、油条，间有白芷尾、异状，但总数不得超过 20% 为三等。

《中国药典》2020 年版规定，白芷药材水分不得过 14.0%，灰分不得过 6.0%；重金属及有害元素铅不得过 5 mg/kg，镉不得过 1 mg/kg，砷不得过 2 mg/kg，汞不得过 0.2 mg/kg，铜不得过 20 mg/kg；醇溶性浸出物不得少于 15.0%；含欧前胡素（$C_{16}H_{14}O_4$）不得少于 0.080%。

【炮制沿革】白芷历代炮制方法有：去皮、水洗、去梢、锉、去苗、去芦；炒黄、焙制、微焙、湿纸裹煨、醋浸焙干、米泔浸、斑蝥制、酒制、黄精制、盐水炒、醋炒、酒炒、炒黑用、烧存性、面裹煨、酒浸、蒸制、煅制、萝卜汁浸、酒洗、酒蒸等。

《中国药典》2020 年版，《全国规范》和大多省（自治区、直辖市）的炮制规范仅收载生白芷。

【药性与功效】辛，温。归胃、大肠、肺经。具有解表散寒，祛风止痛，宣通鼻窍，燥湿止带，消肿排脓之功。

【炮制与应用】白芷临床以生用为主，其炮制方法与临床应用如下。

1）炮制方法　除去杂质，大小分开，略浸，润透，切厚片，干燥（晒干或低温的方式干燥）。

2）饮片性状　本品呈类圆形的厚片。外表皮灰棕色或黄棕色。切面白色或灰白色，具粉性，形成层环棕色，近方形或近圆形，皮部散有多数棕色油点。气芳香，味辛、微苦。

3）炮制作用　切后利于药效成分煎出，便于调剂和制剂。

4）临床应用

（1）感冒头痛：常与防风、羌活、川芎等同用，具有发汗祛湿、兼清里热的作用，可用于外感风寒湿邪，内有蕴热所致恶寒发热，无汗，头痛项强，肢体酸楚疼痛等症，如九味羌活汤（《此事难知》）。若与川芎、防风、荆芥等同用，具有疏风止痛的作用，可用于风邪头痛，或偏或正，或巅顶作痛，作止无时等症，如川芎茶调散（《太平惠民和剂局方》）。若与川芎、煅石膏、荆芥穗同用，具有散风清热的作用，可用于风热头痛等症，如风热散（《仙拈集》）。

（2）牙痛、痹痛：常与细辛、石膏、川芎等同用，具有清热解毒、消肿止痛的作用，可用于各种牙痛，如齿痛宁（《卫生部药品标准》）。与防风、天麻、草乌等同用，具有行气散郁、通脉止痛的作用，可用于风寒湿痹，肢节疼痛，走注不定等症，如防风天麻散（《宣明论方》）。

（3）鼻塞流涕：常与辛夷、炒苍耳子、薄荷等同用，具有散风邪、通鼻窍的作用。用于风邪上攻致成鼻渊，鼻流浊涕不止，前额疼痛等症，如苍耳散（《重订严氏济生方》）。

（4）疮疡肿痛：常与金银花、当归等同用，具有清热解毒、消肿溃坚、活血止痛作用，可用于阳证痈疡肿毒初起，红肿灼痛等症，如仙方活命饮（《校注妇人良方》）。亦可与人参、黄芪、当归等同用，具有益气解毒、消肿排脓的作用，可用于疮疡气血俱虚，或腐溃久不收敛，或恶寒发热，肌肉不生，或脓水清稀，久而不愈等症，如托里透脓散（《医宗金鉴》）。

（5）妇人带下：常与鹿角胶、白术、茯苓等同用，具有温经散寒、利湿止带的作用，可用于妇女湿寒白带，淋沥不止，经期腹痛等症，如白带丸（《北京市中药成方选集》）。若与车前子、黄柏等同用，可用于湿热下注，带下黄赤者。

此外，本品祛风止痒，可用治皮肤风湿瘙痒。

【处方配给】写白芷配生品，其余随方配给。

【使用注意】本品辛香温燥，阴虚血热者忌服。

【炮制研究】

1. 炮制工艺研究

目前多以欧前胡素、异欧前胡素、氧化前胡素、佛手柑内酯等香豆素类成分的含量为评价指标，采用正交试验、星点设计等方法考察药材含水量、加水量、浸泡时间、切片厚度、干燥温度、干燥时间、黄酒加入量、闷润时间和蒸制时间等，优化炮制工艺。

2. 化学成分研究

白芷晒干品中欧前胡素、异欧前胡素和氧化前胡素含量较高。白芷烘干品中欧前胡素含量，微波干燥品、远红外干燥品中香豆素类成分含量均低于晒干品。白芷经硫黄熏制后欧前胡素、异欧前胡素、氧化前胡素等香豆素类成分含量均显著降低，而二氧化硫残留量升高。白芷经酒炖后氧化前胡素、白当归脑含量降低，水合氧化前胡素、白当归素含量增加。白芷醋炙后欧前胡素含量降低。

3. 药理作用研究

白芷熏硫和未熏硫均具有抗炎镇痛的作用，其中未熏硫白芷的作用会更优。此外，白芷鲜切饮片抗炎镇痛的作用比传统饮片更强。

【贮藏】置阴凉干燥处，防蛀。

【按语】早在《济生方》就指出白芷产于四川，是传统川产道地药材，是四川省重点发展的中药品种，"川白芷"获批"中华人民共和国地理标志"。在发展过程中，白芷采用了不同方法与辅料进行炮制，但至今以生品为主。研究显示，白芷挥发油是起镇痛等作用的有效物质，加热后含量降低；长时间加热白芷药效下降，临床主要用生品有一定科学道理。白芷易变质，产地加工常熏硫，影响白芷有效性和安全性。建立烘房等技术方法与手段在一定程度改善了白芷产地加工熏硫问题，提高了药材质量。但采用无硫法加工的白芷，在贮藏过程中易虫蛀、霉变，药材贮存难度增加。采用产地加工炮制一体化生产白芷饮片是解决熏硫、贮存等较好的方法之一。

参考文献

[1]　彭成.中华道地药材[M].北京:中国中医药出版社,2011.

[2]　黄璐琦,郭兰萍,詹志来.道地药材标准汇编[M].北京:北京科学技术出版社,2020.

[3]　方清茂,彭文甫,吴萍,等.川产道地药材生产区划研究进展[J].中国中药杂志, 2020,45(4):720-731.

[4]　中华中医药学会.团体标准:T/CACM 1021.19—2018,中药材商品规格等级　白芷[S].北京:中华中医药学会,2018.

[5]　李振国,张翠英,王青晓.白芷饮片炮制工艺研究[J].中药材,2007(05):529-531.

[6]　江宇勤.白芷饮片炮制工艺及其质量标准研究[D].成都:成都中医药大学,2019.

[7]　袁子民,赵强,贾天柱,等.正交试验优选酒白芷饮片的炮制工艺[J].中国现代中药,2016,18(9):1189-1191.

[8]　金洁,金传山,吴德玲,等.白芷炮制历史沿革及其炮制品的现代研究进展[J].安徽医药,2012,16(1):4-7.

[9]　李卫敏,李洋,郑立红,等.不同炮制方法对白芷成分中欧前胡素含量的影响[J].北京中医药,2010,29(12):933-934.

[10]　卢晓琳,马逾英,张福卓,等.不同硫黄熏蒸程度白芷二氧化硫残留量与有效成分含量的相关性[J].中国实验方剂学杂志,2013,19(9):139-142.

[11]　袁子民,王静,贾天柱,等.白芷酒炖前后4种香豆素类成分的含量测定及相互转化机制研究[J].中国中药杂志,2016,41(16):3032-3035.

[12]　刘丽军,呼谧允,马凤朵,等.白芷炮制前后红外光谱分析及欧前胡素的含量测定[J].河南大学学报(医学版),2020,39(3):171-175.

[13]　王蕊,刘军,杨大宇,等.白芷化学成分与药理作用研究进展[J].中医药信息,2020,37(2):123-128.

半　夏

【药材来源】本品为天南星科植物半夏 *Pinellia ternata*（Thunb.）Breit. 的干燥块茎。

【道地性探源】半夏之名始见于《礼记·月令》："仲夏之月半夏生。"入药则首见于《五十二病方》。清代雍正《叙州府志》、光绪《名山县志》记载"药材有半夏"。清代蒋超《峨眉山志》记载"峨眉山药材有半夏"。1940年陕西西京市（西安市）国药商业同业公会《药材行规》半夏（个）条记载产地"四川、江南、北方各省"，另有"半夏曲"产地："四川保宁最佳。"《南充县志》："清代嘉庆二十五年（1820年）前，南充盛产的63种药材中，以半夏、僵蚕等有名气。"《中药材商品规格质量鉴别》："全国大部分地区均有野生，以四川绵阳、达县、遂宁、南充及云南昭通所产质量好。"《现代中药材商品通鉴》："主产于四川、湖北、河南、安徽、浙江、山东、贵州等地。以四川、湖北、河南、浙江、山东产者质量最佳。"

据上所述，半夏是四川省道地药材之一，主产于南充、广安、安岳、内江、简阳等地，以南充、广安等地所产至佳。此外，重庆、贵州、云南、甘肃、山西、山东、湖北等省市亦产。

【产地加工】夏、秋两季采挖，除去茎叶及须根，抖去泥沙，洗净，按大、中、小分级，分别装入麻袋内，堆放发汗或拌入石灰数天，待外皮稍腐烂易搓落，倒入清水缸中，用木棒捆以稻草，上下杵撞，直至外皮去净为止。取出，沥去水分，日晒夜收，反复操作至全干。

【质量要求】半夏以个大、色白、质坚者为佳。依据每500 g块茎数划分等级。

半夏，干货，分二等。各等级共同点为："呈类球形，有的稍偏斜，直径1.2~1.5 cm，大小均匀。表面白色或浅黄色，顶端有凹陷的茎痕，周围密布麻点状根痕；下面钝圆，较平滑。质坚实，断面洁白或白色，富粉性。气微，味辛辣、麻舌而刺喉。"在此基础上，以每500 g块茎数＜500粒为一等；每500 g块茎数500~1 000粒为二等。

《中国药典》2020年版规定，半夏药材水分不得过13.0%，灰分不得过4.0%，水溶性浸出物不得少于7.5%。

【炮制沿革】半夏历代炮制方法有：洗、泡、浸、熬、煨、炮、煮、炒、炙、火炮、焙、制炭；姜制、米制、醋制、麸制、浆水制、酒制、矾水制、猪苓制、米泔制、白芥子制、皂角水制、吴茱萸制、香油制、菜油制、面制、甘草制、李仁制、猪胆汁制、羌活制、巴豆制、芒硝制、盐制、牛胆制、蜜制、白矾制、皮硝制、甘草制、薄荷制、丁香制、萝卜制、竹沥制、杏仁制；白芥子与酒合制、姜与酒合制、姜与白矾合制、姜与米合制、白矾与牙皂合制、姜与香油合制、牙皂与生姜合制、酒与麸合制、白豆蔻与沉香合制；制曲、仙半夏等。其中复制法沿用至今。

《中国药典》2020年版，《全国规范》和大多省（自治区、直辖市）的炮制规范收载有生半夏、法半夏、姜半夏、清半夏、半夏曲和麸炒半夏曲。此外，江苏收载有竹沥半夏，四川和云南收载有京半夏，江苏、贵州和天津收载有炒半夏曲。

【药性与功效】辛、温；有毒。归脾、胃、肺经。具有燥湿化痰，降逆止呕，消痞散结之功。

【炮制与应用】半夏常有下列炮制品和临床应用。

1. 半夏

1）炮制方法　取原药材，除去杂质，用时捣碎。

2）饮片性状　本品呈类球形，有的稍偏斜，直径0.7~1.6 cm。表面白色或浅黄色，顶端有凹陷的茎痕，周围密布麻点状根痕；下面钝圆，较光滑。质坚实，断面洁白，富粉性。气微，味辛辣、麻舌而刺喉。

3）炮制作用　洁净药物。生品有毒，能戟人咽喉，使人呕吐，咽喉肿痛，失音，一般不宜内服，多作外用，亦有随方入煎剂使用者。生用以化痰止咳，消肿散结为主。

4）临床应用

（1）疮痈肿毒：常将生半夏研末，与鸡子白调涂患处，具有排脓消痈的作用，可用于外疡痈疽肿毒，乳痈等症，如治痈疽发背及乳疮方（《肘后方》）。若与天南星、草乌、狼毒同用，具有提毒散结、消肿止痛的作用。可用于痈疽肿硬，厚如牛皮，按之疼痛等症，如四虎散（《仁斋直指》）。

（2）寒痰咳嗽：常与附子、生姜同用，具有温化寒痰的作用。可用于寒痰咳嗽，如二生汤（《重订严氏济生方》）。

2. 清半夏

1）炮制方法　取净半夏，大小分开，用8%白矾溶液浸泡或煮至内无干心，口尝微有麻舌感，取出，洗净，切厚片，干燥（每100 kg净半夏，煮法用白矾12.5 kg，浸泡法用白矾20 kg）。

2）饮片性状　本品呈椭圆形、类圆形或不规则的片。切面淡灰色至灰白色或黄白色至黄棕色，可见灰白色点状或短线状维管束迹，有的残留栓皮处下方显淡紫红色斑纹。质脆，易折断，断面略呈粉性或角质样。气微，味微涩、微有麻舌感。

3）炮制作用　与白矾浸泡后，降低毒性，消除副作用，增强化痰作用，以燥湿化痰为主。

4）临床应用

（1）湿痰咳嗽：常与麻黄、射干、款冬花等同用，具有止嗽定喘、发散风寒作用。可用于咳嗽痰盛，哮喘不止，咽喉不利，夜卧不宁等症，如寒喘丸（《卫生部药品标准》）。

（2）胃脘痞满：常与使君子、山药、黄连等同用，具有健胃理肠驱虫的作用。可用于胃肠不调，消化不良，痞满胀痛等症，如化痞散（《全国中药成药处方集》）。

（3）痰涎凝聚：常与生牡蛎、生龙骨、炒陈皮等同用，具有宁心安神、清热化痰的作用。可用于因思虑生痰，痰涎壅滞，因痰生热，神志不宁等症，如龙蚝理痰汤（《医学衷中参西录》）。

3. 姜半夏

1）炮制方法　取净半夏，大小分开，用水浸泡至内无干心时，取出；另取生姜切片煎汤，加白矾与半夏共煮透，取出，晾干，或晾至半干，干燥；或切薄片，干燥（每100 kg净半夏，用生姜25 kg、白矾12.5 kg）。

2）饮片性状　本品呈片状、不规则颗粒状或类球形。表面棕色至棕褐色。质硬脆，断面淡黄棕色，常具角质样光泽。气微香，味淡、微有麻舌感，嚼之略粘牙。

3）炮制作用　姜炙后降低毒性，增强降逆止呕的作用，以温中化痰，降逆止呕为主。

4）临床应用

（1）痰饮呕吐：常与生姜同用，具有降逆止呕的作用，可用于寒邪客胃，痰饮中阻，呕吐清水或痰涎等症，如小半夏汤（《金匮要略》）。若与土炒苍术、土炒白术、陈皮等同用，可用于呕吐清水如注，如二术二陈汤（《古今医统大全》）。

（2）胸膈痞满：常与柴胡、川连、桔梗等同用，具有和解开降达膜的作用，可用于少阳结胸所致少阳证，胸膈痞满，按之痛等症，如柴胡陷胸汤（《重订通俗伤寒论》）。若与藿香叶、丁香同用，可用于胸膈有痰，脾胃冷积，吞吐酸水，不思饮食等症，如藿香半夏丸（《圣济总录》）。

（3）喉痹、瘰疬：常与硼砂、乳香、轻粉等同用，具有宣痹散结的作用。用于寒气客于少阴，咽痛喉痹，或痰瘀交凝，结于颈项的瘰疬结核，如香药丸（《普济方》）。

4. 法半夏

1）炮制方法　取半夏，大小分开，用水浸泡至内无干心，取出；另取甘草适量，加水煎煮二次，合并煎液，倒入用适量水制成的石灰液中，搅匀，加入上述已浸透的半夏，浸泡，每日搅拌 1~2 次，并保持浸液 pH 值 12 以上，至剖面黄色均匀，口尝微有麻舌感时，取出，洗净，阴干或烘干，即得（每 100 kg 净半夏，用甘草 15 kg、生石灰 10 kg）。

2）饮片性状　本品呈类球形或破碎成不规则颗粒状。表面淡黄白色、黄色或棕黄色。质较松脆或硬脆，断面黄色或淡黄色，颗粒者质稍硬脆。气微，味淡略甘、微有麻舌感。

3）炮制作用　法半夏毒性更低，多入中药成方制剂中，能消痰化饮，以偏于祛寒痰，同时具有调脾和胃的作用。

4）临床应用

（1）痰多咳喘：常与化橘红、浙贝母、桔梗等同用，具有清肺除湿、止嗽化痰的作用，可用于脾胃湿热引起的咳嗽痰多，呼吸气促，胸中结满等症，如橘红片（《北京市中成药规范》）。亦可与生姜同用，具有化痰散饮、和胃降逆的作用，可用于痰饮内停，心下痞闷，呕吐不渴，及胃寒呕吐，痰饮咳嗽，如小半夏汤（《摄生众妙方》）。

（2）头痛眩晕：常与天麻、炙黄芪、米泔炙苍术等同用，具有健脾祛湿、化痰息风的作用。可用于脾虚湿盛、痰浊内阻所致的眩晕、头痛、如蒙如裹、胸脘满闷等症，如半夏天麻丸（《中国药典》2020 年版）。

5. 京半夏

1）炮制方法　四川的方法有二：

（1）取半夏，除去杂质，大小分开，用水泡透心（每天换水 1 次），弃去水，将皂角、甘草（5 kg）、桂枝、麻黄、小茴香、南坪细辛共煎取浓汁，放冷，加入芒硝、白帆、干姜（粉），混匀，加入半夏中，泡至微有麻味，取出半夏；再将剩余的甘草煎取浓汁，与石灰混匀，放入半夏泡至黄色透心，无麻味，取出，洗去石灰水，干燥，或切片干燥［每100 kg半夏，用芒硝6 kg、干姜（粉）2 kg、麻黄5 kg、桂枝1.5 kg、小茴香3 kg、南坪细辛1 kg、石灰15 kg、甘草25 kg、皂角6 kg、白帆6 kg］。

（2）取半夏，除去杂质，大小分开，加白矾、芒硝各8 kg，加水浸泡至透心，弃去水，用水洗1~2次；将生姜捣碎煎汁浸泡半夏至无麻味，取出，干燥；将桂枝、麻黄、南坪细辛、甘草（5 kg）、栀子（4.4 kg）共煎取浓汁，加入白矾、芒硝各3 kg搅匀后，将半夏放入浸泡7天；加入石灰粉，搅拌均匀，继续浸泡至内心呈黄色取出，干燥。将剩余的甘草和栀子煎取浓汁，浸入半夏，拌匀，2～5分钟取出，干燥，或切片，干燥（每100 kg半夏，用生姜8 kg、白矾11 kg、南坪细辛0.5 kg、芒硝11 kg、麻黄1 kg、桂枝1 kg、甘草7 kg、栀子7 kg、石灰粉7~9 kg）。

2）饮片性状　本品呈类球形或不规则的片，外表面黄色至棕黄色，内心或切面黄色。质脆，无麻味。

3）炮制作用　降低毒性，且化痰作用增强。

4）临床应用　与法半夏相近。

6. 半夏曲

1）炮制方法　取法半夏、赤小豆、苦杏仁共碾细粉，与面粉混合均匀，加入鲜青蒿、鲜辣蓼、鲜苍耳草榨汁和药渣之煎出液，搅拌揉匀，堆置发酵，压成片状，切成小块，晒干（每100 kg法半夏，用赤小豆30 kg、苦杏仁30 kg、面粉400 kg、鲜青蒿30 kg、鲜辣蓼30 kg、鲜苍耳草30 kg）。

四川地区另有炮制品——半夏曲（川），方法如下：取法半夏、甘草分别粉碎成细粉（可加适量面粉），混匀，有冷开水搅拌均匀，制成大小适宜的团块，使其发酵至内部疏松起蜂窝眼时，切成小方块，干燥（每100 kg法半夏，加甘草粉10 kg）。

2）饮片性状　本品为黄白色的小方块，表面颗粒状，可见细小蜂窝眼。质疏松，入水易崩解。味微甜，后微麻。

3）炮制作用　发酵制成曲剂，具有燥湿化痰，健脾温胃，止呕作用。

4）临床应用

（1）痰多咳嗽：常与贝母、百部、杏仁等同用，可用于新久咳嗽，痰多黏稠等症，如贝母散（《鸡峰普济方》）。

（2）胸脘痞满：常与枳实、麦芽曲、姜厚朴等同用，具有消痞除满、健脾和胃的作用。可用于脾虚气滞，寒热错杂，心下虚痞，恶食懒倦等症，如枳实消痞丸（《兰室秘藏》）。

（3）呕吐反胃：常与大腹皮、姜厚朴、广藿香等同用，具有解表化湿、理气和中的作用。

可用于外感风寒，内伤湿滞，发热恶寒，胸膈满闷，脘腹疼痛，恶心呕吐，肠鸣泄泻等症，如藿香正气散（《太平惠民和剂局方》）。

7. 麸炒半夏曲

1）炮制方法　取麸皮，撒在热锅内，待冒烟时，加入半夏曲迅速拌炒至表面深黄色，取出，筛去麸皮，放凉（每 100 kg 半夏曲，用麸皮 10 kg）。

2）饮片性状　本品形如半夏曲，表面米黄色。

3）炮制作用　麸炒后产生焦香气，增强健胃消食作用。

4）临床应用　湿滞伤脾：常与苍术、厚朴、陈皮等同用，具有除湿健中的作用。可用于寒湿所伤或脾虚停湿，身体重着，腰脚酸痛，面足浮肿，腹胀痞满，大便溏，小便涩，及湿疟，泄痢等症，如除湿汤（《普济方》）。

【处方配给】写生半夏配生品，写半夏、法半夏配法半夏，其余随方配给。

【使用注意】不宜与川乌、制川乌、草乌、制草乌、附子同用；生品内服宜慎。因其性温燥，对阴亏燥咳、血证、热痰等证，应忌用或慎用。

【炮制研究】

1. 工艺研究

目前，多采用正交试验、单因素试验、响应面法等对半夏的炮制时间、炮制温度、生姜用量、白矾用量、白矾浓度、生石灰用量、甘草用量、白矾姜水浓度、甘草煎煮次数、浓缩体积等进行优选，确定最佳工艺。以酶活力结合药理指标，单因素优选处方药味与剂量。定量检测 4 种优势微生物在半夏曲发酵过程中动态变化。

2. 化学成分研究

姜制品中的 β - 谷甾醇含量降低。半夏炮制后，生物碱含量降低，且姜半夏、清半夏<法半夏；鸟苷含量降低，法半夏<姜半夏<清半夏；蛋白质含量降低，姜半夏<清半夏<法半夏；总糖含量降低，法半夏<清半夏、姜半夏；还原糖含量有变化：清半夏>姜半夏>生半夏>法半夏。清半夏和姜半夏鸟苷和腺苷的含量下降明显。半夏炮制后 Mg 元素的含量剧增。半夏曲发酵过程中，总糖含量先缓慢增加，后有下降趋势；总蛋白含量下降；淀粉酶、蛋白酶活力逐渐增加，脂肪酶活力下降。

3. 药理作用研究

姜半夏、矾半夏、姜矾半夏具有抗肿瘤作用。清半夏、姜半夏、法半夏具有明显的镇吐作用。姜半夏能降低胃酸。姜半夏、法半夏、京半夏、清半夏具有明显止咳作用、抗炎作用、抗氧化作用。半夏曲的毒性、药效与半夏曲处方有关。以化痰、止咳、消食和刺激性等指标综合评分，传统发酵效果最好，其次为枯草芽孢杆菌发酵，酵母菌最差。

【贮藏】置通风干燥处，防蛀。

【按语】《药物出产辨》记载四川产半夏，是四川省重点发展的中药品种，"仪陇半夏"获批"中华人民共和国地理标志"。半夏炮制历史悠久，早在《黄帝内经》就有"半夏秫米汤"记载。经过长期发展，该药炮制方法众多，如京半夏、仙半夏、竹沥半夏，所用辅料在30种以上，目前有些老中医处方中常出现，但市面上较少见，炮制主要是为了降低半夏毒副作用。而半夏炮制大多较长时间的浸、漂、泡，导致大量的内含物流失，古人也质疑其炮制工艺，至今仍保留了生姜、白矾、甘草等辅料进行炮制，以显著降低其刺激性。并以制半夏为原料，通过发酵制半夏曲，扩大了半夏临床应用。另外，半夏的毒性还体现在对肝肾功能的影响，应进一步加强半夏炮制减毒增效机制研究，提高半夏临床用药的安全性、有效性。

参考文献

[1] 彭成. 中华道地药材[M]. 北京：中国中医药出版社，2011.

[2] 方清茂，彭文甫，吴萍，等. 川产道地药材生产区划研究进展[J]. 中国中药杂志，2020，45（4）：720-731.

[3] 中华中医药学会. 团体标准：T/CACM 1021.100—2018，中药材商品规格等级 半夏[S]. 北京：中华中医药学会，2018.

[4] 张琳，吴皓，朱涛. 多指标综合加权评分法优选法半夏炮制工艺[J]. 中药材，2008（1）：20-23.

[5] 刘景玲，位刚，孙建钊，等. 清半夏炮制工艺的优化[J]. 中成药，2018，40（9）：1965-1968.

[6] 黄文青，高明，刘松，等. 响应面法优化蒸制姜半夏的炮制工艺[J]. 中药材，2015，38（7）：1403-1407.

[7] 魏运姣，赵熠，宋红萍，等. 正交设计法研究法半夏的炮制工艺[J]. 中国医院药学杂志，2013，33（2）：134-136，150.

[8] 张琳，陈晓群. 综合加权评分法优选姜半夏炮制工艺[J]. 中国药房，2015，26（1）：115-117.

[9] 修彦凤，洪筱坤，王智华. 半夏的炮制研究进展[J]. 中成药，2004（1）：40-42.

[10] 张跃进，孟祥海，许玲，等. 不同炮制方法对半夏化学成分含量的影响研究[J]. 中国实验方剂学杂志，2008，14（12）：21-23.

[11] 杨冰月. 基于物质基础和生物活性对半夏及其炮制品功效的相关性研究[D]. 成都：成都中医药大学，2014.

[12] 张超，赵重博，胥敏，等. 半夏曲炮制历史沿革及现代研究[J]. 世界科学技术—中医药现代化，2015，17（09）：1893-1898.

[13] 王世宇，任振丽，傅超美，等. 半夏曲发酵处方的筛选[J]. 华西药学杂志，2009，24（4）：367-369.

[14] 龙凯，王立元，郭佳佳，等. 半夏曲炮制过程中微生物数量动态变化的初步分析[J]. 中国实验方剂学杂志，2019，25（24）：78-83.

[15] 孙佳彬. 发酵半夏曲减毒增效的研究[D]. 成都：成都中医药大学，2018.

[16] 张超. 半夏曲质量标准提升及发酵过程研究[D]. 成都：成都中医药大学，2016.

冬虫夏草

【药材来源】本品为麦角菌科真菌冬虫夏草菌 *Cordyceps sinensis*（BerK.）Sacc. 寄生在蝙蝠

蛾科昆虫幼虫上的子座和幼虫尸体的干燥复合体。

【道地性探源】始载于《本草从新》,云:"四川嘉定府所产者最佳,云南、贵州所出者次之。"《本草纲目拾遗》:"出四川江油县化坪,夏为草,冬为虫。"《金川锁记》:"冬虫夏草,出金川。"《本草问答》:"此物生于西蕃草地。"《闻见瓣香录》:"冬虫夏草,出四川嘉州、打箭炉等处。"《樗散轩丛谈》:"此小金川所产,名'冬虫夏草'。"《药物出产辨》:"冬虫夏草以四川打箭炉、泸州、灌县等处产者为正地道,云南有出,但质味不如。"

据上所述,冬虫夏草是四川省道地药材之一,主产于甘孜、阿坝等地,称"四川虫草"。此外,西藏、青海、云南等地亦产,产西藏者亦称"西藏虫草",质量亦佳;产青海者称"青海虫草"。

【产地加工】夏初子座出土、孢子未发散时采收,晒至六七成干,除去泥沙、纤维状的附着物及杂质,晒干或低温干燥。民间亦有将新采虫草,于沸水中短暂烫制,利于干燥和整形。

【质量要求】冬虫夏草以来源正、身干、完整、洁净、虫体条大、色金黄、饱满肥壮、子座短者为佳。依据每千克所含的条数划分等级。

冬虫夏草:干货,分七等。各等级共同点为:"本品由虫体与从虫头部长出的真菌子座相连而成。虫体似蚕,长 3~5 cm,直径 0.3~0.8 cm;表面深黄色至黄棕色,有环纹 20~30 个,近头部的环纹较细;头部红棕色;足 8 对,中部 4 对较明显;质脆,易折断,断面略平坦,淡黄白色。子座细长圆柱形,长 4~7 cm,直径约 0.3 cm;表面深棕色至棕褐色,有细纵皱纹,上部稍膨大;质柔韧,断面类白色。气微腥,味微苦。"在此基础上,以每千克 ≤ 1 500 条、无断草、无穿条、无瘪草、无死草、无黑草为一等;每千克 1 500~2 000 条,无断草、无穿条、无瘪草、无死草、无黑草为二等;每千克 2 000~2 500 条,无断草、无穿条、无瘪草、无死草、无黑草为三等;每千克 2 500~3 000 条,无断草、无穿条为四等;每千克 3 000~3 500 条,无断草、无穿条为五等;每千克 3 500~4 000 条,无断草、无穿条为六等;每千克 4 000~4 500 条,无断草、无穿条为七等。

《中国药典》2020 年版规定,冬虫夏草药材重金属及有害元素铅不得过 5 mg/kg,镉不得过 1 mg/kg,汞不得过 0.2 mg/kg,铜不得过 20 mg/kg;含腺苷($C_{10}H_{13}N_5O_4$)不得少于 0.010%。

【炮制沿革】冬虫夏草临床上多用干品,部分省份有用鲜品的习惯。《中国药典》2020 年版收载冬虫夏草,四川收载有鲜冬虫夏草。

【药性与功效】甘,平。归肺、肾经。具有补肾益肺、止血化痰之功。

【炮制与应用】冬虫夏草临床以生用为主,其炮制方法与临床应用如下。

1. 冬虫夏草

1)炮制方法 取原药材,除去杂质,筛去碎屑,即得。

2）饮片性状　饮片性状同药材，见【质量要求】项下等级共同点。

3）炮制作用　洁净药物。

4）临床应用

（1）肾虚精亏：常与鹿尾、锁阳、炒杜仲等同用，具有补肾填精、强筋壮骨、益气补血的作用，可用于肾虚精亏，气血虚弱，头晕眼花，健忘遗泄，腰酸腿痛等症，如鹿尾补肾丸（《中国药典》2020 年版）。亦可与手参、黄精、锁阳等同用，具有温肾助阳的作用，可用于肾阳不足，阴精亏虚，阳痿遗精，或有失眠健忘等症，如复方手参丸（《国家中成药标准汇编》）。亦可单用。

（2）久咳虚喘：常与川贝母、人参、蛤蚧等同用，具有润肺止咳、化痰定喘的作用。可用于咳嗽痰多，久咳气喘及急慢性气管炎、哮喘等呼吸道疾患，如虫草川贝止咳膏（《国家中成药标准汇编》）。亦可单用，治肺肾两虚之久咳虚喘，可单用，如至灵胶囊[《中华人民共和国卫生部药品标准》（中药成方制剂）（以下简称《卫生部药品标准》）]。

（3）劳嗽咯血：常与百部、百合、白及等同用，具有驱痨补肺、镇咳祛痰的作用。可用肺痨咳嗽，咯痰咯血，气虚哮喘等症，如利肺片（《卫生部药品标准》）。亦可与熟地黄、淮山药、炙蛤蚧等同用，可用于肺肾并亏，喘咳痰血，将成劳损，如蛤蚧固金汤（《镐京直指》）。

此外，病后体虚不复，自汗畏寒等，可以与鸡、鸭猪肉等炖服，有补虚扶弱之效。

2. 鲜冬虫夏草

1）炮制方法　挖取后淋洗，除去似纤维状的附着物及杂质，摊晾 2 小时，装入玻璃瓶中，密封。

2）饮片性状　饮片性状同干品。

3）炮制作用　洁净药物。

4）临床应用　临床应用与干品相同。

【处方配给】写虫草、冬虫草、冬虫夏草配冬虫夏草，其余随方配给。

【使用注意】有表邪者慎用。

【炮制研究】

1. 工艺研究

冬虫夏草含有丰富的蛋白质类成分，干燥过程会引起蛋白质含量和种类的变化。目前，工艺研究多集中在干燥条件考察，如比较不同干燥方式（阴干、晒干、烘干、真空冷冻干燥等）对冬虫夏草蛋白质类成分的影响。

2. 化学成分研究

冬虫夏草主要含核苷类、甾体类、糖及糖醇类、氨基酸等。此外，还含有肽类、有机酸及维生素、磷脂类及蛋白质类。鲜冬虫夏草和干冬虫夏草在蛋白质种类和数量上均有显著差异。

3. 药理作用研究

冬虫夏草具有增强免疫、保护肾脏、影响生殖系统、祛痰、平喘、影响心血管系统、抗炎、抗氧化、抗肿瘤、适应原样等作用。

【贮藏】置阴凉干燥处，防蛀。

【按语】冬虫夏草为传统名贵药材，亦是著名川产道地药材，自《本草从新》就记载以四川产者质量最佳。冬虫夏草既能补肾阳，又能益肺气，还可止血化痰，为平补肺肾之佳品，对于肺虚或肺肾两虚的久咳虚喘，或劳嗽痰血效果良好。近年来，由于生态环境破坏、不合理采挖等，造成冬虫夏草野生资源稀缺，甚至濒临灭绝，价格虚高不下。目前，人工培育基本成功，但尚需要做疗效的比较研究，应进一步加强冬虫夏草野生资源保护及人工繁育研究。

参考文献

[1] 彭成. 中华道地药材[M]. 北京: 中国中医药出版社, 2011.
[2] 方清茂, 彭文甫, 吴萍, 等. 川产道地药材生产区划研究进展[J]. 中国中药杂志, 2020, 45（4）: 720–731.
[3] 中华中医药学会. 团体标准: T/CACM 1021.33—2018, 中药材商品规格等级　冬虫夏草[S]. 北京: 中华中医药学会, 2018.
[4] 王征, 刘建利. 冬虫夏草化学成分研究进展[J]. 中草药, 2009, 40（7）: 1157–1160.
[5] 钱正明, 樊娇娇, 李春红, 等. 不同干燥条件对冬虫夏草蛋白质成分的影响[J]. 中国中药杂志, 2019, 44（10）: 1983–1988.
[6] 李如意, 宋厚盼, 魏艳霞, 等. 冬虫夏草药理作用的研究进展[J]. 环球中医药, 2016, 9（10）: 1284–1288.
[7] 昝珂, 钱正明, 李文佳, 等. 冬虫夏草繁育品质量控制和药理活性研究进展[J]. 中国药事, 2020, 34（4）: 464–470.

瓜　蒌（附：瓜蒌子、瓜蒌皮）

【药材来源】本品为葫芦科植物栝楼 *Trichosanthes kirilowii* Maxim. 或双边栝楼 *Trichosanthes rosthornii* Harms 的干燥成熟果实。

【道地性探源】见天花粉项下。瓜蒌产地分布自古就很广泛，除四川外，山东、河南、河北、江浙、安徽、陕西、山西、福建等全国大部分地区均产。

【产地加工】瓜蒌于秋季果实成熟时，连果柄剪下，置通风处阴干。市场上瓜蒌药材较少，基本都已切丝或片。

【质量要求】瓜蒌以完整不破、皱缩、皮厚糖性足者为佳。瓜蒌药材一般不分等级，均为统货。

《中国药典》2020年版规定，瓜蒌药材水分不得过16.0%，总灰分不得过7.0%，水溶性浸出物不得少于31.0%。

【炮制沿革】瓜蒌历代炮制方法有：炒，童便制，焙制，"烧存性"，蛤粉炒，蒸，白面同作饼焙干捣末，同蛤粉或明矾捣，干燥研制成霜，加煅蛤蜊蚬壳捣，制饼，纸包煨，煅炭存性，明矾制等。

《中国药典》2020年版，《全国规范》和大多省（自治区、直辖市）的炮制规范收载有生瓜蒌。此外，四川等地收载蜜瓜蒌。

【药性与功效】甘、微苦，性寒；归肺、胃、大肠经。具有清热涤痰，宽胸散结，润燥滑肠之功。

【炮制与应用】瓜蒌常有下列炮制品和临床应用。

1. 瓜蒌

1）炮制方法　取原药材，除去杂质及果柄，洗净，压扁，切丝或切块，干燥，筛去碎屑。

2）饮片性状　本品呈不规则的丝或块状。外表面橙红色或橙黄色，皱缩或较光滑；内表面黄白色，有红黄色丝络，果瓤橙黄色，与多数种子黏结成团。具焦糖气，味微酸、甜。

3）炮制作用　利于药效成分煎出，便于调剂与制剂。生瓜蒌清热涤痰，宽胸散结作用较强，亦能滑肠通便（通便作用弱于瓜蒌仁）。

4）临床应用

（1）肺热咳嗽：常与黄芩、胆南星、枳实等同用，具有清热化痰、理气止咳的作用，可用于热痰内结，咳嗽痰黄，稠厚胶黏，甚则气急呕恶，胸膈痞满等症，如清气化痰丸（《医方考》）。若与川贝母、天花粉、桔梗等同用，具有润肺清热、理气化痰的作用。可用于燥热伤肺，咳嗽痰黄，咯吐不爽，咽喉干痛等症，如贝母瓜蒌散（《医学心悟》）。

（2）胸痹、结胸：常与姜半夏、薤白同用，具有行气解郁、通阳散结、祛痰宽胸的作用，可用于痰盛瘀阻胸痹所致胸中满痛彻背，背痛彻胸，不能安卧者等症，如瓜蒌薤白半夏汤（《金匮要略》）。若与黄连、半夏同用，具有清热化痰的作用，可用于痰热内结，痰稠难咯，胸闷痞痛，如小陷胸汤（《伤寒论》）。

（3）乳痈，肺痈，肠痈：常与当归、乳香、没药等同用，具有理气活血、化瘀消痈的作用，可用于乳痈及一切痈疽初起，可起到肿痛即消，脓成即溃，脓出即愈之效，如神效瓜蒌散（《妇人良方》）。若与鱼腥草、芦根、桔梗等同用，可用于肺痈咯吐脓血等症。若与败酱草、大血藤等同用，治疗肠痈腹痛。

（4）大便秘结：常与火麻仁、柏子仁、麦冬等同用，具有滋阴养血、理气润便的作用。可用于便秘（习惯性便秘），大便燥结，便下不畅等症，如润便汤（《临证医案医方》）。

2. 蜜瓜蒌

1）炮制方法 取炼蜜，加适量开水稀释，淋入净瓜蒌丝或块内拌匀，闷透，文火炒至不粘手为度，取出，晾凉（每100 kg瓜蒌丝或块，用炼蜜15 kg）。

2）饮片性状 呈棕黄色，微显光泽，略带黏性，有蜜香气，味甜。

3）炮制作用 增强润燥作用，以润燥止咳为主。

4）临床应用 肺燥痰嗽：常与麦冬、川贝母、橘红等同用，具有清肺祛湿、止嗽化痰的作用，可用于肺胃湿热而致的咳嗽痰盛，呼吸气促，口舌咽干，胸中痞满等症，如橘红丸（《中药制剂手册》）。此外《医学心悟》贝母瓜蒌散，虽原方中瓜蒌生用，但用蜜瓜蒌则润燥止咳作用更佳。

【处方配给】写瓜蒌、栝楼配瓜蒌，其余随方配给。

【使用注意】本品甘寒质润滑肠，故脾虚便溏者忌用。不宜与川乌、制川乌、草乌、制草乌、附子同用。

【炮制研究】

1. 工艺研究

瓜蒌自然晾干，受外界气候影响大，在干燥加工过程中损耗太大。学者们研究了采用高温烘后直接切条的方法，较好地解决了这一难题。尚有学者使用"流通蒸汽消毒"，将软化的瓜蒌实切丝切块，改善了瓜蒌储存和运输过程中的破损问题，以及瓜蒌的霉变问题。现代企业对瓜蒌加工也常采用烘室或烘房烘干法，使干燥时间大大缩短，有效地防止了霉变和腐烂，便于贮藏。

2. 化学成分研究

瓜蒌、瓜蒌子、瓜蒌皮的提取物中含有多种化学成分，主要包括油脂和有机酸、甾醇、氨基酸和蛋白质、无机元素、三萜及其苷、黄酮、其他含氮化合物等。瓜蒌及其烘制品、蒸制品，化学成分类别上无明显差异，化学成分含量上具有一定的差异性，蒸制品化学成分更为集中。瓜蒌皮经不同方法炮制，其氨基酸含量也有所不同，以蜜炙损失最大。

3. 药理作用研究

瓜蒌的药理作用主要表现在改善心血管系统及祛痰止咳2个方面，此外还具有抗肿瘤、降血糖、降血脂、抗溃疡、抗菌等作用。瓜蒌含致泻物质，有泻下作用，瓜蒌皮作用较弱，瓜蒌仁致泻作用强，瓜蒌霜的作用较为缓和。此外，瓜蒌不同部位的扩张冠状动脉作用强度为：瓜蒌皮＞瓜蒌霜＞瓜蒌子＞瓜蒌仁＞瓜蒌子壳。

【贮藏】置通风干燥处，防蛀。

【按语】四川栝楼与双边栝楼均有分布，尤以双边栝楼最为适宜。目前，四川境内瓜蒌种植面积持续扩大，瓜蒌特色产业也广泛发展。南充、安岳等地把瓜蒌作为主要发展产业，打造瓜蒌种植基地，带领村民脱贫奔小康。古代使用不分皮、仁，以整个果实入药用，现在临床使用除全瓜蒌外，亦分瓜蒌皮、瓜蒌子用。天花粉、瓜蒌、瓜蒌皮、瓜蒌子同出一物，但功效有所区别，天花粉主升，瓜蒌主降，瓜蒌润降之功优于天花粉，瓜蒌子润肺化痰、滑肠通便，瓜蒌皮清热化痰、利气宽胸。瓜蒌现代炮制以蜜炙为主，增强其润燥作用。

参考文献

[1] 中华中医药学会. 团体标准: T/CACM 1021.152—2018, 中药材商品规格等级 瓜蒌[S]. 北京: 中华中医药学会, 2018.

[2] 郭庆梅, 周凤琴. 商品全瓜蒌的干燥加工试验[J]. 现代中药研究与实践, 2009, 23（1）: 16–19.

[3] 王学秋, 李金青, 呼秀凤. 全瓜蒌的干燥与加工[J]. 中国中药杂志, 1997（8）: 30.

[4] 韩玉龙. 瓜蒌炮制工艺改进[J]. 山东中医杂志, 1996（3）: 131.

[5] 宗倩妮. 瓜蒌及其蒸制品的功效差异及关联物质基础的研究[D]. 芜湖: 皖南医学院, 2018.

[6] 宗倩妮, 王静, 徐启祥, 等. 瓜蒌及其炮制品红外光谱分析[J]. 大理大学学报, 2017, 2（2）: 24–30.

[7] 王力玄, 杨磊磊, 郭颖婕, 等. 栝楼化学成分及药理作用研究进展[J]. 特产研究, 2020, 42（2）: 79–84.

[8] 徐何方, 杨颂, 李向日, 等. 瓜蒌（瓜蒌皮、瓜蒌子）炮制、化学成分和药理作用的研究进展[C]. 2014年全国中药炮制学术年会暨中药饮片创新发展论坛及协同创新联盟会议会议讲义, 2014.

附：瓜蒌子、瓜蒌皮

（一）瓜蒌子

【药材来源】本品为葫芦科植物栝楼 *Trichosanthes kirilowii* Maxim. 或双边栝楼 *Trichosanthes rosthornii* Harms 的干燥成熟种子。

【产地加工】秋季采摘成熟果实，剖开，取出种子，洗净，晒干。

【质量要求】瓜蒌子以均匀、饱满、油性足者为佳。一般不分等级，均为统货。

《中国药典》2020 年版规定，瓜蒌子药材水分不得过 10.0%，总灰分不得过 3.0%，以石油醚（60~90℃）做溶剂浸出物（冷浸法）不得少于 4.0%，含 3, 29- 二苯甲酰基栝楼仁三醇（$C_{44}H_{58}O_5$）不得少于 0.080%。

【药性与功效】苦，寒。归肺、肾、大肠经。具有润肺化痰，滑肠通便之功。

【炮制与应用】瓜蒌子常有下列炮制品和临床应用。

1. 瓜蒌子

1）炮制方法 除去杂质和干瘪的种子，洗净，晒干。用时捣碎。

2）饮片性状

（1）栝楼：呈扁平椭圆形，长 12~15 mm，宽 6~10 mm，厚约 3.5 mm。表面浅棕色至棕褐色，平滑，沿边缘有 1 圈沟纹。顶端较尖，有种脐，基部钝圆或较狭。种皮坚硬；内种皮膜质，灰绿色，子叶 2，黄白色，富油性，气微，味淡。

（2）双边栝楼：较大而扁，长 15~19 mm，宽 8~10 mm，厚约 2.5 mm。表面棕褐色，沟纹明显而环边较宽，顶端平截。

1）炮制作用 使药物洁净，用时捣碎便于有效成分煎出。生瓜蒌子寒滑之性明显，以润肠通便为主，对脾胃虚弱者易致呕吐。

2）临床应用 燥证秘结：常与郁李仁、火麻仁、柏子仁等同用，具有润肠通便的作用。可用于大便干燥秘结等症，润燥五仁丸（《何氏济生论》）。

2. 炒瓜蒌子

1）炮制方法 取净瓜蒌子，用文火炒至微鼓起，取出，放凉。用时捣碎。

2）饮片性状 微鼓起，色泽加深，偶见焦斑。气略焦香，味淡。

3）炮制作用 炒后寒滑之性减弱，致呕副作用减弱，以理肺祛痰为主。

4）临床应用 燥咳痰黏：常与知母、川贝母、陈皮等同用，具有清肺润燥、化痰止咳的作用。可用于燥热蕴肺所致的咳嗽、痰黄而黏不易咳出、胸闷气促、久咳不止、声哑喉痛等症，二母宁嗽丸（《中国药典》2020 年版）。

3. 蜜瓜蒌子

1）炮制方法 取净瓜蒌子，将炼蜜用适量沸水稀释后，淋入瓜蒌子中，拌匀，闷润，用文火炒至鼓起、不粘手为度，取出，晾凉（每 100 kg 净瓜蒌子，用炼蜜 3~5 kg）。

2）饮片性状 表面深黄色，微显光泽。有蜜香气。

3）炮制作用 蜜炙缓和寒滑之性和致呕副作用，增强润肺止咳的作用。

4）临床应用 肺燥咳喘：常与天花粉、知母、桔梗等同用，具有润肺定喘、止嗽化痰的作用。可用于肺气虚弱所致的咳嗽喘促、痰涎壅盛、久嗽声哑等症，润肺止嗽丸（《中国药典》2020 年版）。

4. 瓜蒌子霜

1）炮制方法 取净瓜蒌子，碾成泥状，用布包严后蒸至上气，压去油脂，碾碎；或取净瓜蒌子，碾成泥状，用吸油纸包严，加热，压榨去油，碾细，过筛。

2）饮片性状 为黄白色松散的粉末，微显油性。

3）炮制作用 制霜后功专润肺祛痰，可避免滑肠和恶心呕吐等胃肠道不良反应。

4）临床应用 痰热阻肺：常与苦杏仁、胆南星、黄芩等同用，具有清肺化痰的作用。

可用于痰热阻肺所致的咳嗽痰多、痰黄稠黏、胸腹满闷等症，如清气化痰丸（《中国药典》2020 年版）。

【处方配给】写生瓜蒌子配生品，写瓜蒌子、栝楼子、栝楼子仁、瓜蒌仁、炒瓜蒌子配炒瓜蒌子，其余随方配给。

【使用注意】不宜与川乌、制川乌、草乌、制草乌、附子同用。

（二）瓜蒌皮

【药材来源】本品为葫芦科植物栝楼 *Trichosanthes kirilowii* Maxim. 或双边栝楼 *Trichosanthes rosthornii* Harms 的干燥成熟果皮。

【产地加工】秋季采摘成熟果实，剖开，除去果瓤及种子，阴干。

【质量要求】瓜蒌皮以外表面色橙黄、内表面黄白色、皮厚者为佳。

【药性与功效】甘，寒。归肺、胃经。具有清热化痰，利气宽胸之功。

【炮制与应用】瓜蒌皮常有下列炮制品和临床应用。

1. 瓜蒌皮

1）炮制方法　取原药材，洗净，稍晾，切丝，晒干。

2）饮片性状　本品呈丝条状，边缘向内卷曲。外表面橙红色或橙黄色，皱缩，有时可见残存果梗；内表面黄白色。质较脆，易折断。具焦糖气，味淡、微酸。

3）炮制作用　洁净药材，便于调剂与制剂。生品清化热痰作用较强。

4）临床应用　痰热咳嗽：常与化橘红、石膏、紫菀等同用，具有清肺、止咳、化痰的作用。可用于痰热阻肺引起的咳嗽痰多、胸满气短、咽干喉痒等症，如止咳橘红丸（《中国药典》2020 年版）。

2. 炒瓜蒌皮

1）炮制方法　取瓜蒌皮丝，用文火炒至棕黄、略带焦斑时，取出，放凉。

2）饮片性状　外表面棕黄色，微有焦斑。

3）炮制作用　炒后寒性减弱，略具焦香气，长于利气宽胸。

4）临床应用　胸膈满闷：常与薤白、丝瓜络、枳壳等同用，具有利气宽胸的作用。可用于治疗胸痛或胁肋疼痛（《上海中草药手册》）。

3. 蜜瓜蒌皮

1）炮制方法　取炼蜜，加适量开水稀释，淋入净瓜蒌皮丝中拌匀，闷润，用文火加热，炒至黄棕色、不粘手时，取出放凉（每 100 kg 瓜蒌皮，用炼蜜 25 kg）。

2）饮片性状　黄棕色，有光泽，略带黏性，味甜。

3）炮制作用　蜜炙后润燥作用增强。

4）临床应用　肺燥久咳：常与北沙参、苦杏仁、贝母等同用，能润肺止咳，用于肺阴不足，口燥咽干，咳逆上气，咯痰不爽等症。

【处方配给】写瓜蒌皮、瓜壳、栝楼皮配生品；其余随方配给。

【使用注意】不宜与川乌、制川乌、草乌、制草乌、附子同用。

甘　松

【药材来源】本品为败酱科植物甘松 *Nardostachys jatamansi* DC. 的干燥根及根茎。

【道地性探源】始载于《本草拾遗》，又名甘松香。《本草图经》："今黔蜀州郡及辽州亦有之。"《本草纲目》："产于川西松州，其味甘，故名。"《本草原始》："今黔蜀州郡及辽州亦有之。始产川西松州。"《植物名实图考》："甘松香，开宝本草使著录。图经，叶细如茅草，根极繁密，生黔、蜀、辽州。"《药物出产辨》："甘松产四川松潘县、江油县、龙安府、茂州等。"民国《北川县志》载"药材有甘松"。1959年卫生部药政局《中药材手册》载"商品中以川甘松气香味浓为佳"，提出"川甘松"。

据上所述，甘松是四川省道地药材之一，主产于阿坝、甘孜。此外，青海、甘肃、西藏等地亦产。

【产地加工】除去泥沙和残留茎叶，晒干或烘干。烘干时温度不宜过高，保持35~40℃即可，否则所含挥发油会损失，影响药材质量。

【质量要求】甘松以主根肥壮、条长、根紧密、气香浓、无碎末及泥沙者为佳。依据甘松根直径大小、条长划分等级。

甘松：干货，分二等。各等级共同点为："略呈圆锥形，多弯曲，根茎上端有茎、叶残基，呈狭长的膜质片状或纤维状。外层黑棕色，内层棕色或黄色。根单一或数条交结、分枝或并列。表面棕褐色，皱缩，有细根和须根。质松脆，易折断，断面粗糙，皮部深棕色，常成裂片状，木部黄白色。味苦而辛，有清凉感。"在此基础上，以主根肥壮，直径 ≥ 0.7 cm，条长 ≥ 9.5 cm，特异气味浓郁为一等；主根瘦弱，直径 0.3~0.7 cm，条长 5~9.5 cm，气特异为二等。

《中国药典》2020年版规定，甘松药材水分不得过12.0%，挥发油不得少于2.0%，含甘松新酮（$C_{15}H_{22}O_3$）不得少于0.10%。

【炮制沿革】甘松历代炮制方法有：去土、洗土净、洗净、水洗去土；去土，剉；研、捣细；酒制、焙制、炒制等。

《中国药典》2020年版，《全国规范》及各省（自治区、直辖市）的炮制规范均仅收载生甘松。

【药性与功效】辛、甘，温。归脾、胃经。具有理气止痛，开郁醒脾；外用祛湿消肿之功。

【炮制与应用】甘松临床以生用为主，其炮制方法与临床应用如下。

1）炮制方法　取原药材，除去杂质和泥沙，洗净，切长段，干燥。

2）饮片性状　本品呈不规则的长段。根呈圆柱形，表面棕褐色。质松脆。切面皮部深棕色，常呈裂片状，木部黄白色。气特异，味苦而辛。

3）炮制作用　切制有利于药效成分煎出，便于调剂与制剂。生用其气厚味薄，辛香走窜，以理气止痛，开郁醒脾为主；外用祛湿消肿。

4）临床应用

（1）脘腹胀痛：常与香附、高良姜、木香等同用，具有理气止痛的作用。可用于寒凝气滞之脘腹胀痛等症，如厚朴丸（《御药院方》）。

（2）脾胃气滞：常与柴胡、郁金、白豆蔻等同用，具有行气宽中的作用。可用于脾胃气滞之胸闷腹胀，纳呆等症，如导气丸（《宣明论》）。

（3）脚气：常与荷叶、藁本等同用，具有祛湿消肿的作用。可用于脚气足膝浮肿等症，如甘松汤（《普济方》）。

【处方配给】写甘松配甘松。

【使用注意】气虚血弱者慎用。

【炮制研究】

1. 化学成分研究

甘松主要含有萜类、香豆素类、木脂素类、生物碱类化合物及长链烃类化合物，萜类以倍半萜种类最多，同时含有少量单萜、半萜及三萜类化合物。

2. 药理作用研究

现代研究表明，甘松具有抗心律失常、抗心肌缺血、抑菌、抗氧化、耐缺氧、中枢抑制、影响平滑肌及促进神经细胞生长等作用。

【贮藏】置阴凉干燥处，防潮，防蛀。

【按语】甘松是藏香的重要原材料之一，也是步长稳心颗粒、松补力口服液、伤痛凝胶囊等重要原料，主产于四川省阿坝、甘孜两地，为川产道地药材，此外，青海、甘肃、西藏亦产。近年来，随着工业化生产，对甘松的需求量也越来越大，使得甘松野生资源已无法满足市场需要，处于濒危边缘。《中国药典》2020年版规定甘松入药部位为根及根茎，但市场或临床上多以全草入药。因此，应加强甘松野生资源保护与综合利用研究，促进甘松药用资源可持续性发展。

参考文献

[1]　彭成. 中华道地药材[M]. 北京：中国中医药出版社，2011.
[2]　中华中医药学会. 团体标准：T/CACM 1021.102—2018，中药材商品规格等级　甘松[S]. 北京：中华中医药学会，2018.
[3]　李莹，金乾，群培，等. 传统药用植物甘松的植物学名考[J]. 中药材.2017, 40（6）：1474–1477
[4]　金乾，李莹，刘哲，等. 基于总量统计矩法结合主成分和聚类分析综合评价不同产区的甘松挥发油成分[J]. 中成药. 2018, 9（40）：2025–2029.
[5]　张文薇，陈虎彪. 甘松属植物化学和药理学研究进展[J]. 中国野生植物资源.1999, 18（3）：11–14.

石　菖　蒲

【药材来源】本品为天南星科植物石菖蒲 *Acorus tatarinowii* Schott 的干燥根茎。

【道地性探源】始载于《神农本草经》，列为上品。《名医别录》："菖蒲生上洛池泽及蜀郡严道，一寸九节者良，露根不可用。"《本草经集注》："上洛郡属梁州，严道县在蜀郡，今乃处处有，生石碛上，概节为好。"《新修本草》："生上洛池泽及蜀郡严道。"《本草图经》："菖蒲生上洛池泽及蜀郡严道，今处处有之，而池州、戎州者佳。"《玉楸药解》："生石中者佳。四川道地，莱阳出者亦可用。"《中华本草》："石菖蒲主产于四川、浙江、江苏。以四川、浙江产量大，销全国。"《中药大辞典》："主产于四川、浙江、江苏。"

据上所述，石菖蒲是四川道地药材之一，主产于雅安、荥经、洪雅、峨眉山、夹江、彭州、大邑、邛崃、宜宾、筠连、珙县、叙永、古蔺、金口河、峨边、马边等地。此外，浙江、江苏、安徽、江西、湖北、湖南等长江流域各省也产。

【产地加工】栽后 3~4 年可采，秋、冬两季采挖，除去叶片、须根和泥沙，晒干，用装有碎瓷片的竹编撞笼抖撞，撞去毛须，晒干。如遇阴雨天气，可烘干。

【质量要求】石菖蒲以身干、条长、粗壮、节密、坚实、无须根、香气浓者为佳。一般不分等级，仅以直径的大小分为选货和统货。

《中国药典》2020 年版规定，石菖蒲药材水分不得过 13.0%，总灰分不得过 10.0%，醇溶性浸出物不得少于 12.0%，挥发油不得少于 1.0%（ml/g）。

【炮制沿革】石菖蒲炮制始于南北朝刘宋，历代炮制方法有：铜刀刮去节皮拌桑枝蒸、米泔浸酒炒制、桑叶水炒制、米泔浸制、微炒、盐炒、桃仁炒、斑猫炒制、人乳和童便浸制、米泔浸饭上蒸、盐炙、去心微炙、酒煎、细蜜炙、猪胆汁炒、鲜品洗净去毛等。

《中国药典》2020 年版，《全国规范》和大多省（自治区、直辖市）的炮制规范收载石菖蒲片。广东收载有姜石菖蒲和麸炒石菖蒲。

【药性与功效】辛、苦，温。归心、胃经。具有开窍豁痰，醒神益智，化湿开胃之功。

【炮制与应用】石菖蒲临床以生用为主，其炮制方法与临床应用如下。

1）炮制方法　取原药材，除去残叶、杂质，洗净，润透，切厚片，干燥。

2）饮片性状　本品为扁圆形厚片，直径 0.3~1 cm。表面类白色或微红色，可见环状的内皮层及棕色的油点。周边棕褐色或灰棕色，留有须根或圆点状根痕。质坚而脆，气香。味苦，微辛。

3）炮制作用　石菖蒲质地坚硬，切片便于其药效成分的煎出。

4）临床应用

（1）痰蒙清窍、神昏癫痫：常与姜半夏、制天南星、麸炒枳实等同用，具有豁痰开窍的作用，可用于中风痰迷心窍，神志昏乱、舌强不能语等症，如涤痰汤（《奇效良方》）。若与郁金、竹沥、炒栀子等同用，具有清营透热的作用，可用于痰热蒙蔽，高热、神昏谵语者，如菖蒲郁金汤（《温病全书》）。亦可与僵蚕、胆南星、全蝎等同用，具有镇惊熄风、化痰开窍的作用，可用于癫痫风痰闭阻、痰火扰心、神昏抽搐、口吐涎沫者，如癫痫康胶囊（《中国药典》2020 年版）。

（2）健忘失眠，耳鸣耳聋：常与丹参、蒸五味子、首乌藤等同用，具有养心安神的作用，可用于心血不足、虚火内扰所致的心悸失眠、头晕耳鸣等症，如安神补心丸（《中国药典》2020 年版）。

（3）湿阻中焦，脘痞不饥，噤口下痢：常与姜厚朴、姜黄连、姜半夏等同用，具有清热化湿、理气和中的作用，可用于湿热蕴伏、霍乱吐利、胸脘痞闷、口渴心烦等症，如连朴饮（《霍乱论》）。亦可与黄连、陈皮、石莲子等同用，具有和中辟浊的作用，可用湿热毒盛，水谷不纳，里急后重之噤口痢，如开噤散（《医学心悟》）。

【处方配给】写石菖蒲、菖蒲配石菖蒲，其余随方配给。

【使用注意】本品芳香走窜，阴虚阳亢、烦躁汗多、咳嗽、吐血、精滑者慎服。

【炮制研究】

1. 工艺研究

炮制温度对石菖蒲挥发油含量影响较大。目前，多采用单因素等方法对石菖蒲的炮制方法、温度和时间等因素进行优选，确定最佳工艺。

2. 化学成分研究

石菖蒲炮制品中 β - 细辛醚含量为：阴干 > 45℃烘干 > 60℃烘干。

3. 药理作用研究

石菖蒲水提取具有明显提高学习记忆能力，改善 3xTg-AD 小鼠的盲肠和结肠菌群失调，主要表现在显著增加 *Bacteroidetes / Firmicutes* 比值；在属水平上，显著降低 *Turicibacter*、*Allobaculum* 丰度。石菖蒲还可以改善模型大鼠颅脑损伤，降低模型动物血清中 TNF-α、IL-6 等炎症因子水平，升高模型动物血清中 IL-10 水平，降低血清中中枢神经特异蛋白（s100β）、神经元特异性烯醇化酶（NSE）水平，减轻脑组织水肿。

【贮藏】置阴凉干燥通风处。

【按语】石菖蒲早在陶弘景所著《名医别录》中即明确记载了"生上洛池泽及蜀郡严道"，是传统的川产道地药材。虽然石菖蒲炮制历史沿革十分丰富，自南北朝刘宋至明清，炮制方法从"刮去节皮"到"猪胆汁炙"，拥有数十种传承。但现代应用却几乎都是生品配伍（个别地方有姜汁炙和麸炒的地方习用品），取其化湿开胃、开窍豁痰、醒神益智之功。现代炮制研究亦鲜有报道，应加强传承和研究。

参考文献

[1] 彭成. 中华道地药材[M]. 北京：中国中医药出版社，2011.

[2] 中华中医药学会. 团体标准：T/CACM 1021.204—2018，中药材商品规格等级 石菖蒲[S]. 北京：中华中医药学会，2018.

[3] 翁倩倩，赵佳琛，张悦，等. 经典名方中石菖蒲药材的考证[J]. 中国中药杂志，2019，44（23）：5256-5261.

[4] 林路宁，姬丽婷，傅云波，等. 石菖蒲水提物对3xTg-AD小鼠肠道菌群的影响[J]. 浙江中医杂志，2020，55（7）：471-474.

[5] 刘姚，王建林，罗丽华，等. 石菖蒲对颅脑损伤模型大鼠认知功能障碍、血清炎症因子及s100β、NSE蛋白水平的影响[J]. 中医学报，2020，35（2）：334-337.

[6] 李冀，李想，高彦宇，等. 中药石菖蒲研究进展[J]. 辽宁中医药大学学报，2019，21（10）：13-17.

[7] 李婷婷，李霜，王雅琪，等. 蜜煎菖蒲方中挥发油成分分析[J]. 宁夏医科大学学报，2019，41（7）：743-746.

石 斛

【药材来源】本品为兰科植物金钗石斛 *Dendrobium nobile* Lindl.、霍山石斛 *Dendrobium huoshanense* C. Z. Tang et S. J. Cheng、鼓槌石斛 *Dendrobium chrysotoxum* Lindl. 或流苏石斛 *Dendrobium fimbriatum* Hook. 的栽培品及其同属植物近似种的新鲜或干燥茎。四川省另收载有叠鞘石斛 *Dendrobium aurantiacum* Rchb. var. *denneanum*（Kerr.）Z.H. Tsi.。

【道地性探源】始载于《神农本草经》，列为上品。野生石斛源于青藏高原喜马拉雅山脉周边，并随道教传播而扩散，先入古蜀，东汉张仲景用"蜀石斛"入药，唐代"药王"孙思邈在丈人山种植石斛治病，命名"川石斛"。《本草图经》："石斛生六安山谷水旁石上，今荆、湖、川、广州郡及温、台州亦有之。"《本草纲目》："今蜀人栽之，呼为金钗花……处处有之，以蜀中者为胜。"《本草汇言》："气味腐浊，不若蜀产者气味清疏，形颇精洁更佳也；蜀人呼为金钗花。今充贡者，取川地者进之。"《本草承雅半偈》："俗呼为千年润，此即蜀中所产，入药最良。"《本草崇原》："不若川地产者，其形修洁，茎长一二尺，气味清疏，黄白而实，入药最良。"《本经逢原》："种类最多，惟川者味甘淡、色黄、无岐，可无伤胃之虞。"四川阆中自清朝以来就有专门采集石斛的民间组织。

据上所述，石斛是四川省道地药材之一，主产于夹江、合江、泸县、洪雅、峨眉山、名山、邛崃、蒲江、纳溪、汉源、美姑等地。此外，广西、云南、贵州、浙江、安徽等地亦产。

【产地加工】全年均可采收，鲜用者除去根和泥沙；干用者采收后，除去杂质，用开水略烫或烘软，再边搓边烘晒，至叶鞘搓净，干燥。霍山石斛11月至翌年3月采收，除去叶、根须及泥沙等杂质，洗净，鲜用，或加热除去叶鞘制成干条；或边加热边扭成螺旋状或弹簧状，干燥，称霍山石斛枫斗。

【质量要求】鲜石斛以色黄绿、饱满多汁、嚼之发黏者为佳。干石斛以色金黄、有光泽、质柔软者为佳。一般不分等级，仅有选货和统货之分。

《中国药典》2020年版规定，干石斛药材水分不得过12.0%；总灰分干石斛不得过5.0%，霍山石斛不得过7.0%；霍山石斛干品醇溶性浸出物不得少于8.0%；金钗石斛含石斛碱（$C_{16}H_{25}NO_2$）不得少于0.40%，霍山石斛含多糖以无水葡萄糖（$C_6H_{12}O_6$）计不得少于17.0%，鼓槌石斛含毛兰素（$C_{18}H_{22}O_5$）不得少于0.03%。

《四川省中药饮片炮制规范》2015年版规定，叠鞘石斛醇溶性浸出物不得少于10.0%。

【炮制沿革】石斛炮制始见于南北朝刘宋，历代炮制方法有：酒浸酥蒸、桑灰汤沃制、酒蒸、酒炙、酒浸、炒、焙、酒洗、酥蒸制、蜜炙、盐炙等。

《中国药典》2020年版，《全国规范》和大多省（自治区、直辖市）的炮制规范，均只收载鲜石斛和干石斛。

【药性与功效】甘，微寒。归胃、肾经。具有益胃生津，滋阴清热之功。

【炮制与应用】石斛临床应用常分鲜用和干用。

1. 鲜石斛

1）炮制方法　取鲜石斛，除去须根，洗净，拭去薄膜，切段。

2）饮片性状　本品为圆柱形或扁圆柱形的段。直径0.4~1.2 cm，表面黄绿色，光滑或有纵纹，肉质多汁。气微，味微苦而回甜，嚼之有黏性。

3）炮制作用　切段便于调剂与制剂。鲜石斛清热生津之功较佳。

4）临床应用　热病伤津：常与鲜生地黄、天花粉、麦冬等同用，具有滋阴清热的作用。可用于温热有汗、风热化火、热伤津液、舌苔变黑，以及舌绛齿燥，热伤于阴者，如清热保津法（《时病论》）。

2. 干石斛

1）炮制方法　取原药材，除去须根及杂质，洗净，润透，切段，干燥。

2）饮片性状　本品为扁圆柱形或圆柱形的段。表面金黄色、绿黄色或棕黄色，有光泽，有深纵沟或纵棱，有的可见棕褐色的节。切面黄白色至黄褐色，有多数散在的筋脉点。气微，味淡或微苦，嚼之有黏性。

3）炮制作用　利于药效成分煎出，便于调剂与制剂。

4）临床应用

（1）口干烦渴：常与西洋参、麦冬、黄连等同用，具有清暑益气、养阴生津的作用。可用于暑热耗气伤津，身热汗多，心烦口渴，小便短赤，体倦少气、精神不振等症，如清暑益气汤（《温热经纬》）。

（2）胃阴不足、食少干呕：常与北沙参、玉竹、麦冬等同用，具有养阴益胃、缓中止痛的作用。可用于胃阴不足引起的胃脘部隐隐灼痛、口干舌燥、纳呆干呕等症，如阴虚胃痛片（《卫生部药品标准》）。

（3）病后虚热不退：常与地骨皮、黄柏、麦冬等药同用，具有滋养胃阴、生津止渴的作用。可用于病后阴虚津亏，虚热不退，如石斛汤（《圣济总录》）。

（4）目暗不明：常与人参、菊花、天冬等药同用，具有滋阴补肾、清肝明目的作用。可用于肝肾两亏，阴虚火旺，内障目暗，视物昏花等症，如石斛夜光丸（《中国药典》2020年版）。

（5）筋骨痿软：常与盐杜仲、牛膝、熟地黄等药同用，具有养阴潜阳、强筋壮骨的作用。可用于筋骨痿软、肾阳不足、精血亏损、骨蒸劳热等症，如壮骨丸（《卫生部药品标准》）。

（6）骨蒸劳热：常与枸杞子、黄柏、胡黄连等同用，具有滋肾阴、退虚热的作用。可用于阴虚火旺，骨蒸劳热，如加味大造汤（《傅青主女科》）。

【处方配给】写石斛配干石斛，鲜石斛随方配给。

【使用注意】本品滋补阴液，有敛邪之弊，温热病不宜用之过早，以免留邪。湿温病未化燥者，或其他病症见舌苔厚腻、便溏者均宜慎用。

【炮制研究】

1. 工艺研究

温度对石斛碱含量破坏较大。目前，多采用正交试验、星点设计等方法对石斛醋炙工艺的温度、切片厚度、醋的用量，酒蒸石斛工艺的白酒体积分数、白酒加入量、蒸制时间等因素进行优选，确定最佳工艺。此外，还有采用不同切制斜度和厚度优选铁皮石斛的鲜切工艺。

2. 化学成分研究

金钗石斛炮制品中石斛碱含量为：白酒润蒸品＞蒸制品＞黄酒润蒸品＞黄酒炙品＞白酒炙品＞干品；总多糖含量为：白酒润蒸品＞蒸制品＞黄酒润蒸品＞白酒炙品＞黄酒炙品，干品；鼓槌石斛多糖含量为：酒炙品＞清炒品＞盐炙品＞干品。

3. 药理作用研究

石斛水煎液有明显升高胃泌素（GAS）、雌二醇（E_2）、前列腺素 E_2（PGE_2）、SOD 等作用。鲜石斛汁有明显的降低谷丙转氨酶（ALT）、天冬氨酸氨基转移酶（AST）、MDA 等的作用。

【贮藏】干品置通风干燥处，防潮；鲜品置阴凉潮湿处，防冻。

【按语】石斛虽始载于《神农本草经》，但明以前本草著作对其产地记载较少，多见于道教书籍载其最早发现于青藏高原喜马拉雅山脉周边，后随道教传播先入古蜀，为传统的川产道地药材，"合江金钗石斛"和"夹江叠鞘石斛"获批"中华人民共和国地理标志"。石斛基原复杂，《中国药典》2020 版收载四种，四川省另收载有叠鞘石斛。对其质量控制的指标性化学成分不同，功效又相同，容易造成歧义。虽然现今的石斛临床应用全部是鲜品或者干品，以益胃生津，滋阴清热。但是，其炮制最早却可追溯到南北朝刘宋《雷公炮炙论》，历代炮制方法亦十分丰富，有酒酥制、蜜炙、盐炙等十余种。现代研究表明，石斛酒蒸以后其生物碱高于生品。这可能是因生物碱难溶于水而易溶于乙醇，传统炮制酒拌蒸有助于生物碱溶出，古人谓增强药物的滋补功能，也是合乎科学道理的。

参考文献

[1] 彭成. 中华道地药材[M]. 北京: 中国中医药出版社, 2011.

[2] 方清茂, 彭文甫, 吴萍, 等. 川产道地药材生产区划研究进展[J]. 中国中药杂志, 2020, 45（4）: 720–731.

[3] 中华中医药学会. 团体标准: T/CACM 1021.113—2018, 中药材商品规格等级 石斛[S]. 北京: 中华中医药学会, 2018.

[4] 李博然, 明兴加. 基于地方文献的重庆石斛考[J]. 中药材, 39（8）: 1911–1914.

[5] 滕建北, 万德光, 王孝勋. 石斛名实及功效的本草考证[J]. 中药材, 2013, 36（11）: 1867–1871.

[6] 邓贤芬, 罗春丽, 杨继勇, 等. 正交试验优选醋炙金钗石斛的炮制工艺[J]. 贵州农业科学, 2018, 46（11）: 138–141.

[7] 欧德明, 周一帆, 胡昌江, 等. 星点设计—效应面法优选石斛酒润蒸制工艺[J]. 中国实验方剂学杂志, 2013, 19（19）: 34–37.

[8] 杨文宇, 唐盛, 石冬俊, 等. 石斛加工炮制和用法考[J]. 中国中药杂志, 2015, 40（14）: 2893–2897.

[9] 马艳静, 张金莲, 刘慧芬, 等. 优选铁皮石斛鲜切工艺[J]. 时珍国医国药, 2019, 30（9）: 2142–2145.

[10] 欧德明, 周一帆, 胡昌江, 等. 不同方法炮制前后石斛中石斛碱及石斛多糖含量测定[J]. 亚太传统医药, 2013, 9（8）: 22–24.

[11] 郑显义. 不同干燥方法对铁皮石斛多糖和甘露糖含量的影响[J]. 食品安全导刊, 2019, 8: 71–72.

仙 茅

【药材来源】本品为石蒜科植物仙茅 *Curculigo orchioides* Gaertn. 的干燥根茎。

【道地性探源】始载于《雷公炮炙论》。《海药本草》："蜀中诸州皆有。"《本草图经》："生西域及大庾岭，今蜀川、江湖、两浙诸州亦有之。"《本草品汇精要》："道地戎州、江宁、衡山。"《本草蒙筌》："西域多有，蜀浙亦生。"《本草乘雅半偈》："生西域及大庾岭，川蜀、两浙亦有。"《植物名实图考》："川中产亦多。"《宜宾县志》："本名仙侣山，相传杨道人升仙之地，山产仙茅，杨仙遇郁姑于此。"清代雍正《叙州府志》、民国《四川通志》记载"药材有仙茅"。

据上所述，仙茅是四川省道地药材之一，主产于宜宾、三台、遂宁等地。此外，江苏、浙江、江西、福建、台湾、湖南、广东、广西、贵州、云南等地也产。

【产地加工】秋、冬两季采挖，除去根头和须根，洗净，干燥。

【质量要求】仙茅以条粗壮，表面色黑褐者为佳。一般不分等级，仅以大小分选货和统货。

《中国药典》2020 年版规定，仙茅药材杂质（须根、芦头）不得过 4%，水分不得过 13.0%，总灰分不得过 10.0%，酸不溶性灰分不得过 2.0%，醇溶性浸出物不得少于 7.0%，含仙茅苷（$C_{22}H_{26}O_{11}$）不得少于 0.10%。

【炮制沿革】仙茅炮制始见于南北朝刘宋，历代炮制方法有：药汁制、乌豆水浸后酒拌蒸、米泔水浸、酒浸、酒蒸、糯米泔浸后酒蒸、蒸、制等。

《中国药典》2020 年版，仅收载生仙茅。此外，《全国规范》和大多省（自治区、直辖市）的炮制规范收载有生仙茅和酒仙茅，辽宁有酒蒸仙茅，云南有糯米蒸仙茅和米泔水浸蒸仙茅。

【药性与功效】辛，热；有毒。归肾、肝、脾经。具有补肾阳，强筋骨，祛寒湿之功。

【炮制与应用】仙茅常有下列炮制品和临床应用。

1. 仙茅

1）炮制方法　取原药材，除去杂质，洗净，切段，干燥。

2）饮片性状　本品为类圆形或不规则形的厚片或段，外表皮棕色至褐色，粗糙，有的可见纵横皱纹和细孔状的须根痕。切面灰白色至棕褐色，有多数棕色小点，中间有深色环纹。气微香，味微苦、辛。

3）炮制作用　利于药效成分煎出，便于调剂与制剂。生品有毒，性燥热，以散寒祛湿，消痈肿为主。

4）临床应用

（1）寒湿痹痛：常与附子、杜仲、独活等同用，具有祛湿止痛的作用。可用于寒湿痹痛，腰膝冷痛，筋骨萎软等症。若与荜茇、附子、干姜等同用，用于伤寒结胸恶候，如仙茅丸（《博济方》）。

（2）痈疽肿毒：单用本品连根煎服，或以鲜者捣烂敷之，具有解毒消痈的作用。可用于痈疽火毒，漫肿无头，色青黑者（《滇南本草》）。

2. 酒仙茅

1）炮制方法　取净仙茅段，加入定量黄酒拌匀，稍闷润，待酒被吸尽后，用文火炒干，取出，晾凉，筛去碎屑（每100 kg仙茅段，用黄酒10 kg）。

2）饮片性状　表面色泽加深，微有酒香气。

3）炮制作用　酒炙后降低毒性，以补肾壮阳为主。

4）临床应用

（1）阳痿精冷：常与羊脂油炙淫羊藿、酒洗肉苁蓉、巴戟肉等同用，具有补肾壮阳的作用，可用于男子阳痿精衰、虚寒不育等症，如赞育丹（《景岳全书》）。亦可单味泡酒服，治阳痿不举，如仙茅酒（《万氏家抄方》）。

（2）腰膝冷痛：常与红参、黄芪、淫羊藿等同用，具有补肾填精、调补冲任、益气养血的作用。可用于肾虚腰膝酸软，阳痿早泄，遗精，妇女更年期经血不调等症，如参芪二仙片（《卫生部药品标准》）。

（3）尿频、遗尿：常与菟丝子、桑螵蛸、盐益智仁等同用，具有补肾缩尿的作用，可用于肾阳不足，膀胱虚寒，尿频、遗尿，或小便失禁等症。若单用本品泡酒服，用于老年遗尿（《贵州草药》）。

（4）阳虚冷泻：常与盐补骨脂、盐益智仁、肉桂等同用，具有温补脾肾之阳而治阳虚冷泻的作用。

（5）头目眩晕：常与枸杞子、熟地黄、生地黄等同用，具有滋阴补肾的作用。可用于肝肾虚弱，头目眩晕，腰腿酸软，精神疲惫，如仙茅丸（《圣济总录》）。

【处方配给】写仙茅、酒仙茅配酒仙茅，其余随方配给。

【使用注意】阳强易举，阴虚火旺者忌用。

【炮制研究】

1. 工艺研究

目前，多采用正交试验方法对仙茅的黄酒用量、食盐用量、闷润时间、炒制温度、炒制时间、蒸制压力、蒸制时间等因素进行优选，确定最佳工艺。

2. 化学成分研究

比较仙茅生品和酒炙品醇提液和水煎液的色谱图，结合紫外光谱分析，发现酒炙品中化学成分发生了量和质的变化，认为酒炙品药性的显著变化是其化学成分整体变化所导致，有效成分溶出增加，毒性成分降低。酒制后仙茅炮制品中仙茅苷、愈创木酚、苔黑酚葡萄糖苷含量增加，绒叶仙茅苷 A 含量、绿原酸、中华仙茅素 A、2，6- 二甲氧基苯甲酸、1–O– 甲基尼亚希木脂素苷、灯盏花素 C、大叶仙茅苷和仙茅皂苷元 A、B 和 C 含量较生品低。

3. 药理作用研究

生仙茅、酒仙茅及其有效成分苔黑酚葡萄糖甘均能提高 RAW264.7 细胞的增殖及其吞噬活性，促进其分泌 NO、TNF-α，并拮抗 ROS 释放。急性毒性实验表明，仙茅酒炙后小鼠最大耐受量大于生品，表明经酒炙后毒性有所降低。仙茅酒炙后热性增强，由增强机体物质能量代谢，提高中枢神经递质和交感—肾上腺髓质系统、环核苷酸水平及垂体—靶腺轴功能所致。

【贮藏】置干燥处，防霉、防蛀。

【按语】仙茅是一味少见的始见于炮制专著的药，但未载其产地，直至《海药本草》才云"蜀中诸州皆有"，可见是传统的川产道地药材之一。仙茅有毒，历代围绕炮制解毒发展出了米泔水制、酒制、蒸制等诸多方法。现代炮制规范载明其生品有毒、性燥热，以散寒祛湿，消痈肿为主，而酒炙后可降低毒性，以补肾壮阳为主。但是，历史上也有许多医家典籍记载米泔水亦能解其毒，缓其燥，亦有二者共制者。然而，仙茅的现代研究虽见有姜炙研究、盐炙研究甚至吴茱萸制研究，却鲜见有米泔水制研究。因此，仙茅的炮制研究应加强米泔水制研究，搞清米泔水制是否能解其毒的炮制作用。

参考文献

[1] 彭成. 中华道地药材[M]. 北京：中国中医药出版社，2011.

[2] 方清茂，彭文甫，吴萍，等. 川产道地药材生产区划研究进展[J]. 中国中药杂志，2020，45（4）：720–731.

[3] 中华中医药学会. 团体标准：T/CACM 1021.137—2018，中药材商品规格等级 仙茅[S]. 北京：中华中医药学会，2018.

[4] 郑君，张昆，张成博，等. 有毒中药仙茅的本草学考证[J]. 山东中医药杂志，2012，31（6）：441–442.

[5] 刘霞，吴文辉，王耀登，等. 仙茅炮制历史沿革及现代研究进展[J]. 中国中医药信息杂志，2019，26（1）：132–136.

[6] 周滢，舒承倩，江玉，等. 盐制仙茅工艺的正交实验优选[J]. 时珍国医国药，2017，28（8）：1897–1899.

[7] 艾雪，鞠成国，贾坤静，等. 酒仙茅炮制工艺的正交试验优选[J]. 时珍国医国药，2016，27（4）：875–877.

[8] 刘芳，祝宇，魏娟，等. 不同炮制法对仙茅中仙茅苷含量的影响[J]. 中国药师，2018，21（12）：2284–2286.

[9] 陶益，黄苏润，杜映珊，等. 仙茅及其炮制品质控指标的比较研究[J]. 中药新药与临床药理，2017，28（5）：678–682.

[10] 周远征，徐钢，鞠成国，等. 酒炙仙茅"热者益热"作用研究[J]. 中草药，2014，4（10）：1434–1438.

[11] 艾雪，鞠成国，贾坤静，等. 仙茅不同炮制品对巨噬细胞免疫活性的影响[J]. 中成药，2017，39（3）：616–620.

虫 白 蜡

【药材来源】本品为蜡蚧科昆虫白蜡蚧（白蜡虫）*Ericerus pela*（Chavannes）Guerin 的雄虫群栖于木犀科植物白蜡树 *Fraxinus chinensis* Roxb.、女贞 *Ligustrum lucidum* Ait. 或女贞属他种植物枝干上分泌的蜡，经精制而成。

【道地性探源】白蜡虫的养殖和白蜡生产情形最早见于元初的《癸辛杂识》。作为药物则是以蜜蜡之附药始见于《本草品汇精要》，名"白蜡"。明代开始，虫白蜡产地渐渐偏向于四川地区，《本草纲目》："此虫白蜡，则自元以来，人始知之……以川、滇、衡、永产者为胜。"颜汝玉在《蜡虫记》记载："嘉定府有木围田绕路放虫产蜡。"《乐山县志》："岁产一百万石上下。"《峨眉县志》："峨邑出产货物，向以丝蜡茶为大宗。且丝蜡洪雅夹江皆有，不独峨也。"《西昌县志》："清末凉山，岁产蜡虫六万多担。"《中华道地药材》："1882~1884 年英国领事何西（Hosie A.）对川滇黔考察的调查报告中认为四川是产蜡的要省。可见虫白蜡是四川省道地药材之一，岷江流域是最大的白蜡产区，凉山为蜡虫的饲养区。"

据上所述，虫白蜡是四川省道地药材之一，主产于峨眉山、洪雅、乐山、夹江、荥经、犍为、巴中、通江、平昌；川西南山地河谷区的喜德、西昌、德昌等地。此外，湖南、贵州、云南等省亦产。

【产地加工】8~9 月采蜡，将取下的蜡花放入沸水中煮，使蜡质熔化浮于水面，冷后凝结成块，取出，再加水加热熔化，过滤后倒入模具内冷却凝固成蜡饼，即得头蜡；取头蜡后，将沉到锅底的蜡虫虫体装入布袋，清水漂洗数次，再放进锅里煮，并用木棒不断挤压，将虫体内的蜡质熔出，再经过提取，冷却后称为二蜡。

【质量要求】虫白蜡以色白、质硬、致密而无气泡，无败油气味者为佳。一般不分等级，均为统货。

《中国药典》2020 年版规定，熔点应为 81~85℃，酸值应不大于 1，皂化值应为 70~92，碘值应不大于 9。

【炮制沿革】虫白蜡炮制方法简单，历代均捣碎或刮成粉末后直接应用。

《中国药典》2020 年版，《全国规范》和大多省（自治区、直辖市）的炮制规范仅收载生品。

【药性与功效】甘，温。归心、肝、脾经。具有生肌敛疮，止血定痛之功。

【炮制与应用】虫白蜡多作为赋形剂，制丸、片的润滑剂。临床以外用为主，其炮制方法与临床应用如下。

1）炮制方法　取原药材，除去杂质，用时捣碎。

2）饮片性状　本品呈不规则块状，大小不一。白色或类白色，表面光滑，或稍有皱纹，具光泽。碎断面不整齐，呈条状或颗粒状。体轻，质硬而稍脆；用手搓捏则粉碎，有滑腻感。气微，无味。

3）炮制作用　除去杂质，使药物纯净，便于调剂与制剂。

4）临床应用

（1）疮疡久溃不敛：常与白芷、轻粉、紫草等同用，具有解毒生肌的作用，可用于痈疽，发背等疮，溃烂流脓，以及疔疮、疔根脱出需长肉收口者，如生肌玉红膏（《外科正宗》）。亦可与白及共研成细末，用黄酒或米饮调服，可用于痈疽将成脓溃破者，如护膜散（《医宗金鉴》）。

（2）手脚皲裂：常与猪油、白芷、丁香等制膏外搽，具有滋润肌肤的作用。可用于冬月手背裂痛，如不龟手膏（《外科大成》）。

（3）创伤出血：常与乳香、没药、煅龙骨等同用，可用于金疮、杖疮等，如保赤膏（《疡科选粹》）。

【处方配给】写虫白蜡、白蜡、川白占、川白蜡配虫白蜡，其余随方配给。

【炮制研究】

1. 化学成分研究

虫白蜡的主要成分是脂肪酸一元酸和一元醇的酯类混合物，占总量的93%~95%，另有游离脂肪醇1.0%~1.5%，其中又以二十六酸二十六酯居多。此外，亦有二十七酸二十七酯、二十八酸二十八酯及少量的蜂蜡醇、三十烷醇、游离脂肪酸、色素等。

2. 药理作用研究

虫白蜡有通便、抗突变等作用。

【贮藏】置阴凉干燥处，密闭保存。

【按语】虫白蜡为雄白蜡虫二龄雄幼虫的新陈代谢产物，自古为中国特产。白蜡虫学名中加词"Pela"即为四川方言"白蜡"音译而来。白蜡虫对气温、地势的选择较严格，雌虫要在海拔1 800~2 500 m，冬季温和、干燥的亚热带地区才能繁殖；而雄虫则要在海拔400~800 m，气候温和湿润、多阴少晴、昼夜温差小、湿度较大的平原和低山区才会泌蜡，因此，虫白蜡和白蜡虫的生产一直是分区域进行的，岷江流域的峨眉、洪雅、乐山、夹江最适宜产蜡，攀西地区的昭觉、美姑、西昌、喜德最适宜养虫种。除药用外，虫白蜡还用于精密铸模、高档次化妆品配料等特殊用途。

参考文献

[1] 彭成. 中华道地药材[M]. 北京: 中国中医药出版社, 2011.

[2] 于江泳, 张村. 全国中药饮片炮制规范辑要[M]. 北京: 人民卫生出版社, 2016.

[3] 张廷模, 彭成. 中华临床中药学 (第2版)[M]. 北京: 人民卫生出版社, 2015.

红　花

【药材来源】本品为菊科植物红花 *Carthamus tinctorius* L. 的干燥花。

【道地性探源】《金匮要略》始载"红蓝花"，《开宝本草》释名红花，列为中品。红花之名始见于宋代《本草图经》，曰："红蓝花，即红花也。"四川始种于西汉，122 年，张骞第二次出使西域，由西南进发，带红花种子入川，种于简阳等地。《药物出产辨》："以四川、河南、安徽为最。"清代乾隆《简阳州县》："简州四野开花，州花染彩。"清代蒋超《峨眉山志》："峨眉山产红花。"《简阳县志》记载"清乾隆时，州产红花最盛，远商云集，甲于河南、川北等处"，称"川红花"。

据上所述，红花是四川省道地药材之一，主产于四川简阳、平昌、遂宁、南充等地。此外，河南、浙江、新疆、江苏、云南及其他地区均有栽培，其中产于河南沁阳者称"怀红花"，产于云南凤庆者称"云红花"，产于浙江宁波者称"杜红花"。

【产地加工】夏季花盛开，花冠由黄变红时采摘，阴干或晒干。

【质量要求】红花以花冠长，色红、鲜艳，质柔软者为佳。一般不分等级，有选货和统货。

《中国药典》2020 年版规定，红花药材杂质不得过 2%，水分不得过 13.0%，总灰分不得过 15.0%，酸不溶性灰分不得过 5.0%，红色素吸光度不得低于 0.20，水溶性浸出物不得少于 30.0%。含羟基红花黄色素 A（$C_{27}H_{32}O_{16}$）不得少于 1.0%，含山奈酚（$C_{15}H_{10}O_6$）不得少于 0.050%。

【炮制沿革】红花历代炮制方法主要有：捣为末、洗、细擘、搓碎用、微炒、红花炭、醋红花、酒红花（酒洗、酒炒等）。

《中国药典》2020 年版，《全国规范》和大多省（自治区、直辖市）的炮制规范仅收载生红花。

【药性与功效】辛，温。归心、肝经。具活血通经，散瘀止痛之功。

【炮制与应用】红花常有下列炮制品和临床应用。

1. 红花

1）炮制方法　取原药材，除去杂质，筛去灰屑。

2）饮片性状　本品为不带子房的管状花，长 1~2 cm。表面红黄色或红色。花冠筒细长，先端 5 裂，裂片呈狭条形，长 5~8 mm；雄蕊 5，花药聚合成筒状，黄白色；柱头长圆柱形，顶端微分叉。质柔软。气微香，味微苦。

3）炮制作用　使药物洁净。

4）临床应用

（1）胸痹心痛：常与川芎、三七同用，具有活血化瘀、通络止痛的作用。可用于瘀血阻滞所致的胸痹，症见胸闷、心前区刺痛，以及冠心病心绞痛见上述证候者，如舒胸片（《中国药典》2020 年版）。

（2）经闭痛经：常与当归、牛膝、苏木等同用，具有破瘀血的作用。可用于经来未尽腹痛以及经来一半，余血未尽，腹中作痛等症，如红花当归汤（《叶氏女科证治》）。亦可单用酒煎服。

（3）恶露不行：常与乌药、牡丹皮、姜黄等同用，具有理气祛瘀的作用。可用于产后恶露不行、儿枕痛等症，如儿枕散（《郑氏家传女科万金方》）。

（4）癥瘕痞块：常与醋五灵脂、牡丹皮、醋延胡索等同用，具有活血祛瘀、破癥消结的作用。可用于膈下瘀阻气滞形成痞块，痛处不移，卧则腹坠，肾虚久泻等症，如膈下逐瘀汤（《医林改错》）。

（5）心腹胁痛：常与桃仁、川芎、牛膝等同用，具有活血化瘀、行气止痛的作用，可用于上焦瘀血，头痛胸痛，胸闷呃逆，失眠不寐，心悸怔忡，瘀血发热等症，如血府逐瘀汤（《伤寒论》）。亦可与柴胡、酒大黄、酒桃仁等同用，具有活血祛瘀、疏肝通络的作用，可用于瘀血阻滞所致胁肋瘀肿，痛不可忍，如复元活血汤（《医学发明》）。

（6）跌扑损伤：常与血竭、麝香、乳香等同用，具有活血祛瘀、止血止痛的作用。可用于跌打损伤、筋断骨折之瘀血肿痛，或刀伤出血等症，如七厘散（《良方集腋》）。亦可制为红花油、红花酊等涂搽。

（7）疮疡肿痛：常与金银花、赤芍、白芷等同用，具有清热解毒、凉血化瘀、消肿止痛、祛腐生肌作用。可用于痈肿疮疡，如疮科保安丸（《全国中药成药处方集》）。亦可制为软膏等涂敷，用于轻度水、火烫伤、疮疡肿痛、创面溃烂，如京万红软膏（《中国药典》2020 年版）。

2. 酒红花

1）炮制方法　取净红花，喷洒黄酒，拌匀，闷润，用文火炒干或低温干燥（每 100 kg 红花，用黄酒 50 kg）。

2）饮片性状　颜色稍加深，略有酒气。

3）炮制作用　酒制增强活血作用。

4）临床应用

（1）血虚血瘀：常与桃仁、酒当归、酒白芍等同用，具有养血、活血、逐瘀的作用。可用于妇女月经不调，血多有块，色紫质黏，腹痛腹胀等症，如桃红四物汤（《妇科冰鉴》）。

（2）瘀阻疼痛：常与牡丹皮、当归、桃仁等同用，具有活血消肿止痛的作用。可用于跌扑闪挫伤损，滞血疼痛等症，如丹皮散（《疡科选粹》）。

（3）肢节疼痛：常与当归、酒赤芍、苍术等同用，具有益气养血、散寒通络的作用。可用于痛风，以及因外淫侵入日久、年老体衰者、肝血、肾水内损所致的腰背手足肢节疼痛等症，如参五秦艽汤（《寿世保元》）。

【处方配给】写红花配红花，其余随方配给。

【使用注意】孕妇慎用。

【炮制研究】

1. 工艺研究

以红花中羟基红花黄色素和山奈素的含量为指标，探索红花最佳的采收时间和干燥方法；以外观、折干率、有效成分等指标评价晾晒、阴干、恒温烘干以及红外干燥四种干燥方法；采用正交试验以羟基红花黄色素 A 及山奈素为指标，优选加酒量、浸吸时间和烘干温度等酒洗红花的炮制工艺；以羟基红花黄色素 A、山奈素和槲皮素的含量为考察指标，进行综合加权法优选醋红花的最佳炮制工艺。

2. 化学成分研究

微波干燥后的红花药材中羟基红花黄色素 A、山奈素及红花黄色素 A 含量含量较高，真空冷冻干燥、阴干、晒干、30℃烘干次之，60℃烘干最低。不同干燥方法处理的红花药材中山奈素含量变化不明显。

3. 药理作用研究

红花具有扩张冠状动脉、降血压、耐缺氧、抑制血小板聚集、免疫和抗炎、镇痛、抗癌等多种药理作用。

【贮藏】置阴凉干燥处，防蛀。

【按语】《药物出产辨》载红花为四川省道地药材。红花具有活血通经、散瘀止痛之功，临床应用广泛，疗效确切。目前临床多用生品，古籍记载常见的还有酒洗或酒炒等酒制品及醋制品，认为经酒或醋制后，能增强活血、行气、止痛的作用。古人认为"量小补血，量大活血"，因此有必要结合传统炮制经验和理论，对其炮制工艺、炮制原理及其质量标准、临床应用等进行系统研究并加以开发。

参考文献

[1] 彭成. 中华道地药材[M]. 北京: 中国中医药出版社, 2011.
[2] 方清茂, 彭文甫, 吴萍, 等. 川产道地药材生产区划研究进展[J]. 中国中药杂志, 2020, 45(4): 720-731.
[3] 中华中医药学会. 团体标准: T/CACM 1021.15—2018, 中药材商品规格等级 红花[S]. 北京: 中华中医药学会, 2018.
[4] 谢兵, 吕跃军, 颜敏. 中药材红花的文献考证[J]. 亚太传统医药, 2018, 14(9): 58-60.
[5] 刘彩凤, 梁军, 钟琳瑛, 等. 正交实验法优选酒洗红花的炮制工艺[J]. 天津中医药大学学报, 2019, 38(6): 593-597.
[6] 张翠英, 李振国, 马晓峰, 等. 醋红花炮制工艺的优选[J]. 中成药, 2007, 29(6): 859-862.
[7] 任超翔, 吴沂芸, 唐小慧, 等. 红花的起源与产地变迁[J]. 中国中药杂志, 2017(11): 2219-2222.

补 骨 脂

【药材来源】本品为豆科植物补骨脂 *Psoralea corylifolia* L. 的干燥成熟果实。

【道地性探源】始载于《名医别录》，原名补骨脂。补骨脂本是外来药，传入时间约在唐代中后期，据《全唐诗》卷880有《和剂方补骨脂丸方诗》："补骨脂《神农本草》不载，生广南诸州及海外诸国，衰年阳气衰绝，力能补之。"补骨脂广泛栽种或开始于明代，李时珍引《本草图经》，在"今岭外山坂间多有之，不及蕃舶者佳"两句之间，增"四川合川亦有"，所描述的或许是明代的情况。《本草易读》："今四川合州亦有之。"清代《四川通志》明确记载："补骨脂，合州出。"《药物出产辨》："故纸产四川为最，河南安徽次之。架喇吉打来者又次，名洋故纸。"《中国道地药材原色图说》把补骨脂列为四川道地药材。《中药大辞典》记载我国的主产区，将四川省列为第一。

据上所述，补骨脂是四川省道地药材之一，主产于西昌、金堂、广元、都江堰等地。此外，重庆、河南、陕西、安徽等全国多地均产，其中重庆合川、河南怀庆质量亦佳。

【产地加工】秋季果实成熟时采收，采下的果实，经晒干脱粒、除去杂质，即可药用。或将果实采下后，放在布袋等容器中闷一夜，使之发热，再晒干。或者将采下的种子加5%盐水拌炒至干并发出香气时，即可。

【质量要求】补骨脂以粒大、饱满、色黑者为佳。一般不分等级，仅依据饱满度、均匀度及杂质的多少分为选货和统货。

《中国药典》2020年版规定，补骨脂药材杂质不得过5.0%，水分不得过9.0%，总灰分不得过 8.0%，酸不溶性灰分不得过 2.0%，含补骨脂素（$C_{11}H_6O_3$）和异补骨脂素（$C_{11}H_6O_3$）的总量不得少于 0.70%。

【炮制沿革】补骨脂历代炮制方法有：炒、盐炒、芝麻制、酒炒、醋炒、酒炒兼蒸、酒浸焙、酒浸蒸；酒麸制、泽泻制、盐酒芝麻制、盐酒炒、黄柏盐酒制、胡桃肉炒、盐炙；麸炒、面炒、麻子仁炒、童便乳浸盐水炒、盐水浸三日胡桃油炒、童便浸蒸、乳拌蒸、芪术芩甘草制、米泔黄柏盐制等。盐炙法沿用至今。

《中国药典》2020 年版，《全国规范》和大多省（自治区、直辖市）的现行炮制规范主要收载补骨脂和盐补骨脂。此外，浙江收载有芝麻补骨脂，湖北收载有炒补骨脂。

【药性与功效】辛、苦，温。归肾、脾经。具有温肾助阳，纳气平喘，温脾止泻；外用消风祛斑之功。

【炮制与应用】补骨脂常有下列炮制品和临床应用。

1. 补骨脂

1）炮制方法　取原药材，除去杂质。

2）饮片性状　本品呈肾形，略扁，长 3~5 mm，宽 2~4 mm，厚约 1.5 mm。表面微鼓起，黑褐色，具细微网状皱纹。顶端圆钝，有一小突起，凹侧有果梗痕。质硬。果皮薄，与种子不易分离；种子 1 枚，子叶 2，黄白色，有油性。气微香，味辛、微苦。

3）炮制作用　洁净药物。生品辛热而燥，有补脾肾、止泻痢的作用，但长期服用，有伤阴之弊，可出现口干、舌燥、喉痛等症状，故多外用。

4）临床应用　白癜风，斑秃：单用碾碎，置酒精内，浸泡七昼夜，过滤去滓，涂患处，并摩擦 5~15 分钟，具有调和气血、活血通络、润肤止痒、生发祛白斑的作用。可用于白癜风，扁平疣，斑秃，神经性皮炎，瘙痒症，如补骨脂酊（《赵炳南临床经验集》）。

2. 炒补骨脂

1）炮制方法　取净补骨脂，用文火炒至表面微鼓起，迸裂并有香气逸出时，取出，晾凉。

2）饮片性状　表面黑褐色至黑色，微鼓起。

3）炮制作用　炒后缓其苦燥、减其辛窜之性，增强温阳止泻的作用。

4）临床应用

（1）肾阳不足：常与沙苑子、枸杞子、女贞子等同用，具有温阳补肾的作用。可用于肾气亏虚、阳气不足所致的阳痿、早泄、遗精或弱精症，如益肾灵颗粒（《中国药典》2020 年版）。

（2）虚寒泄泻：常与人参、五味子、白术等同用，具有温肾补脾止泻的作用，可用于脾胃虚寒泄泻，如五味子丸（《证治准绳》）。亦可与台乌药、制吴茱萸、炒苍术等同用，可用于生冷伤脾，泄泻下痢，肚腹疼痛等症，如七德丸（《景岳全书》）。

3. 盐补骨脂

1）炮制方法 取净补骨脂，加适量盐水拌匀，闷润，至盐水被吸尽，用文火炒至表面微鼓起，迸裂并有香气逸出时，取出，晾凉（每 100 kg 净补骨脂，用食盐 2 kg）。

2）饮片性状 表面黑色或黑褐色，微鼓起。气微香，味微咸。

3）炮制作用 盐炙后缓和辛窜温燥之性，免伤阴之弊；并引药入肾，增强补肾纳气的作用。

4）临床应用

（1）肾阳虚损诸证：常与炙淫羊藿、酒肉苁蓉、沙苑子等同用，具有补肾助阳的作用，可用于肾阳不足所致的腰酸腿软、精神倦怠、阳痿遗精，如强阳保肾丸（《中国药典》2020 年版）。若与锁阳、制巴戟天、山药等同用，具有温肾固精的作用，可用于肾阳不足所致的腰膝酸软、头晕耳鸣、遗精早泄，如锁阳固精丸（《中国药典》2020 年版）。亦可与核桃仁、盐杜仲同用，具有补肾强腰的作用，可用于肾虚腰痛，起坐不利，膝软乏力，如青蛾丸（《太平惠民和剂局方》）。

（2）肾虚作喘：常与附片、肉桂、金樱子肉等同用，具有温肾纳气、健脾化痰的作用。可用于肺脾气虚、肾不纳气所致的咳嗽、气喘、动则尤甚，如固肾定喘丸（《中国药典》2020 年版）。

（3）五更泄泻：常与煨肉豆蔻、醋制五味子、制吴茱萸等同用，具有温肾散寒、涩肠止泻的作用，可用于肾阳不足所致的泄泻，症见肠鸣腹胀、五更溏、食少不化、久泻不止、面黄肢冷，如四神丸（《中国药典》2020 年版）。亦可与炮附片、人参、炮姜等同用，具有补脾温肾、固涩止泻的作用，可用于五脏中寒，口噤，四肢强直，失音不语，下焦虚寒，火不生土，脘腹冷痛，呕逆泄泻等症，如附子理中汤（《三因极一病证方论》）。

【处方配给】写补骨脂、补骨脂、川故子、黑故子配盐补骨脂，其余随方配给。

【使用注意】本品性质温燥，能伤阴助火，故阴虚火旺及大便秘结者忌用。

【炮制研究】

1. 工艺研究

目前多以补骨脂素、异补骨脂素、补骨脂甲素、补骨脂乙素等为评价指标，采用正交试验或响应面法等对补骨脂酒炙、盐炙等炮制条件，如辅料用量、闷润时间、加热时间、加热温度等因素进行优选，以确定最佳炮制工艺。也有用微波法炮制补骨脂。

2. 化学成分研究

不同方法对补骨脂成分影响不同。补骨脂清炒品和盐炙品：补骨脂素、异补骨脂素、新补骨脂异黄酮、补骨脂查耳酮的含量高于生品，而补骨脂宁和补骨脂酚的含量盐炙品增加而清炒品降低；水煎液中补骨脂苷和异补骨脂苷含量炮制后增加。补骨脂总黄酮盐炙后含量增加。酒炙品中补骨脂素、异补骨脂素和4'-O-甲基补骨脂查尔酮的含量增加，而补骨脂甲素、补骨脂乙素、补骨脂苷、补骨脂酚、补骨脂二氢黄酮甲醚含量降低。雷公法制补骨脂中的微量元素Mn、Ca、Mg、Fe、Zn含量增加。

3. 药理作用研究

补骨脂生品及炮制品均具有抗氧化活性和止泻作用，盐炙后作用增强。补骨脂盐炙后可减轻肾阳虚大鼠肝肾功能损伤，缓和补骨脂生品的燥性。此外，补骨脂炮制后促进成骨细胞骨形成的作用增强。

【贮藏】贮干燥容器内，盐补骨脂密闭，置通风干燥处。防霉。

【按语】补骨脂最早由国外引进，逐渐在我国各地栽培。《药物出产辨》记载川产补骨脂质量最佳。补骨脂有一定毒性，炮制后能降低补骨脂燥毒之性。历代炮制方法较多，以辅料炮制为主，《中国药典》仅保留盐炙法。临床应用发现该药能引起口干、咽燥等伤阴现象，盐炙品可减轻此副作用，用盐炙品是合理的。研究显示，补骨脂盐炙后，能增加成分溶出，提高疗效，降低肝肾的毒性，也验证了炮制增效减毒作用。应加强补骨脂对肝肾功能的影响以及炮制机理研究，提高该药临床有效性和安全性。

参考文献

[1] 彭成.中华道地药材[M].北京:中国中医药出版社,2011.
[2] 黄璐琦,郭兰萍,詹志来.道地药材标准汇编[M].北京:北京科学技术出版社,2020.
[3] 方清茂,彭文甫,吴萍,等.川产道地药材生产区划研究进展[J].中国中药杂志,2020,45(4):720-731.
[4] 中华中医药学会.团体标准:T/CACM 1021.161—2018,中药材商品规格等级 补骨脂[S].北京:中华中医药学会,2018.
[5] 叶斌斌,敖楠楠,姜明月,等.补骨脂酒制工艺的优化[J].中成药,2019,41(1):182-185.
[6] 李红芳,许响,颜月园.补骨脂盐炙与盐蒸炮制工艺比较研究[J].中国药房,2017,28(13):1845-1847.
[7] 林辉,胡昌江,李兴迎,等.正交试验法优选补骨脂的盐炙工艺[J].中国药业,2008(7):35-36.
[8] 陈一龙,郭延垒,励娜,等.补骨脂不同炮制饮片炮制前后化学成分定性定量分析[J].天然产物研究与开发,2019,31(12):2113-2122.
[9] 赵根华,刘玲,王恒,等.3种补骨脂炮制品水煎液中4种成分含量的比较[J].中成药,2017,39(9):1896-1899.
[10] 颜翠萍,吴育,翁泽斌,等.盐制对补骨脂中主要化学成分的影响[J].中成药,2013,35(11):2470-2474.
[11] 陶益,蒋妍慧,李伟东,等.炮制对补骨脂中12种化学成分含量的影响[J].中国实验方剂学杂志,2016,22(21):6-9.
[12] 郭晏华,罗志冬,贾天柱.补骨脂炮制前后化学成分的变化[J].中药材,2006,29(11):1142-1144.
[13] 汪庆飞,高家荣.补骨脂的药理作用研究进展[J].中国妇幼健康研究,2016,27(S1):256-257.
[14] 梁灿璨,吴诗华,魏羽,等.补骨脂盐炙前后对肾阳虚大鼠肝肾功能及水通道蛋白表达的影响[J].中草药,2017,48(22):4713-4718.

[15]　杨健, 陆定艳, 彭潇, 等. 不同来源、不同炮制方法的补骨脂对成骨细胞SaOS-2骨形成功能的影响[J]. 海南医学, 2018, 29 (15)：2140-2143.

陈　皮（附：青皮）

【药材来源】本品为芸香科植物橘 *Citrus reticulata* Blanco 及其栽培变种的干燥成熟果皮。药材根据产地分为"陈皮"和"广陈皮"。

栽培变种主要有茶枝柑 *Citrus reticulata* 'Chachi'（广陈皮）、大红袍 *Citrus reticulata* 'Dahongpao'、温州蜜柑 *Citrus reticulata* Unshiu、福橘 *Citrus reticulata* 'Tangerina'。

【道地性探源】《神农本草经》橘柚一名橘皮，列为中品。清代乾隆《直隶达州志》记载"药材有陈皮"；清代嘉庆《金堂县志》记载"药材有橘皮"；民国《四川通志》记载："今数中成嘉叙泸渝夔诸州县遍种之，亦大宗产也。"民国《犍为县志》记载"药材有陈皮"。

据上所述，陈皮是四川省道地药材之一，主产于泸州、三台、资中、简阳、蒲江、新津等地。此外，重庆江津、綦江、合川、江北等地亦产。广陈皮主产于广东新会、近郊、四会、江门等地，其中产于新会者又称"新会陈皮"，品质最佳。福建、浙江、江西、湖南等省亦产。

【产地加工】采摘成熟果实，剥取果皮，将果皮用小刀划成三瓣或划十字开成四瓣，每瓣与底部相连，晒干或低温干燥。广陈皮通常三花（三花瓣），陈皮四瓣或不规则片张。

【质量要求】陈皮以瓣大、整齐、外皮色深红、内面白色、肉厚、油性大、气香浓郁者为佳。根据产地不同，将陈皮药材分为"陈皮"和"广陈皮"，依据不同性状划分等级。

（1）陈皮：干货，分二等。各等级共同点为："呈不规则片状，有无数凹入的油点，对光视清晰。质较硬而脆，易折断。气香，味辛苦。"在此基础上，以片张较大，表面橙红色或红黄色，内表面黄白色为一等；片张较小，间有破块，表面黄褐色或黄红色、暗绿色，内表面类白色或灰黄色，较松泡为二等。

（2）广陈皮：干货，分三等。以剖成三至四瓣，裂瓣多向外反卷，表面橙红色或棕紫色，显皱缩，油室明显，内表面白色，略显海绵状，质柔，片张较厚，断面不齐，气清香浓郁，味微辛，不甚苦为一等；剖成三至四瓣或不规则片张，片张较薄为二等；皮薄而片小，表面红色或带有青皮为三等。

《中国药典》2020 年版规定，陈皮药材水分不得过 13.0%；每千克含黄曲霉毒素 B_1 不得过 5 μg，黄曲霉毒素 G_2、黄曲霉毒素 G_1、黄曲霉毒素 B_2 和黄曲霉毒素 B_1 总量不得过 10 μg；含橙皮苷（$C_{28}H_{34}O_{15}$）不得少于 3.5%。

【炮制沿革】陈皮历代炮制方法有：焙、炒、去白炒黄、炒令紫黑色、麸炒、炒焦、微熬、制炭、去白炒香熟、去白麸炒、米炒、土炒、巴豆炒、香附炒、醋炒、炙、醋炙、醋煮、米醋熬、蜜水炒、黑豆煮、盐水浸焙干、酒浸去白焙、米泔水浸、盐水洗、盐煮去白、去白盐水炒、面炒姜汁炒、童便浸晒、青盐五味子甘草山萸肉乌梅肉法制、台党甘草川贝母青盐法制等。其中炒法、麸炒、蒸法等沿用至今。

《中国药典》2020 年版，仅收载陈皮。此外，《全国规范》和大多省（自治区、直辖市）的炮制规范还收载有炒陈皮等，四川有蒸陈皮、麸炒陈皮，山东有土炒陈皮、陈皮炭，北京也有陈皮炭。

【药性与功效】苦、辛，温。归肺、脾经。具理气健脾，燥湿化痰之功。

【炮制与应用】陈皮常有下列炮制品和临床应用。

1. 陈皮

1）炮制方法　取原药材，除去杂质，喷淋水，润透，切丝，干燥。

2）饮片性状　本品呈不规则的条状或丝状。外表面橙红色或红棕色，有细皱纹和凹下的点状油室。内表面浅黄白色，粗糙，附黄白色或黄棕色筋络状维管束。气香，味辛、苦。

3）炮制作用　洁净药物，便于调剂与制剂。生品偏燥，长于燥湿化痰。

4）临床应用

（1）痰湿咳嗽：常与半夏、茯苓、甘草等同用，具有燥湿化痰的作用。可用于痰湿阻肺，痰多咳嗽，胸膈痞闷或恶心呕吐等症，如二陈汤（《太平惠民和剂局方》）。

（2）湿阻中焦：常与苍术、厚朴、甘草同用，具有燥湿运脾、行气和胃的作用。可用于湿滞脾胃，脘腹胀满，不思饮食，口淡乏味，体倦嗜卧，大便溏薄，舌苔白腻等症，如平胃散（《太平惠民和剂局方》）。

2. 炒陈皮

1）炮制方法　取净陈皮丝，用文火炒至深黄色时，取出放凉。

2）饮片性状　颜色加深呈深黄色，偶见焦斑。

3）炮制作用　炒后可缓其燥烈之性，以理气和胃力胜。

4）临床应用

（1）脾胃气滞：常与人参、姜厚朴、半夏等配伍，具有补脾助运、行气和胃的作用。可用于脾胃虚弱，运化无力，停饮相搏，发为虚胀，气逆呕吐等症，如人参厚朴汤（《圣济总录》）。

（2）胃寒呕吐：常与生姜、前胡、白术等同用，具有温胃止呕的作用。可用于伤寒呕哕不止等症，如橘皮汤（《圣济总录》）。

（3）肝寒气滞：常与木香、当归、芍药等同用，具有行气除胀、暖肝止痛的作用。可用于肝气为寒邪所着，胸中痞塞，气血凝滞；或胸痹，心胸气急刺痛，不可俯仰，气促咳唾不下食等症，如陈橘皮汤（《圣济总录》）。

（4）腹痛泄泻：常与炒白术、炒白芍、防风同用，具有补脾柔肝、祛湿止泻的作用。可用于肝旺脾虚，肠鸣腹痛，大便泄泻，泻必腹痛等症，如痛泻要方（《丹溪心法》）。

3. 麸炒陈皮

1）炮制方法　先将炒制容器烧热，均匀撒入麦麸，用中火加热，待冒烟时投入陈皮丝，快速翻动，炒至颜色变深时，取出放凉。

2）饮片性状　炒后颜色加深，气芳香、味苦。

3）炮制作用　麸炒后可缓其燥烈之性，作用与炒陈皮类似，增强健脾和中作用。

4）临床应用　脾虚气逆：常与干姜、木香、砂仁等同用，具有降气除胀的作用。可用于胸膈噎闷，偏胀膨满。又治心脾疼痛，呕吐酸水，丈夫小肠气，妇人脾血气等症，如化气汤（《太平惠民和剂局方》）。

4. 蒸陈皮

1）炮制方法　取净陈皮湿润后，置蒸制器内，蒸透后，取出，切丝，低温干燥。

2）饮片性状　蒸后内表面呈棕红褐色，质硬，气清香。

3）炮制作用　蒸后可缓其燥烈之性，以理气祛痰为主。

4）临床应用

（1）内伤食滞：常与姜厚朴、苍术、紫苏叶等同用，具有疏风解表、散寒化湿、健胃消食的作用。可用于风寒夹湿、内伤食滞所致恶寒发热、头痛身困、食少纳呆、嗳腐吞酸、腹痛泄泻等症，如调胃消滞丸（《中国药典》2020年版）。

（2）咳喘痰多：常与白前、桑白皮、枇杷叶等同用，具有行气化痰、止咳平喘的作用。可用于痰热阻肺，喘息气短，吐痰黄黏，咽干口渴等症，如息喘丸（《卫生部药品标准》）。

【处方配给】写陈皮、橘皮、陈橘皮配陈皮，其余随方配给。

【使用注意】气虚及阴虚燥咳患者不宜，吐血证慎服。

【炮制研究】

1. 工艺研究

以层次分析法（CRITIC-AHP）多指标综合评分结合星点设计响应面法考察加水量、闷润时间、闷润温度对陈皮饮片质量的影响，优选陈皮润软切制炮制工艺。以陈皮蒸制后外观性状、气味、橙皮苷含量、挥发油含量和柠檬烯含量为评价指标，以加水量、闷润时间、蒸制温度、蒸制时间为考察因素，采用正交设计对加压蒸制陈皮工艺进行优选。

2. 化学成分研究

陈皮主要含挥发油、黄酮类、生物碱等。不同炮制品中橙皮苷含量为土炒陈皮＞生陈皮＞麸炒陈皮＞蜜炙陈皮＞甘草炙陈皮＞童便制陈皮＞姜汁炙陈皮＞乌梅汁炙陈皮＞盐炙陈皮。总黄酮在生品中含量最高，各炮制品均有所降低。与生品比较，麸炒、蜜炙陈皮挥发油的颜色加深，比重增大，挥发油含量、比旋度降低明显，折光率变化不大。干燥方式对挥发油的影响为原药材＞微波＞热风＞远红外＞晾干，对饮片的影响为晾干＞热风＞微波＞远红外。

3. 药理作用研究

现代药理研究表明，陈皮具有祛痰平喘、强心、抗休克、升血压、降血脂、抗血栓、抗氧化、抗衰老、抗癌、抗突变、抗菌、抗过敏、抗紫外辐射、避孕等药理作用。炒陈皮所含的挥发油可缓和对消化道的刺激，有利于胃肠胀气的排出，促进胃液的分泌，有助于消化，对胃肠平滑肌有松弛作用。焙成炭药能缩短凝血时间，较生药作用有所增强。

【贮藏】置阴凉干燥处，防霉，防蛀。

【备注】此外，根据不同入药部位，常用中药还有橘红、橘核、橘络、橘叶等。

橘红为芸香科植物橘及其栽培变种的干燥外层果皮。性味辛、苦，温；归肺、脾经。具有理气宽中、燥湿化痰之功，用于咳嗽痰多，食积伤酒，呕恶痞闷。

橘核为芸香科植物橘及其栽培变种的干燥成熟种子。性味苦，平；归肝、肾经。具有理气、散结、止痛之功，用于疝气疼痛，睾丸肿痛，乳痈乳癖。橘核生品理气散结作用较强，可用于乳痈；盐炙能引药下行，增强理气止痛作用，常用于疝气疼痛。

橘络为芸香科植物橘及其栽培变种的中果皮及内果皮之间的纤维束群。性味甘、苦，平；归肝、肺经。具有行气通络、化痰止咳之功，用于痰滞经络之胸痛、咳嗽、痰多。

橘叶为芸香科植物橘及其栽培变种的叶。性味辛、苦，平；归肝经。具有疏肝行气、散结消肿之功，用于胁肋作痛、乳痈、乳房结块等。

【按语】《中华道地药材》记载四川盆地丘陵为陈皮的道地产区，简阳、资阳等地为其最适宜产区。陈皮最早的炮制方法是"去赤脉"，亦分为橘红、橘白，古人认为"橘皮疗气大胜，须陈久者良"。生品偏燥，长于燥湿化痰，炮制后可缓其燥烈之性，以理气和中健脾力胜。基于加热炮制对橙皮苷和挥发油等陈皮主要成分有影响的认识，简单的净制、切制与低温干燥成为现代陈皮的主流炮制方法，如《中国药典》及《全国规范》等记载陈皮炮制方法皆是如此。其他蒸制、清炒、麸炒、土炒、炭制、盐炙、蜜炙等方法目前只在一些地方中药饮片炮制规范中有收载。而现代研究表明陈皮炮制后可以达到"减燥存效"的效果，与传统"陈久者良"有异曲同工之妙。新会陈皮根据存放年限，其价格有较大差别。

参考文献

[1] 彭成. 中华道地药材[M]. 北京：中国中医药出版社，2011.

[2] 方清茂，彭文甫，吴萍，等. 川产道地药材生产区划研究进展[J]. 中国中药杂志，2020，45（4）：720-731.

[3] 李峰，蒋桂华. 中药商品学[M]. 北京：中国医药科技出版社，2014.

[4] 中华中医药学会. 团体标准：T/CACM 1021.99—2018，中药材商品规格等级 陈皮[S]. 北京：中华中医药学会，2018.

[5] 张琳，周欣，闫丹，等. 基于CRITIC-AHP权重分析法结合Box-Behnken设计—响应面法优选陈皮饮片炮制工艺[J]. 中草药，2018，49（16）：3829-3834.

[6] 梅全喜，曾聪彦，田素英，等. 陈皮、广陈皮、新会陈皮炮制历史沿革及现代研究进展[J]. 中药材，2019（12）：2993-2997.

附：青皮

【药材来源】本品为芸香科植物橘 *Citrus reticulata* Blanco 及其栽培变种的干燥幼果或未成熟果实的果皮。

【产地加工】5~6月收集自落的幼果，晒干，习称"个青皮"；7~8月采收未成熟的果实，在果皮上纵剖成四瓣至基部，除尽瓤瓣，晒干，习称"四花青皮"，又称"四化青皮"。

【质量要求】个青皮以色黑绿、个匀、质硬、香气浓者为佳。四花青皮以外皮色黑绿，内面黄而白、香气浓者为佳。四花青皮一般不分等级，仅根据颜色、瓣片完整度等特征分为选货和统货。个青皮依据直径、均匀性、质地等特征划分等级。

个青皮，干货，分三等。各等级共同点为："呈类球形。外形完整，个匀。表面灰绿色或黑绿色，微粗糙，有细密凹下的油室，顶端有稍突起的柱基，基部有圆形果梗痕。质硬。断面果皮黄白色或淡黄棕色，厚 0.1~0.2 cm，外缘有油室 1~2 列。瓤囊 8~10 瓣，淡棕色。气清香，味苦、辛。"在此基础上，以 0.5 cm ≤ 直径 ≤ 1.0 cm 为小青皮（一等）；1.0 cm < 直径 ≤ 1.5 cm 为中青皮（二等）；1.5 cm < 直径 ≤ 2.0 cm 为大泡青（三等）。

《中国药典》2020 年版规定，青皮药材水分不得过 13.0%，总灰分不得过 6.0%，含橙皮苷（$C_{28}H_{34}O_{15}$）不得少于 5.0%。

【炮制沿革】青皮历代炮制方法有：去白炒、面炒、麦麸炒、焙制、巴豆制、米醋熬、略炒、炒令变紫黑色、水蛭炒制、炮、烧灰、斑蝥炒制、醋炒、盐制、米醋洗、法制、炒黑、醋拌炒黑、炙制、蒸制、酒炒、炒黄烟尽、蜜水炒等。

《中国药典》2020 年版收载有青皮和醋青皮。此外，《全国规范》及四川等还收载有麸青皮，浙江和上海等多用蜜麸炒，江苏有炒青皮，北京有青皮炭。

【药性与功效】苦、辛，温。归肝、胆、胃经。具有疏肝破气，消积化滞之功。

【炮制与应用】青皮常有下列炮制品和临床应用。

1. 青皮

1）炮制方法　取原药材，除去杂质，洗净，闷润，切厚片或丝，晒干。

2）饮片性状　本品呈类圆形厚片或不规则丝状。表面灰绿色或黑绿色，密生多数油室，切面黄白色或淡黄棕色，有时可见瓤囊 8~10 瓣，淡棕色。气香，味苦、辛。

3）炮制作用　洁净药物，便于调剂与制剂。生品性烈，辛散破气力强，疏肝之中兼有发汗作用，以破气消积为主。

4）临床应用

（1）食积气滞：常与山楂、麦芽、神曲等同用，具有消食化滞的作用。可用于饮食停滞，脘腹胀满或疼痛，嗳腐食臭等症，如青皮丸（《沈氏尊生书》）。

（2）癥积痞块：常与阿魏、三棱、莪术等同用，具有消痞积的作用。可用于癥瘕积聚，痞块疟母等症，如消痞阿魏丸（《卫生部药品标准》）。

2. 醋青皮

1）炮制方法　取净青皮丝或片，用醋拌匀，闷透，用文火炒至微黄色，取出晾凉（每 100 kg 青皮丝或片，用米醋 15 kg）。

2）饮片性状　色泽加深，略有醋香气，味苦、辛。

3）炮制作用　醋炙后能引药入肝，消除发汗作用，以免伤伐正气，增强疏肝止痛、消积化滞的作用。

4）临床应用

（1）胸胁胀痛：常与醋柴胡、木香、郁金等同用，具有疏肝行气的作用，可用于肝经有寒，气机郁结，致成肝胀，胁下满而痛引小腹，如青阳汤（《医醇剩义》）。若与沉香、木香、陈皮等同用，具有舒气宽中、消积化滞的作用，可用于肝胃不和，气郁结滞引起，两胁胀满，呃逆积滞，胃脘刺痛，积聚痞块等症，如宽胸舒气化滞丸（《卫生部药品标准》）。

（2）疝气疼痛：常与盐小茴香、八角茴香、荔枝核等同用，具有散寒行气、消肿止痛的作用，可用于寒凝气滞所致的寒疝，症见睾丸坠胀疼痛等，如茴香橘核丸（《中国药典》2020 年版）。亦可与炒橘核、川楝肉、炒小茴香等同用，具有定痛的作用，可用于诸疝的治疗，如川楝散（《济阳纲目》）。

（3）乳癖、乳痈：常与金银花、蒲公英、天花粉等同用，具有解毒消肿、消炎止痛的作用，可用于乳疮，痈肿初起，灼热作痛坚硬不消等症，如乳疮丸（《卫生部药品标准》）。亦可单用煎汤，用于乳癖，乳房结块等症。

3. 麸炒青皮

1）炮制方法　取麸皮撒入预热的炒制容器内，用中火加热，待冒烟时，投入净青皮丝或片，迅速拌炒至黄色，取出，筛去麸皮，晾凉（每 100 kg 青皮丝或片，用麸皮 10~15 kg）。

2）饮片性状　色泽加深，切面黄色，略具焦斑及焦香气。

3）炮制作用　缓和辛散燥烈之性，增强和胃作用。

4）临床应用

（1）脾胃虚寒：常与藿香、姜厚朴、陈皮等同用，具有消食顺气、利膈开胃的作用。可用于脾胃虚寒，呕吐霍乱，心腹灼痛，泄泻不已，如大藿香散（《奇效良方》）。

（2）小儿疳积：常与白术、山楂、炒麦芽等同用，具有消疳化积的作用。可用于小儿五疳潮热，面黄肌瘦等症，如保婴五疳膏（《寿世保元》）。

【处方配给】写青皮、炒青皮、麸炒青皮配麸炒青皮，其余随方配给。

【使用注意】本品辛烈耗气，舌赤少津及气虚者慎用。

赤　芍

【药材来源】本品为毛茛科植物芍药 *Paeonia lactiflora* Pall. 或川赤芍 *Paeonia veitchii* Lynch 的干燥根。

【道地性探源】宋以前白芍与赤芍统称为"芍药"。《太平圣惠方》始将白芍、赤芍成为独立的两种药物。清代乾隆《直隶达州志》记载"药材有赤白芍药"。《药物出产辨》："赤芍原产陕西省汉中府……近所用者，俱产自北口外，由天津运来。三伏天出新，山西产者为京芍，粉白色。四川亦有出，次之。"《四川道地中药材志》："川赤芍历来为四川主产的道地药材。"

据上所述，川赤芍是四川省道地药材之一，主产于阿坝、甘孜、凉山等地。此外，内蒙古、华北、东北等地亦产。

【产地加工】于 8~9 月采收，选择晴天开挖，先割去地上部分，挖出全根，抖去泥土，切下芍药根，除去地上部分及泥土，洗净摊开晾晒至半干，再捆成小捆，晒至足干。按粗细长短分开，捆成把即可。

【质量要求】赤芍以根长、外皮易脱落、断面白色、粉性强者为佳。当前市场赤芍分"原皮赤芍""原皮川赤芍"和"刮皮川赤芍"。依据中部直径和长度划分等级。

（1）原皮赤芍：干货，分二等。各等级共同点为："呈圆柱形，稍弯曲，外表纵沟或皱纹，皮较粗糙。有的外皮易脱落，露出粉白色斑块。表面暗棕色或紫褐色。体轻质脆。断面粉白色或粉红色，中间有放射状纹理，有粉性。气微香，味微苦、酸涩。无空心。"在此基础上，以粉性足，两端粗细均匀，中部直径 ≥ 1.2 cm，长度 ≥ 16 cm 为一等；粉性差，中部直径 0.8~1.2 cm，长度 < 16 cm 为二等。

（2）原皮川赤芍：干货，分二等。各等级共同点为："呈圆柱形，稍弯曲，外表纵沟或皱纹，皮较粗糙，有须根痕和横长皮孔样突起。表面暗棕色或紫褐色。质硬而脆。断面粉白色或粉红色，中间有放射状纹理，有粉性。气微香，味微苦、酸涩。无空心。"在此基础上，以粉性足，两端粗细均匀，中部直径 ≥ 1.2 cm，长度 ≥ 16 cm 为一等；粉性差，中部直径 0.8~1.2 cm，长度 < 16 cm 为二等。

（3）刮皮川赤芍：干货，分二等。各等级共同点为："条匀，去掉栓皮呈淡粉色或淡褐色，有残存的紫褐色栓皮，或因刮伤露出斑块状白色韧皮部，残存的栓皮呈条纹状。质地坚实，断面较平坦，粉红白色。"在此基础上，以粉性足，两端粗细均匀，中部直径 ≥ 1.2 cm，长度 ≥ 16 cm 为一等；粉性差，中部直径 0.8~1.2 cm，长度 < 16 cm 为二等。

《中国药典》2020 年版规定，赤芍药材含芍药苷（$C_{23}H_{28}O_{11}$）不得少于 1.8%。

【炮制沿革】赤芍历代炮制方法有：刮去粗皮、切制、烧灰、药酒制、焙制、炒、炒黄、酒炒、酒洗、酒浸、煮制、煨法、泔浸去油、川椒煮令黑色、葱白煮令黑色、麸炒、醋炒、蜜水拌蒸用等，自清代赤芍开始广泛生用，并一直沿用至今。

《中国药典》2020 年版仅收载生赤芍。此外，《全国规范》和大多省（自治区、直辖市）的炮制规范收载炒赤芍或酒赤芍，甘肃还有麸炒赤芍。

【药性与功效】苦，微寒。归肝经。具有清热凉血，散瘀止痛之功。

【炮制与应用】赤芍常有下列炮制品和临床应用。

1. 赤芍

1）炮制方法　取原药材，除去杂质，分开大小，洗净，润透，切厚片，干燥。

2）饮片性状　本品为类圆形切片，外表皮棕褐色。切面粉白色或粉红色，皮部窄，木部放射状纹理明显，有的有裂隙。

3）炮制作用　利于药效成分煎出，便于调剂与制剂。生用以清热凉血为主。

4）临床应用

（1）温毒发斑：常与紫草、蝉蜕、甘草等同用，具有凉血透斑的作用。可用于温毒发斑，血热毒盛，斑疹紫黑者，如紫草快斑汤（《张氏医通》）。

（2）吐血衄血：常与牡丹皮、生地黄、水牛角粉等同用，具有清热解毒、凉血散瘀的作用。可用于伤寒及温病，热入营血、心包而致的高热，神志不清，吐血，衄血，便血，发斑发疹等症，如犀角地黄汤（《备急千金要方》）。

（3）目赤肿痛：常与柴胡、黄连、蔓荆子等同用，具有疏风清热的作用，可用于风热所致目赤肿痛，畏风畏光，见风流泪等症，如新制柴连汤（《眼科纂要》）。亦可与蝉花、白蒺藜、石决明等同用，具有清肝明目的作用。可用于目赤肿痛等症，如蝉花无比散（《笔花医镜》）。

（4）痈肿疮疡：常与金银花、天花粉、乳香等同用，具有清热解毒、消肿溃坚、活血止痛的作用。可用于阳证痈疡肿毒初起，红肿灼痛，或身热凛寒等症，如仙方活命饮（《校注妇人良方》）。

2. 炒赤芍

1）炮制方法　取赤芍片，用文火炒至颜色加深，取出，晾凉。

2）饮片性状　表面颜色加深，偶见焦斑。

3）炮制作用　炒后缓和药性，活血止痛而不寒中。

4）临床应用

（1）瘀滞疼痛：常与厚朴、枳壳、桃仁等同用，具有行气活血、祛瘀止痛的作用。可用于胸腹挫伤，气滞血瘀，胀满作痛等症，如顺气活血汤（《伤科大成》）。

（2）跌打损伤：常与当归、三七、没药等同用，具有活血止痛作用。可用于损伤瘀血，红肿疼痛等症，如活血止痛汤（《伤科大成》）。

3. 酒赤芍

1）炮制方法　取净赤芍片，加黄酒拌匀，闷润至酒被吸尽后，用文火炒至微黄色，取出，放凉，筛去碎屑（每 100 kg 赤芍片，用黄酒 12 kg）。

2）饮片性状　表面微黄色，微有酒气。

3）炮制作用　酒炙缓其寒性，增强活血散瘀止痛的作用。

4）临床应用

（1）经闭腹痛：常与香附、牡丹皮、延胡索等同用，具有舒经活络、化湿散寒的作用。可用于经脉不调，湿气白带，胃弱腹痛等症，如八妙丸（《古今医鉴》）。亦可与郁金、酒三棱、酒莪术等同用，可用于经闭不行，如郁金串（《串雅补》）。

（2）胸胁痹痛：常与红花、降香、三七等同用，具有活血祛瘀、行气止痛的作用，可用于心血瘀阻，胸胁疼痛或绞痛，以及症瘕坚积，或少腹胀痛，便泻不畅，如赤芍药丸（《太平圣惠方》）。亦可与夏枯草、醋鳖甲、牡蛎等同用，具有行气活血、软坚散结的作用，可用于气滞血瘀所致乳房疼痛，乳房肿块，烦躁易怒，胸胁胀满等症，如乳癖散结胶囊（《中国药典》2020 年版）。

（3）跌打损伤：常与红花、当归、桂皮同用研末，用 45% vol 白酒浸渍后搽敷，具有活血祛瘀、温经通络的作用。可用于跌打损伤，经闭腹痛等症，如复方红花药酒（《中药制剂汇编》）。亦可与白芷、续断、川芎等同用，可用于跌破伤损，皮肉碎破，瘀血壅滞，结肿不散，及妇人产后诸血证，如白末药（《古今医统大全》）。

【处方配给】写赤芍、赤芍药配赤芍，其余随方配给。

【使用注意】不宜与藜芦同用。

【炮制研究】

1. 工艺研究

主要以芍药苷含量为指标进行炮制工艺研究。主要采用正交设计、响应曲面法等方法对润制时间、切片形状、干燥方法、干燥温度、干燥时间以及炒制温度和时间进行优化。

2. 化学成分研究

赤芍炮制后芍药苷含量降低，而炒制品＞酒制品；酒炙后没食子酸的含量随炮制时间增长而增大，d- 儿茶精则降低。

【贮藏】置通风干燥处。

【备注】《四川省中药饮片炮制规范》2015 年版另收载有川赤芍，为毛茛科芍药属植物毛赤芍 *Paeonia veitchii* Lynch var. *woodwardii*（Stapf. ex Cox.）Stern.、单花赤芍 *Paeonia veitchii* Lynch var. *uniflora* K. Y. Pan、美丽芍药 *Paeonia mairei* Lévl.、草芍药 *Paeonia obovata* Maxim. 及毛叶草芍药 *Paeonia obovata* Maxin. var. *willmottiae*（Stapf.）Stern. 的干燥根及根茎作为在临床应用，其功能主治、炮制与赤芍相似。

【按语】川赤芍为赤芍品种之一，早在《普济方》中就有记载。该药主产于四川，为川产道地药材，临床应用广泛。在长期发展过程中，采用了多种炮制方法与辅料，保留至今的主要是生品、炒赤芍和酒赤芍。赤芍有苦寒之性，具有活血止痛作用，炮制后缓和寒性并能增效，临床多用于瘀血、出血等症。赤芍含有的芍药苷类等成分易溶于水，水处理过程中易损失，应加强相关工艺参数优化或采用产地加工炮制一体化研究，保证赤芍饮片质量，提高临床效果。

参考文献

［1］ 彭成. 中华道地药材[M]. 北京: 中国中医药出版社, 2011.

［2］ 方清茂, 彭文甫, 吴萍, 等. 川产道地药材生产区划研究进展[J]. 中国中药杂志, 2020, 45（4）: 720-731.

［3］ 中华中医药学会. 团体标准: T/CACM 1021.57—2018, 中药材商品规格等级 赤芍[S]. 北京: 中华中医药学会, 2018.

［4］ 白宇明, 郝近大. 芍药的炮制历史沿革与古方中芍药给付品种相关性研究[J]. 西部中医药, 2017, 30（07）: 138-142.

[5] 李赛, 欧阳强, 夏勤, 等. 酒炙时间与赤芍化学成分含量变化关系[J]. 中成药, 1991（10）：14–15.

[6] 由会玲, 严玉平, 高艳芝, 等. 芍药及不同炮制品中芍药苷含量的比较研究[J]. 四川中医, 2009, 27（6）：54–56.

[7] 周慧, 宋凤瑞, 刘志强, 等. ESI–MS和HPLC–UV法研究大黄、黄柏、赤芍炮制前后化学成分变化[J]. 药物分析杂志, 2009, 29（6）：883–888.

[8] 许天阳, 董坤园, 宋凤媛, 等. Box–Behnken响应面法优化炒赤芍炮制工艺[J]. 中国药房, 2019, 30（20）：2845–2850.

[9] 付士朋, 沈宏伟, 王谦博, 等. 赤芍饮片加工工艺的优化[J]. 中国药房, 2019, 41（8）：1899–1905.

杜 仲（附：杜仲叶）

【药材来源】本品为杜仲科植物杜仲 *Eucommia ulmoides* Oliv. 的干燥树皮。

【道地性探源】始载于《神农本草经》，列为上品。《本草蒙筌》："汉中（属四川）产者第一，脂浓润者为良。"清代郑肖岩谓："四川遂宁者最佳，巴河产者亦佳。"《文献通考》："杜仲青川者佳。"清代乾隆《直隶达州志》记载"药材有杜仲"。《药物出产辨》："杜仲产四川、贵州为最，其次湖北宜昌府各属。"《本草药品实地之考察》："药市中以四川产者为上品，称川杜仲而出售之。"《道地药材标准汇编》收载有"川杜仲"。

据上所述，杜仲是四川省道地药材之一，主产于巴中、绵阳、广元、达州、都江堰等地。此外，陕西汉中、重庆、贵州、湖北、湖南、河南、云南、江西、甘肃等地亦产。

【产地加工】4~6月剥取树皮，先用开水烫后，堆积放置于稻草上，四面用稻草盖好，上盖木板，加石块压平，再用稻草覆盖，使其"发汗"。一周后，若树皮内侧已呈暗紫色或紫褐色，取出晒干；若呈紫红色，仍需继续"发汗"。

【质量要求】杜仲以皮厚、完整、去净粗皮、断面丝多者为佳。依据厚度、形状等指标划分等级。

杜仲：干货，分二等。各等级共同点为："去粗皮。外表面灰褐色，有明显的皱纹或纵裂槽纹，内表面暗紫色，光滑。质脆，易折断，断面有细密、银白色、富弹性的橡胶丝相连。气微，味稍苦。"在此基础上，以皮厚度、宽度及碎块量进行分级，板片状，厚度 ≥ 0.4 cm，宽度 ≥ 30 cm，碎块 ≤ 5% 为一等；板片状，厚度 0.3~0.4 cm，碎块 ≤ 5% 为二等。

《中国药典》2020 年版规定，杜仲药材醇溶性浸出物不得少于 11.0%，含松脂醇二葡萄糖苷（$C_{32}H_{42}O_{16}$）不得少于 0.10%。

【炮制沿革】杜仲历代炮制方法有：去皮；切、剉；酥制、炙制、姜汁制、姜酒制、炒制、蜜制、酒制、制炭、麸炒制、盐制、油制、姜蜜制、米制、药汁制、醋制、童便制、面炒制等。其中盐炙法自宋代沿用至今。

《中国药典》2020 年版，收载有杜仲和盐杜仲。大多省（自治区、直辖市）的炮制规范还收载有杜仲炭、炒杜仲和砂烫杜仲。

【药性与功效】甘，温。归肝、肾经。具有补肝肾，强筋骨，安胎之功。

【炮制与应用】杜仲常有下列炮制品和临床应用。

1. 杜仲

1）炮制方法　取原药材，刮去残留粗皮，洗净，切块或丝，干燥。

2）饮片性状　本品呈小方块或丝状。外表面淡棕色或灰褐色，有明显的皱纹。内表面暗紫色，光滑。断面有细密、银白色、富弹性的橡胶丝相连。气微，味稍苦。

3）炮制作用　刮去苔垢和粗皮以洁净药材，切丝或块利于药效成分煎出，便于调剂与制剂。生品性温偏燥，以温补肝肾，强筋骨为主，但因其含胶质不易煎出有效成分。

4）临床应用

（1）风湿痹痛：常与当归、川芎、独活等同用，具有祛风除湿、活血通络的作用，可用于风湿痹痛，筋骨无力，屈伸不利，步履艰难，腰膝疼痛等症，如杜仲壮骨丸（《卫生部药品标准》）。若与石楠、羌活、大附子同用，具有补肝肾、祛风湿的作用，可用于肝肾不足，风湿外侵，腰脚疼痛不遂，如杜仲酒（《备急千金要方》）。亦可与生白术、附子同用，可用于腰痛而重，诸药不效者，如新定白术汤（《医学从众录》）。

（2）头晕目眩：常与白芍、天麻、石决明等同用，具有滋阴潜阳的作用。可用于高血压，头晕、目眩、耳鸣，腰膝酸软等证属阴虚阳亢者，如降压汤 2 号（《临证医案医方》）。

2. 盐杜仲

1）炮制方法　取杜仲块或丝，加盐水拌匀，闷润，中火炒至断丝、表面焦黑色时，取出，晾凉（每 100 kg 杜仲，用食盐 2 kg）。

2）饮片性状　表面黑褐色，内表面褐色，折断时胶丝弹性较差、易断。味微咸。

3）炮制作用　盐炙后引药入肾，直达下焦，温而不燥，且杜仲胶被破坏，利于药效成分煎出，增强补肝肾、强筋骨、安胎的作用。

4）临床应用

（1）肾虚腰痛：常与核桃仁、盐补骨脂等同用，具有补肾强腰的作用，可用于肾虚腰痛，起坐不利，膝软乏力，如青娥丸（《太平惠民和剂局方》）。亦可与全鹿干、酒锁阳、盐枸杞子等同用，具有补肾填精、健脾益气的作用，可用于脾肾两亏所致的老年腰膝酸软、神疲乏力、畏寒肢冷、尿次频数、崩漏带下等症，如全鹿丸（《中国药典》2020 年版）。

（2）阳痿滑精：常与龟甲、鹿角胶、盐巴戟天等同用，具有温补肾阳、填精益髓的作用。

可用于肾阳不足，精血亏虚，阳痿早泄，梦遗滑精，腰痛酸软，眩晕耳鸣，肢冷畏寒等症，如龟鹿二胶丸（《卫生部药品标准》）。

（3）胎动不固：常与人参、白术、续断等同用，具有固肾安胎的作用。可用于肾虚胎动不安等症，如补肾安胎饮（《中医妇科治疗学》）。

【处方配给】写生杜仲配生品，写杜仲、炙杜仲、盐杜仲配盐杜仲，其余随方配给。

【使用注意】阴虚火旺者慎用。

【炮制研究】

1. 工艺研究

目前，多采用正交试验设计、星点设计响应面等方法，以松脂醇二葡萄糖苷、绿原酸等为评价指标，对杜仲饮片规格、炮制温度、炮制时间、食盐用量等因素进行优选，确定最佳工艺。

2. 化学成分研究

杜仲切制规格对总成分的溶出有明显影响，煎出率为：横丝＞纵丝＞丁＞条＞块＞带粗皮块；杜仲不同炮制品的丝片水溶性煎出物量为：盐水拌炒品煎出量最高，盐水拌后砂烫品次之，生品最低。另有研究表明，杜仲炮制（清炒、盐制、砂烫、烘）后，降压活性物质松脂醇二葡萄糖苷含量明显升高，但亦有研究表明，盐炙后松脂醇二葡萄糖苷含量下降，醇溶性浸出物有所增加，而指纹图谱中色谱行为变化较大。另有研究表明，松脂醇二葡萄糖苷含量为：烘制杜仲＞酒炙杜仲＞砂烫杜仲；桃叶珊瑚苷含量顺序为烘制法＞砂炒法＞传统炒法＞生品；绿原酸含量为：烘制杜仲≥砂烫杜仲≥炒杜仲炭。

3. 药理作用研究

杜仲不同炮制品药理作用有一定差异，如炒杜仲对犬的降压作用大于生杜仲；盐杜仲炭和砂烫杜仲均能使兔、狗的血压明显降低，并可减缓大鼠离体子宫的自发活动，对抗脑垂体后叶素对子宫的作用，盐杜仲炭和砂烫杜仲药理强度一致，且均比生杜仲强；对家兔的镇静作用：200℃烘品≥砂炒品＞160℃烘品＞盐炙品＞生品；利尿作用：200℃烘品≥砂炒品＞160℃烘品＞盐炙品＞生品。

【贮藏】置通风干燥处。

【按语】杜仲是我国特有的药材，同时也是著名川产道地药材，"旺苍杜仲"和"南江杜仲"获批"中华人民共和国地理标志"。杜仲炮制历史悠久，有酥制、炙制、姜汁制等，现代主要为生杜仲和盐杜仲，部分省份尚收载有砂烫杜仲、炒杜仲、杜仲炭等炮制品。杜仲具有补肾阳，强筋骨，安胎之功，为治疗肝肾不足之腰膝酸痛，筋骨痿软的要药，盐炙后可引药入肾，直达下焦，更好发挥补肾，安胎功能。在炮制时需炒至丝易断，方能更好地煎出药性。

参考文献

[1]　彭成. 中华道地药材[M]. 北京: 中国中医药出版社, 2011.

[2]　黄璐琦, 郭兰萍, 詹志来. 道地药材标准汇编[M]. 北京: 北京科学技术出版社, 2020.

[3]　方清茂, 彭文甫, 吴萍, 等. 川产道地药材生产区划研究进展[J]. 中国中药杂志, 2020, 45（4）: 720-731.

[4]　中华中医药学会. 团体标准: T/CACM 1021.25—2018, 中药材商品规格等级　杜仲[S]. 北京: 中华中医药学会, 2018.

[5]　宋嬿, 朱俊杰, 罗书. 杜仲的炮制工艺研究[J]. 中成药, 2008, 30（6）: 879-882.

[6]　罗跃龙, 严瑞娟, 张水寒, 等. 正交试验优选杜仲炮制工艺[J]. 湖南中医药大学学报, 2013, 33（5）: 67-70.

[7]　李川, 江文君, 麻印莲, 等. 不同炮制方法对杜仲总成分溶出量的影响[J]. 中药材, 1989, 12（2）: 29-31.

[8]　宁康健, 熊传敏, 万文琴, 等. 不同炮制方法杜仲对免离体子宫的影响[J]. 安徽技术师范学院学报, 2003, 17（4）: 292-295.

附: 杜仲叶

【药材来源】本品为杜仲科植物杜仲 *Eucommia ulmoides* Oliv. 的干燥叶。

【产地加工】夏、秋两季枝叶茂盛时采收, 晒干或低温烘干。

【质量要求】《中国药典》2020 年版规定, 杜仲叶药材水分不得过 15.0%, 浸出物（热浸法, 稀乙醇作溶剂）不得少于 16.0%, 含绿原酸（$C_{16}H_{18}O_9$）不得少于 0.080%。

【药性与功效】微辛, 温。归肝、肾经。具有补肝肾, 强筋骨之功。

【炮制与应用】杜仲叶常有下列炮制品和临床应用。

1. 杜仲叶

1）炮制方法　取原药材, 除去杂质, 喷淋润软, 切丝, 晒或低温干燥。

2）饮片性状　本品呈丝状, 或破碎。表面黄绿色或黄褐色, 微有光泽, 边缘有锯齿, 质脆, 折断时有少量银白色胶丝相连。气微, 味微苦。

3）炮制作用　洁净药物, 便于调剂与制剂。临床多生用。

4）临床应用

（1）头晕目眩: 常与天麻、野菊花、川芎等同用, 具有降压、降脂、定眩的作用。可用于高血压、动脉硬化、高脂血症以及上述诸病引起的头痛、头晕、目眩、耳鸣、失眠, 如强力定眩胶囊（《中国药典》2020 年版）。

（2）腰膝酸痛: 常与米炒党参、熟地黄、续断等同用, 具有滋补肝肾、强筋健骨的作用。可用于体虚气弱, 腰膝酸软, 神疲乏力, 头晕目眩, 失眠健忘, 年老体弱等症, 如益寿强身膏（《卫生部药品标准》）。亦可单用于高血压, 头晕目眩, 腰膝酸痛, 筋骨痿软等症, 如杜仲平压片（《卫生部药品标准》）。

2. 盐杜仲叶

1）炮制方法　取净杜仲叶，用盐水喷匀，稍闷，文火炒至有焦斑（每 100 kg 杜仲叶，用食盐 2 kg）。

2）饮片性状　焦褐色，折断面不具丝状物。味微咸。

3）炮制作用　盐炙后可直走下焦，增强补肝益肾作用。

4）临床应用

（1）肾虚腰痛：常与盐补骨脂、制狗脊、续断等同用，具有补肾活血、强筋止痛的作用。可用于肾阳不足、瘀血阻络所致的腰痛及腰肌劳损等症，如腰痛丸（《中国药典》2020 年版）。

（2）夜尿频多：常与制何首乌、墨旱莲、蒸女贞子等同用，具有补肝肾、强筋骨的作用。可用于肝肾虚弱，头晕眼花，四肢酸麻，腰膝无力，夜尿频多等症，如首乌强身片（《卫生部药品标准》）。

【处方配给】写杜仲叶配生品，写盐炒杜仲叶、盐炙杜仲叶配盐杜仲叶，其余随方配给。

【使用注意】阴虚火旺者慎用。

佛　手

【药材来源】本品为芸香科植物佛手 *Citrus medica* L. var. *sarcodactylis* Swingle 的干燥果实。

【道地性探源】佛手柑始载于《异物志》，云："枸橼实如橘，大如饭筥，皮有香，味不美。"《雅州府志》："雅安县和芦山县产佛手、香橼、柑子。"1934 年《四川特产志》载峨眉山中药材有佛手。1959 年《药材资料汇编》："其中广佛手为全国主产地，川佛手主产地为四川合江，其次为重庆万州，宜宾亦有少量出产。"《中药材产销》："四川的合江、犍为、沐川、雅安；重庆的云阳、江津为佛手主产地。"《道地药材标准汇编》载"川佛手产量大，品质优……为川产道地药材"。

据上所述，佛手是四川省道地药材之一，主产于永川、沐川、犍为、雅安、泸州、宜宾、内江、乐山等地，习称"川佛手"。此外，重庆、广东、浙江、福建等地亦产，产广东者称"广佛手"。

【产地加工】秋季果实尚未变黄或变黄时采收（雨天、阴天和早晨露水未干时不能采摘），纵切成薄片，晒干或低温干燥。

【质量要求】佛手以身干、片大、黄边白瓤（广佛手）、绿边佛手（川佛手）、香气浓郁者为佳。根据产地不同，将佛手药材分为"川佛手"和"广佛手"。一般不分等级，均为统货。广东产区有自定标准。

《中国药典》2020 年版规定，佛手药材水分不得过 15.0%，醇溶性浸出物不得少于 10.0%，含橙皮苷（$C_{28}H_{34}O_{15}$）不得少于 0.03%。

【炮制沿革】佛手的炮制最早出现于明代，历代炮制方法有：焙、盐渍、蒸露等。

《中国药典》2020 年版，《全国规范》和全国大多省（自治区、直辖市）的炮制规范均收载有佛手片、佛手丝，四川有蒸佛手。

【药性与功效】辛、苦、酸，温。归肝、脾、胃、肺经。具有疏肝理气，和胃止痛，燥湿化痰之功。

【炮制与应用】佛手常有下列炮制品和临床应用。

1. 佛手

1）炮制方法　取原药材，除去杂质；或润透，切丝，干燥。

2）饮片性状　类椭圆形、卵圆形的薄片或不规则的丝条，常皱缩或卷曲。薄片长 6~10 cm，宽 3~7 cm，厚 0.2~0.4 cm；顶端稍宽，常有 3~5 个手指状的裂瓣，基部略窄，有的可见果梗痕。丝长 0.4~10 cm，宽 0.2~1 cm，厚 0.2~0.4 cm。外皮黄绿色或橙黄色，有皱纹和油点。果肉浅黄白色或浅黄色，散有凹凸不平的线状或点状维管束。质硬而脆，受潮后柔韧。气香，味微甜后苦。

3）炮制作用　使药物洁净，切片便于干燥和煎出。

4）临床应用

（1）肝胃气滞，胸胁胀痛：常与香附、郁金、柴胡等同用，具有舒肝解郁、和胃止痛的作用。可用于肝胃不和，两胁胀满，胃脘疼痛，食欲不振，呃逆呕吐，大便失调，如舒肝和胃丸（《中国药典》2020 年版）。

（2）胃脘痞满、食少呕吐：常与木香、香附、砂仁等同用，具有健胃宽胸、舒肝化滞的作用，可用于脾胃气滞之痞满腹胀，吞酸倒饱，呃逆嘈杂等症，如沉香四宝丹（《北京市中药成方选集》）。亦可与粳米、冰糖同煮为粥，具有健脾养胃、理气止痛的作用，可用于年老胃弱，胸闷气滞，消化不良，食欲不振，嗳气呕吐等症，如佛手柑粥（《长寿药粥谱》）。

（3）咳嗽痰多：常与半夏、陈皮、瓜蒌皮等同用，具有燥湿化痰、行气宽胸的作用。可用于湿痰壅肺，咳嗽痰多，胸闷气急作痛等症。

2. 蒸佛手

1）炮制方法　取佛手片，除去杂质，喷水后蒸 2~3 小时，取出，晒干或低温干燥。

2）饮片性状　本品形如佛手片，表面呈棕黄色或棕黑色，有皱纹及油点。果肉棕黄色，有凹凸不平的筋脉点或线纹。气香，味微甜后苦。

　　3）炮制作用　蒸后降低辛燥之性。

　　4）临床应用　功用与生品相似。

【处方配给】写佛手、佛手柑、陈佛手、干佛手配佛手，其余随方配给。

【使用注意】阳虚体热、体弱人群应慎用，孕妇、婴幼儿忌用。

【炮制研究】

1. 工艺研究

　　温度对佛手挥发油和总黄酮含量影响较大。目前，多采用正交设计方法对佛手干燥工艺的干燥方法、温度、时间等因素进行优选；也有采用均匀设计法对佛手烘烤法蜜炙的温度和时间等因素进行优选，确定最佳工艺。此外，还有采用单因素方法对佛手蒸制时间因素进行优选。

2. 化学成分研究

　　佛手炮制品中含有挥发油、5，7-二甲氧基香豆素、橙皮苷、5-羟甲基糠醛、总黄酮、总多糖、乙醇提取物、α-蒎烯、β-蒎烯、对伞花烃、β-芳樟醇、L-4-松油醇、α-松油醇、橙花醇、β-环柠檬醛、香叶醇、α-柠檬醛、β-石竹烯、顺式-α-香柑油烯、γ-衣兰油烯、γ-榄香烯、β-红没药烯等成分。挥发油、5，7 二甲氧基香豆素、橙皮苷、5-羟甲基糠醛、α-蒎烯、β-蒎烯、对伞花烃、β-芳樟醇、L-4-松油醇、α-松油醇、橙花醇、β-环柠檬醛、香叶醇、α-柠檬醛的含量为：生品＞蒸制品；总黄酮含量为：炒黄品＞蒸制品＞微波120秒＞微波90秒＞生品＞微波180秒；总多糖含量为：炒黄品＞蒸制品＞微波90秒＞生品＞微波120秒＞微波180秒；乙醇提取物含量为：微波90秒＞蒸制品＞生品＞炒黄品＞微波120秒＞微波180秒；β-石竹烯、顺式-α-香柑油烯、γ-衣兰油烯、γ-榄香烯、β-红没药烯的含量为：蒸制品＞生品。

3. 药理作用研究

　　佛手、蒸制佛手醇提液均有不同程度抑制 DPPH、促进 GES-1 细胞生长等作用。

【贮藏】置阴凉干燥处，防霉，防蛀。

【按语】佛手最早产于五岭之南，即相当于现在的广东、广西及海南全省，后又分别移栽于福建、浙江、江西和四川等地，并且以四川产量最大。佛手的临床应用历代均以生品为主，取其疏肝理气，和胃止痛，燥湿化痰之功。历史上曾出现过焙、盐渍、蒸露等法，但目前均少见其炮制品，仅《四川中药饮片炮制规范》载蒸佛手。现代研究除干燥工艺外，有学者尝试对其蜜炙工艺进行研究，为佛手的现代炮制提供了良好的思路，并认为应加强炮制与临床疗效的研究，以提高治疗效果。

参考文献

[1] 彭成. 中华道地药材[M]. 北京: 中国中医药出版社, 2011.
[2] 黄璐琦, 郭兰萍, 詹志来. 道地药材标准汇编[M]. 北京: 北京科学技术出版社, 2020.
[3] 方清茂, 彭文甫, 吴萍, 等. 川产道地药材生产区划研究进展[J]. 中国中药杂志, 2020, 45(4): 720–731.
[4] 卢先明. 中药商品学[M]. 北京: 中国中医药出版社, 2018: 134–135.
[5] 王玉, 王佳, 李远辉, 等. 基于多指标成分分析川佛手不同干燥工艺的比较研究[J]. 亚太传统医药, 2016, 12(23): 24–27.
[6] 黄羲颖, 庄启范, 黄凤华, 等. 应用均匀设计法优化佛手蜜炙工艺的研究[J]. 海峡药学, 2018, 30(1): 15–17.
[7] 陈燕霞. 岭南特色饮片制佛手生产工艺优化及质量的影响[J]. 中国药业, 2012, 21(4): 24–26.
[8] 张林杰. 广佛手炮制前后成分药效变化研究[D]. 广州: 广州中医药大学, 2016.

附　子

【药材来源】本品为毛茛科植物乌头 *Aconitum carmichaelii* Debx. 的子根的加工品。

【道地性探源】始载于《神农本草经》，列为下品，谓之"生犍为山谷"。《范子计然》载"附子，出蜀、武都中，白色者善"，为最早提出附子产地的记载。魏代李当之云："附子苦，有毒，大温，或生广汉。"《本草经集注》："生犍为山谷及广汉。"《吴普本草》："附子，名茛。……或生广汉。"《名医别录》："附子生犍为山谷及广汉。"《新修本草》："天雄、附子、乌头等，并以蜀道绵州、龙州出者佳。"《本草图经》："乌头、乌喙，生朗陵山谷。天雄生少室山谷。附子、侧子生犍为山谷及广汉，今并出蜀土。然四品都是一种所产，其种出于龙州。"《彰明附子记》："绵州故广汉地，领县八，惟彰明出附子。彰明领乡二十，惟赤水、廉水、会昌、昌明宜附子。……合四乡之产，得附子一十六万斤已上。然赤水为多，廉水次之，而会昌、昌明所出微甚。……种出龙安及龙州齐归、木门、青堆、小平者良。……其种之化者为乌头，附乌头而傍生者为附子，又左右附而偶生者为鬲子，又附而长者为天雄……"《本草品汇精要》："道地梓州蜀中。"《药物出产辨》："附子和川乌头产四川龙安府江油县。"

据上所述，附子是四川省道地药材之一，主产于绵阳、江油、平武、青川、安县等地。此外，全国大部分地区引种栽培。

【产地加工】6月下旬至8月上旬采挖，除去母根、须根及泥沙，习称"泥附子"，泥附子在产地可以进一步加工。选择个大、均匀的泥附子，洗净，浸入胆巴的水溶液中过夜，再加食盐，继续浸泡，每日取出晒晾，并逐渐延长晒晾时间，直至附子表面出现大量结晶盐粒（盐霜）、体质变硬为止，称"盐附子"。

【质量要求】附子以个大、肥壮、质坚实、粉性足、残茎及须根少者为佳。根据产地初加工方式，将附子药材分为"泥附子"和"盐附子"。依据药材个子、重量、质地等方面划分等级。

（1）泥附子（鲜附子）：鲜品，分三等。各等级共同点为："呈圆锥形，大小均匀。表面黄褐色，顶端肥满有芽痕，周围有瘤状突起的支根或支根痕。体重。断面类白色。气微，味麻，刺舌。"在此基础上，以每千克 ≤ 16 个为一等；每千克 17~24 个二等；每千克 25~40 个为三等。

（2）盐附子：分三等。各等级共同点为："呈圆锥形，大小均匀。表面灰黑色，被盐霜，顶端有凹陷的芽痕，周围有瘤状突起的支根或支根痕。体重。断面灰褐色，可见细小结晶盐粒。气微，味咸而麻，刺舌。"在此基础上，以每千克 ≤ 16 个为一等；每千克 17~24 个二等；每千克 25~40 个为三等。

《中国药典》2020 年版规定，附子药材水分不得过 15.0%，含双酯型生物碱以新乌头碱（$C_{33}H_{45}NO_{11}$）、次乌头碱（$C_{33}H_{45}NO_{10}$）和乌头碱（$C_{34}H_{47}NO_{11}$）的总量计，不得过 0.020%，含苯甲酰乌头原碱（$C_{32}H_{45}NO_{10}$）、苯甲酰次乌头原碱（$C_{31}H_{43}NO_{9}$）及苯甲酰新乌头原碱（$C_{31}H_{43}NO_{10}$）的总量，不得少于 0.010%。

【炮制沿革】附子历代炮制方法有：蜜炙、浸泡、酒浸、炮裂、炮后再焙、炮后再煮、炮后炒、盐水制、童便浸后再煮、姜汁制、醋制、朱砂制、黑豆汁制、纸裹煨、面裹煨、烧、炒等。现代附子的大规模炮制加工方式源于四川江油地区，通过洗净、胆巴泡、煮、剥皮、切片、漂、蒸、晒等系列流程进行炮制。目前市面上的附子炮制品有黑顺片、白附片、淡附片、炮附片、卦片、刨附片、熟附片、黄附片等 10 余种。

《中国药典》2020 年版中附子炮制品主要有盐附子、黑顺片、白附片、淡附片、炮附片等。此外，《全国规范》和大多省（自治区、直辖市）的炮制规范还保留了具有当地特色的附子炮制方法，四川有生附片、蒸附片、炒附片、熟附片、黄附片、卦附片、刨附片、炮天雄，云南有胆汁炙法，北京有煮制法，天津有甘草煮制法、黑豆煮法，辽宁有矾水煮制法，黑龙江有甘草、黑豆煮麦麸吸干法，内蒙古有甘草、黑豆矾水制法，广东有生姜汁蒸法，上海有豆腐煮制法，河南和湖南有蒸制法，湖南还有烤制法等。

【药性与功效】辛、甘，大热，有毒。归心、肾、脾经。具有回阳救逆，补火助阳，散寒止痛之功。

【炮制与应用】附子常有下列炮制品和临床应用。

1. 生附片

1）炮制方法　取泥附子，洗净，切片，干燥。

2）饮片性状　为不规则的纵切片，上宽下窄，厚 0.2~0.5 cm，外皮黄褐色或黑褐色，切面类白色或浅灰黄色。体轻，质脆。气微，味辛辣、麻舌。

3）炮制作用　洁净药物，便于调剂，干燥以及保管贮藏。生品有毒，多外用。

4）临床应用

（1）口疮久不愈：为末醋面调，贴脚心（《易简方》）。

（2）痈疽胬肉：浓醋煎洗患处，如附醋汤（《理瀹骈文》）。

临床亦有医家生用内服，用于亡阳证、阳虚证、寒湿痹痛等症。但须先煎、久煎，并延长煎煮时间，以口尝无麻口感为度。

2. 附片（黑顺片、白附片）

1）炮制方法　黑顺片：取泥附子，按大小分别洗净，浸入胆巴的水溶液中数日，连同浸液煮至透心，捞出，水漂，纵切成厚约 0.5 cm 的片，再用水浸漂，用调色液使附片染成浓茶色，取出，蒸至出现油面、光泽后，烘至半干，再晒干或继续烘干。

白附片：选择大小均匀的泥附子，洗净，浸入胆巴的水溶液中数日，连同浸液煮至透心，捞出，剥去外皮，纵切成厚约 0.3 cm 的片，用水浸漂，取出，蒸透，晒干。

2）饮片性状　黑顺片：为纵切片，上宽下窄，厚 0.2~0.5 cm。外皮黑褐色，切面暗黄色，油润具光泽，半透明状，并有纵向导管束。质硬而脆，断面角质样。气微，味淡。

白附片：无外皮，黄白色，半透明，厚约 0.3 cm。

3）炮制作用　制后降低毒性，但仍须先煎久熬。

4）临床应用

（1）亡阳证：常与人参、干姜、炙甘草同用，具有益气回阳、养血救脱的作用。可用于阴阳将脱，四肢厥冷等症，如六味回阳饮（《景岳全书》）。

（2）关节冷痛：常与制马钱子粉、黄芪、续断等同用，具有温经散寒、活血通络、消肿止痛的作用。可用于类风湿性关节炎之寒湿阻络证，症见关节冷痛，遇寒痛增，或肿胀晨僵等，如附马开痹片（《新药转正标准》）。

（3）宫冷，阳痿：常与肉桂、吴茱萸、丁香等同用，具有调经止带、温暖子宫的作用。可用于经脉不调，行经腹痛，瘀血痨症，下元虚寒，腰膝酸痛等症，如二益丸（《卫生部药品标准》）。若与鹿茸、巴戟天、炒菟丝子等同用，具有补肾壮阳、强精增髓的作用。可用于性欲衰退，肾虚，气弱，阳痿，早泄，遗精及男女一切肾虚等症，如参茸鞭丸（《卫生部药品标准》）。

（4）中风湿痹：常与熟地黄、防己、羌活等同用，具有散风除湿、益气活络的作用，可用于经络不和中风引起的半身不遂，风寒湿痹，筋骨痿弱，四肢麻木，骨节酸痛等症，如风痛丸（《卫生部药品标准》）。亦可与熟地黄、续断、淫羊藿等同用，具有补肝肾、强筋骨、祛风湿、通经络的作用，可用于肝肾不足、风湿阻络所致的尪痹，如尪痹片（《中国药典》2020年版）。

3. 淡附片

1）炮制方法　取盐附子，用清水浸漂，每日换水 2~3 次，至盐分漂尽，与甘草、黑豆加水共煮透心，至切开后口尝无麻舌感时，取出，除去甘草，黑豆，切薄片，晒干（每 10 kg 盐附子，用甘草 0.5 kg、黑豆 1 kg）。

2）饮片性状　本品呈纵切片，上宽下窄，长 1.7~5 cm，宽 0.9~3 cm，厚 0.2~0.5 cm。外皮褐色。切面褐色，半透明，有纵向导管束。质硬，断面角质样。气微，味淡，口尝无麻舌感。

3）炮制作用　降低毒性，以回阳救逆，散寒止痛为主。

4）临床应用

（1）亡阳虚脱：常与干姜、炙甘草同用，具有温中祛寒、回阳救逆的作用，可用于阳虚欲脱，冷汗自出，四肢厥逆，下利清谷，脉微欲绝等症，如四逆汤（《中国药典》2020年版）。亦可与人参、川桂枝、炙甘草等同用，具有助阳发汗的作用，可用于伤寒夹阴、阳虚不能作汗，尺脉迟弱者，如参附再造汤（《重订通俗伤寒论》）。

（2）阳虚水肿：常与黄芪、锁阳、山药等同用，具有补脾温肾、渗湿活血的作用。可用于脾肾阳虚、血瘀湿阻所致的水肿，症见浮肿、乏力、腰膝冷痛，以及慢性肾炎见上述证候者，如肾康宁片（《中国药典》2020年版）。

（3）寒湿痹痛：常与防风、羌活、白术等同用，具有祛风湿、止痹痛的作用。可用于风寒湿乘虚浸入发为痹证，症见筋肉关节肿胀，骨节烦痛，屈伸不利，肌肤麻木等，如大防风汤（《重订通俗伤寒论》）。

（4）痰饮：常与肉桂、苍术、麸炒白术、炒莱菔子等同用，具有温补脾肾、助阳化饮的作用。可用于脾肾阳虚、痰饮阻肺所致的咳嗽、气促发喘、咯吐白痰、畏寒肢冷、腰酸背冷、腹胀食少等症，如痰饮丸（《中国药典》2020年版）。

4. 炮附片

1）炮制方法　取净河砂，用武火炒至灵活状态，投入净附片，不断翻炒，炒至鼓起并微变色，取出，筛去河砂，放凉。四川亦有炒附片，其作用与炮附片类似，方法为：将中等细度的砂投入炒药机内，炒至滑利，投入生附片，砂炒至外表皮黄棕色，断面黄色，取出，迅速筛去砂子，晾凉。

2）饮片性状　本品形如黑顺片或白附片，表面鼓起黄棕色，质松脆。气微，味淡。《四川省中药饮片炮制规范》（2015年版）炒附片形如生附片，外表皮黄棕色，切面浅黄色至黄棕色。

质松脆。气香，味微苦，微有麻舌感。

3）炮制作用　砂炒后毒性较低，以温肾暖脾，补命门之火力胜。

4）临床应用

（1）肾阳不足：常与肉桂、鹿角胶、熟地黄等同用，具有温补肾阳、填精益髓的作用。可用于肾阳不足，命门火衰，腰膝酸冷，怯寒畏冷，阳痿遗精，大便溏薄，尿频清长等症，如右归丸（《中国药典》2020年版）。

（2）虚寒吐泻：常与人参、炮姜、白术等同用，具有温阳祛寒、补气健脾的作用。可用于五脏中寒、下焦虚寒、火不生土所致脘腹冷痛，呕吐泄泻等症，如附子理中汤（《三因极一病证方论》）。

（3）阳虚感冒：常与麻黄、细辛同用，具有助阳解表的作用。可用于素体阳虚，感受风寒所致恶寒发热，而脉反沉者，如麻黄附子细辛汤（《伤寒论》）。

5. 炮天雄

1）炮制方法　择个大的泥附子，洗净，浸入附子炮制用胆巴的水溶液中数日，连同浸液煮至透心，捞出，水漂，剥皮修形，再用水漂制，姜汁浸泡自然发酵至透心，取出，蒸至透心，烤制至酥脆。

2）饮片性状　本品呈不规则卵圆锥形或不规则团块状，长20~70 mm，直径20~45 mm。表面类白色或浅灰黄色，凹凸不平，可见点状或裂缝状空隙。体轻，质脆，断面不整齐，角质状，具不规则裂隙，气微，味淡。

3）炮制作用　增强补阳助火作用，降低毒性。

4）临床应用　元阳久虚：常与炮附子、炮大川乌同用，具有除痼冷、扶元气的作用。可用于真气不足，元阳久虚，寒邪攻冲，肢节烦疼，腰背酸痛，自汗厥冷，大便滑泄，小便白浊，以及伤寒阴证，厥逆脉微等症，如三建汤（《太平惠民和剂局方》）。

6. 蒸附片、熟附片、黄附片、卦附片、刨附片

1）炮制方法　蒸附片：取生附片，用清水浸润，加热蒸至出现油面光泽，干燥。

熟附片：选择个大均匀的泥附子，洗净，浸入附子炮制用胆巴的水溶液中数日，连同浸液煮至透心，捞出，剥去外皮，切成厚约7 mm的片，用水浸漂，取出，蒸至透心，出现油面光泽，晒干或烘干。

黄附片：取泥附子，按大小分别洗净，浸入附子炮制用胆巴的水溶液中数日，连同浸液煮至透心，捞出，剥去外皮，切成厚约7 mm的片，用水浸漂，取出，用调色液染成黄色，晒干或烘干。

卦附片：选择个大均匀的泥附子，洗净，浸入附子炮制用胆巴的水溶液中数日，连同浸液煮至透心，捞出，剥去外皮，对剖，成为两瓣如卦形的附片，再用水浸漂，用调色液染成浅茶色，取出，蒸制至出现油面光泽，晒干或烘干。

刨附片：选择个大均匀的泥附子，洗净，浸入附子炮制用胆巴的水溶液中数日，连同浸液煮至透心，捞出，水漂，阴干，刨成约 2 mm 的片，再用水浸漂，取出，晒干或烘干。

2）饮片性状　蒸附片：为不规则的片，厚 2~5 mm。外皮黑褐色，切面棕黄色，具油润光泽，半透明，并有纵向导管束。质硬而脆，断面角质样。气微，味淡。

熟附片：为不规则的片，厚 2~5 mm。无外皮，切面黄白色或灰黄色，油润具光泽，半透明状。质硬而脆，断面角质样。气微，味淡。

黄附片：为不规则的片，厚 2~5 mm。无外皮，切面黄色。质硬而脆，断面角质样。气微，味淡。

卦附片：如卦形，无外皮，切面灰褐色，油润具光泽，半透明状。质硬而脆，断面角质样。气微，味淡或微有麻舌感。

刨附片：为厚约 2 mm 的片。外皮黑褐色，切面灰白色或浅灰黄色。气微，味淡。

3）炮制作用　以上均为不同商品规格，可降低对心血管系统、消化系统、神经系统等的毒性。

【处方配给】写生附子、生附片配生附片；写附子、附片配黑顺片或白附片，写淡附子、淡附片、制附片配淡附片，写炮附子、炮附片均配炮附片，其余随方配给。

【使用注意】孕妇慎用；不宜与半夏、瓜蒌、瓜蒌子、瓜蒌皮、天花粉、贝母、白蔹、白及同用。

【炮制研究】

1. 工艺研究

临床和药理研究认为附子去毒的关键可能还是在于加热方式、温度、时间，而不在于辅料的使用。现代工艺研究多以多指标优选各种新型附子炮制品最佳工艺，如高压蒸制工艺、高温烘制工艺、微波炮制工艺等。

2. 化学成分研究

江油附子在产地传统加工，经过洗净、胆巴浸泡、煮制、浸漂、剥皮（黑顺片除外）、切片、水漂、蒸制、干燥等多道工序，使其双酯型生物碱水解而降低毒性。附子加工过程中的泡、漂、浸工序，可使生物碱总量减少 80% 以上。不同炮制方法对酯型生物碱、总碱含量的影响：胆附子＞白附片＞黑顺片；烘烤法≈砂烫法＞清炒法＞古代干热法＞药典法；生附片＞蒸附片＞炒附片＞白附片＞熟附片。各炮制品中，单酯型生物碱含有量为炒附片＞蒸附片＞白附片＞生附片＞熟附片，双酯型生物碱含有量为生附片＞白附片＞蒸附片＞炒附片＞熟附片。

3. 药理作用研究

现代医学理论认为，回阳救逆与强心、抗心律失常、扩张血管、增强肾上腺皮质系统的作用直接相关，散寒作用可以理解为与增强免疫系统、镇痛、增加血氧等作用相关，不同的炮制方法对相关药效的物质基础产生不同的影响，导致了其药理作用的差别。炮附子强心作用缓慢，但强心作用及持续时间都强于生附子；炮附子还具有抗心肌缺血和提高小鼠耐缺氧能力的作用，其抗炎镇痛作用亦较生附子增强；炮制后附子的补火助阳功效有所增加；相对于黑顺片，蒸附片在抗炎方面表现出更好的作用，而黑顺片则可以显著提高大鼠对疼痛刺激的承受能力。附子不同炮制品毒性大小的顺序为生附片＞黑顺片＞白附片＞炮附片；生附子＞白附片＞香港炮附子＞微波炮附子。

【贮藏】盐附子密闭，置阴凉干燥处；黑顺片及白附片置干燥处，防潮。

【按语】《新修本草》记载附子的道地产区为四川，尤其以江油产附子质量最佳，"江油附子"和"布拖附子"获批"中华人民共和国地理标志"。因其"大热，有毒"，历代文献记载了众多炮制减毒的方法和辅料。现代研究认为附子炮制减毒的原理主要是毒性强的乌头碱受热后被水解为低毒的乌头原碱，去毒的关键可能还是在于加热方式、温度、时间，而不在于辅料的使用，与乌头的炮制原理类似。因历史原因及商品规格的关系，目前市面上附子炮制品商品规格众多，炮制工艺繁杂不统一，《中国药典》2020年版仅收载四种规格，功效有差异，其他规格功效大同小异，除炮附片外，其他尽管是炮制品，仍需先煎久熬以解毒，附片的毒效关系还有待进一步系统研究。

参考文献

[1] 彭成. 中华道地药材[M]. 北京: 中国中医药出版社, 2011.
[2] 黄璐琦, 郭兰萍, 詹志来. 道地药材标准汇编[M]. 北京: 北京科学技术出版社, 2020.
[3] 方清茂, 彭文甫, 吴萍, 等. 川产道地药材生产区划研究进展[J]. 中国中药杂志, 2020, 45 (4): 720-731.
[4] 龙全江. 中药材加工学[M]. 北京: 中国中医药出版社, 2013.
[5] 中华中医药学会. 团体标准: T/CACM 1021.153—2018, 中药材商品规格等级 附子[S]. 北京: 中华中医药学会, 2018.
[6] 杨洋, 张书亚, 黄冉. 古今附子炮制方法变革[J]. 中国药业, 2020, 29 (12): 5-8.
[7] 杨洋, 杨光义, 冯光军. 附子炮制前后化学成分及药效毒理学研究[J]. 时珍国医国药, 2019, 30 (11): 2724-2727.
[8] 叶强, 刘雨诗, 刘红梅. 不同炮制工艺对附子生物碱类成分的影响[J]. 中成药, 2019, 41 (3): 601-607.

何 首 乌（附：首乌藤）

【药材来源】本品为蓼科植物何首乌 *Polygonum multiflorum* Thunb. 的干燥块根。

【道地性探源】何首乌药用历史可以追溯到唐代《何首乌传》，《日华子本草》正式作为药物收录。清代雍正《叙州府志》记载"药材有何首乌"。清代乾隆《直隶达州志》《新繁县志》和清代蒋超《峨眉山志》均记载峨眉山产"何首乌"。民国《四川通志》记载"药材有何首乌"。《道地药材图典》："何首乌主产四川万源。"《中国植物志》："何首乌分布于陕西南部、甘肃南部、华东、华中、华南、四川、云南及贵州。"《中药材品种论述》："其中以河南的嵩县、卢氏，湖北建始、恩施，广西南丹、靖西，广东德庆，贵州铜仁、黔南，四川乐山、宜宾，江苏江宁、江浦等地为主产区。"《植物资源学》："何首乌分布于我国南方各地。主产于四川、湖北、河南、广东、广西、贵州、江苏等地。"

据上所述，何首乌是四川省道地药材之一，主产于乐山、宜宾、万源等盆地边缘山地以及米易等攀西地区。此外，河南、湖北、广西、广东、江苏等省亦产，其中广东德庆产量大，质量亦佳。

【产地加工】采收宜在秋冬叶子枯萎时进行，挖出块根，去掉泥沙和须根，大的可割开后晒干或烘干。烘干时温度应控制在40℃左右，烘烤5~6天，翻动再烤1~3天，取出回潮，然后复烤至干燥透心为止。

【质量要求】何首乌以个大、体重、质坚实、粉性足，外皮红棕色，断面无裂隙，味甘微涩，苦味少者为佳。市场常将何首乌分为"何首乌个""何首乌片"和"何首乌块"三个规格。何首乌个均为统货，何首乌片与块依据均匀与否分为选货和统货。

《中国药典》2020年版规定，何首乌药材水分不得过10.0%，总灰分不得过5.0%，含二苯乙烯苷（$C_{20}H_{22}O_9$）不得少于1.0%，含结合蒽醌以大黄素（$C_{15}H_{10}O_5$）和大黄素甲醚（$C_{16}H_{12}O_5$）的总量计，不得少于0.10%。

【炮制沿革】唐以前，何首乌以生用为主，一般是在采收后进行净制、切制等。至《仙授理伤续断秘方》等开始发展何首乌经火炮制的方法，并开始将黑豆作为辅料，开创了黑豆汁制的先河，为后世经典的九蒸九晒炮制方法奠定了基础。此后，又增加了加或不加辅料的煮、蒸、曝（晒）、炮、炒、蜡、熬、淘、煎、露、炙、淋、泡、制、炊等，所用辅料有米油、黑豆、豆、马料豆、酒、牛胸、枣、千里水、大豆、面、人乳、牛乳、马羊肉、醋、生姜、甘草等。其中黑豆制、蒸制等自唐宋沿用至今。

《中国药典》2020年版，收载生何首乌和制何首乌。此外，《全国规范》和大多省（自治区、直辖市）的炮制规范也仅收载有何首乌和制首乌（加或不加酒蒸或炖一两次）。江西载有炆何首乌；浙江载有反复蒸、焖直至外表面呈滋润黑色，内部黄褐色；云南制首乌有先反复煮2次，再用黑豆汁拌蒸30~40小时，且加以蜂蜜为辅料。

【药性与功效】苦、甘、涩，微温。归肝、心、肾经。具有解毒，消痈，截疟，润肠通便之功。

【炮制与应用】何首乌常有下列炮制品和临床应用。

1. 何首乌

1）炮制方法　取原药材，除去杂质，洗净，稍浸，润透，切厚片或块，干燥。

2）饮片性状　本品呈不规则的厚片或块。外表皮红棕色或红褐色，皱缩不平，有浅沟，并有横长皮孔样突起及细根痕。切面浅黄棕色或浅红棕色，显粉性；横切面有的皮部可见云锦状花纹，中央木部较大，有的呈木心。气微，味微苦而甘涩。

3）炮制作用　利于药效成分煎出，便于调剂与制剂。生首乌苦泄性平兼发散，能解毒，消痈，截疟，润肠通便（鲜首乌解毒润肠功效更佳）。

4）临床应用

（1）疮肿痒痛：常与防风、苦参、薄荷同用，具有解毒散风的作用。可用于湿热风毒，遍身疮肿痒痛等症，如何首乌散（《外科精要》）。

（2）颈项瘰疬：常与皂角、牵牛、威灵仙等同用，具有解毒散结的作用。可用于风毒瘰疬，肿硬疼痛等症，如皂角膏丸（《医方类聚》）。

（3）风疹瘙痒：常与金银花、连翘、苦参等同用，具有清利湿热、祛风解毒的作用。可用于湿热风毒，遍身脓窠，黄水淋漓，肌肉破烂等症，如何首乌汤（《疡医大全》）。

（4）肠燥便秘：常与当归、火麻仁、生地黄等同用，具有润肠通便的作用。可用于久病伤阴，热结便秘等症，如四物麻仁丸（《症因脉治》）。

2. 制何首乌

1）炮制方法　取何首乌片或块，用黑豆汁拌匀，润湿，置非铁质的适宜容器内，炖至汁液吸尽；或用黑豆汁拌匀后蒸，蒸至内外均呈棕褐色，或晒至半干，切片，干燥（每100 kg何首乌片/块，用黑豆10 kg）。

黑豆汁制法：取黑豆10 kg，加水适量，煮约4小时，熬汁约15 kg，豆渣再加水煮约3小时，熬汁约10 kg，合并得黑豆汁约25 kg。

2）饮片性状　本品呈不规则皱缩状的块片，厚约1 cm。表面黑褐色或棕褐色，凹凸不平。质坚硬，断面角质样，棕褐色或黑色。气微，味微甘而苦涩。

3）炮制作用　经黑豆汁拌蒸后，味转甘厚而性转温，增强了补肝肾，益精血，乌须发，强筋骨的作用，同时消除了生首乌滑肠致泻的副作用。

4）临床应用

（1）眩晕耳鸣：常与熟地黄、白茯苓、山茱萸等同用，具滋阴养血之功，用于肝肾不足，两耳虚鸣，头目眩晕等症，如滋阴地黄丸（《赤水玄珠全集》）。

（2）须发早白：常与枸杞子、菟丝子、补骨脂等同用，具有补益肝肾、乌发壮骨的作用。可用于肝肾不足，须发早白，齿牙动摇，梦遗滑精，崩漏带下，肾虚不育，腰膝酸软等症，如七宝美髯丹（《医方集解》）。

（3）久疟不止：常与人参、当归、陈皮等同用，具有补气血、截疟的作用。可用于气血俱虚，久疟不止，面色萎黄等症，如何人饮（《景岳全书》）。

（4）高脂血症：常与葛根、山楂、珍珠粉同用，具有养阴宁心、化瘀通络、降血脂的作用。可用于血脂过高，心绞痛以及高血压引起的头痛、头晕、耳鸣、心悸等症，如心安宁片（《中国药典》2020年版）。

3. 九制何首乌（九蒸九晒）

1）炮制方法　取何首乌片或块，加清水拌匀、润透，置蒸锅内，锅内一层黑豆，一层何首乌，重重铺尽，蒸至黑豆熟，弃去熟黑豆，晒干，再以黑豆蒸。如此反复9次。

2）饮片性状　本品黑色，表面皱缩、凹凸不平，质坚硬，断面呈黑色或棕褐色、角质样，气香微甘而涩。

3）炮制作用　经九蒸九晒后，味转甘厚而性转温，增强了补肝肾、益精血、乌须发和强筋骨的作用。其功用与制首乌类似，但九制首乌毒副作用更低，宜于久服。

4）临床应用

（1）阴亏血虚：常与人参、麦冬、熟地黄等同用，具有补心肾、驻容颜、黑髭发的作用。可用于心肾阴亏血虚，心悸失眠，腰痛耳鸣，虚弱骨蒸，口干咽燥，头发早白等症，如七仙丹（《丹溪心法附余》）。

（2）血虚气弱：常与牛膝、当归、熟地黄等同用，具有添精补髓、益气强筋的作用。可用于老人衰弱，血气不足，须发斑白，腰背疼痛，齿酸脚软，眼目昏花等症，如经验何首乌丸（《医便》）。亦可与仙茅（黑豆拌蒸晒9次）、茅山苍术（老米拌蒸晒9次）、牛膝等同用，具有补益肝肾，聪耳明目，却病延寿的作用。可用于肝肾亏虚，眼目昏花，耳聋耳鸣等症，如长春丹（《医便》）。

【处方配给】写生何首乌、生首乌配生品，写何首乌、首乌、制何首乌、制首乌配制何首乌，其余随方配给。

【使用注意】大便清稀及有湿痰者不宜。

【炮制研究】

1. 工艺研究

炮制的时间、方法、辅料、炮制的次数等都会影响到何首乌炮制品中有效成分的含量。研究以二苯乙烯苷类和蒽醌类作为定量指标，通过高压进行炮制具有最好的效果。也有研究认为六蒸六晒品与生品相比，二苯乙烯苷含量显著降低，多糖含量最高，总蒽醌含量基本一致，游离蒽醌升高，且结合蒽醌低于九蒸九晒品，因此六蒸六晒品既是炮制过程中的拐点，又是九蒸九晒的终点。

2. 化学成分研究

何首乌主要含有二苯乙烯苷、大黄素、大黄素甲醚、多糖等活性成分。研究表明，游离蒽醌的含量随炮制时间的延长呈现先上升后下降的趋势，结合蒽醌的含量随炮制时间的延长逐渐下降，由于二者均有下降趋势，所以炮制后较炮制前何首乌中蒽醌总含量下降。采用不同工艺炮制后二苯乙烯苷在生品中含量最高，黑豆汁屉上蒸制的何首乌中二苯乙烯苷含量最低，采用炖制炮制时，二苯乙烯苷含量呈现持续降低趋势。何首乌炮制后磷脂成分的含量明显减少：生首乌＞酒制首乌＞豆制首乌＞清蒸首乌＞豆加酒制首。何首乌的肝毒性与蒽醌类、二苯乙烯苷、鞣质类三者之间的不同配比有关，可通过炮制加以调整控制而增效减毒。

3. 药理作用研究

何首乌的药理作用主要有抗氧化及抗衰老、保肝、降血脂及抗动脉粥样硬化、抗骨质疏松、抗炎、免疫调节、抗肿瘤等。研究表明炮制后何首乌的 SOD 及 CAT 活性可以明显提高；采用黑豆汁蒸煮 10 小时，可使制首乌发挥最强的抗炎作用；黑豆汁制品较生品更容易吸收，且药效维持时间长；酒制何首乌的降血糖作用明显优于生何首乌；以酒为辅料，高压蒸制补血效果最好；炮制可使何首乌的肝毒性显著下降。

【贮藏】置干燥处，防蛀。

【按语】何首乌用药历史悠久，为四川道地药材，"米易何首乌"获批"中华人民共和国地理标志"。何首乌补肝肾，乌须发，但民众不知其生品为泻药，且有一定的肝毒性，炮制后才为补肝肾之药，是"生泻熟补"的典型药物之一。现行何首乌炮制方法主要是以传统的"清蒸或酒蒸法"与"黑豆蒸法"为主，其他方法均已少用或失传。复制技术为川派炮制特色之一，在《本草纲目》等古籍的基础上，传承与创新何首乌"九蒸九晒"方法，"何首乌饮片传统加工技艺"已入选四川省第五批非物质文化遗产代表性项目。但由于其工艺繁杂，正宗的"九蒸九晒"炮制品市场很少见。另外，现代研究发现发酵制法可因微生物独特的分解作用而达到减毒的作用，可能成为何首乌减少肝毒性的新型炮制方法，值得深入研究。

参考文献

［1］ 彭成. 中华道地药材[M]. 北京: 中国中医药出版社, 2011.

［2］ 方清茂, 彭文甫, 吴萍, 等. 川产道地药材生产区划研究进展[J]. 中国中药杂志, 2020, 45（4）: 720–731.

［3］ 中华中医药学会. 团体标准: T/CACM 1021.79—2018, 中药材商品规格等级 何首乌[S]. 北京: 中华中医药学会, 2018.

［4］ 李梦, 余意, 张小波, 等. 基于不同方法的何首乌分布区划研究[J]. 中国中药杂志, 2019, 44（19）: 4082–4089.

[5]　王丽.何首乌炮制后化学成分及药理作用分析[J].中国现代药物应用,2020,14(6):229–231.

[6]　丁船,王琪瑞,孙思雅,等.炮制工艺对何首乌品质影响的研究现状与思考[J].临床医学研究与实践,2020,5(9):193–196.

[7]　成颜芬,聂欣,谭睿,等.基于经典"九蒸九晒"法不同炮制程度何首乌的化学质量概貌评价[J].中国中药杂志,2019,44(23):5151–5158.

[8]　张曼华.何首乌九蒸九晒炮制工艺与质量标准研究[D].长沙:湖南中医药大学,2018.

[9]　周杨静,高峰,卫培峰,等.何首乌九蒸九晒历史沿革及主要化学成分变化研究进展[J].辽宁中医药大学学报,2020,22(10):176–180.

附：首乌藤

【药材来源】本品为蓼科植物何首乌 *Polygonum multiflorum* Thunb. 的干燥藤茎。

【产地加工】秋、冬两季采割,除去残叶,捆成把或趁鲜切段,干燥。

【质量要求】首乌藤以条匀、表面色紫红者为佳。一般不分等级,均为统货。

《中国药典》2020 年版规定,首乌藤药材水分不得过 12.0%,总灰分不得过 10.0%,醇溶性浸出物(热浸法、乙醇作溶剂)不得少于 12.0%,含 2,3,5,4'- 四羟基二苯乙烯 -2- O -β-D 葡萄糖苷($C_{20}H_{22}O_9$)不得少于 0.20%。

【药性与功效】甘,平。归心、肝经。具有养血安神,祛风通络之功。

【炮制与应用】首乌藤临床以生用为主,其炮制方法和临床应用如下。

1)炮制方法　取原药材,除去杂质,洗净,切段,干燥。

2)饮片性状　本品呈圆柱形的段。外表面紫红色或紫褐色。切面皮部紫红色,木部黄白色或淡棕色,导管孔明显,髓部疏松,类白色。气微,味微苦涩。

3)炮制作用　利于药效成分煎出,便于调剂与制剂。

4)临床应用

(1)失眠多梦:常与合欢皮、女贞子、浮小麦等同用,具有养血安神的作用,可用于心血不足所致的失眠、多梦、头晕、乏力以及神经衰弱等症,如夜宁糖浆(《中国药典》2020 年版)。亦可与龙齿、珍珠母、茯神等同用,具有镇静安神的作用,可用于失眠,梦多,头昏,头胀等症,如安眠汤(《临证医案医方》)。

(2)血虚身痛:常与桑椹、制黄精、女贞子等同用,具有滋阴补血、调补肝肾的作用,可用于血虚阴亏,神经衰弱,头目昏晕,腰背酸痛等症,如复方桑椹膏(《浙江省药品标准》)。亦可与鸡血藤、当归、川芎等同用,具有养血通经,祛风止痛的作用。

(3)风湿痹痛:可与羌活、独活、川乌等同用,具有散风止痛、舒筋通络的作用。可用于腰腿疼痛,筋脉拘挛,风寒麻木等症,如活络膏(《北京市中药成方选集》)。

(4)皮肤瘙痒:常与地肤子、野菊花、槐花等同用,具有祛风散邪、清热解毒的作用。可用于皮肤突发风团，剧烈瘙痒等症，如花藤子颗粒。亦可与蝉蜕、地肤子等药同用，煎汤外洗。

【处方配给】写首乌藤、夜交藤配首乌藤。

花　椒（附：椒目）

【药材来源】本品为芸香科植物青椒 *Zanthoxylum schinifolium* Sieb. et Zucc. 或花椒 *Zanthoxylum bungeanum* Maxim. 的干燥成熟果皮。

【道地性探源】早在新都出土的 2 000 多年前的老官山汉墓医简中就有了道地药材"蜀椒"的记载。《神农本草经》中列为下品，并记载蜀椒"味辛温"。《本草经集注》："出蜀郡北部，人家种之，皮肉厚，腹里白，气味浓。"《新修本草》亦有相同记载。《本草图经》："蜀椒，生武都川谷及巴郡，今归、峡及蜀川、陕洛间人家多作园圃种之。"《通典》："洪源郡贡蜀椒一石。"《元和郡县图志》："剑南道（黎州）开元贡椒一石。"黎州即四川汉源县。《本草纲目拾遗》："黎椒，川椒故有名，产自黎大所城隅者尤香洌，大小必双，肉理细密，罅裂而子不堕，俗呼抱娃子椒。四川志：各洲县多出椒，惟茂州出者最佳，其壳一开一合者尤妙。"《本草从新》："蜀椒，利机关。……蜀产，肉浓皮皱为川椒。"清代光绪《名山县志》记载"药材有川椒"。《汉源县志》记载："黎椒树如茱萸有刺，县中广产，以附城、牛市坡为最佳。"

据上所述，花椒是四川省道地药材之一，主产于汉源、茂县、理县、九龙等地。此外，广东、广西、湖北，甘肃、青海等地亦产花椒；青椒产于辽宁、内蒙古、江苏、浙江、湖南等地。

【产地加工】秋季采收成熟果实，晒干，除去种子和杂质。

【质量要求】花椒以身干个大、色红、香气浓烈、麻辣味重而持久、无果梗和椒目者为佳；青椒以色绿、皮厚、香气浓、无果梗及椒目者为佳。目前，药材商品一般不分等级，均为统货。

《中华人民共和国林业行业标准 LY/T 1652–2005 花椒质量等级》在颗粒均匀、身干、洁净、无杂质，含水量 ≤ 11%，挥发油含量 ≥ 2.5% 等共有特征基础上，将花椒分为四级。

（1）特级花椒：香气浓郁、味麻辣持久，无霉粒、无油椒。闭眼、椒籽两项不超过 3%，果穗梗 ≤ 1.5%。

（2）一级花椒：香气浓郁、味麻辣持久，无霉粒、无油椒。闭眼、椒籽两项不超 5%，果穗梗 ≤ 2%。

（3）二级花椒：气味正常，无油椒，霉粒 ≤ 0.5%。闭眼、椒籽两项不超过 15%，果穗梗 ≤ 3%。

（4）三级花椒：气味正常，无油椒，霉粒 ≤ 0.8%。闭眼、椒籽两项不超过 20%，果穗梗≤4%。

《中国药典》2020年版规定，花椒药材含挥发油不得少于1.5%（ml/g）。

【炮制沿革】花椒有一定毒性，历代载其去毒的炮制方法主要有：炒去汗、炒黑色、熬令黄、醋浸、醋煎、盐制、甘草制、酒闷、酒拌蒸等。其中清炒法沿用至今。

《中国药典》2020年版，《全国规范》和大多省（自治区、直辖市）的炮制规范均收载有花椒和炒花椒。

【药性与功效】辛，温。归脾、胃、肾经。具有温中止痛，杀虫止痒之功。

【炮制与应用】花椒常有下列炮制品和临床应用。

1. 花椒

1）炮制方法　取原药材，除去椒目、果柄等杂质。

2）饮片性状　青椒：外表面灰绿色或暗绿色，散有多数油点和细密的网状隆起皱纹；内表面类白色，光滑。内果皮常由基部与外果皮分离。气香，味微甜而辛。

花椒：外表面紫红色或棕红色，散有多数疣状突起的油点，对光观察半透明；内表面淡黄色。香气浓，味麻辣而持久。

3）炮制作用　洁净药材。生品力猛有毒，辛散走窜作用强，以燥湿、杀虫、止痒作用为主。

4）临床应用

（1）湿疹瘙痒：常与苦参、蛇床子、地肤子等同用，具有清热除湿、祛风止痒的作用。可外用于皮肤瘙痒，皮肤局部的湿疹，如除湿止痒洗液（国药准字B20020447）。亦可单用。

（2）阴痒：常与吴茱萸、蛇床子、藜芦等同用，具有杀虫止痒的作用，可用于妇人阴户痒不可忍等症，如椒茱汤（《古今医统大全》）。亦可单用煎汤熏洗。

（3）疥疮：常与蛇床子、苦参、雄黄等同用，具有杀虫止痒、燥湿解毒的作用，可外用于疥疮、丹毒、女阴溃疡等症，如一扫光（《串雅内外编》）。亦可与槟榔、蛇床、白矾等同用，具有杀虫止痒的作用，用于疥疮等，如便易散（《外科百效全书》）。

2. 炒花椒

1）炮制方法　取净花椒，用文火炒至色泽加深，显油亮光泽，并有香气逸出时，取出，晾凉。

2）饮片性状　外表面红色、朱红色或橘红色，内表面类白色或淡黄色，偶有焦斑，香气浓，味麻辣而持久。

3）炮制作用　经炒制后可降低其毒性，缓和辛散作用，长于温中散寒，驱虫止痛。

4）临床应用

（1）脘腹冷痛：常与干姜、人参同用，具有温中补虚、降逆止痛的作用。可用于脾胃虚寒，心胸中大寒痛，呕不能食，腹中寒，上下痛而不可触近等症，如大建中汤（《金匮要略》）。

（2）寒湿泄泻：与干姜、附子、藿香等配伍，有温脾燥湿的作用。可用于寒湿困脾，大便溏泄，胸闷腹胀，食欲不振，苔白腻等症。亦可与肉豆蔻同用，可用于小儿夏伤暑湿，冷入肠胃，泄泻不止等症，如川椒丸（《幼幼新书》）。

（3）虫积腹痛：常与乌梅、人参、干姜等同用，具有温中祛寒、镇蛔止痛的作用，可用于伤寒吐蛔，如椒梅理中汤（《罗氏会约医镜》）。亦可与乌梅、川楝子、黄连等同用，具有驱蛔杀虫、止痛的作用，可用于虫积腹痛，时发时止，食入吐蛔，嗜食异物等症，如乌梅丸（《伤寒论》）。

【处方配给】写花椒、川椒、蜀椒配花椒，其余随方配给。

【使用注意】本品辛热香燥、有小毒，内服不宜过量，孕妇慎服，阴虚火旺者忌服。

【炮制研究】

1. 工艺研究

针对青花椒在干燥过程中容易出现颜色加深现象，以其颜色、麻味、香气、含水率以及爆籽率等进行评定，考察目前花椒的干燥方法如自然晾晒、热风烘干及微波干燥等，发现微波干燥有一定的优势。也有以挥发油含量、外观颜色变化为指标，对花椒饮片清炒法的炮制工艺进行了系统研究。

2. 化学成分研究

花椒炮制后其挥发油和总生物碱含量均有较大变化，生品挥发油含量最高，清炒品、醋制品、盐制品、酒制品挥发油含量均有所降低，总生物碱含量盐制品降低，清炒品、醋制品、酒制品与花椒生品相比总生物碱含量均升高。

3. 药理作用研究

花椒挥发油具有显著的抗炎镇痛活性，且作用与剂量相关，花椒清炒法炮制后其挥发油的抗炎、镇痛作用呈增强的趋势。

【贮藏】置通风干燥处。

【按语】早在老官山汉墓医简中就有"蜀椒"的记载，花椒为四川道地药材，"汉源花椒""茂县花椒"和"越西贡椒"获批"中华人民共和国地理标志"。花椒生品有小毒，辛温之性强，常外用以杀虫止痒。经炒制后可降低毒性，缓和辛散作用，可内服以温中止痛。花椒炮制后的降毒机理除降低挥发油含量外，其他具体降毒机理和成分变化尚不清楚。目前，四川省正在创建全国花椒第一省，种植规模逐年增大，国内其他省份和地区也在扩大种植规模，产量连年上升，有必要对花椒的化学成分、功效、毒性、炮制加工等进行系统研究，以保证其有效、安全地利用。此外，花椒属于药食两用药材，川人喜用其作为烹调佐料。

参考文献

［1］ 彭成. 中华道地药材[M]. 北京：中国中医药出版社，2011.

［2］ 黄璐琦，郭兰萍，詹志来 . 道地药材标准汇编[M]. 北京：北京科学技术出版社，2020.

［3］ 方清茂，彭文甫，吴萍，等. 川产道地药材生产区划研究进展[J]. 中国中药杂志，2020，45（4）：720−731.

［4］ 中华人民共和国林业行业标准 LY/T 1652−2005 花椒质量等级.

［5］ 边甜甜，辛二旦，张爱霞. GC−MS法分析花椒清炒法炮制前后挥发性成分变化[J]. 中国新药杂志，2019，28（15）：1871−1875.

［6］ 边甜甜，司昕蕾，牛江涛. 花椒及不同炮制品挥发油与总生物碱的比较研究[J]. 时珍国医国药，2018，29（12）：2937−2939.

［7］ 边甜甜，司昕蕾，牛江涛. 花椒挥发油部位经清炒法炮制前后在小鼠体内的抗炎与镇痛作用[J]. 中国临床药理学杂志，2019，35（4）：369−371，376.

［8］ 司昕蕾，边甜甜，牛江涛. 花椒的炮制及应用研究[J]. 西部中医药，2018，31（09）：137−140.

附：椒目

【药材来源】本品为芸香科植物青椒 *Zanthoxylum schinifolium* Sieb. et Zucc. 或花椒 *Zanthoxylum bungeanum* Maxim. 的干燥成熟果实。

【产地加工】立秋前后果熟时采收，除去果壳及杂质，干燥。

【质量要求】椒目以粒大、色黑、具光泽者为佳。

【药性与功效】苦、寒。归肺、肾、膀胱经。具有利水消肿，降气平喘之功。

【炮制与应用】椒目常有下列炮制品和临床应用。

1. 椒目

1）炮制方法 取原药材，除去果皮及果柄，筛去灰屑。用时捣碎。

2）饮片性状

（1）花椒目：呈卵圆形或类球形，直径 3~5 mm。表面黑色有光泽，有时表皮已脱落，露出黑色网状纹理，种皮质坚硬，剥离后，可见乳白色的胚乳及子叶。香气浓，味麻辣而持久。

（2）青椒目：呈卵形，直径 2~3 mm。表面黑色有光泽，气香，味微甜而辛。

3）炮制作用 使药物洁净。

4）临床应用

（1）水饮积聚：常与防己、葶苈子、大黄同用，具有利水消肿的作用。可用于腹水胀满，舌干燥，肠间有水气等症，如己椒苈黄丸（《金匮要略》）。

（2）身面浮肿：常与葶苈子、茯苓、吴茱萸同用，具有利水退肿、泻肺平喘的作用。可用于身面浮肿，或是虚气，或是风冷气，或是水饮气，或肿入腹，苦满急，害饮食等，如茯苓椒目丸（《鸡峰普济方》）。

2. 炒椒目

1）炮制方法　取原药材，用文火炒至表面显油性，有香气。

2）饮片性状　种皮破裂，香气浓烈。

3）炮制作用　炒后可降低毒性。

4）临床应用

（1）水肿病：常与炒葶苈子、炒牵牛子、猪苓等同用，具有泻肺逐水的作用。可用于水肿病，百方不愈，面目四肢俱肿，气息喘急，寝卧不得，小便涩少，如神效葶苈散（《伤寒论》）。

（2）小便不通：常与炒小茴香、威灵仙同用，具有温通小便的作用。可用于下焦受寒，小便不通，如温通汤（《医学衷中参西录》）。

（3）气逆咳喘：可单味炒，研为末，开水冲服，具有降气定喘的作用。可用于气逆喘满等症。

【处方配给】写椒目、花椒目、川椒目配椒目，其余随方配给。

【使用注意】阴虚火旺者忌服。

灵　芝

【药材来源】本品为多孔菌科真菌赤芝 *Ganoderma lucidum*（Leyss. ex Fr.）Karst. 或紫芝 *Ganoderma sinense* Zhao，Xu et Zhang 的干燥子实体。

【道地性探源】始载于《神农本草经》，列为上品，记载有六种芝，因颜色不同而名赤芝、黑芝、青芝、白芝、黄芝、紫芝。清代《峨眉山志》载"峨眉山产菌蕈"。清代《资州直隶州志》载"卉之属，明正德间井研县产灵芝"。《中华道地药材》："四川、贵州、云南等省区均适宜进行人工培植。"

据上所述，灵芝是四川省道地药材之一，主产于峨眉山、九寨沟等地。此外，吉林、安徽、福建、山东、浙江、江西、湖南、广西、广东、河南等全国多地亦有分布。

【产地加工】子实体成熟时，及时采收。除去杂质，剪除附有朽木、泥沙或培养基质的下端菌柄，阴干或在40~50℃烘干。

【质量要求】灵芝以菌盖大、肥厚、坚实、有光泽者为佳。市场根据不同基原，分"赤芝"和"紫芝"两种规格；根据不同生长方式，分"野生品"和"栽培品"，其中"栽培品"又根据不同栽培方式，分为"段木"和"代料"。赤芝根据不同采收时间，分"产孢"和"未产孢"。段木赤芝（未产孢）依据灵芝菌盖直径的大小划分等级；其余一般不分等级，有选货和统货区分。

段木赤芝（未产孢）：干货，分二等。各等级共同点为："菌盖完整，肾形、半圆形或近圆形，木栓质，质重，密实。"在此基础上，以盖面红褐色至紫红色，有光泽，腹面黄白色，干净，菌盖直径 ≥ 20 cm，菌盖厚度 ≥ 2 cm，菌柄长度 ≤ 2.5 cm 为特级；以盖面红褐色，有光泽，腹面黄白色或浅褐色，干净，菌盖直径 ≥ 15 cm，菌盖厚度 ≥ 1 cm，菌柄长度 ≤ 2.5 cm 为一等。

《中国药典》2020 年版规定，灵芝药材水分不得过 17.0%，总灰分不得过 3.2%，水溶性浸出物不得少于 3.0%；含灵芝多糖以无水葡萄糖（$C_6H_{12}O_6$）计，不得少于 0.90%；含三萜及甾醇以齐墩果酸（$C_{30}H_{48}O_3$）计，不得少于 0.50%。

【炮制沿革】灵芝炮制方法简单，历代均以切制为主。

《中国药典》2020 年版，《全国规范》和大多省（自治区、直辖市）的炮制规范仅收载生品。

【药性与功效】甘，平。归心、肺、肝、肾经。具有补气安神，止咳平喘之功。

【炮制与应用】灵芝临床以生用为主，其炮制方法和临床应用如下。

1）炮制方法　取原药材，除去杂质，切厚片或小块，或切碎，低温烘干。

2）饮片性状　赤芝：为长条形或不规则形的厚片，或不规则小块，或不规则颗粒。菌盖黄褐色至红褐色，有光泽。菌柄红褐色至紫褐色，光亮。切面黄白色至棕色，中间色较深。

紫芝：菌盖紫黑色，有漆样光泽。菌肉锈褐色。

栽培品：菌盖外常被有大量粉尘样的黄褐色孢子。

3）炮制作用　利于药效成分的煎出，便于调剂与制剂。

4）临床应用

（1）心神不宁、失眠心悸：常与合欢皮、首乌藤、浮小麦等同用，具有养血安神的作用，可用于心血不足所致的失眠、多梦、头晕、乏力，以及神经衰弱等症，如夜宁糖浆（《中国药典》2020 年版）。若与制何首乌、核桃仁、薏苡仁同用，具有滋养肝肾、补益精血、调和脾肺的作用。可用于肝肾阴虚，精血亏损，症见头晕头痛，失眠多梦，心悸健忘等，如灵乌二仁膏（《医方新解》）。亦可单用煎汤或研末服。

（2）肺虚咳喘：常与党参、五味子、黄芪等同用，具有补益肺肾之气、止咳平喘的作用。可用于肺气不足，咳喘不已等症。

（3）虚劳短气，不思饮食：常与山茱萸、人参、熟地黄等同用，具有安神保精的作用，可用于虚劳短气，胸胁苦伤，唇口干燥等症，如紫芝丸（《圣济总录》）。亦可与人参、黄芪、龙眼肉等同用，具有益气活血、养血安神、消除疲劳、恢复体力的作用，可用于过度疲劳引起的心悸气短，四肢酸痛，全身无力，精神疲惫，烦躁失眠，食欲不振和病后体质虚弱等症，如消疲灵颗粒（《卫生部药品标准》）。

【处方配给】写灵芝、灵芝草配灵芝，其余随方配给。

【炮制研究】

1. 化学成分研究

灵芝中主要含有多糖及三萜类、生物碱类和核苷类、氨基酸和蛋白质、微量元素等成分。

2. 药理作用研究

灵芝具有改善血液流变学，抗衰老、氧化，降血糖、血脂，保肝，抗应激，调节免疫，抑菌，抗肿瘤等作用。

【贮藏】置干燥处，防霉，防蛀。

【按语】清代《峨眉山志》有灵芝为四川省道地药材的相关记载。灵芝历来以切制或打粉入药为主，鲜有炮生为熟的相关记载。有现代研究认为其实际应用中往往存在煎煮时间长、溶出率低等情况。而通过适当的炮制方法，如炒法等，可以使其结构更疏松或质地酥脆，从而增加化学成分的溶出，进而增强药物疗效。研究发现米炒炮制过的灵芝，其浸出物、多糖和三萜类成分含量均比生品高，应加强其相关炮制研究。

参考文献

[1] 彭成. 中华道地药材[M]. 北京: 中国中医药出版社, 2011.

[2] 方清茂, 彭文甫, 吴萍, 等. 川产道地药材生产区划研究进展[J]. 中国中药杂志, 2020, 45（4）: 720-731.

[3] 中华中医药学会. 团体标准: T/CACM 1021.11—2018, 中药材商品规格等级 灵芝[S]. 北京: 中华中医药学会, 2018.

[4] 胡凌娟, 郑化先, 王晓彤, 等. 赤芝道地药材形成源流考[J]. 中国现代应用药学, 2020, 37（06）: 681-684.

[5] 于江泳, 张村. 全国中药饮片炮制规范辑要[M]. 北京: 人民卫生出版社, 2016.

麦 冬

【药材来源】 本品为百合科植物麦冬 *Ophiopogon japonicus*（L. f）Ker-Gawl. 的干燥块根。

【道地性探源】始载于《神农本草经》，列为上品。四川麦冬种植历史悠久，产量较大，为麦冬主产区之一，又名"涪城麦冬""川麦冬""绵麦冬"。《植物名实图考》："处处有之，蜀中种以为业。"清代雍正《叙州府志》记载"药材有麦冬"。清代乾隆《直隶达州志》记载"药材有麦门冬"。《药物出产辨》："产四川绵州者俗名瓜黄，产浙江杭州者名苏冬。"据《中国常用中药材》《四川省医药卫生志》和《三台县志》：早在《本草品汇精要》中已有涪城麦冬的相关记载；1814 年（清嘉庆十九年），涪城麦冬已在花园河、白衣庵、老马乡等地广为种植。清代同治《直隶绵州志治》："麦冬，绵州城外皆产，大者长寸许为拣冬，中色白力较薄，小者为米冬，长三四分，中有油润，功效最大。"

据上所述，麦冬是四川省道地药材之一，主产于绵阳市三台县（花园乡、光明乡）为中心的三台县涪江沿岸的冲积平坝和开阔谷地等周边地区。此外，浙江、江苏等地亦产，产浙江者称浙麦冬（杭麦冬），为"浙八味"之一，质量亦佳。

【产地加工】栽后第二年清明至谷雨采挖，洗净泥沙，置于晒场上曝晒，晒干后用手轻轻搓揉，以不搓破表皮为度，搓后再晒，晒后又搓，如此反复数次，直至去尽须根，再晒至全干，筛去杂质即得。

【质量要求】麦冬以个肥大、表面淡黄白色、身干、质软、半透明、有香气、嚼之发黏者为佳。商品根据产地分"川麦冬"和"浙麦冬"，依据大小划分等级。

（1）川麦冬：干货，分三等。各等级共同点为："纺锤形，半透明。表面淡白色。断面牙白色，木质心细软，味微甜，嚼之有黏性。"在此基础上，以每50 g 190 粒以内，无须根、乌花、油粒为一等；每50 g 300 粒以内，无须根、乌花、油粒为二等；每50 g 300 粒以外，最小不低于麦粒大，无须根，乌花、油粒不超过 10% 为三等。

（2）浙麦冬：干货，分三等。各等级共同点为："纺锤形，半透明。表面黄白色。质柔韧，断面牙白色，有木质心。味微甜，嚼之有黏性。"在此基础上，以每50 g 150 粒以内，无须根、油粒、烂头、枯子为一等；每50 g 280 粒以内，无须根、油粒、烂头、枯子为二等；每50 g 280 粒以外，最小不低于麦粒大，无须根，油粒、烂头不超过 10% 为三等。

《中国药典》2020 年版规定，麦冬药材水分不得过 18.0%，总灰分不得过 5.0%，水溶性浸出物不得少于 60.0%，含麦冬总皂苷以鲁斯可皂苷元（$C_{27}H_{42}O_4$）计，不得少于 0.12%。

【炮制沿革】麦冬历代炮制方法有：去心、去皮、去芦；薄切、剉碎、捣膏；煮制、取汁、熬制、焙制、炒制、酒制、盐炒制、姜制、米炒制、辰砂制、青黛制等。

《中国药典》2020 年版，仅收载生麦冬。此外，《全国规范》和部分省的炮制规范还收载有朱麦冬，浙江收载有黛麦冬和炒麦冬，湖南收载有炙麦冬，河南收载米麦冬。

【药性与功效】甘、微苦，微寒。归心、肺、胃经。具有养阴生津，润肺清心之功。

【炮制与应用】麦冬常有下列炮制品和临床应用。

1. 麦冬

1）炮制方法　取原药材，除去杂质，洗净，润透，轧扁，干燥。或将原药材拣去杂质，干燥。

2）饮片性状　本品形如麦冬，或为轧扁的纺锤形块片。表面淡黄色或灰黄色，有细纵纹。质柔韧，断面黄白色，半透明，中柱细小。气微香，味甘、微苦。

3）炮制作用　洁净药物。

4）临床应用

（1）肺燥干咳：常与杏仁、桑叶、阿胶等同用，具有清燥润肺、养阴益气的作用。可用于温燥伤肺，头痛身热，干咳无痰，气逆而喘，咽喉干燥等症，如清燥救肺汤（《医门法律》）。

（2）阴虚痨嗽：常与天冬同用，具有清心润肺、降火消痰的作用。可用于虚劳阴虚火旺，咳嗽有痰，心烦口渴等症，如二冬膏（《摄生秘剖》）。

（3）喉痹咽痛：常与玄参、甘草、桔梗等同用，具有滋阴降火、润燥生津的作用。可用于阴虚喉痹，喉干疼痛，声音嘶哑，乳蛾等症，如保喉片（《卫生部药品标准》）。

（4）津伤口渴：常与天冬、生地黄、北沙参等同用，具有滋阴养液的作用。可用于热病后期，阴液亏损，口干咽燥，舌红苔光等症，如益胃汤（《温病条辨》）。

（5）内热消渴：可与石膏、熟地黄、知母等同用，具有清胃热、滋肾阴的作用。可用于胃热阴虚所致头痛，牙痛，齿松牙衄，烦热干渴，消渴等症，如玉女煎（《景岳全书》）。

（6）心烦失眠：常与生地黄、酸枣仁、柏子仁等同用，具有滋阴清热、养血安神的作用，可用于心肾不足，阴亏血少，失眠，心悸，梦遗，健忘等症，如天王补心丹（《校注妇人良方》）。若与黄连、生地黄、玄参等同用，具有清营解毒、透热养阴的作用，可用于热入营分，身热夜甚，神烦少寐等症，如清营汤（《温病条辨》）。

（7）肠燥便秘：常与天冬、生地黄、肉苁蓉等同用，具有润肠通便的作用。可用于热病愈后，肠胃津少，大肠虚燥，大便数日不解等症，如六成汤（《瘟疫论》）。

2. 朱麦冬

1）炮制方法　取净麦冬，喷水少许，微润，加朱砂细粉，拌匀，取出，晾干（每 100 kg 麦冬，用朱砂粉 2 kg）。

2）饮片性状　本品形如麦冬，外被朱砂细粉。

3）炮制作用　经朱砂拌制后，以清心除烦安神为主。

4）临床应用　失眠多梦：常与玄参、茯神、淡竹叶等同用，具有养阴清心、化痰止咳的作用。可用于心阴不足，咳嗽痰少，心烦，夜不成寐等症，如玄妙散（《医醇賸义》）。

3. 黛麦冬

1）炮制方法　取净麦冬，加青黛，拌匀，至表面被均匀黏附青黛时为度（每 100 kg 麦冬，用青黛 1 kg）。

2）饮片性状　本品形如麦冬，外被青黛细粉，表面深蓝色。

3）炮制作用　经青黛拌制后，以平肝降逆为主。

4）临床应用　肝阳上亢：常与代赭石、杭菊、石斛等同用，具有平肝降逆、化痰止咳的作用。可用于肝咳，痰少，胁痛，易怒头眩，如丹青饮（《医醇賸义》）。

【处方配给】写麦门冬、麦冬、寸冬配生麦冬，写朱麦冬、朱寸冬、辰麦冬、辰寸冬配朱麦冬，其余随方配给。

【使用注意】本品微寒，风寒感冒或有痰饮湿浊的咳嗽，以及脾胃虚寒泄泻者均忌服。

【炮制研究】

1. 工艺研究

对麦冬炮制工艺的研究主要集中在润制工艺和干燥工艺方面。如胡金林对"烘软法"和"水润法"进行了比较，结果表明采用电热干燥箱烘烤替代传统水润具有操作简单、避免有效成分流失等诸多优点；李敬安等比较不同干燥方法（微波、烘干、冰冻）对麦冬多糖的影响，结果微波干燥法麦冬总多糖含量最高。

2. 化学成分研究

目前，对于麦冬炮制前后化学成分对比研究主要集中在总黄酮和浸出物等方面。现代研究表明，麦冬炮制品中总黄酮含量为：去心麦冬＞麦冬＞朱麦冬＞酒麦冬；浸出物含量为去心麦冬＞麦冬＞炒麦冬＞米炒麦冬＞朱麦冬。

3. 药理作用研究

麦冬主要有镇静、抗惊厥、增强免疫、降血糖、平喘、抗过敏、影响心血管系统、抗衰老、抗氧化、抗菌等药理作用。

【贮藏】置阴凉干燥处，防潮。

【按语】麦冬为著名川产道地药材，主产于四川三台等地，称为"川麦冬"，"涪城麦冬"获批"中华人民共和国地理标志"。麦冬是中医临床上常用的一味滋阴药，具有养阴润肺、益胃生津之功效，常用于各种肺胃阴虚证，疗效确切。其炮制历史悠久，古代炮制方法有煮制、熬制、焙制、炒制、酒制、盐炒制、姜制、米炒制、辰砂制、青黛制等 30 余种，传统炮制理论认为，麦冬抽去心，有"抽心者除烦"的记载。部分省份有朱麦冬，主要是为了增强镇惊安神作用，但朱砂主含 HgS，导致重金属汞超标，现在临床应用较少。

参考文献

［1］ 彭成.中华道地药材[M].北京：中国中医药出版社，2011.
［2］ 黄璐琦，郭兰萍，詹志来.道地药材标准汇编[M].北京：北京科学技术出版社，2020.
［3］ 方清茂，彭文甫，吴萍，等.川产道地药材生产区划研究进展[J]. 中国中药杂志，2020，45（4）：720–731.
［4］ 胡金林.麦冬炮制方法的改进[J].中成药，1989，11（1）：47.
［5］ 李敬安，张琨，张兴国.不同加工方法对麦冬多糖含量的影响[J].中国民族民间医药，2009，18（8）：23–24.
［6］ 宋金春，曾本富，蔡鸿生，等.麦冬不同炮制方法对浸出物影响[J].中国医院药学杂志，1989，9（12）：539–541.
［7］ 杨德全.不同炮制方法对麦冬总黄酮含量的影响[J].中国医院药学杂志，1994，16（3）：25.
［8］ 范明明，张嘉裕，张湘龙，等.麦冬的化学成分和药理作用研究进展[J].中医药信息，2020，37（4）：130–134.

牡 丹 皮

【药材来源】本品为毛茛科植物牡丹 *Paeonia suffruticosa* Andr. 的干燥根皮。

【道地性探源】始载于《神农本草经》，列为中品。《名医别录》："生巴郡及汉中。"《四声本草》："今出合州者佳。白者补，赤者利。出和州，宣州者并良。"《唐本草》："出汉、剑南，土人谓之牡丹，亦名百两金，京下谓之吴牡丹者，是真也。"《日华子诸家本草》："巴、蜀、渝、合州者上，海盐者次之。"《药性粗评》："牡丹皮，牡丹花根皮也……生江南川谷，以巴蜀、汉中者为胜。近世出和、滁等州者亦良。"《景岳全书》始现"川丹皮"之名，并在明、清医家处方中频繁出现。《本草品汇精要》："道地巴蜀、剑南、合州、和州、宣州并良。"

据上所述，牡丹皮为四川省道地药材之一，主产于彭州、都江堰、绵竹、什邡、甘孜、阿坝、凉山等地，与产重庆垫江者，称"川丹皮"。此外，安徽、湖南、河南、陕西、山东、湖北、甘肃、贵州等省亦产，产安徽铜陵者习称"凤丹皮"，质量亦佳。

【产地加工】秋季采挖根部，除去细根和泥沙，剥取根皮，晒干；或刮去粗皮，除去木心，晒干。前者习称"连丹皮"，后者习称"刮丹皮"。除去细根和泥沙时应抢水洗，不宜浸泡，宜晒干，烘干温度不宜超过50℃。

【质量要求】牡丹皮以条粗长、无木心、皮厚、断面粉白色、粉性足、亮星多、香气浓者为佳。市场按加工不同分刮丹皮（又称粉丹皮）和连丹皮（又称原丹皮）；按产区分安徽丹皮（凤丹、瑶丹、西山丹）、川丹皮（四川）、山东丹皮、湖南丹皮（分为白丹、五寸丹、连丹、寸丹等）、西丹皮（甘肃、陕西）、统杂丹（各地）。安徽铜陵所产，习称凤丹皮。均依据药材长度和中部直径划分等级。

（1）凤丹皮：干货，分三等。各等级共同点为："多呈圆筒状，条均匀微弯，两端剪平，纵形隙口紧闭，肉厚。表面褐色，与其他产地丹皮相比质硬，较坚实，断面粉白色或淡粉红色，粉质足，内表面淡灰黄色或淡棕色，有明显的细纵纹，常见发亮的结晶。香气浓，味微苦而涩。"在此基础上，以条均匀，长度 ≥ 11 cm，中部直径 ≥ 1.1 cm 为一等；条均匀，长度 ≥ 9 cm，中部直径 ≥ 0.9 cm 为二等；条均匀，长度 ≥ 7 cm，中部直径 ≥ 0.5 cm 为三等。

（2）连丹皮：干货，分三等。各等级共同点为："多呈圆筒状或半筒状，略内卷曲，稍弯曲，表面灰褐色或棕褐色，栓皮脱落处呈粉棕色。厚0.1~0.4 cm。质硬而脆，断面粉白或淡褐色，有粉性、有香气，味微苦涩。"在此基础上，以条均匀，长度 ≥ 11 cm，中部直径 ≥ 1.1 cm 为一等；条均匀，长度 ≥ 9 cm，中部直径 ≥ 0.9 cm 为二等；条均匀，长度 ≥ 7 cm，中部直径 ≥ 0.5 cm 为三等。

（3）刮丹皮：干货，分三等。各等级共同点为："多呈圆筒状或半筒状，略内卷曲，稍弯曲，表面淡棕色或粉红色，在节疤，皮孔根痕处，偶有未去净的栓皮，形成棕褐色的花斑。厚0.1~0.4 cm。断面粉白色，有粉性、有香气，味微苦涩。"在此基础上，以条均匀，长度 ≥ 11 cm，中部直径 ≥ 1.1 cm 为一等；条均匀，长度 ≥ 9 cm，中部直径 ≥ 0.9 cm 为二等；条均匀，长度 ≥ 7 cm，中部直径 ≥ 0.5 cm 为三等。

《中国药典》2020年版规定，牡丹皮药材水分不得过13.0%，总灰分不得过5.0%，醇溶性浸出物不得少于15.0%，含丹皮酚（$C_9H_{10}O_3$）不得少于1.2%。

【炮制沿革】牡丹皮历代炮制方法有：去心、去心及粗皮、酒洗去碱土、槌破、切片、锉、炒、清酒拌蒸、酒浸焙、煮、烧炭存性、酒洗、酒洗焙、童便浸炒、面裹煨熟等。其中去心及粗皮自汉代沿用至今。

《中国药典》2020年版和大多省（自治区、直辖市）的炮制规范仅收载生牡丹皮。此外，《全国规范》以及山东、陕西、广东和湖北还收载有牡丹皮炭，广东还收载有酒牡丹皮。

【药性与功效】苦、辛，微寒。归心、肝、肾经。具有清热凉血，活血化瘀之功。

【炮制与应用】牡丹皮常有下列炮制品和临床应用。

1. 牡丹皮

1）炮制方法　取原药材，除去杂质及残留木心，抢水洗净，润透，切薄片，干燥。

2）饮片性状　本品呈圆形或卷曲形的薄片。连丹皮外表面灰褐色或黄褐色，栓皮脱落处粉红色；刮丹皮外表面红棕色或淡灰黄色，内表面有时可见发亮的结晶。切面淡粉红色，粉性。气芳香，味微苦而涩。

3）炮制作用　除去杂质和非药用部位；切制利于药效成分煎出，便于调剂与制剂。生品长于清热凉血，活血散瘀。

4）临床应用

（1）热入营血：常与水牛角、生地黄、芍药等同用，具有清热解毒、凉血散瘀的作用，可用于热伤血络，斑色紫黑，吐血，衄血，便血，尿血等症，如犀角地黄汤（《备急千金要方》）。亦可加黄连、栀子、黄芩等，可用于温毒发斑，斑色紫者，如黄连解毒合犀角地黄汤（《温热暑疫全书》）。

（2）虚热证：常与青蒿、醋鳖甲、生地黄等同用，具有养阴清热的作用，可用于温病后期，热邪深伏阴分，夜热早凉，热退无汗等症，如青蒿鳖甲汤（《温病条辨》）。若与熟地黄、盐知母、盐黄柏等同用，具有滋阴降火的作用，可用于肝肾阴虚、虚火上炎所致骨蒸潮热，盗汗颧红等症，如知柏地黄丸（《医方考》）。

（3）跌扑伤痛：常与血竭、红花、当归等同用，具有化瘀止痛的作用。可用于跌打扑坠闪错损伤，并一切疼痛，瘀血凝聚等症，如正骨紫金丹（《医宗金鉴》）。

（4）痈肿疮毒：常与大黄、桃仁、冬瓜子等同用，具有泻热破瘀、散结消肿的作用。可用于肠痈初起，湿热瘀滞证，右少腹疼痛拒按，甚则局部肿痞，或右足屈而不伸，伸则痛剧，或时时发热，自汗恶寒等症，如大黄牡丹汤（《金匮要略》）。

（5）经闭痛经：常与桂枝、茯苓、赤芍等同用，具有活血、化瘀、消癥的作用。可用于妇人宿有癥块，或血瘀经闭，行经腹痛，产后恶露不尽等症，如桂枝茯苓丸（《中国药典》2020年版）。

2. 炒牡丹皮

1）炮制方法　取净牡丹皮片，用文火炒至微黑褐色，取出，放凉。

2）饮片性状　外表面灰褐色或黑褐色，栓皮脱落处粉红色；内表面有时可见发亮的结晶。粉性。气芳香，味微苦而涩。

3）炮制作用　炒后降低寒性，增强活血作用。

4）临床应用

（1）产后腹痛：常与酒当归、酒川芎、益母草等同用，具有补血行瘀、散结止痛的作用。

可用于妇人产后少腹疼痛，甚则结成一块，按之愈疼，如散结安枕汤（《辨证录》）。

（2）妇人带下：常与当归、薏苡仁、炒土茯苓等同用，具有利湿止带的作用。可用于因气滞、欲郁、血郁致妇人带下等症，如白物神散（《产科发蒙》）。

3. 牡丹皮炭

1）炮制方法　取净牡丹皮片，用中火炒至表面黑褐色，内部褐色时，喷淋清水少许，灭尽火星，取出，及时摊晾，凉透。

2）饮片性状　呈黑褐色，气香，味微苦而涩。

3）炮制作用　炒炭后增加止血作用。

4）临床应用　血热出血：常与大蓟炭、小蓟炭、侧柏叶炭等同用，具有凉血止血的作用。可用于血热妄行之上部出血证，如十灰散（《十药神书》）。

4. 酒牡丹皮

1）炮制方法　取净牡丹皮片，加黄酒拌匀，至酒被吸尽后，用文火炒干，取出，摊凉，筛去碎屑（每 100 kg 牡丹皮，用黄酒 12 kg）。亦有使用酒洗、酒蒸方法。

2）饮片性状　内外均为灰褐色或灰黄色，体轻，质脆，气略淡，略带酒气，味微苦涩。

3）炮制作用　酒炙后入血分，增强活血化瘀的作用。

4）临床应用

（1）经闭腹痛：常与酒洗当归、酒川芎、红花等同用，具有养血补肝、理气活血的作用。可用于经闭不调，或前或后，心腹疼痛等症，如调荣顺气汤（《古今医鉴》）。若与酒当归、酒白芍、土白术等同用，具有疏肝健脾、养血调经的作用，可用于肝郁血虚所致经前腹痛，脉弦虚者，如开郁种玉汤（《傅青主女科》）。

（2）经络痹阻：常与钩藤、川桂枝尖、羚羊角等同用，具有宣通络痹的作用。可用于体属阴虚内热，牙痛后颊车穴闭、口不能张，其病在络，如宣通络痹方（《杂病源流犀烛》）。

【处方配给】写牡丹皮、丹皮配牡丹皮，其余随方配给。

【使用注意】本品苦、辛、微寒，凡血虚有寒不宜应用；对妇女月经过多及孕妇，亦不宜应用。

【炮制研究】

1. 工艺研究

温度和水润、洗方式对丹皮酚含量影响很大。牡丹皮在净洗过程中，水浸泡时间越长丹皮酚损失越大，故加工时应注意抢水洗净，不宜浸泡。干燥温度对成品中丹皮酚含量影响较大，因而切制后饮片宜低温干燥，以日晒法或 50℃ 以下烘干为宜。目前，牡丹皮的酒炙和炒炭工艺多采用正交试验、响应面等方法对辅料黄酒的种类、用量，闷润时间，炮制温度，炮制时间等因素进行优选，确定最佳工艺。

2. 化学成分研究

牡丹皮炮制品中丹皮酚含量为：酒制＞生品＞去心＞清炒＞炭制。芍药苷含量为：去心＞酒制＞生品＞清炒＞炭制。丹皮酚苷含量为：酒炒品＞清炒品＞酒蒸品＞炒焦品＞炒炭品＞生品。总多糖含量：酒制＞炒黄＞炒焦＞生品＞炒炭。总黄酮含量：酒制＞炒黄＞炒焦＞生品＞炒炭。

3. 药理作用研究

牡丹皮水提液可抑制大肠杆菌、溶血性链球菌、金黄色葡萄球菌、伤寒杆菌等20余种致病菌，下调血胆固醇、甘油三酯和超氧化物歧化酶等水平。牡丹皮炭及其鞣质均能提高 ADP 和胶原诱导的血小板聚集率，上调血栓素 B_2（TXB_2），下调 6- 酮 – 前列腺素 $F_{1\alpha}$（6–keto–$PGF_{1\alpha}$）、葡萄糖、乳酸和糖蛋白。

【贮藏】置阴凉干燥处，防蛀。

【按语】牡丹皮自《神农本草经》开始即以"巴郡"为道地产区。其炮制方法最早可追溯至"去心"（《金匮要略》），经历代医家丰富和发展，形成了去心、去粗皮、清炒、酒炙、炒炭、童便炙、面裹煨等众多的炮制方法。临床应用和现代研究均证明，牡丹皮酒炙后可增强活血散瘀之功，炒炭后有增加凉血止血之效。有学者研究发现牡丹皮粗皮中含有的丹皮酚类物质不低于其根皮，且"连丹皮"更便于产地加工。因此，牡丹皮的现代炮制研究不仅应传承传统炮制，还应该结合现代科学技术优选炮制方法，以期为临床提供更好的饮片。

参考文献

[1]　彭成. 中华道地药材[M]. 北京: 中国中医药出版社, 2011.

[2]　黄璐琦, 郭兰萍, 詹志来. 道地药材标准汇编[M]. 北京: 北京科学技术出版社, 2020.

[3]　方清茂, 彭文甫, 吴萍, 等. 川产道地药材生产区划研究进展[J]. 中国中药杂志, 2020, 45（4）: 720–731.

[4]　中华中医药学会. 团体标准: T/CACM 1021.14—2018, 中药材商品规格等级　牡丹皮[S]. 北京: 中华中医药学会, 2018.

[5]　别甜甜, 孟江, 王淑美, 等. 正交试验优选牡丹皮酒炙工艺[J]. 广东药学院学报, 2014, 30（5）: 569–573.

[6]　朱琼花, 莫毛燕, 孟江, 等. Box–Behnken响应面法优化牡丹皮炭炮制工艺[J]. 中国实验方剂学, 2015, 21（14）: 12–15.

[7]　沈莉, 石秋霞, 高晓忠, 等. 不同炮制方法对牡丹皮多糖和总黄酮含量的影响[J]. 江苏农业科学, 2014（42）11: 324–326.

[8]　江国荣, 刘少文, 陈卫民, 等. 不同炮制方法对牡丹皮中有效成分含量的影响[J].临床合理用药, 2017, 10（28）: 15–16

[9]　赵秋龙, 卞晓坤, 钱大玮, 等. 不同干燥方法对牡丹皮药材中化学成分的影响[J]. 中国现代中药, 2020, 22（1）: 74–79.

[10]　李娴, 张丽, 丁安伟. 牡丹皮炭及其止血活性部位对大鼠血小板聚集性及血栓素B2 和6-酮–前列腺素F1α的影响[J]. 2009, 15（11）: 41–43.

[11] 王金龙, 朱琼花, 孟江, 等.牡丹皮炭给药后血清代谢物的1H–NMR代谢组学研究[J]. 2014, 23（11）: 1141–1143.

[12] 赵学龙, 丁安伟, 张丽, 等.牡丹皮炮制历史沿革的研究[J]. 中华中医药学刊, 2008, 26（9）: 1907–1910.

羌 活

【药材来源】本品为伞形科植物羌活 *Notopterygium incisum* Ting ex H. T. Chang 或宽叶羌活 *Notopterygium franchetii* H. de Boiss. 的干燥根茎和根。

【道地性探源】始载《神农本草经》，作为异名置独活项下。《本草图经》："出雍州川谷或陇西南安，今蜀汉出者佳。"《千金翼方》："药出州土第三……剑南道，茂州：羌活。"《本草图经》："出雍州川谷或陇西南安，今蜀汉出者佳。"《本草品汇精要》："（陶隐居云）出益州北部及西川（道地），今蜀汉出者佳。"《本草纲目》："独活以羌中来者为良，故有羌活、胡王使者诸名，乃一物二种也。"《本草蒙筌》："多出川蜀，亦产陇西。"《本草原始》："亦省雍州川谷及陇西南安、益州北郡。此州县并是羌地，故此草以羌名。……以羌中来者为良，故《本经》名护羌使者。"《本草乘雅半偈》："出蜀汉、西羌者良。"《本草崇原》："羌活始出雍州川谷及陇西南安，今以蜀汉、西羌所出者为佳。"《药物出产辨》："羌活产四川打箭炉、灌县、龙安府、江油县等处为佳，陕西次之，云南又次之。"

据上所述，羌活为四川省道地药材之一，主产于阿坝、甘孜及绵阳平武、北川等地。此外，甘肃、青海、云南等地亦产，其中主产四川及毗邻的甘肃迭部，青海久治、班玛、玉树等地的野生羌活，习称"川羌"；主产西北地区，青海（西宁、民和、湟中等地）、甘肃（岷县、临夏、武威等地）的野生羌活，习称"西羌"。

【产地加工】10月下旬羌活地上部分变黄枯萎后或第二年早春土壤解冻，羌活尚未萌芽前采挖，除去泥土及残茎，晒干或低温烘干。

【质量要求】羌活以根条粗壮、表面色棕褐色、断面菊花纹和朱砂点多、香气浓郁者为佳。根据药材性状分为"蚕羌""头羌"和"条羌"，其中，条羌含有竹节羌和牛尾羌。川羌以蚕羌为多，西羌以大头羌和竹节羌为多。按药材规格划分，以蚕羌质优，条羌最次；按产地划分，以川产羌活品质最佳；按药材储存年限划分，当季采挖药材品质最佳；按产地加工方式来看，以晒干处理的药材品质最佳。野生羌活依据药用部位来源，外观及性状差异、个头大小等划分等级。

野生羌活：干货，分三等。以"药材呈圆柱形的根茎，全体环节紧密，似蚕状，多数顶端具茎痕。长≥3.5 cm，顶端直径≥1 cm，表面黑褐色，皮部棕黄色，木质部和髓呈棕黄色和棕褐色，质硬脆，易折断，断面不平整，呈棕、紫、黄白色相间的纹理。多裂隙，皮部油润，有棕色油点，射线明显，芳香而浓郁"的蚕羌为一等。以"呈瘤状突起的粗大根茎，不规则结节状，顶端有数个茎基，表面棕褐色，皮部棕褐色，木质部黄白色，髓呈黄棕色。质硬，不易折断。断面不整齐，具棕黄色相间的纹理。皮部油润，有棕色油点。相邻根茎组织相接。清香"的大头羌为二等。以"呈长条状根茎或根，长短不一，根茎形如竹节，节间细长，习称竹节羌；主根形如牛尾状，习称牛尾羌。表面灰褐色，多纵纹。皮部棕黄色，木质部和髓呈黄白色。质松脆，体轻，易折断，断面略平坦，皮部有多数裂隙，木部，射线明显，香气较淡"的条羌为三等。

《中国药典》2020 年版规定，羌活药材总灰分不得过 8.0%，酸不溶性灰分不得过 3.0%，醇溶性浸出物不得少于 15.0%，挥发油不得少于 1.4%（ml/g），含羌活醇（$C_{21}H_{22}O_5$）和异欧前胡素（$C_{16}H_{14}O_4$）的总量不得少于 0.40%。

【炮制沿革】羌活历代炮制方法有：去芦、温水洗浸过、洗去土、净洗、去苗、去皮；为末、剉、切；米泔水制、焙制、制炭、酒制、炒制、面炒制、药汁制、蜜制。

《中国药典》2020 年版和地方炮制规范仅收载羌活。

【药性与功效】辛、苦，温。归膀胱、肾经。具有解表散寒，祛风除湿，止痛之功。

【炮制与应用】羌活临床以生用为主，其炮制方法与临床应用如下。

1）炮制方法　取原药材，除去杂质，洗净，润透，切厚片，干燥。

2）饮片性状　本品呈类圆形、不规则形横切或斜切片，表皮棕褐色至黑褐色，切面外侧棕褐色，木部黄白色，有的可见放射状纹理。体轻，质脆。气香，味微苦而辛。

3）炮制作用　切片利于有效成分煎出，便于调剂和制剂。

4）临床应用

（1）风寒感冒、头痛项强：常与防风、细辛、川芎等同用，具有发汗祛湿、兼清里热的作用，可用于外感风寒湿邪，内有蕴热证，症见恶寒发热，无汗，头痛项强，肢体酸楚疼痛等，如九味羌活汤（《此事难知》）。若与独活、藁本、防风等同用，具有祛风、胜湿、止痛的作用，可用于湿气在表，头痛头重，或腰脊重痛，或一身尽痛等，如羌活胜湿汤（《内外伤辨惑论》）。

（2）风湿痹痛，肩背酸痛：常与防风、姜黄、当归等同用，具有益气和营、祛风除湿的作用，用于风温相搏，身体烦疼，项臂痛重，举动艰难，及手足冷痹，腰腿沉重，筋脉无力等症，如羌活胜湿汤（《内外伤辨惑论》）。若与川芎、白芷、藁本等同用，可用于风寒、风湿所致的头风痛，如羌活芎藁汤（《审视瑶函》）。

【处方配给】写羌活、蚕羌、头羌、条羌配羌活。

【使用注意】阴血亏虚者，脾胃虚弱者慎用。

【炮制研究】

1. 工艺研究

以羌活醇、异欧前胡素、挥发油和浸出物为评价指标，考察不同软化方法、切片厚度和干燥方法对羌活饮片质量的影响。羌活饮片的最佳加工工艺为羌活药材捡去沙石等非药用部位，除去霉变、虫蛀部分，用流动的饮用水抢洗净，码放于润药池中，采用闷润法进行软化切片，于50℃鼓风干燥4小时，期间翻动2次。

2. 化学成分研究

羌活主要含有挥发油、香豆素、糖类、氨基酸、有机酸及甾醇类等。

3. 药理作用研究

羌活具有解热、镇痛、抗炎、抗过敏、影响心脏、改善血流动力学、抗病原微生物等多种药理作用。

【贮藏】置阴凉干燥处，防蛀。

【按语】羌活为川产道地药材，主产于四川省阿坝、甘孜及绵阳平武、北川等地。其炮制历史悠久，炮制方法有米泔水制、焙制、制炭、酒制、炒制、面炒制、药汁制、蜜制等，现临床主要用生品。羌活具有解表散寒、祛风除湿、止痛之功，善治太阳头痛，酒制后不仅可增强其散寒作用，还可引药上行，增强其祛风湿、止痛作用。因此，应积极开展酒制羌活系统研究，传承炮制技艺。

参考文献

[1] 彭成. 中华道地药材[M]. 北京: 中国中医药出版社, 2011.

[2] 黄璐琦, 郭兰萍, 詹志来. 道地药材标准汇编[M]. 北京: 北京科学技术出版社, 2020.

[3] 方清茂, 彭文甫, 吴萍, 等. 川产道地药材生产区划研究进展[J]. 中国中药杂志, 2020, 45（4）: 720-731.

[4] 中华中医药学会. 团体标准: T/CACM 1021.23—2018, 中药材商品规格等级 羌活[S]. 北京: 中华中医药学会, 2018.

[5] 张廷模. 临床中药学[M]. 上海: 上海科学技术出版社, 2006.

[6] 孙振阳, 王英姿, 聂瑞杰, 等. 羌活饮片生产加工工艺规范化研究[J]. 中国中药杂志, 2017, 42（23）: 4510-4513.

[7] 李石平, 沙龙, 赵祎武, 等. 近30年来中药羌活化学成分研究进展[J]. 中国中药杂志, 2015, 40（15）: 2952-2962.

[8] 郭培, 郎拥军, 张国桃. 羌活化学成分及药理活性研究进展[J]. 中成药, 2019, 41（10）: 2445-2459.

吴 茱 萸

【药材来源】本品为芸香科植物吴茱萸 *Euodia rutaecarpa*（Juss.）Benth.、石虎 *Euodia rutaecarpa*（Juss.）Benth. var. *officinalis*（Dode）Huang 或疏毛吴茱萸 *Euodia rutaecarpa*（Juss.）Benth. var. *bodinieri*（Dode）Huang 的干燥近成熟果实。按形状特征，前者习称"中花吴茱萸"，后两者习称"小花吴茱萸"。

【道地性探源】始载于《神农本草经》，列为中品。《本草图经》："今处处有之，江浙、蜀汉尤多。"清代雍正《叙州府志》记载"药材有吴茱萸"。清代蒋超《峨眉山志》记载"峨眉山产吴茱萸"。清代乾隆《直隶达州志》记载"药材有茱萸"。《中国药材学》《中华本草》等现代文献记载：吴茱萸主产于我国长江以南地区，其中吴茱萸在我国主要分布于贵州、四川、云南、湖北、湖南、浙江、福建，石虎主要分布于贵州、四川、湖北、湖南、浙江、江西及广西，疏毛吴茱萸主要分布于贵州、江西、湖南、广东及广西。《中华道地药材》："四川和贵州地区为吴茱萸药材生产的最适宜地区。"

据上所述，吴茱萸是四川道地药材之一，主产于绵阳、泸州、宜宾、巴中、达州、广元、雅安、乐山等地。此外，贵州、广西、湖南、云南、广东、重庆、浙江等地亦产，其中产于贵州的疏毛吴茱萸产量大、使用广。

【产地加工】8~11 月果实尚未开裂时，剪下果枝，晒干或低温干燥，除去枝、叶、果梗等杂质。晾晒过程中，晚上收回室内贮放时不可堆积，以免发酵。如遇阴雨天可用无烟煤炭或木炭烘干，烘干温度应控制在 60℃ 以内。烘或晒时应经常翻动，使其干燥均匀。

【质量要求】吴茱萸以颗粒饱满、色绿、香味浓、无杂质者为佳。商品吴茱萸药材分为"中花"和"小花"。"小花"不分等级，"中花"根据颜色和含杂率划分等级。

中花吴茱萸：干货，分二等。各等级共同点为："未成熟果实，呈球形或略呈五角状扁球形。表面暗黄绿色至褐色，粗糙，有多数点状突起或凹下的油点。顶端有五角星状的裂隙，基部残留被有黄色茸毛的果梗。横切面可见子房 5 室，每室有淡黄色种子 1 粒。"在此基础上，以直径 2.5~4.0 mm，枝梗等杂质率 ≤ 3% 为一等；直径 2.5~4.0 mm，枝梗等杂质率 ≤ 7% 为二等。

《中国药典》2020 年版规定，吴茱萸药材水分不得过 15.0%，总灰分不得过 10.0%，杂质不得过 7.0%，醇溶性浸出物不得少于 30.0%，含吴茱萸碱（$C_{19}H_{17}N_{30}$）和吴茱萸次碱（$C_{18}H_{13}N_{30}$）的总量不得少于 0.15%，柠檬苦素（$C_{26}H_{30}O_8$）不得少于 0.20%。

【炮制沿革】吴茱萸炮制始见于汉代，历代炮制方法有：炒、盐制、醋制、姜汁制、酒制、熬制、炒熟、炒焦、焙、煨、汤浸、水浸去涎炒、醋炒、酒炒、黑豆制、汤浸去涎大豆同炒、酒醋童便复制、米醋熬、汤煮、蒸制、童便浸、汤洗焙干、酒洗焙、盐炒、酒醋小便米泔或猪胞酒醋小便盐复制、火炮、酒醋制、补骨脂炒、水浸、黄连炒、牵牛子炒、汤泡烘干、煮、汤浸去苦汁盐水炒、滚盐汤泡去毒炒、盐汤泡焙干、炒黑、黄连制、盐汤洗焙干、沸水泡、盐炒童便煮、糯米煮制、酒洗等。其中酒炙法自宋代沿用至今。

《中国药典》2020年版仅收载生吴茱萸和制吴茱萸。《全国规范》和大多省（自治区、直辖市）的炮制规范收载有盐吴茱萸。此外，山东和云南收载有连吴茱萸，云南还收载有酒吴茱萸。

【药性与功效】辛、苦，热；有小毒。归肝、脾、胃、肾经。具有散寒止痛、降逆止呕、助阳止泻之功。

【炮制与应用】吴茱萸常有下列炮制品和临床应用。

1. 吴茱萸

1）炮制方法　取原药材，除去杂质及果柄、枝梗。

2）饮片性状　本品为球形或略呈五角状扁球形，直径2~5 mm。表面暗黄绿色至褐色，粗糙，有多数点状突起或凹下的油点。顶端有五角星状的裂隙，基部残留被有黄色茸毛的果梗。质硬而脆，横切面可见子房5室，每室有淡黄色种子1粒。气芳香浓郁，味辛辣而苦。

3）炮制作用　洁净药材。生品有小毒，多外用。但也有生用，用于散寒定痛等症。

4）临床应用

（1）口疮口疳：可单用吴茱萸研末，醋调涂足心，具有引火下行的作用。可用于虚火上炎之口舌生疮、高血压等症，亦治咽喉作痛（《濒湖集简方》）。

（2）牙齿疼痛：单用吴茱萸煎汤，加酒含漱，具有散寒止痛的作用。可用于风冷牙痛（《食疗本草》）。

（3）湿疹瘙痒：常与土荆皮、蛇床子、大风子仁等研粉渗漉，外搽，具有祛风除湿、杀虫止痒的作用，可用于风湿虫毒所致的鹅掌风、脚湿气，如癣湿药水（《中国药典》2020年版）。亦可单味水煎外洗患处，可用于阴下湿痒生疮及诸疮瘙痒等症（《古今录验方》）。

2. 制吴茱萸

1）炮制方法　取甘草捣碎，加适量水，煎汤，去渣，加入净吴茱萸，闷润吸尽后，炒至微干，取出，干燥（每100 kg吴茱萸，用甘草6 kg）。

2）饮片性状　表面棕褐色至暗褐色。

3）炮制作用　甘草制后，能降低毒性，缓和燥性，以散寒止痛为主。

4）临床应用

（1）厥阴头痛：常与人参、生姜、大枣等同用，具有温中散寒、下气降浊的作用。可用于头痛，呕吐涎沫等症，如吴茱萸汤（《伤寒论》）。原方吴茱萸洗，现今常用制吴茱萸。

（2）脘腹胀痛：常与炮姜、肉桂、炒川椒等同用，具有散寒止痛的作用，可用于阴寒内盛，腹满胀痛，如吴茱萸汤（《圣济总录》）。若用本品与黄连、半夏、木瓜等配伍，可治胃脘痛不能食，食则呕，其脉弦，如新定吴茱萸汤（《金匮翼》）。

（3）呕吐吞酸：常与黄连、炒白芍同用，具有泻肝和胃、降逆止呕的作用，可用于肝火犯胃、肝胃不和所致的胃脘灼热疼痛、呕吐吞酸、口苦嘈杂、腹痛泄泻等症，如戊己丸（《中国药典》2020年版）；亦可与丁香、干姜、白术等同用，具有温中补虚、降逆止呃的作用，可用于脾胃虚寒呕吐等症，如丁萸理中汤（《医宗金鉴》）。

（4）寒滞经痛：可与党参、肉桂、姜厚朴等同用，具有养血温经、散寒止痛的作用。可用于妇女血寒，经期腹痛，腰膝无力，湿寒白带，血色暗淡，子宫虚冷等症，如温经丸（《卫生部药品标准》）。

（5）虚寒泄泻：常与盐补骨脂、煨肉豆蔻、醋五味子等同用，具有温肾散寒、涩肠止泻的作用，可用于肾阳不足所致的泄泻等症，如四神丸（《中国药典》2020年版）。亦可与酒补骨脂、木香、炒干姜等同用，治脾肾虚寒，或暴伤生冷，或受时气寒湿，或酒湿伤脾，腹痛作泻，或饮食失宜，呕恶痛泄等症，如五德丸（《景岳全书》）。

3. 炒吴茱萸

1）炮制方法　取吴茱萸，除去粗梗及杂质，用文火炒至透出香气，较原色稍深为度。

2）饮片性状　表面粗糙，黑褐色。

3）炮制作用　炒后缓和燥性，降低毒性。

4）临床应用

（1）寒疝疼痛：常与肉桂、茴香、炒川楝子等同用，具有散寒止痛的作用。可用于肾经虚弱，膀胱为邪气所侵，而结成寒疝阴㿗，脐腹疼痛等症，如茱萸内消丸（《太平惠民和剂局方》）。

（2）肝胃不和：常与炒黄连、神曲、荷叶等同用，具有清肝和胃的作用。可用于肝胃不和，腹胀，噫气，吞酸，食不能化等症，如四味萸连丸（《证治准绳》）。

（3）脚气：常与槟榔、木瓜同用，具有温经祛寒、下气泄毒的作用，可用于寒湿脚气，上攻心胸，壅闷痰逆等症，如木瓜丸（《太平圣惠方》）；亦可用于脚气入腹，困闷欲死，腹胀喘急等症，如木瓜茱萸汤（《世医得效方》）。

4. 盐吴茱萸

1）炮制方法　取吴茱萸，除去粗梗及杂质，加盐水拌匀，闷透，用文火炒至干（每100 kg吴茱萸，用食盐2 kg）。

2）饮片性状　浅灰褐色，味苦，咸。

3）炮制作用　盐炙后引药入肾，增强助阳作用。

4）临床应用

（1）积年冷病：常与酒川巴戟、高良姜、降香等同用，具有温补肝肾、暖丹田、聪耳目的作用。可用于积年冷病，遗精，白浊，妇人赤白带下等症，如八味丸（《寿亲养老新书》）。

（2）下元虚寒：常与煨肉豆蔻、盐砂仁、黑顺片等同用，具有调经止带、温暖子宫的作用。可用经脉不调，行经腹痛，瘀血癥症，下元虚寒，腰膝酸痛，赤白带下等症，如二益丸（《卫生部药品标准》）。

（3）湿热腹泻：常与酒黄连、炒苍术、酒白芍等同用，具有清热燥湿、行气止痛的作用。可用于大肠湿热所致的腹痛泄泻，下痢脓血，肛门灼热，里急后重，心烦口渴，小便黄赤等症，如泻痢消胶囊（《中国药典》2020年版）。

5. 醋吴茱萸

1）炮制方法　取吴茱萸，除去粗梗及杂质，加醋拌匀，闷透，用文火炒至干（每100 kg 吴茱萸，用醋12.5 kg）。

2）饮片性状　本品黑褐色，有醋香气。

3）炮制作用　醋制后增强止痛作用。

4）临床应用

（1）气滞疼痛：常与阿魏、醋延胡索、木香等同用，具有通和五脏的作用。可用于男女一切气攻刺痛，呼吸不畅，大肠滑泄等症，如阿魏丸（《博济方》）。

（2）子宫虚冷：可与蕲艾、肉桂、香附等同用，具有暖宫温经的作用。可用于妇人子宫虚冷，带下白淫，面色痿黄，四肢疼痛，经水不调，肚腹冷痛等症，如艾附丸（《张氏医通》）。

（3）头晕头痛：常与龟甲、白芍、钩藤等同用，具有滋阴潜阳、平肝安神的作用。可用于肝肾阴虚，肝阳上亢引起的高血压病，症见头晕头痛，目眩耳鸣，行走不稳，烦躁易怒等，如养阴降压胶囊（《卫生部药品标准》）。

6. 黄连炙吴茱萸

1）炮制方法　取黄连，加水煎煮，取汁浸润吴茱萸，待黄连水被吸尽，再炒干（每100 kg 吴茱萸，四川用黄连10.6 kg）。

2）饮片性状　本品黑褐色，味极苦。

3）炮制作用　黄连炙后增强止呕的作用。

4）临床应用　呕吐呃逆：常与半夏、葶苈子、白芍等同用，具有驱邪止呕的作用。可用于羊毛温毒，余邪气虚，呃逆，心烦不宁，食少作哕，神倦微热，胸胀不卧等症，如新制止呃汤（《羊毛温证论》）。

【处方配给】写吴茱萸、制吴茱萸配制吴茱萸，其余随方配给。

【使用注意】本品不宜久服，阴虚火旺者忌服。

【炮制研究】

1. 工艺研究

温度和炒制时间对吴茱萸挥发油含量影响很大。目前，多采用正交试验、单因素、响应面等方法对吴茱萸炮制的甘草用量、姜用量、黄连用量、闷润时间、炮制温度、炮制时间等因素进行优选，确定最佳工艺。此外，还有采用烤制法以改变传统锅炒的炮制方式。

2. 化学成分研究

研究表明，吴茱萸及其炮制品均含生物碱（吴茱萸碱、吴茱萸次碱）和辛内弗林。炒品总生物碱含量明显高于烘品及晒品，吴茱萸碱含量最高为醋制品，最低为甘草制品；吴茱萸次碱含量最高为盐制品，最低为醋制品；经盐制后吴茱萸碱与吴茱萸次碱含量均较生品高，说明古人多用盐制吴茱萸治疗寒疝腹痛具有一定道理。研究炮制对吴茱萸内酯、吴茱萸碱和吴茱萸次碱3种成分在药材中含量及水煎液中溶出的影响：加热处理药材中吴茱萸碱和吴茱萸次碱含量显著增高，而吴茱萸内酯变化不明显；加甘草汁炮制显著降低药材中吴茱萸内酯含量，而吴茱萸碱和吴茱萸次碱含量与不加甘草汁制品无明显差异；加热处理对3种成分在水煎液中的溶出无显著影响，加甘草汁制品吴茱萸碱和吴茱萸次碱的溶出显著增高，吴茱萸内酯变化不明显。对吴茱萸炮制前后挥发油成分进行分析，结果吴茱萸经不同方法（炒、烘、晒）炮制后，生品及炮制品中挥发油成分的相对含量略有变化，但未有成分的消失或新化合物生成，说明三种不同炮制方法对其中挥发油未产生质的影响。对吴茱萸生品、甘草制品、醋制品、盐制品的挥发油进行了气相色谱分析，挥发油总量依次按生品及醋、甘草、盐制品下降，盐制品仅为生品挥发油含量的一半。同时，气质联用分析结果表明：生品和甘草制品挥发油组分有明显区别，组分含量也发生了明显改变。甘草制品挥发油中有13个化合物在生品中未被检出，生品挥发油中有3个化合物在甘草制品中未被检出。另外，经甘草炮制后，挥发油各组分含量发生了改变，其中 β - 水芹烯、β - 罗勒烯及月桂烯等主要成分的含量也有较大变化。对吴茱萸生品、盐制品、醋制品、甘草制品水解氨基酸进行分析，炮制后氨基酸总量有所下降，但变化不大。

3. 药理作用研究

吴茱萸生品、甘草制品、炒黄品、砂烫品、砂烫盐炙品粉末均有明显镇痛、抗炎等作用。生品吴茱萸、甘草制吴茱萸、盐吴茱萸水提取液均可显著上调 ALT、AST、乳酸脱氢酶（LDH）、碱性磷酸酶（AKP）的含量，但甘草制吴茱萸与盐吴茱萸提升率较生品显著降低。

【贮藏】置阴凉干燥处。

【按语】宋代《本草图经》明确记载了吴茱萸以江浙和蜀汉产量最大，为川产道地药材。因其有小毒，历史上吴茱萸的炮制颇受古代医家关注，从汉至清发展出了40余种炮制方法。其生品多外敷用，甘草制后毒性降低，燥性缓和可内服，盐制后进一步增强其疗伤止痛之功。相较于其丰富的历史沿革，现代仅生用、甘草制和盐制得到了延续使用，但个别地方仍保留酒炙和黄连炙的用药习惯，故将炒制品、醋制品、黄连制等不常用炮制品也收入其内。也有学者对其甘草制品、炒制品、盐炙品、沙烫品等进行了部分研究，但都不深入和系统。因此，吴茱萸的炮制传承应该以临床疗效为依据进一步挖掘和研究其炮制方法。

参考文献

[1] 彭成. 中华道地药材[M]. 北京：中国中医药出版社，2011.

[2] 中华中医药学会. 团体标准：T/CACM 1021.75—2018，中药材商品规格等级 吴茱萸[S]. 北京：中华中医药学会，2018.

[3] 方清茂，彭文甫，吴萍，等. 川产道地药材生产区划研究进展[J]. 中国中药杂志，2020，45（4）：720-731.

[4] 张崇佩，龚千锋，于欢，等. 樟帮特色黄连水炒吴茱萸炮制工艺研究[J]. 中草药，2019，50（13）：3065-3070.

[5] 马青青，陈华国，赵超，等. 正交试验法优选制吴茱萸的炮制工艺[J]. 中国实验方剂学杂志，2010，16（13）：35-38.

[6] 马青青，龚小见，陈华国，等. 正交试验法优选姜制吴茱萸的炮制工艺[J]. 中国实验方剂学杂志，2011，17（19）：81-84.

[7] 陈炯，高悦，谭鹏，等. 吴茱萸不同炮制品中挥发油成分气相色谱—质谱分析[J]. 中国中医药信息杂志，2016，23（12）：91-95

[8] 张崇佩，龚千锋，于欢，等. UPLC同时测定吴茱萸及其炮制品中12种成分含量[J]. 中药材，2019，42（8）：1781-1785.

[9] 刘斌，李飞. 吴茱萸及其炮制品中氨基酸的分析[J]. 中国中药杂志，1995，20（10）：602.

[10] 杨磊，黄开颜，陈兴，等. 吴茱萸不同炮制方法对抗炎镇痛作用的影响研究[J]. 中国药业，2013，22（5）：4-5.

[11] 张晟瑞，刘舒凌，钟振国，等. 吴茱萸不同炮制品致小鼠肝毒性的"量—时—毒"关系研究[J]. 时珍国医国药，2018，29（4）：881-884.

狗　脊

【药材来源】本品为蚌壳蕨科植物金毛狗脊 Cibotium barometz（L.）J. Sm. 的干燥根茎。

【道地性探源】始载于《神农本草经》，列为中品。《本草图经》载："生常山川谷，今太行山、淄、温、眉州亦有。"《证类本草》载有眉州狗脊。《本草品汇精要》载"道地：成德军、眉州、温州、淄州"。《太平寰宇记》载"嘉州药物出产有金毛狗脊"。清代《四川通志》："嘉州下辖之夹江县出。"民国《四川通志》载"药材有狗脊"。《中国药典》1963年版载狗脊主产四川、浙江、福建等地。《中华本草》《中药大全》和《中药大辞典》等现代文献均记载有狗脊主产于四川、福建等地。

据上所述，狗脊是四川省道地药材之一，主产于宜宾、乐山、泸州等地。此外，福建、重庆等省市亦产，产量亦大。

【产地加工】秋、冬两季采挖，除去泥沙，干燥；或去硬根、叶柄及金黄色绒毛，切厚片，干燥，为"生狗脊片"；蒸后晒至六七成干，切厚片，干燥，为"熟狗脊片"。

【质量要求】狗脊药材以体肥大、色黄、质坚实、无空心者为佳。一般不分等级，均为统货。

《中国药典》2020年版规定，狗脊药材水分不得过13.0%，总灰分不得过3.0%，醇溶性浸出物不得少于20.0%，含原儿茶酸（$C_7H_6O_4$）不得少于0.020%。

【炮制沿革】狗脊历代炮制方法有：去毛、燎去毛、烧去毛、酥炙去毛等净制方法，酒拌蒸、醋炙、火煅红、炒去毛等炮制方法。现代炮制除沿用古代的去毛、切制、酒蒸等方法外，还有炒焦、砂烫、土炒、单蒸、盐水煮等新的炮制方法研究报道。

《中国药典》2020年版收载了狗脊、烫狗脊。此外，《全国规范》及多地炮制规范还收载有蒸狗脊（单蒸）、酒狗脊（酒蒸），福建有"黑豆汁煮"法。

【药性与功效】苦、甘，温。归肝、肾经。具有祛风湿，补肝肾，强腰膝之功。

【炮制与应用】狗脊常有下列炮制品和临床应用。

1. 狗脊

1）炮制方法　除去杂质；未切片者，洗净，润透，切厚片，干燥。

2）饮片性状　生狗脊片：呈不规则长条形或圆形，长5~20 cm，直径2~10 cm，厚1.5~5 mm；切面浅棕色，较平滑，近边缘1~4 mm处有1条棕黄色隆起的木质部环纹或条纹，边缘不整齐，偶有金黄色绒毛残留；质脆，易折断，有粉性。

熟狗脊片：呈黑棕色，质坚硬。

3）炮制作用　利于药效成分煎出，便于调剂与制剂。生品以祛风湿、利关节为主。

4）临床应用　风湿痹痛：常与制乌头、萆薢、苏木同用，具有活络通痹的作用，可用于风寒湿邪阻于经络，诸节疼痛，屈伸不利，腰脊疼痛，手足麻木等症，如四宝丹（《普济方》）。若与续断、杜仲、独活等同用，具有补肾壮腰、祛寒化湿的作用，可用于妇人肾经虚损，寒湿乘袭，身疼腰痛等症，如愈痛丸（《普济方》）。

此外，其毛有止血生肌之效，可用于跌打损伤等症。

2. 烫狗脊

1）炮制方法　取净砂置炒制容器内，用武火加热至灵活状态时，投入生狗脊片，翻埋至鼓起，绒毛微焦时，迅速取出，筛去砂，放凉后除去残存绒毛。

2）饮片性状　表面略鼓起。棕褐色，气微，味淡、微涩。

3）炮制作用　烫狗脊便于除去残存绒毛，更使质地松脆，有利于粉碎和有效成分的煎出，以补肝肾、强筋骨为主。

4）临床应用

（1）腰膝酸软：常与鹿肉、人参、女贞子等同用，具有益气养血、补肾的作用。可用于精神疲乏，气血不足，腰膝酸软等症，如参鹿补膏（《卫生部药品标准》）。

（2）遗精、遗尿：常与醋蒸鹿茸、白薇、艾叶同用，具有温肾固下的作用，可用于肾气与带脉冲任俱虚所致遗精、遗尿及女子带下等症，如白薇丸（《太平圣惠方》）。亦可与制女贞子、墨旱莲、煅牡蛎等同用，具有固肾涩精的作用，可用于带下遗精，四肢酸软等症，如健神片（《卫生部药品标准》）。

3. 盐狗脊

1）炮制方法　取净狗脊片，加盐水拌匀，闷润至盐水被吸尽，用文火炒干（每100 kg 狗脊片，用食盐2 kg）。

2）饮片性状　切面暗褐色至黑棕色，质坚硬，味咸。

3）炮制作用　增强补肝肾作用。

4）临床应用

（1）肝肾不足：常与熟地黄、酒肉苁蓉、骨碎补等同用，具有补腰肾、强筋骨、活血止痛的作用。可用于骨性关节炎肝肾不足、瘀血阻络证，症见关节肿胀、麻木、疼痛、活动受限等，如抗骨增生丸（《中国药典》2020 年版）。

（2）肾阳虚弱：常与炒鹿角胶、炒龟甲胶、盐菟丝子等同用，具有补肾壮阳、益气血、壮筋骨的作用。可用于肾阳虚所致的身体虚弱、精神疲乏、腰腿疲软、头晕目眩、性欲减退、小便夜多、健忘、失眠等症，如龟鹿补肾丸（《中国药典》2020 年版）。

4. 酒狗脊

1）炮制方法　取净狗脊片，加定量黄酒拌匀，润透后，用武火蒸4~6 小时，闷6~8 小时，取出，干燥（每100 kg 狗脊片，用黄酒15 kg）。

2）饮片性状　表面暗褐色，质坚硬，角质，微有酒香气。

3）炮制作用　酒狗脊长于散寒止痛，通利关节。

4）临床应用　关节疼痛：将狗脊浸入黄酒中，密封，隔水加热煮后，可用于关节筋骨疼痛，腰膝无力，活动不便等症，如狗脊酒（《普济方》）。

【处方配给】写狗脊、金毛狗脊、金毛狗、烫狗脊配烫狗脊，其余随方配给。

【使用注意】本品温补固摄，故肾虚有热，小便不利或短涩黄赤，口苦舌干，大便秘结者忌用。狗脊苦温而燥，故外感温热，体内实热，阴虚内热等证者忌服。

【炮制研究】

1. 工艺研究

有研究采用正交试验、Box-Behnken 响应面等方法对砂烫狗脊的砂量比、砂烫温度、砂烫时间等关键工艺参数进行优化。

2. 化学成分研究

不同的炮制方法（生狗脊及砂烫狗脊、酒狗脊、盐狗脊、蒸狗脊等不同炮制品）对狗脊中水溶性总蛋白、总酚酸、总多糖含量均有一定的影响，水溶性总蛋白的含量在炮制后均呈现一定程度的降低，总酚酸和总多糖的含量在炮制后均呈现一定程度的升高。炮制后鞣质含量均降低，原儿茶酸含量升高，这可能是加热过程由其苷转化为苷元所致，也可能是因为大分子鞣质降解。

3. 药理作用研究

不同狗脊炮制品的抗炎作用强弱为：生狗脊＞烫狗脊＞酒狗脊＞盐狗脊＞蒸狗脊，其中，在炮制方法方面，生狗脊抗炎效果最好；在加热方式方面，干热砂烫法优于湿热水蒸法；在辅料方面，黄酒优于食盐。砂烫品的镇痛作用、活血作用强于生品。抑制血小板聚集作用：砂烫品＞盐炙品＞酒蒸品＞单蒸品＞生品。

【贮藏】置通风干燥处，防潮。

【按语】《证类本草》已有狗脊是四川道地药材的相关记载，《本草品汇精要》进一步明确了"道地产区为眉州"。狗脊生品以祛风湿，利关节为主，烫制后便于除去残存绒毛，更使质地松脆，有利于粉碎和有效成分的煎出，以补肝肾、强筋骨为主。古籍文献还记载狗脊蒸制、酒拌蒸、盐制等方法，有必要进一步深入研究，以挖掘狗脊补益肝肾的功效。

参考文献

[1] 彭成. 中华道地药材[M]. 北京: 中国中医药出版社, 2011.

[2] 方清茂, 彭文甫, 吴萍, 等. 川产道地药材生产区划研究进展[J]. 中国中药杂志, 2020, 45 (4): 720-731.

[3] 中华中医药学会. 团体标准: T/CACM 1021.176—2018, 中药材商品规格等级 狗脊[S]. 北京: 中华中医药学会, 2018.

[4] 徐钢, 鞠成国, 于海涛, 等. 中药狗脊炮制研究进展[J]. 中国实验方剂学杂志, 2012, 18 (5): 238-242.

[5] 赵敏杰, 鞠成国, 林桂梅. 炮制方法对中药狗脊3种成分的影响[J]. 中国药房, 2015, 26 (19): 2692-2694.

[6] 赵敏杰, 鞠成国, 林桂梅, 等. 狗脊不同炮制品的抗炎作用及其机制研究[J]. 中成药, 2015, 37 (9): 1990-1993.

[7] 温子帅, 李新蕊, 齐兰婷. 狗脊的品种和产地变迁的本草考证[J]. 中国药房, 2019, 30 (4): 553-555.

虎　杖

【药材来源】本品为蓼科植物虎杖 *Polygonum cuspidatum* Sieb. et Zucc. 的干燥根茎和根。

【道地性探源】虎杖之名始载于《名医别录》。《本草图经》："一名苦杖。旧不载所出州郡，今处处有之。"《蜀本草》和《天宝本草》收录有虎杖。《中药大辞典》《中药八百种详解》《中华本草》和《中华药海》等著作多记载虎杖主产于江苏、江西、山东、四川等地。《中华道地药材》载"尤以四川峨眉山、洪雅，浙江绍兴，陕西榆林、安康为最适宜"。

据上所述，虎杖是四川省道地药材之一，主产于巴中、广元、达州等地。此外，虎杖在我国分布较广，华东、中南、西南等多地区均产。

【产地加工】春、秋两季采挖，除去须根，洗净，趁鲜切短段或厚片，晒干。

【质量要求】虎杖以粗壮、坚实、断面黄者为佳。一般不分等级，仅以直径、杂质含量分为选货和统货。

《中国药典》2020 年版规定，虎杖药材水分不得过 12.0%，总灰分不得过 5.0%，酸不溶性灰分不得过 1.0%，含大黄素（$C_{15}H_{10}O_5$）不得少于 0.60%，含虎杖苷（$C_{20}H_{22}O_8$）不得少于 0.15%。

【炮制沿革】虎杖切制始载于南北朝刘宋时代《雷公炮炙论》，以后历代亦以净制、切制、锉碎为主，也有酒渍、烧灰等记载。现代临床应用以净制、切制为主，实验研究涉及现代的酒炒、酒润、醋炙、盐炙、豆汁制等多种炮制工艺。

【药性与功效】微苦，寒。归肝、肺、胆经。具有利湿退黄，清热解毒，散瘀止痛，止咳化痰之功。

【炮制与应用】虎杖临床以生用为主，其炮制方法与临床应用如下。

1）炮制方法　除去杂质，洗净，润透，切厚片，干燥。

2）饮片性状　本品为不规则厚片，外表皮棕褐色，有时可见纵皱纹及须根痕；切面皮部较薄，木部宽广，棕黄色，射线放射状，皮部与木部较易分离；根茎髓中有隔或呈空洞状。质坚硬。气微，味微苦、涩。

3）炮制作用　使药物洁净，利于药效成分煎出，便于调剂与制剂。

4）临床应用

（1）湿热黄疸：常与栀子、茵陈、大黄等同用，具有清热化湿、利胆排石的作用，可用于肝胆湿热，黄疸胁痛，发热口苦，尿赤便燥等症，如舒胆片（《卫生部药品标准》）。亦可与垂盆草、丹参、灵芝等同用，具有清热利湿退黄、舒肝化瘀止痛的作用，可用于湿热中阻、瘀血阻络所致的脘胁胀痛、口苦、黄疸、胸闷、纳呆等症，如护肝宁片/胶囊（《中国药典》2020年版）。

（2）淋浊带下：常与大血藤、蒲公英、赤芍等同用，具有清热止带、活血止痛的作用，可用于妇女湿热下注所致的带下量多，或伴有小腹隐痛等症，如妇炎舒胶囊（《卫生部药品标准》）。亦可单用为末，米饮送下，治湿热蕴结膀胱之小便涩痛，淋浊带下等症（《姚僧垣集验方》）。

（3）癃闭尿滞：常与木通、车前子、黄柏等同用，具有活血通淋、清热解毒的作用。可用于癃闭引起的尿频、尿急、尿道涩痛、淋浊、性欲减退、阳痿早泄等症，如前列回春胶囊（《卫生部药品标准》）。

（4）风湿痹痛：常与制马钱子、桂枝、木瓜等同用，具有祛风散寒、除湿通络的作用。可用于风寒湿闭阻所致的痹病，症见关节疼痛、局部畏恶风寒、四肢麻木、腰背疼痛等症，如疏风活络丸（《中国药典》2020年版）。

（5）痈肿疮毒：常与黄芩、穿心莲、十大功劳同用，具有清热解毒、凉血消肿的作用。可用于咽喉肿痛，口舌生疮，痈肿疮疡，大肠湿热泄泻，热淋涩痛等症，如复方黄芩片（《新编国家中成药》第2版）。

（6）水火烫伤：常与黄柏、冰片同用，具有清热燥湿、解毒消肿、收敛止痛的作用。可用于各种原因引起的Ⅰ、Ⅱ度烧伤，如烧伤灵酊（《中国药典》2020年版）。亦可单用研末，麻油调敷治烧伤，鲜品捣烂外敷治蛇虫咬伤。

（7）经闭癥瘕：常与木通、牛膝、桃仁等同用，具有祛瘀止痛、通经的作用。可用于月水不通，腹中结块，绞刺疼痛等症，如虎杖汤（《圣济总录》）。

（8）跌打损伤：常与土鳖虫、生草乌、马钱子等同用，具有活血止痛、散瘀消肿、祛风胜湿的作用。可用于急、慢性扭挫伤，慢性腰腿痛，风湿关节痛等症，如跌打镇痛膏（《中国药典》2020年版）。

（9）肺热咳嗽：常与鱼腥草、石椒草、制百部等同用，具有清热化痰、止咳平喘的作用。可用于肺热引起的咳嗽痰稠、口干咽痒等症，如石椒草咳喘颗粒（《国家中成药标准汇编》）。

【处方配给】写虎杖、花斑竹、酸杆配虎杖，其余随方配给。

【使用注意】孕妇慎用。

【炮制研究】

1. 工艺研究

干燥方法对虎杖活性成分有一定的影响，直接晒干会致使有效成分损失过大，低温或冷冻干燥有效成分保留较多。有研究以白藜芦醇和大黄素的含量为评价标准对虎杖的炮制工艺进行优化，确定了最佳烘干温度和时间。在虎杖具体炮制过程中，虎杖自身采摘时间，炮制时采用的时间、温度、药物浓度等都会影响到虎杖中有效成分的提取。

2. 化学成分研究

虎杖主要化学成分有蒽醌及蒽醌苷、二苯乙烯类（芪类）化合物、酚性成分、黄酮类化合物、挥发油、微量元素等。虎杖不同炮制品中虎杖苷含量变化为：盐炙＞醋炙＞酒炙；大黄素含量为：酒炙品＞醋炙品＞盐炙品＞生品；酒炙品＞醋炙品＞90℃ 30分钟烘品＞60℃ 60分钟烘品＞90℃ 60分钟烘品＞盐炙品＞生品；总蒽醌含量为：盐炙虎杖＞姜炙虎杖＞生品炒黄＞炒焦＞炒炭＞醋炙＞蜜炙；白藜芦醇苷的含量为：生品＞盐炙品＞醋炙品＞酒炙品。

3. 药理作用研究

虎杖具有抗炎、抗菌、抗脂质过氧化、抗突变、清除自由基、抗肿瘤、抗血栓形成等作用。虎杖苷具有镇咳、降血脂、抗血栓、抗休克、防治脑缺血、改善微循环、抑制心肌细胞收缩等作用。

【贮藏】置干燥处，防霉，防蛀。

【按语】早在《本草品汇精要》就有了虎杖为四川道地药材的相关记载。历代炮制记载主要以净制、切制、锉碎为主，研究发现，虎杖生品中大黄素含量最少，酒制品含量最高，其他炮制品均有不同程度升高。可见炮制方法中辅料的差异可直接影响虎杖有效成分的含量，进而影响临床疗效。而目前虎杖的临床应用以生品为主，其他炮制品使用和研究很少，有必要对虎杖的炮制进行更深入的系统研究，以充分发挥其效用。

参考文献

[1] 彭成. 中华道地药材[M]. 北京: 中国中医药出版社, 2011.

[2] 方清茂, 彭文甫, 吴萍, 等. 川产道地药材生产区划研究进展[J]. 中国中药杂志, 2020, 45（4）: 720-731.

[3] 中华中医药学会. 团体标准: T/CACM 1021.166—2018, 中药材商品规格等级 虎杖[S]. 北京: 中华中医药学会, 2018.

[4] 廖文, 李明. 虎杖的本草考证及药理作用[J]. 中华中医药学刊, 2011, 29（11）: 2511-2513.

[5] 刘保松, 白明, 彭孟凡. 虎杖炮制历史沿革及现代研究[J]. 中医学报, 2018, 33（9）: 1741-1744.

[6] 江海燕, 严守霞, 金钊. 不同产地、加工及提取工艺对虎杖有效成分影响研究进展[J]. 亚太传统医药, 2012, 8（5）: 215-216.

[7] 胡远. 虎杖品质及药理研究进展[J]. 四川生理科学杂志, 2008, 30（1）: 22-24.

金 果 榄

【药材来源】本品为防己科植物青牛胆 *Tinospora sagittata*（Oliv.）Gagnep. 或金果榄 *Tinospora capillipes* Gagnep. 的干燥块根。

【道地性探源】《四川中药志》载其曰"地苦胆"。《全国中草药汇编》（第 2 版）："分布于湖北、湖南、广西、广东、四川、贵州、云南等省区。"《中华本草》《中药材大辞典》均记载产于广西、湖南、贵州、四川等地。《中华道地药材》记载"广西、四川、贵州、湖南等地均为适宜区"。

据上所述，金果榄是四川省道地药材之一，主产于四川盆地周围山区。此外，广西、湖南、广东等地亦产，产广西者质量亦佳。

【产地加工】9~11 月挖取块根，除去茎及须根，洗净切片，烘干或晒干。

【质量要求】金果榄以身干，个中等，表面棕黄色，皮细有细皱纹，质坚实不裂者为佳。一般不分等级，均为统货。

《中国药典》2020 年版规定，金果榄药材水分不得过 13.0%，总灰分不得过 7.0%，醇溶性浸出物不得少于 7.0%，含古伦宾（$C_{20}H_{22}O_6$）不得少于 1.0%。

【炮制沿革】金果榄临床常用生品。《中国药典》2020 年版、《全国规范》和部分省（自治区、直辖市）的炮制规范皆收载生金果榄。

【药性与功效】苦，寒。归肺、大肠经。具有清热解毒，利咽，止痛之功。

【炮制与应用】金果榄临床以生用为主，其炮制方法与临床应用如下。

1）炮制方法　取原药材，除去杂质，浸泡，润透，切厚片，干燥。

2）饮片性状　本品呈类圆形或不规则形的厚片。外表皮棕黄色至暗褐色，皱缩，凹凸不平。切面淡黄白色，有时可见灰褐色排列稀疏的放射状纹理，有的具裂隙。气微，味苦。

3）炮制作用　利于药效成分煎出，便于调剂与制剂。

4）临床应用

（1）咽喉肿痛：常与金银花、射干、桔梗等同用，具有清热利咽、解毒止痛的作用。可用于咽喉肿痛、咳嗽痰盛、口舌糜烂等症，如小儿咽扁颗粒（《中国药典》2020 年版）。亦可单用煎服，用于咽喉红肿疼痛，甚至发热者。

（2）泄泻、痢疾：常与苦参、地榆、功劳木等同用，具有清热解毒、燥湿止痢的作用。可用于腹泻，痢疾，伤食泄泻，脘腹疼痛，口臭，嗳气，急慢性肠炎等症，如泻停封胶囊（《国家中成药标准汇编》）。

（3）脘腹疼痛：常与徐长卿、吴茱萸、五香藤等同用，具有行气活血、散寒止痛的作用。可用于寒凝气滞血瘀所致的胃脘刺痛，嗳气吞酸，食欲不振等症，如复方胃痛胶囊（《国家中成药标准汇编》）。

（4）痈疽疔毒：可与地胆、苍耳草同捣烂，加好酒稀释，滤汁温服，可用于痈疽疔毒恶疮（《四川中药志》）。亦可用鲜草捣烂外敷，用于热疖痈肿等症。

【处方配给】写金果榄、青牛胆、地苦胆配金果榄。

【使用注意】脾胃虚弱者慎服。

【炮制研究】

1. 工艺研究

金果榄的工艺主要是对采收期、切片工艺及干燥温度的研究，结果表明金果榄块根巴马汀的含量随着植株生长年限的增长和采收月份的延迟而升高，横径大于 3 cm 的块根品质较好，切片对品质影响不大，低温干燥有利于巴马汀含量的提高。

2. 化学成分研究

金果榄块根含掌叶防己碱和咖伦宾。金果榄根茎含非洲防己苦素、巴马汀、金果榄苷、异非洲防己苦素和药根碱，根含巴马汀、药根碱、非洲防己碱、千金藤碱、Dehydrodiscre-tamine、蝙蝠葛碱和木兰花碱。

3. 药理作用研究

金果榄主要具有抑菌，抗炎，镇痛，抗应激，降血糖，抗肿瘤，抗溃疡，影响肠道和子宫平滑肌功能，降血压等药理作用。

【贮藏】置干燥处，防蛀。

【按语】四川为金果榄最适宜的种植地区之一，《四川省中药志》亦以"地苦胆"之名收载于其中。金果榄以生品切片为主，取其清热解毒、消肿止痛之功。该药也是一味民族药材，在少数民族地区使用较多，民间常用于治疗扁桃体炎、急性咽炎、腮腺炎、乳腺炎以及烧烫伤等。因此，应发挥少数民族药材优势，加大对其化学物质基础、药理作用等的研究，逐步开发药效较好的少数民族产品，以丰富祖国中医药文化的内容。

参考文献

[1]　彭成. 中华道地药材[M]. 北京: 中国中医药出版社, 2011.

[2]　方清茂, 彭文甫, 吴萍, 等. 川产道地药材生产区划研究进展[J]. 中国中药杂志, 2020, 45（4）: 720-731.

［3］ 冯世鑫, 马小军, 闫志刚, 等. 采收与初加工对金果榄品质的影响[J]. 湖北农业科学, 2011, 50（17）: 3597–3599.

［4］ 严赟, 张赟赟. HPLC–ESI–MS/MS同时测定金果榄中5种成分含量[J]. 中药材, 2017, 40（2）: 395–398.

［5］ 李一圣, 李文周, 卫平, 等. 不同产地金果榄药材中古伦宾含量测定[J]. 药学研究, 2016, 35（6）: 328–330.

［6］ 杨忠飞, 赵成刚. 微波提取金果榄总黄酮的工艺及其抗氧化性[J]. 贵州农业科学, 2015, 43（4）: 187–190.

［7］ 王柳卜, 贾宪生, 陈秀芬, 等. 金果榄二萜类成分色谱及相关药效学研究[J]. 中国实验方剂学杂志, 2011, 17（15）: 83–86.

金 钱 草

【药材来源】本品为报春花科植物过路黄 *Lysimachia christinae* Hance 的干燥全草。

【道地性探源】始载于《滇南本草》。《四川百草堂验方》载"金钱草是救命王"。《中药大辞典》载"四川大金钱草"。《道地药材图典》载"主产四川省乐山、宜宾、温江、西昌等地区"。《中华道地药材》: "四川为道地产区。"

据上所述, 金钱草是四川省道地药材之一, 主产于井研、乐山、青神等地。此外, 江苏、广西、浙江、湖北、湖南等地亦产, 但以四川产量大、质量佳, 习称"四川金钱草"。

【产地加工】采收后除去杂质, 晒干或烘干。

【质量要求】金钱草以完整、叶多, 色绿, 杂质少者为佳。一般不分等级, 均为统货。

《中国药典》2020 年版规定, 金钱草药材杂质不得过 8%, 水分不得过 13.0%, 总灰分不得过 13.0%, 酸不溶性灰分不得过 5.0%, 醇溶性浸出物不得少于 8.0%, 含槲皮素（$C_{15}H_{10}O_7$）和山奈酚（$C_{15}H_{10}O_6$）不得少于 0.10%。

【炮制沿革】金钱草临床上多用生品。《中国药典》2020 年版,《全国规范》和部分省（自治区、直辖市）炮制规范皆收载生金钱草。

【药性与功效】甘、咸, 微寒。归肝、胆、肾、膀胱经。具有利湿退黄, 利尿通淋, 解毒消肿之功。

【炮制与应用】金钱草临床以生用为主, 其炮制方法与临床应用如下。

1）炮制方法　取原药材, 除去杂质, 抢水洗, 切段, 干燥。

2）饮片性状　本品为不规则的段。茎棕色或暗棕红色, 有纵纹, 实心。叶对生, 展平后呈宽卵形或心形, 上表面灰绿色或棕褐色, 下表面色较浅, 主脉明显突出, 用水浸后, 对光透视可见黑色或褐色的条纹。偶见黄色花, 单生叶腋。气微, 味淡。

3）炮制作用　洁净药物, 切段后利于药效成分煎出, 便于调剂与制剂。

4）临床应用

（1）湿热黄疸：常与大黄、神曲、焦山楂等同用，具有清热除湿、疏肝健脾的作用。可用于湿热黄疸，厌食，呕恶，两胁胀满，腹胀，一身面目俱黄等症，如黄金汤（《中医方剂双解与临床》）。

（2）胆胀胁痛：常与茵陈、大黄、郁金等同用，具有清热利湿、利胆排石的作用。可用于湿热蕴毒、腑气不通所致的胁痛，胆胀等症，如利胆排石片（《中国药典》2020年版）。

（3）石淋、热淋：常与琥珀、海金沙、鸡内金等同用，具有清热利湿、通淋消石的作用，可用于石淋、血淋，及泌尿系统结石属湿热瘀结证者，如琥珀消石颗粒（《卫生部药品标准》）。若与川木通、钩藤、野菊花等同用，具有清热解毒、利尿通淋、软坚散结的作用，可用于湿热蕴结所致癃闭，小便量少，热赤不爽等症，如舒泌通胶囊（《中国药典》2020年版）。亦可单用本品，大剂量煎汤服用或煎汤代茶饮亦有效。

（4）痈肿疔疮、毒蛇咬伤：本品能解毒消肿，治热毒所致恶疮肿毒以及毒蛇咬伤等症，可用鲜品捣汁内服、捣烂外敷。或配以清热解毒的蒲公英、野菊花、紫花地丁等同用。

【处方配给】写金钱草、过路黄、大金钱草配金钱草。

【使用注意】用鲜品煎水熏洗可能引起接触性皮炎，煎服可能引起过敏反应。

【炮制研究】

1. 化学成分研究

金钱草含黄酮类、多酚、鞣质、挥发油类、氨基酸等成分。其中黄酮类研究比较深入，分离得到槲皮素、槲皮素 3-O- 葡萄糖苷、山奈素、山奈素 3-O- 半乳糖苷、山奈素 3-O- 三糖苷及 3，2，4，6'- 四羟基 -4，3'- 二甲氧基查耳酮、山奈酚 3- 葡萄糖苷等化合物。

2. 药理作用研究

金钱草主要具有利胆排石、利尿排石，抗氧化，调节免疫，抗血栓，抗炎，镇痛，抗高尿酸血症，解铅毒，治疗胆囊相关疾病等作用。

【贮藏】置干燥处。

【按语】金钱草广布于两半球热带、亚热带地区，我国长江以南各省及台湾地区均有分布，但人工种植主要集中在云、贵、川地区。清代《四川百草堂验方》已将其收录，故四川是金钱草的主要产地之一。金钱草临床应用和炮制以生品切段为主，取其利湿退黄，利尿通淋，解毒消肿之功，是治疗石淋、热淋的要药。现代研究亦证明其具有良好的利胆和利尿排石之功。但是，其基原太多，质量良莠不齐，市场常有连钱草、广金钱草、积雪草、马蹄金等，功效、化学成分与金钱草不尽相同，因此，金钱草的临床应用时应注意基原，才确保临床疗效。

参考文献

［1］ 彭成.中华道地药材[M].北京:中国中医药出版社,2011.
［2］ 方清茂,彭文甫,吴萍,等.川产道地药材生产区划研究进展[J].中国中药杂志,2020,45(4):720-731.
［3］ 刘珊,李德慧,孙科,等.新型绿色低共熔溶剂用于金钱草总黄酮的提取研究[J].时珍国医国药,2019,30(6):1312-1314.
［4］ 陈云,李兆慧,孙思雅,等.金钱草及其常见混伪品的生药鉴别研究[J].时珍国医国药,2019,30(10):2400-2404.
［5］ 高志慧,秦瑶,王雪飞,等.金钱草多糖的研究进展[J].科技创新与应用,2017(17):38.
［6］ 黄彭,曲佳琳,常乐,等.金钱草治疗胆囊相关疾病作用机制的网络药理学研究[J].中国药房,2019,30(9):1220-1225.

金 银 花

【药材来源】本品为忍冬科植物忍冬 *Lonicera japonica* Thunb. 的干燥花蕾或带初开的花。

【道地性探源】金银花即忍冬花,"忍冬"最早源于《肘后方》,后见于《名医别录》,列为上品。历代本草中对于金银花产地记载较为简单,多为"处处有之"等较概括的词。清代《叙州府志》和《直隶达州志》均记载"药材有金银花"。《宜宾县志》记载:"蕨溪镇于清朝嘉庆年间开始种植金银花。"《中华道地药材》:"四川宜宾蕨溪镇之川银花。"

据上所述,金银花是四川省道地药材之一,全省皆产,产量大且绿原酸含量高的灰毡毛忍冬主产于宜宾、泸州、南江、沐川等地;细毡毛忍冬主产南江、沐川;淡红忍冬主产雅安、宜宾等地。此外,河南、山东、河北等省亦产,产河南者,习称"怀银花",其中产新密者,特称"密银花";产山东者,习称"东银花""济银花",质量亦佳。

【产地加工】金银花采摘后要注意及时进行加工,采摘花可直接进行干燥或可将花蕾先蒸5~6分钟再干燥。干燥方法分为晒干法和烘干法。

(1)晒干法:将采收的金银花上午10点以前薄摊于竹席、木器或晒筐中,厚薄视阳光强弱而定,一般2~3 cm厚。中午强光时放置阴凉处,下午光线不强时再晾晒。初晒时切忌翻动,待晒至八成干时才能用竹笆或戴手套翻动,合并晒具里的金银花。待晾晒至九成干时,拣净茎、叶、杂质,继续干燥至全干。

此外,也可将花直接摊晒在沙滩或石块上。其中红砂石不返潮,晒花最好。

（2）烘干法：将金银花放到席上，用灶或简易烘房烘干，室内放 2~3 个火炉，并设置排气窗或排气孔。初烘时温度不宜过高，控制在 30~35℃。烘 2 小时，室内温度可提高到 40℃左右，此时鲜花逐渐排出水汽。经 5~10 小时，将室温提高到 45~50℃时，再烘 10 小时，大部分水分可被排出。最后将室温升至 55~60℃，使花迅速干透。

【质量要求】金银花以花蕾多、肥壮、色青绿微白、气清香者为佳。根据加工方式，金银花药材分为"晒货"和"烘货"，再开放花率、枝叶率和黑头黑条率划分等级。

（1）晒货：分三等。以花蕾肥壮饱满、匀整，黄白色，无开放花、枝叶、黑头黑条，无破碎为一等；花蕾饱满、较匀整，浅黄色，开放花率 ≤ 1%，枝叶率 ≤ 1%，黑头黑条率 ≤ 1% 为二等；欠匀整，开放花率 2%，枝叶率 ≤ 1.5%，黑头黑条率 ≤ 1.5% 为三等。

（2）烘货：分三等。以花蕾肥壮饱满、匀整，青绿色，无开放花、枝叶、黑头黑条，无破碎为一等；花蕾饱满、较匀整，绿白色，开放花率 ≤ 1%，枝叶率 ≤ 1%，黑头黑条率 ≤ 1% 为二等；欠匀整，开放花率 2%，枝叶率 ≤ 1.5%，黑头黑条率 ≤ 1.5%。

《中国药典》2020 年版规定，金银花药材水分不得过 12.0%，总灰分不得过 10.0%，酸不溶性灰分不得过 3.0%。重金属及有害元素，铅不得过 5 mg/kg；镉不得过 1 mg/kg；砷不得过 2 mg/kg；汞不得过 0.2 mg/kg；铜不得过 20 mg/kg。含绿原酸（$C_{16}H_{18}O_9$）不得少于 1.5%，含酚酸类以绿原酸（$C_{16}H_{18}O_9$）、3，5- 二 –O– 咖啡酰奎宁酸（$C_{25}H_{24}O_{12}$）和 4，5- 二 – O – 咖啡酰奎宁酸（$C_{25}H_{24}O_{12}$）的总量计，不得少于 3.8%，含木犀草苷（$C_{21}H_{20}O_{11}$）不得少于 0.050%。

【炮制沿革】金银花历代炮制方法有：洗净、去土、去梗、去梗叶；剉、研；酒制、焙、炒、制炭、酿制、制露等。

《中国药典》2020 年版，仅收载生金银花。此外，《全国规范》和大多省（自治区、直辖市）炮制规范收载有金银花和金银花炭，浙江、上海和云南有炒金银花，广东有蜜金银花。

【药性与功效】甘，寒。归肺、心、胃经。具有清热解毒，疏散风热之功。

【炮制与应用】金银花常有下列炮制品和临床应用。

1. 金银花

1）炮制方法　取金银花除去枝梗和杂质，筛去灰屑。

2）饮片性状　金银花为棒状而略弯曲，上粗下细，黄白色或绿白色。气清香，味淡微苦。

3）炮制作用　洁净药材。

4）临床应用

（1）风热感冒、温病发热：常与连翘、薄荷、牛蒡子等同用，具有辛凉透表、清热解毒的作用，可用于温病初起，发热无汗，或有汗不畅，微恶风寒，头痛口渴，咳嗽咽痛等症，如银翘散（《温病条辨》）。若与生地黄、玄参等同用，具有清营解毒、透热养阴的作用，可用于热入营分，身热夜甚，神烦少寐等症，如清营汤（《温病条辨》）。若与犀角（水牛角代）、连翘、生地黄等同用，具有清热开窍、凉血解毒的作用，可用于邪入营血，热深毒重证，如神犀丹（《温热经纬》）。且本品兼能清解暑热，煎汤代茶饮，或用金银花露，或与鲜扁豆花、鲜荷叶等同用，治外感暑热，如清络饮（《温病条辨》）。

（2）痈肿疔疮：常与当归、赤芍、白芷等同用，具有清热解毒、消肿溃坚、活血止痛的作用，可用于阳证痈疡肿毒初起，红肿灼痛等症，如仙方活命饮（《校注妇人良方》）。若与蒲公英、紫花地丁、野菊花等同用，具有清热解毒、消散疔疮的作用，可用于疮形如粟，坚硬根深，状如铁钉，以及痈疡疖肿，红肿热痛等症，如五味消毒饮（《医宗金鉴》）。亦可单用，治疮痈初起、红肿热痛者，如金银花合剂（《卫生部药品标准》）。若与桔梗、白及、薏苡仁等同用，具有清肺排脓解毒的作用，可用于肺痈溃脓期，如加味桔梗汤（《医学心悟》）。若与当归、黄芪、瓜蒌仁等同用，具有益气活血、润肠排脓的作用，可用于肠痈，小腹胀痛，里急后重等症，如排脓散（《外科正宗》）。

（3）喉痹、丹毒：常与石膏、紫花地丁、山豆根等同用，具有清热解毒、养阴利咽的作用，可用于白喉、喉痧（猩红热）、喉炎及一切喉痹、乳蛾，如白虎解毒养阴汤（《古今名方》）。若与茯苓、盐车前子、紫花地丁等同用，具有清热利湿、解毒消肿的作用，可用于湿热壅结之骨痛，腿痛，下肢丹毒等症，如五神汤（《洞天奥旨》）。

2. 金银花炭

1）炮制方法　取净金银花，用中火炒至表面焦褐色，喷淋少许清水，灭尽火星，取出晾干，凉透。

2）饮片性状　表面焦褐色。

3）炮制作用　炒炭后寒性减弱，并具涩性，以清热、止血、止痢见长。

4）临床应用

（1）热毒血痢：常与樗根皮炭、地榆炭、山楂炭等同用，具有化瘀止血、清热渗湿的作用。可用于久痢带瘀血，肛中气坠，腹中不痛等症，如断下渗湿汤（《温病条辨》）。

（2）热痢、疫痢：常与山楂炭、青蒿、黄连等同用，具有清热解毒、消食止痢的作用，可用于热痢，噤口痢，饮食即吐，不食亦吐，如银楂芩连汤（《温热经解》）。若与黄连、白头翁、生地黄等同用，具有凉血止痢的作用，可用于疫毒侵袭肠胃，与气血相搏结，痢下鲜紫脓血，壮热口渴，烦躁不安等症。

（3）脏毒下血：常与焦山栀、川黄连、川黄柏等同用，具有清热解毒、凉血止血的作用。可用于脏毒下血，血色如烟尘，沉晦瘀浊，便清不畅，胃气不健，肢体倦怠等症，如清肠解毒汤（《重订通俗伤寒论》）。

【处方配给】金银花、银花、双花、二宝花、忍冬花配金银花，写金银花炭、银花炭、双花炭、忍冬花炭配金银花炭。

【使用注意】脾胃虚寒及气虚疮疡脓者忌用。

【炮制研究】

1. 工艺研究

金银花工艺研究主要以绿原酸、异绿原酸C、儿茶素及木犀草苷含量为评价指标，采用星点响应面、正交试验等方法对蜜制工艺、炒炭工艺及烘制工艺进行研究，主要对辅料用量、炮制温度及炮制时间进行考察，确定最佳蜜制工艺、炒炭工艺及烘制工艺。亦有研究表明，氮气熏干金银花提高其外观质量。

2. 化学成分研究

与炮制前比较，炮制后的金银花中芦丁、异绿原酸B、异绿原酸C的含量增加，绿原酸、异绿原酸A的含量明显下降，而木犀草苷的含量无明显变化。对金银花生品和炭品中的绿原酸及鞣质含量进行比较，显示金银花炭中绿原酸含量仅为生品的1/10，鞣质含量为生品的1/2。

3. 药理作用研究

蜜制金银花可使急性咽炎大鼠咽炎症状减轻，能显著降低小鼠耳部的肿胀，血常规指标值趋于正常，有较好的治疗作用，扩大了金银花的临床应用范围。金银花炭具有较显著的止血作用，且有一定的抗炎作用。

【贮藏】置阴凉干燥处，防潮，防蛀。

【按语】金银花在我国各省均有分布，朝鲜和日本也有分布。四川金银花在清代《叙州府志》和《直隶达州志》均有记载，并且在宜宾、南江有大量种植。因此，四川是金银花的主要产地之一，"南江金银花"获批"中华人民共和国地理标志"。金银花从梁代开始就有，但其临床应用大多为生品，部分地方习用有蜜、炭、炒等。生用清热解毒、凉散风热，是治热毒疮痈之要药；炒炭后寒性减弱，并具涩性。目前多认为绿原酸是金银花中主要的抗菌消炎有效成分，故其炮制皆以绿原酸为成分指标来评判其优劣。但金银花除绿原酸外，尚含多种成分，如含异绿原酸、木犀草素、肌醇和挥发性成分等，应根据中医用药的特点，加强诸成分的综合作用研究。

参考文献

[1] 方清茂，彭文甫，吴萍，等.川产道地药材生产区划研究进展[J].中国中药杂志，2020，45（4）：720–731.

[2] 中华中医药学会.团体标准：T/CACM 1021.10—2018，中药材商品规格等级 金银花[S].北京：中华中医药学会，2018.

[3] 张欣荣，李越，许蕊蕊，等.Box-Behnken响应面法优选蜜炙金银花炮制工艺及其药效学[J].医药导报，2020，39（1）：96–100.

[4] 崔永霞,李会,吴明侠,等.星点设计—效应面法优化金银花炭炮制工艺[J].中国医院药学杂志,2018,38(18):1931-1935.

[5] 朱建光,葛秀允.正交设计法优选金银花炭炮制工艺研究[J].上海中医杂志,2017,51(07):91-94.

[6] 黄艳英,黄敏,陆中海.金银花炮制的实验研究[J].中药材,1994(1):25-27.

[7] 吴明侠,李会,崔永霞,等.金银花炒炭前后6种成分的含量变化研究[J].中国药房,2017,28(15):2112-2114.

使 君 子

【药材来源】本品为使君子科植物使君子 *Quisqualis indica* L. 的干燥成熟果实。

【道地性探源】始载于《南方草木状》。《本草品汇精要》载"生交、广等州。今岭南州郡山野中及水岸皆有之。道地:眉州"。《本草纲目》:"原出海南、交趾。今闽之邵武,蜀之眉州,皆栽种之,亦易生。"《本草乘雅半偈》:"出岭南,今闽之邵武,蜀之眉州皆有,生山野及水岸。"《本草备要》:"出闽、蜀。"《本草易读》:"今闽之邵武,蜀之眉州,少栽莳之。"《本草从新》《本草求真》均记载"出闽蜀"。《本草述钩元》:"出岭南闽,蜀。"清代雍正《叙州府志》、清代乾隆《直隶达州志》和民国《四川通志》均记载"药材有使君子"。《药物出产辨》:"中国各省各属均有出,以四川为多出。"

据上所述,使君子是四川道地药材之一,主产于眉山、成都、温江、宜宾等地。此外,湖南、江西、福建、台湾、广东、广西、云南、贵州、重庆、浙江等地亦产,福建产"建君子"质量亦佳,但面临绝种;现重庆合川区、铜梁区产量也较大。

【产地加工】秋季果皮变紫黑色时采收,除去杂质,干燥。

【质量要求】使君子以个大、颗粒饱满、种仁色黄、味香甜而带油性者为佳。一般不分等级,仅根据大小、杂质等分为选货和统货。

《中国药典》2020年版规定,使君子药材水分不得过13.0%;每千克含黄曲霉毒素 B_1 不得过 5 μg,黄曲霉毒素 G_2、黄曲霉毒素 G_1、黄曲霉毒素 B_2 和黄曲霉毒素 B_1 总量不得过 10 μg;含胡芦巴碱($C_7H_7NO_2$)不得少于 0.20%。

【炮制沿革】使君子炮制始于宋朝,历代炮制方法有:去壳为末、去壳、炒黄、烧存性、蒸、面裹煨、煮等。其中炒黄法自宋代沿用至今。

《中国药典》2020年版,《全国规范》和大多省(自治区、直辖市)炮制规范收载生使君子、使君子仁和炒使君子仁。

【药性与功效】甘,温。归脾、胃经。具有杀虫消积之功。

【炮制与应用】使君子常有下列炮制品和临床应用。

1. 使君子（使君子仁）

1）炮制方法　使君子 除去杂质，用时捣碎。

使君子仁 取净使君子，除去外壳。

2）饮片性状　使君子：为椭圆形或卵圆形，具 5 条纵棱，偶有 4~9 棱，长 2.5~4 cm，直径约 2 cm。表面黑褐色至紫黑色，平滑，微具光泽。顶端狭尖，基部钝圆，有明显圆形的果梗痕。质坚硬，横切面多呈五角星形，棱角处壳较厚，中间呈类圆形空腔。气微香，味微甜。

使君子仁：为长椭圆形或纺锤形，长约 2 cm，直径约 1 cm。表面棕褐色或黑褐色，种皮脱落处为黄白色，有多数纵皱纹。种皮薄，易剥离，子叶 2，黄白色，有油性，断面有裂隙。气微香，味微甜。

3）炮制作用　洁净药物；除去外壳利于制剂或有效成分的溶出。使君子仁与带壳使君子功用相同，使君子捣碎入煎剂；使君子仁多入丸散或单用。生用杀虫力强。

4）临床应用

（1）蛔虫病、蛲虫病：常与乌梅、胡黄连、雷丸等同用，具有驱杀蛔虫的作用，可用于虫积腹痛，烦躁易怒，口干舌赤等症，如驱蛔汤（《经验方》）。若与鹤虱、槟榔、苦楝皮同用，具有杀虫消积的作用，可用于虫积腹痛，蛔虫、绦虫、蛲虫等寄生虫病，如化虫丸（《卫生部药品标准》）。亦可单用使君子仁嚼服，治疗小儿蛔痛。

（2）虫积腹痛：常与胡黄连、黄连、芜荑等同用，具有杀虫消积的作用。可用于肠道寄生虫扰动，脐腹疼痛，口吐涎沫，腹胀吐蛔，以及蛲虫病，肛门瘙痒等症，如如圣丸（《小儿药证直诀》）。

2. 炒使君子仁

1）炮制方法　取净使君子仁，用文火炒至表面黄色微有焦斑，有香气逸出时，取出放凉。用时捣碎。

2）饮片性状　本品形如使君子仁，表面黄白色，有多数纵皱纹；有时可见残留有棕褐色种皮。气香，味微甜。

3）炮制作用　炒后味香易服，可直接嚼服，并能缓和膈肌痉挛的副作用，长于健脾消积，亦能杀虫。

4）临床应用

（1）小儿疳积：常与炒黄连、麦芽、橘红等同用，具有清热化滞、杀虫消疳的作用。可用于小儿疳积，面黄肌瘦，壮大青筋，牙疳口臭或虫集下痢，腹痛等症，如五疳消食丸（《太平惠民和剂局方》）。亦可单用炒使君子仁嚼服或为末冲服，治虫积腹痛，小儿疳积，亦有良好效果。

（2）脾虚便泻：常与麸炒白术、人参、茯苓等同用，具有健脾养胃、消食止泻的作用。可用于脾虚胃肠不和，饮食不节引起的腹胀便泻、面黄肌瘦、食少倦怠、小便短少等症，如健脾康儿片（《卫生部药品标准》）。

【处方配给】写使君子、使君子仁配生品，连壳使君子需捣碎；其余随方配给。

【使用注意】大量服用可致呃逆、眩晕、呕吐、腹泻等反应。若与热茶同服，亦能引起呃逆、腹泻，故服用时忌饮浓茶。

【炮制研究】

1. 工艺研究

温度对使君子挥发油含量影响较大。因此经低温均匀加热炮制后应用为宜。但清炒法不易均匀炒透，小生产可用砂烫法代替，砂温不超过110℃为好，大生产可采用100℃左右温度烘制，以烘至种仁变软，香气逸出为经验指标。

2. 化学成分研究

水浸出物中使君子酸钾的含量，种仁是果壳的7.07倍，是果实的1.59倍。各炮制品水浸出物中使君子酸钾含量随炮制温度的升高而降低。水煎液中使君子酸钾含量，炒果壳比生果壳溶出量增高47.3%；炒种仁与生种仁的溶出量无明显变化。使君子仁中脂肪油含量远远高于果壳，为果实的14倍，种仁炒后脂肪油含量增加。

3. 药理作用研究

使君子具有驱蛔虫作用，其有效部位是水溶物。研究表明，使君子水煎液能麻痹猪蛔虫首部，抑制肠道杆菌，杀灭阴道滴虫；25%醇提液对细粒棘球绦虫有杀灭作用。使君子酸钾为驱虫的有效成分之一，脂肪油也有驱虫作用。使君子在历代应用中，种仁和果实入药并存，且二者均主用炮制品。小儿服用则以炒使君子仁为主，单味嚼服或研粉服；复方入煎剂或丸、散剂，则可连壳使用，并主用加热后的炮制品。临床观察发现，成人服果壳（与泻剂合用）排虫率为75%，全果为80%，可见驱虫效果差别不大，并且多组成复方应用。因此，认为统一以果实入药，经低温均匀加热炮制后应用为宜。这既符合临床用药需要，又能降低副作用，简化操作。

【贮藏】置通风干燥处，防霉，防蛀。

【按语】使君子为川产道地药材始于明代，由两广等地逐渐变迁而来。使君子为小儿驱蛔要药，生品杀虫力强，但易有膈肌痉挛的副作用，炒后可缓和，还能健脾消积。因此，使君子的现代炮制主要以清炒为主，临床也证实清炒是一种有效降低使君子副作用的方法。但是，使君子的炮制沿革却可追溯到宋代，有面裹煨、蒸、煮等多种炮制方法。

参考文献

[1] 彭成. 中华道地药材[M]. 北京: 中国中医药出版社, 2011.

[2] 黄璐琦, 郭兰萍, 詹志来. 道地药材标准汇编[M]. 北京: 北京科学技术出版社, 2020.

[3] 方清茂, 彭文甫, 吴萍, 等. 川产道地药材生产区划研究进展[J]. 中国中药杂志, 2020, 45 (4): 720-731.

[4] 中华中医药学会. 团体标准: T/CACM 1021.194—2018, 中药材商品规格等级 使君子[S]. 北京: 中华中医药学会, 2018.

[5] 王昌华, 刘翔, 张植玮. 使君子本草考证及道地沿革研究[J]. 时珍国医国药, 2015, 26 (10): 2477-2479.

[6] 吕文海, 田华, 牛序莉. 使君子炮制前后主成分含量分析[J]. 中药材, 1989, 12 (12): 31-33.

[7] 黄文强. 使君子化学成分及其对血管内皮细胞抑制作用研究[D]. 杨凌: 西北农林科技大学, 2006.

[8] 胡崇家. 使君子驱虫作用研究[J]. 中华医学杂志, 1950, 36 (6): 619.

[9] 康金凤, 杨文光, 马新民, 等. 十种中草药体外抗细粒棘绦虫原头节的实验研究[J]. 地方病通报, 1994, 9 (3): 22-24.

[10] 孙宏伟, 陈殿学, 李晓燕, 等. 复方蛇床子使君子对阴道毛滴虫体外作用研究[J]. 中医药学刊, 2002, 20 (3): 367.

[11] 滕兰菊, 桂芳, 黄刚, 等. 公丁香等17种中草药对肠道杆菌的体外抑菌实验[J]. 中医药临床杂志, 2004, 16 (5): 455-456.

鱼 腥 草

【药材来源】本品为三白草科植物蕺菜 *Houttuynia cordata* Thunb. 的新鲜全草或干燥地上部分。

【道地性探源】原名"蕺",始载于《名医别录》,列为下品。《蜀都赋》:"樊以蒩圃""蒩,草名也,亦名土茄……善曰:埤苍曰:蒩,蕺也。"可见,西晋时四川已开始人工培植。《蜀本草》:"茎叶俱紫,赤,英有臭气。"《北户录》引《风土记》:"蕺香菜,根似菜根。蜀人所谓菹香也。"鱼腥草又有"猪鼻孔""侧耳根""折耳根"等异名,《万历嘉定州志》《乾隆青神县志》和《乾隆丹棱县志》均记载有"猪鼻孔"。道家外丹书《铅汞甲庚至宝集成》载"猪鼻孔草",《民国绵竹县志》载"猪臂股"。《中国药材学》:"主产于浙江、江苏、湖北;安徽、福建、四川、广东、广西、湖南、贵州、陕西亦产。"《中华道地药材》载"四川西昌、雅安……最为适宜"。

据上所述,鱼腥草是四川省道地药材之一,主产于成都平原及四川盆地周围山区。此外,浙江、江苏、湖北、安徽、福建、广东、广西、湖南、贵州、陕西等地亦产。

【产地加工】鲜品全年均可采割;干品夏季茎叶茂盛花穗多时采割,除去杂质,晒干。

【质量要求】鲜鱼腥草及干鱼腥草均以茎叶完整、无杂、有花穗、鱼腥气浓者为佳。

鱼腥草分为"野生"和"家种"两个规格，一般不分等级，仅根据含杂率和茎叶完整度分为选货和统货。

《中国药典》2020 年版规定，干鱼腥草药材水分不得过 15.0%，酸不溶性灰分不得过2.5%，水溶性浸出物不得少于 10.0%。

【炮制沿革】鱼腥草的炮制方法主要为去除杂质，或去除杂质后，迅速洗净，切断，干燥。

《中国药典》2020 版中收载了鲜鱼腥草及干鱼腥草。大多数省（自治区、直辖市）的炮制规范收载品种为干鱼腥草。

【药性与功效】辛，微寒。归肺经。具有清热解毒，消痈排脓，利尿通淋之功。

【炮制与应用】鱼腥草临床主要分鲜品和干品使用，炮制方法与临床应用如下。

1. 鲜鱼腥草

1）炮制方法　除去杂质。

2）饮片性状　本品茎呈圆柱形，长 20~45 cm，直径 0.25~0.45 cm，上部绿色或紫红色，下部白色，节明显，下部节上生有须根，无毛或被疏毛。叶互生，叶片心形，长 3~10 cm，宽3~11 cm；先端渐尖，全缘；上表面绿色，密生腺点；下表面常紫红色，叶柄细长，基部与托叶合生成鞘状。穗状花序顶生。具有鱼腥气，味涩。

3）炮制作用　洁净药物。

4）临床应用　鲜品与干品临床作用相同，但用量加倍。

眼目红肿可单用鲜鱼腥草蒸馏所得精馏液，具有清热、解毒、利湿的作用。可用于风热疫毒上攻所致的暴风客热、天行赤眼、天行赤眼暴翳，如鱼腥草滴眼液（《中国药典》2020 年版）。

2. 干鱼腥草

1）炮制方法　除去杂质，迅速洗净，切断，干燥。

2）饮片性状　本品茎呈扁圆柱形，扭曲，表面黄棕色，具纵棱数条；质脆易折断。叶片卷折皱缩，展平后呈心形，上表面暗黄绿色至暗棕色，下表面灰绿色或灰棕色，穗状花序黄棕色。

3）炮制作用　洁净药物，干品利于保存药效，便于调剂与制剂。

4）临床应用

（1）肺痈吐脓：常与半枝莲、金银花、桔梗等同用，具有清热解毒、化瘀排脓、清肺透热、清养肺阴的作用，可用于急性肺脓疡（肺痈），如肺脓疡合剂（《古今名方》）。亦可与桔梗、鲜芦根、冬瓜仁等同用，具有清热解毒、祛脓消痈的作用，可用于肺痈咳吐脓痰，胸中隐痛等症，如银苇合剂（《方剂学》）。

（2）痰热喘咳：常与麻黄、川贝母、炒紫苏子等同用，具有清热宣肺、化痰止咳、降逆平喘的作用，可用于小儿痰热壅肺所致的咳嗽、发热、痰多、气喘等症，如小儿咳喘颗粒（《中国药典》2020年版）。若与瓜蒌仁、桑白皮、紫菀等同用，具有宣肺化痰、止咳平喘的作用，可用于痰浊壅肺、肺气失宣所致的咳嗽、气喘、痰多、胸闷，如咳喘顺丸（《中国药典》2020年版）。

（3）热淋、热痢：常与车前草、白茅根、海金沙等同用，具有清热利湿、利尿通淋的作用，可用于湿热蕴结膀胱，小便淋漓涩痛等症，如通淋方（《实用中医效验新方大全》）。若与白头翁、黄连、黄芩等同用，可用于大肠湿热，泄泻痢疾等症。亦可与山楂炭同用，治疗热痢（《岭南草药志》）。

（4）痈肿疮毒：常与野菊花、蒲公英、金银花等同用，具有清热解毒的作用。可用于热毒疮痈，红肿热痛。亦可单用鲜品捣烂外敷。

【处方配给】写鱼腥草、蕺菜配干鱼腥草，其余随方配给。

【使用注意】虚寒证慎服；本品含挥发油，不宜久煎。

【炮制研究】

1. 工艺研究

清洗时间对挥发油成分影响较大；干燥温度超过40℃，鱼腥草中的挥发油含量下降，甲基正壬酮含量下降。因此，鱼腥草应采用抢水洗、自然阴干的炮制方式。

2. 化学成分研究

鱼腥草中主要含有挥发油、黄酮类、有机酸类、氨基酸、甾醇类、生物碱、维生素、金属元素及盐类、多糖等成分。普遍认为挥发油是鱼腥草的主要有效成分，其中，癸酰乙醛（鱼腥草素）是抗炎的主要有效物质，在加热过程中易转化为甲基正壬酮。炮制品中总黄酮含量为：鲜鱼腥草＞干鱼腥草。

3. 药理作用研究

鱼腥草具有抑菌、抗炎、抗病毒、抗过敏、调节免疫、抗肿瘤、抗氧化、器官保护等作用。

【贮藏】鲜鱼腥草置阴凉潮湿处；干鱼腥草置干燥处。

【按语】四川是鱼腥草的主要产地之一，有野生和家种，是四川省重点发展的中药品种。该药是一味药食同源的药物，历代炮制方法简单，净制后鲜用或干燥后使用，具有良好的清热解毒、消痈排脓作用，为治肺痈要药。目前，临床广泛用于上呼吸道感染、流感等多种病症。鱼腥草所含挥发油是其主要有效成分，具有抗炎、抗病毒等作用，用鲜品提取的挥发油已被制成多种剂型用于临床。由于良好的保健作用，在食品饮料等方面也在陆续开发各种产品。

参考文献

[1] 方清茂, 彭文甫, 吴萍, 等. 川产道地药材生产区划研究进展[J]. 中国中药杂志, 2020, 45（4）: 720–731.

[2] 云荃. 鱼腥草文献考证及其食物角色的历史变迁[J]. 农业考古, 2019(4): 211–218.

[3] 中华中医药学会. 团体标准: T/CACM 1021.159—2018, 中药材商品规格等级　鱼腥草[S]. 北京: 中华中医药学会, 2018.

[4] 王芳, 宋向文, 陈艳君, 等. 不同干燥工艺对鱼腥草挥发油的影响研究[J]. 海峡药学, 2020, 32（3）: 39–41.

[5] 胡馨, 赵华良. 鱼腥草的炮制工艺与质量标准研究[J]. 时珍国医国药, 2007, 18（1）: 150–151.

[6] 蔡红蝶, 刘佳楠, 陈少军, 等. 鱼腥草化学成分、生物活性及临床应用研究进展[J]. 中成药, 2019, 41（11）: 2719–2728.

[7] 梁明辉. 鱼腥草的化学成分与药理作用研究[J]. 中国医药指南, 2019, 17（2）: 153–154.

[8] 麦明朗, 余林中, 刘俊珊. "中药抗生素"鱼腥草抗炎作用研究及临床应用进展[J]. 中药药理与临床, 2018, 34（5）: 172–176.

郁　金

【药材来源】本品为姜科植物温郁金 Curcuma wenyujin Y. H. Chen et C.Ling、姜黄 Curcuma longa L. 、广西莪术 Curcuma kwangsiensis S. G. Lee et C. F. Liang 或蓬莪术 Curcuma phaeocaulis Val. 的干燥块根。前两种分别习称"温郁金"和"黄丝郁金"，其余按性状不同习称"桂郁金"或"绿丝郁金"。

【道地性探源】入药始载于《药性论》。《新修本草》将其列为中品，云"生蜀地及西戎"。《本草图经》: "今广南、江西州郡亦有之，然不及蜀中者佳。"《本草蒙筌》: "色赤兼黄，生蜀地者胜。"《本经逢原》: "蜀产者体圆尾锐。"《植物名实图考》: "其生蜀地者为川郁金，以根如螳螂肚者为真。"《药物出产辨》: "产四川为正地道。"《增订伪药条辨》: "两广、江西咸有之，而以蜀产者为胜。"

据上所述，郁金是四川省道地药材之一，主产于成都金马河、羊马河流域（双流、崇州、温江等），以及乐山、宜宾等地。此外，浙江、广西、云南等地亦产，产浙江者称"温郁金"，为"浙八味"之一；产广西者称"桂郁金""广郁金"，产量较大。

【产地加工】冬季茎叶枯萎后采挖，除去泥沙和细根，蒸或煮至透心（四川多用煮法、浙江多用蒸法）。蒸或煮时须盖好，用旺火把水烧沸，直至蒸汽弥漫四周，约 15 分钟，用指甲试切块根，不出水，无响声，闻之无生气后，表示块根已熟，即可拿出，干燥，再用竹制撞笼撞去须根，即成干郁金。蒸或煮时，不能过生或过熟，过熟起泡易坏，不易晒干。

【质量要求】郁金以个大、质坚实、外皮皱纹细、断面色黄者为佳。根据不同基原和性状，将郁金药材分为"桂郁金""温郁金""黄丝郁金""绿丝郁金"四个规格。在不同规格下，以每千克所含粒数划分等级。

（1）黄丝郁金：干货，分二等。各等级共同点为："呈纺锤形，有的一端细长，长2.5~4.5 cm，直径1~1.5 cm，表面棕灰色或灰黄色，具细皱纹，断面橙黄色，外周棕黄色至棕红色，内皮层环黄色。气芳香，味辛辣。"在此基础上，以每千克≤500粒为一等；每千克>500粒为二等。

（2）温郁金：干货，分二等。各等级共同点为："呈长圆形或卵圆形，稍扁，有的微弯曲，两端渐尖，长3.5~7 cm，直径1.2~2.5 cm。表面灰褐色或灰棕色，具不规则的纵皱纹，纵纹隆起处色较浅。质坚实，断面灰棕色，角质样；内皮层环明显。气微香，味微苦。"在此基础上，以每千克≤200粒为一等；每千克>200粒为二等。

（3）桂郁金：干货，分二等。各等级共同点为："呈长圆锥形或长圆形，长2~6.5 cm，直径1~1.8 cm，表面淡棕色或红棕色，具疏浅纵纹或较粗糙网状皱纹。质坚实，断面灰棕色或棕色，角质样；内皮层环明显。气微，味微辛苦。"在此基础上，以每千克≤280粒为一等；每千克>280粒为二等。

（4）绿丝郁金：干货，分二等。各等级共同点为："呈长椭圆形，较粗壮。长1.5~3.5 cm，直径1~1.2 cm。表面灰色或灰黑色，具皱纹。质坚实，断面棕色或灰黑色，半角质样；内皮层环明显。气微，味淡。"在此基础上，以每千克≤400粒为一等；每千克>400粒为二等。

《中国药典》2020年版规定，郁金药材水分不得过15.0%，总灰分不得过9.0%。

【炮制沿革】郁金历代炮制方法有：去皮、水洗；剉、研、切、研末、捣末、磨汁；火炮制、煮制、浆水生姜皂荚麸制、皂荚制、炒、焙、制炭、煨、醋炒、醋煮、酒浸、酒炒、防风皂荚巴豆制、甘草制等。

《中国药典》2020年版仅收载郁金。此外，《全国规范》和大多省（自治区、直辖市）的炮制规范收载醋郁金，四川、重庆和甘肃有炒郁金，福建和云南有醋蒸郁金，甘肃、四川、重庆和河南还收载有酒郁金。

【药性与功效】辛、苦，寒。归肝、心、肺经。具有活血止痛，行气解郁，清心凉血，利胆退黄之功。

【炮制与应用】郁金常有下列炮制品和临床应用。

1. 郁金

1）炮制方法　洗净，润透，切薄片，干燥。四川等地亦有：洗净，干燥，打碎。

2）饮片性状　本品呈椭圆形或长条形薄片。外表皮灰黄色、灰褐色至灰棕色，具不规则的纵皱纹。切面灰棕色、橙黄色至灰黑色。角质样，内皮层环明显。

3）炮制作用　便于调剂与制剂。生品善于疏肝行气以解郁，活血化瘀以止痛。

4）临床应用

（1）胸胁刺痛、胸痹心痛：常与木香同用，具有活血止痛、行气解郁的作用，可用于气血郁滞之胸痹疼痛，胁肋胀痛，如颠倒木金散（《医宗金鉴》）。若与柴胡、香附、丹参等同用，具有疏肝理气、活血调经的作用，可用于肝郁气滞，经行不畅，间有血块，胸胁胀满等症，如疏肝解郁汤（《中医妇科治疗学》）。

（2）经闭痛经、乳房胀痛：常与当归、白芍、柴胡等同用，具有舒郁行气活血的作用，可用于经闭气郁证，肝郁气滞，经闭不行，精神抑郁，烦躁性急，胸胁作胀等症，如解郁活血汤（《中医妇科治疗学》）。若与桃仁、川芎、红花等同用，具有通经化瘀、行血止痛的作用，可用于产后恶露不尽，瘀血凝滞，癥瘕胀满，赶前错后，经闭不通，干血痨等症，如妇科散瘀丸（《全国中药成药处方集》）。亦可与白芍、佛手、制香附等同用，具有疏肝解郁、清肝泻火、养血调经的作用，可用于肝郁所致的月经失调、痛经、乳房胀痛、不孕等症，如肝郁调经膏（《卫生部药品标准》）。

（3）热病神昏、癫痫发狂：常与牛黄、水牛角、麝香等同用，具有清热解毒、开窍醒神的作用，可用于温热病，热邪内陷心包，痰热壅闭心窍，高热烦躁神昏谵语，或舌蹇肢厥，或下利脉实，以及中风窍闭，小儿惊厥属痰热内闭心窍者，如安宫牛黄丸（《温病条辨》）。亦可与白矾同用，具有去郁痰的作用。可用于忧郁气结，痰涎上壅，癫痫痰多，口吐涎沫，痰涎阻塞包络、心窍所致癫狂证，如白金丸（《医方考》）。

（4）血热出血：常与生地黄、牡丹皮、栀子等同用，具有滋阴凉血、宁络止血的作用，可用于肝郁化热、迫血妄行之吐血、衄血，妇女倒经等症，如生地黄汤（《医学心悟》）。亦可与槐花、炒甘草同用，用于一切热毒痢，下血不止，如郁金散（《普济方》）。

（5）黄疸尿赤：常与茵陈、滇柴胡、酒白芍等同用，具有舒肝理气、利胆退黄的作用。可用于肝气不舒、湿热蕴结所致的黄疸，症见皮肤黄染，胸胁胀痛，小便短赤等，如黄疸肝炎丸（《中国药典》2020年版）。

2. 炒郁金

1）炮制方法　取郁金片，用文火炒至深黄色，取出，晾凉。

2）饮片性状　形如郁金片，外表颜色加深，略见焦斑，有香气。

3）炮制作用　降低寒性。

4）临床应用

（1）肝经郁火：常与炒柴胡、酒丹参、煅牡蛎等同用，具有疏肝理气、活血化瘀、软坚散结的作用。可用于肝经郁火，乳痰、乳癖，及颈项失营，郁痰病核，如化坚丸（《疡科心得集》）。

（2）胸腹疼痛：与醋香附、酒炒元胡索、广木香同用，具有行气止痛的作用。专治胸胃肚腹疼等症，如香元散（《回生集》）。

（3）淋证：常与滑石、木通、琥珀等同用，具有利尿通淋的作用。可用于气淋、血淋、膏淋、砂淋等症，如琥珀散（《医方考》）。

3. 醋郁金

1）炮制方法　取郁金片，加入定量醋拌匀，闷润，待醋被吸尽后，用文火炒至暗黄色，取出，晾凉（每 100 kg 郁金片，用醋 15 kg）。

2）饮片性状　形如郁金片，表面暗黄色，具醋味。

3）炮制作用　醋制后增强疏肝解郁止痛作用。

4）临床应用

（1）郁血心痛：常与炮附子、干姜、朱砂等同用，具有行气止痛的作用，可用于一切厥心痛，小肠膀胱痛不可忍者，如辰砂一粒金丹（《奇效良方》）。亦可单用郁金温醋摩服，用于女人宿血气心痛等症（《药性论》）。亦可单用郁金烧存性为末，米汤调灌，用于产后心痛，血气上冲欲死等症（《袖珍方》）。

（2）产后腹痛：常与酒炒白芍、酒洗当归、酒炒香附等同用，具有疏肝解郁、养血健脾的作用。可用于妊娠大怒后，腹疼吐血，因而堕胎，及堕胎之后，腹疼仍未止者，如引气归血汤（《傅青主女科》）。

（3）气滞痛经：常与酒炒白芍、牡丹皮、柴胡等同用，具有疏肝清热、理气调经的作用。可用于妇女经前腹痛，少妇为甚，经来多紫黑瘀块者，如宣郁通经汤（《傅青主女科》）。

4. 酒郁金

1）炮制方法　取郁金片，加入定量酒拌匀，闷润，待酒被吸尽后，用文火炒至深黄色，取出，晾凉（四川每 100 kg 郁金片，用白酒 10 kg；其他地区多用黄酒 10~20 kg）。

2）饮片性状　形如郁金片，具酒香气。

3）炮制作用　酒制后增强活血作用，增强其上行、行散之功。

4）临床应用

（1）产后败血上冲入胃：常与砂仁、沉香、酒大黄等同用，具有解郁安胃的作用。用于产后败血上冲入胃发哕，或一刻 2~3 声，或连发不已，如安胃汤（《陈素庵妇科补解》）。

（2）瘀血腹痛：与淡附子、人参、醋延胡索等同用，具有温理补气止痛的作用。可用于产后心腹痛之气痛，如加味理中汤（《胎产秘书》）。

【处方配给】写郁金配郁金，其余随方配给。

【使用注意】阴虚失血及无气滞血瘀者忌服，孕妇慎服。不宜与丁香、母丁香同用。

【炮制研究】

1. 工艺研究

目前多采用星点响应面、正交试验等方法对郁金的醋炙工艺进行研究，主要对稀释加水量、闷润时间和炒制时间等因素进行优选，确定最佳工艺。

2. 化学成分研究

经醋炙或酒炙后，黄丝郁金出膏率和姜黄素类成分含量增加，GC-MS 研究结果表明挥发油含量及其成分类型也存在变化。不同炮制因素对温郁金饮片中姜黄素和吉马酮含量影响不一。其中姜黄素含量为：生拌醋品＞生品＞清炒拌醋品＝醋炙品＞清炒品；吉马酮含量为生拌醋品＞生品＝清炒拌醋品＞清炒品＞醋炙品。

3. 药理作用研究

黄丝郁金对气滞血瘀模型大鼠的肝脏功能性损伤、神经—内分泌—免疫系统功能紊乱、血管内皮功能损伤、血小板活化及凝集等均有较好效果；醋炙后可增强机体镇痛作用，同时增强对胃肠激素和内分泌的改善作用；酒炙后可增强活血化瘀作用。

【贮藏】置干燥处，防蛀。

【按语】郁金历来为四川道地药材。2003 年，四川省崇州市被农业部中国特产之乡推荐暨宣传活动组织委员会命名为"中国郁金之乡"，"崇州郁金"获批"中华人民共和国地理标志"。川产黄丝郁金质量最优，市场价格亦是其他郁金十倍左右。郁金为"调气行瘀血之要药"，其炮制方法众多，包括了酒、醋、姜和药汁炮制等二十余种方法。传统炮制理论认为郁金醋制后，能引药入血分，增强疏肝止痛的作用；炒制后可降低寒性；酒炙后可增强活血化瘀作用。郁金质地坚硬，且干燥后再润制时间过长，易造成片心脱落，有多省市采用打碎的方法，但限制了其他炮制品的生产，可尝试采用产地加工炮制一体化生产郁金饮片以解决此问题。

参考文献

[1] 彭成. 中华道地药材[M]. 北京: 中国中医药出版社, 2011.

[2] 黄璐琦, 郭兰萍, 詹志来. 道地药材标准汇编[M]. 北京: 北京科学技术出版社, 2020.

[3] 方清茂, 彭文甫, 吴萍, 等. 川产道地药材生产区划研究进展[J]. 中国中药杂志, 2020, 45（4）: 720-731.

[4] 中华中医药学会. 团体标准: T/CACM 1021.96—2018, 中药材商品规格等级 郁金[S]. 北京: 中华中医药学会, 2018.

[5] 陈志敏, 权亮, 周海婷, 等. 郁金炮制沿革及质量评价方法研究现状[J]. 中草药, 2018, 49（16）: 3969-3976.

[6] 权亮, 陈志敏, 赵永峰, 等. PB试验结合BBD响应面法优化绿丝郁金醋炙工艺研究[J]. 亚太传统医药, 2019, 15（4）: 39-43.

［7］ 权亮, 赵永峰, 陈志敏, 等. 正交试验结合 CCD 响应面法优化绿丝郁金酒炙工艺研究[J]. 时珍国医国药, 2019, 30 （4）：855–858.

［8］ 石典花, 苏本正, 孙立立, 等. 正交试验法优选郁金的醋制工艺[J]. 中国中药杂志, 2011, 36（10）：1291–1294.

［9］ Zhimin C, Wenbing l, Liang Q, et al. The Effects of Curcumae Longae Radix, Curcuma phaeocaulis Radix and Their Processed Products on Epo/EpoR Pathway and CD62p[J]. Frontiers in pharmacology, 2018, 9: 736.

［10］ 石典花, 孙立立, 张军, 等. 不同炮制因素对温郁金中姜黄素和吉马酮含量的影响[J]. 中国实验方剂学杂志, 2013, 19（11）：112–115.

泽　泻

【药材来源】本品为泽泻科植物东方泽泻 *Alisma orientale*（Sam.）Juzep. 或泽泻 *Alisma plantago-aquatica* Linn. 的干燥块茎。

【道地性探源】始载于《神农本草经》，列上品。《植物名实图考》："临川产泽泻，其根圆白如小蒜。"《药物出产辨》："泽泻产福建省建宁府为上；其次，江西省、四川省均有出，但甜味以四川为浓厚。"《中国道地药材原色图说》："泽泻主要在福建、四川、江西栽培。商品分为建泽泻和川泽泻（四川产）。"《四川省医药卫生志》记载四川泽泻历史上主产于灌县，崇州县也有种植。民国 26 年（1937 年）后，泽泻逐步向灌县石羊场转移。《川游漫记》记载陈友琴 1933—1934 年在四川省考察所见，当时灌县产泽泻 1.5×10^5 kg。1951 年出版的《中国土产综览》记载，抗日战争以前，川泽泻外销最高时，年产量可达 600 t。

据上所述，泽泻是四川省道地药材之一，主产于彭山、眉山、乐山、都江堰等成都平原西南部、岷江中下游河谷平原及周边地区，习称"川泽泻"。此外，福建、江西、山东、江苏、湖南等省亦产，其中产福建者称"建泽泻"，质量亦佳。

【产地加工】在移栽后的当年 12 月下旬，地上茎叶枯黄时采收。挖起块茎，剥除残叶，留下块茎中心小叶（顶芽）长约 3 cm，可防止烘晒时流出内部汁液。除去须根，立即曝晒或炕干。然后放入撞笼内撞击掉残留的须根和粗皮，使块茎光滑，呈淡黄白色，即成商品。

【质量要求】泽泻以个大、色黄白、光滑、粉性足者为佳。根据不同产地，将泽泻药材分为"建泽泻"和"川泽泻"，依据每千克所含的个数划分等级。

（1）川泽泻：干货，分二等。各等级共同点为："多表面黄白色或灰黄白色，有明显的横向环状沟纹及瘤状芽痕。质坚实，相互碰撞有清脆的声响。断面黄白色、淡黄棕色或淡灰白色，粉性。气微，嚼之味微苦。"在此基础上，多呈卵圆状、椭圆状或类球状或稍显三棱圆柱状，每千克 33 个以内（即单个 ≥ 30 g），无双花、无焦枯、无碎块为一等；多呈不规则球状或椭圆状或稍显三棱圆柱状，间有双花，每千克 100 个以内（即单个 ≥ 10 g），间有双花、少量轻微焦枯、碎块，但不超过 5% 为二等。

（2）建泽泻：干货，分三等。各等级共同点为："表面黄白色或灰白色，有不规则横向环状浅沟纹和细小凸起的须根痕。质坚实，相互碰撞有清脆的声响。断面黄白色或淡黄色，粉性。气微，嚼之味微苦。"在此基础上，以多呈椭圆状，每千克 25 个以内（即单个 ≥ 40 g），无双花、无焦枯为特等；多呈椭圆状或类球状，每千克 33 个以内（即单个 ≥ 30 g），无双花、无焦枯为一等；多呈不规则球状或椭圆状，间有双花，每千克 100 个以内（即单个 ≥ 10 g），偶有轻微焦枯，不超过 5% 为二等。

《中国药典》2020 年版规定，泽泻药材水分不得过 14.0%，总灰分不得过 5.0%，醇浸出物不得少于 10.0%，含 23- 乙酰泽泻醇 B（$C_{32}H_{50}O_5$）和 23- 乙酰泽泻醇 C（$C_{32}H_{48}O_6$）不得少于 0.10%。

【炮制沿革】泽泻南北刘宋时代有酒浸。宋代有酒浸后炙、微炒、酒浸后蒸等方法。元代有清蒸法。明代增加了皂角水浸焙、蒸焙、煨制、米泔水浸后蒸、米泔浸后炒等方法。清代又增加了盐水拌、盐水炒焦、酒炒、酒拌、酒拌烘等炮制方法。现代沿用生切制、盐炙、麸炒制等。

《中国药典》2020 年版，《全国规范》和大多省（自治区、直辖市）的炮制规范收载了生泽泻和盐泽泻。此外，四川、安徽和浙江等收载有麸炒泽泻，上海有炒泽泻，天津有土泽泻。

【药性与功效】甘、淡，寒。归肾、膀胱经。具有利水渗湿，泄热，化浊降脂之功。

【炮制与应用】泽泻常有下列炮制品和临床应用。

1. 泽泻

1）炮制方法　取原药材，除去杂质，稍浸，润透，切厚片，干燥。

2）饮片性状　本品呈圆形或椭圆形厚片。外表皮淡黄色至淡黄棕色，可见细小突起的须根痕。切面黄白色至淡黄色，粉性，有多数细孔。气微，味微苦。

3）炮制作用　利于药效成分煎出，便于调剂与制剂。生品以利水渗湿为主。

4）临床应用

（1）水湿内停：常与茯苓、猪苓、桂枝等同用，具有利水消肿的作用。可用于湿热内阻，腰以下浮肿明显，小便不利等症，如五苓散（《伤寒论》）。

（2）湿盛水泻：常与厚朴、猪苓、苍术等同用，具有祛湿和胃、行气利水的作用。可用于泄泻如水，以及水肿、腹胀、小便不利等症，如胃苓汤（《丹溪心法》）。

（3）痰饮眩晕：常与白术同用，具有蠲饮利湿的作用。可用于素有痰饮内停，清阳不得上升所致头晕目眩等症，如泽泻汤（《金匮要略》）。

（4）湿热黄疸：常与茵陈、滑石、栀子等同用，具有渗湿退黄的作用。可用于湿热黄疸，身目俱黄，小便赤黄等症，如茵陈五苓散（《金匮要略》）。亦可与决明子、山楂、制何首乌同用，具有化浊降脂、润肠通便的作用。可用于痰浊阻滞型高脂血症，如血脂灵片（《中国药典》2020 年版）。

2. 盐泽泻

1）炮制方法　取净泽泻片，用盐水拌匀，闷润，待盐水被吸尽后，用文火炒至微黄色，取出，晾凉，筛去碎屑（每 100 kg 泽泻片，用食盐 2 kg）。

2）饮片性状　表面淡黄棕色或黄褐色，偶见焦斑。味微咸。

3）炮制作用　盐炙能引药下行，增强滋阴、泄热、利尿的作用，利尿而不伤阴。

4）临床应用

（1）小便淋涩：常与茯苓、黄柏、炒车前子等同用，具有清热利湿的作用。可用于淋证轻者，如加减五苓散（《医学探骊集》）。

（2）遗精淋漓：常与熟地黄、黄柏、山茱萸等同用，具有滋阴降火的作用。可用于阴虚火旺，潮热盗汗，口干咽痛，耳鸣遗精，小便短赤等症，如知柏地黄片（《卫生部药品标准》）。

（3）腰部重痛：常与牛膝、杜仲、干姜等同用，具有益肾强腰的作用。可用于各种腰痛，如泽泻汤（《圣济总录》）。

3. 麸炒泽泻

1）炮制方法　将麸皮撒入热锅内，用中火加热，待冒浓烟时，投入泽泻片，不断翻动，炒至药物呈黄色时，取出，筛去麸皮，晾凉（每 100 kg 泽泻片，用麦麸 10 kg）。

2）饮片性状　表面黄色，偶见焦斑，微有焦香气。味微苦。

3）炮制作用　麸炒后寒性缓和，长于渗湿以和脾，降浊以升清。

4）临床应用

（1）脾湿泄泻：常与土炒白术、茯苓、六神曲等同用，具有健脾暖胃、消积舒气、止痛止泻的作用。可用于脾胃虚弱，食滞胀气，腹痛呕吐，寒湿肠鸣泄泻等症，如温中止泻丸（《卫生部药品标准》）。

（2）头目眩晕：常与女贞子、熟地黄、麸炒山药等同用，具有滋补肝肾的作用。可用于肝肾不足，头晕耳鸣，潮热，盗汗遗精等症，如加减地黄丸（《卫生部药品标准》）。

【处方配给】写泽泻配泽泻；其余随方配给。

【使用注意】肾虚精滑无湿热者禁服。不可久服，否则降泻太过，清阳不升，真阴潜耗，可令人目昏。

【炮制研究】

1. 工艺研究

目前，多采用正交试验、单因素试验等方法对泽泻的用盐量、加水量、麦麸用量、炮制温度及时间等因素进行优选，确定盐炙和麸炒的最佳工艺。此外，还有对樟帮法麸炒盐泽泻炮制工艺进行优化的研究。

2. 化学成分研究

泽泻炮制前后的化学成分研究发现泽泻经麸炒或盐炙后，各炮制品与生品的指纹图谱有显著差异，但不同的研究对于同一炮制品炮制前后的含量变化情况阐述不太一致，可能与药材的产地、炮制的方法等其他因素有关，目前炮制前后化学成分研究较多的有 23- 乙酰泽泻醇 B、24- 乙酰泽泻醇 A、泽泻醇 A 和泽泻醇 B 等。另外还有研究表明，泽泻炮制过程中存在 23- 乙酰泽泻醇 B 转变成泽泻醇等其他成分的现象，泽泻盐制过程中原萜烷型泽泻醇类成分可能发生脱水、脱乙酰基和氧化反应。

3. 药理作用研究

利尿实验表明，泽泻不同产季和不同药用部位的利尿效果不同。冬季产的正品泽泻利尿力最大，春泽泻效力稍差，泽泻须和草根几无利尿作用。生泽泻、酒泽泻、麸炒泽泻均有一定的利尿作用，而盐泽泻几无利尿作用，但在五苓散方中，无论选用生泽泻或盐泽泻均有利尿作用。各炮制品的保肝实验中，盐泽泻作用最突出，且盐泽泻的水煎组就表现出很好的疗效。另有研究表明，泽泻及其炮制品对小鼠耳廓二甲苯致炎肿胀和大鼠蛋清性足肿胀均有抗炎作用，其作用程度依次为盐炙品＞麸炒品＞生品。泽泻及其炮制品均能明显对抗小鼠急性肝损伤，其中以盐炙品作用最佳。

【贮藏】置干燥处，防蛀。

【按语】泽泻为川产道地药材，主产于四川彭山、眉山、乐山等地，为市场流通主要商品，称"川泽泻"，此外，福建建瓯亦产，称"建泽泻"。泽泻炮制方法始见《雷公炮炙论》的酒制法，后历代有炒制、蒸制、盐制等，现临床主要为生泽泻、盐泽泻，部分省份有麸炒泽泻、土泽泻等。生品长于利水渗湿，盐炙后能引药下行，增强滋阴、泻相火作用，麸炒可缓和寒性，增强和脾渗湿，升清降浊的作用。

参考文献

[1] 彭成. 中华道地药材[M]. 北京: 中国中医药出版社, 2011.

[2] 黄璐琦,郭兰萍,詹志来.道地药材标准汇编[M].北京:北京科学技术出版社,2020.

[3] 方清茂,彭文甫,吴萍,等.川产道地药材生产区划研究进展[J].中国中药杂志,2020,45(4):720-731.

[4] 中华中医药学会.团体标准:T/CACM 1021.41—2018,中药材商品规格等级 泽泻[S].北京:中华中医药学会,2018.

[5] 钟凌云,龚千锋,段启,等.多指标正交试验法优选泽泻盐炙炮制工艺[J].中成药,2006,28(1):45-47.

[6] 王新功,杨同章,周荣荣.麸炒泽泻最佳炮制工艺的研究[J].山东中医杂志,2009,28(10):727-728.

[7] 陈莹,丘建芳,黄小强,等.建泽泻盐炙工艺优化及其HPLC指纹图谱的建立[J].中国药房,2017,28(16):2244-2248.

[8] 谢一辉,余无双,周丽姣,等.泽泻不同炮制工艺及评价方法的研究[J].中成药,2010,32(10):1736-1740.

[9] 刘文琴,周丽姣,罗金龙,等.基于指纹图谱探讨泽泻不同炮制饮片的成分差异[J].中国实验方剂学杂志,2012,18(4):78-81.

[10] 曹柳,李青苗,方清茂,等.3种炮制方法对泽泻中4种三萜类成分的影响[J].中成药,2016,38(9):1994-1998.

[11] 郑云枫,朱玉岚,彭国平.泽泻炮制过程中23-乙酰泽泻醇B的转化[J].中草药,2006(10):1479-1482.

[12] 韩伟健,林晓彤,郭娜,等.泽泻盐制前后成分转化的~1HNMR分析[J].波谱学杂志,2016,33(1):117-124.

[13] 曾春晖,杨柯,卢国安,等.广西泽泻盐炙前后利尿作用的实验研究[J].广西中医,2011,34(01):55-56.

[14] 严桂杰,蓝梦柳,丘建芳,等.泽泻炮制前后化学成分及其利尿作用研究[J].中国中医药信息杂志,2020,27(4):59-65.

[15] 韦海,曾春晖,李先梅,等.福建产泽泻炮制前后抗应激作用的实验研究[J].广西中医药大学学报,2013,16(1):3-5.

重 楼

【药材来源】本品为百合科植物云南重楼 *Paris polyphylla* Smith var. *yunnanensis*（Franch.）Hand. –Mazz. 或七叶一枝花 *Paris polyphylla* Smith var. *chinensis*（Franch.）Hara 的干燥根茎。

【道地性探源】原名蚤休,始载于《神农本草经》,列为下品。《滇南本草》首次以"重楼"("虫楼""重楼")作为正式药名记载。《中药大辞典》记载:"云南重楼分布于福建、湖北、湖南、广西、四川、贵州。七叶一枝花分布于四川、贵州、云南和西藏东南部。"《常用中药材品种整理和质量研究》记载:"滇重楼主要分布在云南、四川、贵州,缅甸也有分布;七叶一枝花主要分布于江苏、浙江、安徽、江西、福建、台湾、湖北、广东、湖南、广西、四川、贵州、云南,越南北部也有分布。"《道地药材图典》:"滇重楼主产于云南、贵州、四川、广西。"《中华道地药材》:"主产于云南、四川等地。"

据上所述,重楼是四川省道地药材之一,主产于凉山、攀枝花、甘孜、阿坝、雅安、乐山、泸州、达州等地。此外,云南、贵州、甘肃等省亦产,其中云南滇西北、滇西、滇中产的粉质重楼质量佳。

【产地加工】将根茎挖出后除去须根,洗净,晒干或切片晒干即可。

【质量要求】重楼以身干、根条粗大,质坚实,断面色白,粉性足者为佳。依据上中部直径、单个重量和每千克根茎数划分等级。

重楼：干货，分三等。各等级共同点为："结节状扁圆柱形，略弯曲。表面黄棕色或灰棕色，密具层状突起的粗环纹，结节上具椭圆形凹陷茎痕，另一面有疣状须根痕，顶端具鳞叶和茎的残基。质坚实，断面平坦，白色或至浅棕色，粉性或角质。气微，味微苦、麻。"在此基础上，以上中部直径 ≥ 3.5 cm，单个重量 ≥ 50 g，每千克根茎数 ≤ 20 个为一等；个体较长，上中部直径 ≥ 2.5 cm，单个重量 ≥ 25 g，每千克根茎数 ≤ 40 个为二等；个体较短，上中部直径 ≥ 2.0 cm，单个重量 ≥ 10 g，每千克根茎数 ≤ 100 个为三等。

《中国药典》2020 年版规定，重楼药材水分不得过 12.0%，总灰分不得过 6.0%，酸不溶性灰分不得过 3.0%，重楼皂苷 I（$C_{44}H_{70}O_{16}$）、重楼皂苷 II（$C_{51}H_{82}O_{20}$）、重楼皂苷 VI（$C_{39}H_{62}O_{13}$）和重楼皂苷 VII（$C_{51}H_{82}O_{21}$）的总量不得少于 0.60%。

【炮制沿革】重楼历代炮制方法主要有洗、润、切等，近代有石灰水制重楼。

【药性与功效】苦，微寒；有小毒。归肝经。具有清热解毒，消肿止痛，凉肝定惊之功。

【炮制与应用】重楼临床以生用为主，其炮制方法与临床应用如下。

1）炮制方法　取原药材，除去杂质，洗净，润透，切薄片，晒干。

2）饮片性状　本品为不规则椭圆形薄片，直径 1.0~4.5 cm。周边黄棕色或灰棕色，外皮脱落处呈白色；密具层状凸起的粗环纹。质坚实，切面平坦，白色至浅棕色，粉性或角质。气微，味微苦、麻。

3）炮制作用　切片利于药效成分煎出，便于调剂与制剂。

4）临床应用

（1）疗疮痈肿：常与蒲公英、大青叶、紫花地丁等同用，具有清热解毒的作用。可用于疗、疖、痈、急性丹毒初期及一切体表感染初起，如解毒清热汤（《赵炳南临床经验集》）。

（2）咽喉肿痛：常与余甘子、薄荷脑、冰片同用，具有清热解毒、润肺利咽的作用。可用于咽喉肿痛，咽痒，干咳等症，如喉舒口含片（《卫生部药品标准》）。

（3）毒蛇咬伤：常与干蟾皮、蜈蚣、地锦草等同用，具有清热解毒、消肿止痛的作用。可用于毒蛇、毒虫咬伤，如季德胜蛇药片（《中国药典》2020 年版）。亦可单用鲜品捣烂外敷。

（4）跌扑伤痛：常与雪上一枝蒿、红花、乳香等同用，具有舒筋活血、消肿止痛的作用。可用于跌打损伤和各种关节痛，如雪上一枝蒿速效止痛搽剂（《新编国家中成药》第 2 版）。

（5）惊风抽搐：常与钩藤、蝉蜕、牛黄等同用，具有清热解毒、利咽止咳的作用。可用于小儿热极生风，神烦惊搐等症，如小儿清热灵（《卫生部药品标准》）。亦可单用本品研末冲服。

【处方配给】写蚤休、七叶一枝花、滇重楼、华重楼、重楼、金丝重楼配重楼。

【使用注意】体虚，无实火热毒，阴证外疡及孕妇均忌服。

【炮制研究】

1. 工艺研究

在重楼商品药材中有胶质重楼和粉质重楼两类质地不同的药材，历来认为粉质重楼以质量较好而入药居多。因此，有通过单因素实验结合正交实验设计，以重楼总皂苷含量为评价指标对石灰制重楼炮制工艺进行研究，在优化条件下，重楼可以从胶质转化为粉质，炮制前、后总皂苷含量差异不大，说明石灰水炮制胶质重楼对重楼总皂苷影响较小。

2. 化学成分研究

不同前处理方法的重楼总皂苷含量为：沸水处理＞盐水处理＞蒸汽处理＞微波处理；不同干燥方法的重楼总皂苷含量为：烘箱干燥＞晒干＞阴干。

3. 药理作用研究

重楼主要具有镇静、镇痛，影响血液循环，抑制病原微生物，抗肿瘤，止咳、平喘，保护肾脏，抗氧化，杀虫，抑制血管生成等药理作用。

【贮藏】置阴凉干燥处，防蛀。

【按语】重楼是川产道地药材，"崇州重楼"获批"中华人民共和国地理标志"。重楼是中医临床常用的大宗药材，为云南白药、宫血宁胶囊等40余种中成药的原料。近年来，随着其市场需求量的大幅增长，导致野生资源日益减少。重楼属植物基原复杂，其中18种（变种）在我国民间均作为药用植物使用。但历版《中国药典》仅收载云南重楼 *Paris polyphylla* Smith var. *yunnanensis*（Franch.）Hand. –Mazz. 和七叶一枝花 *Paris polyphylla* Smith var. *chinensis*（Franch.）Hara 两个基原，在一定程度上影响其药用资源合理应用。因此，应加强重楼历代本草基原考证、不同基原药材质量及药效评价研究，扩大重楼入药基原。

参考文献

[1] 彭成. 中华道地药材[M]. 北京：中国中医药出版社，2011.

[2] 方清茂，彭文甫，吴萍，等. 川产道地药材生产区划研究进展[J]. 中国中药杂志，2020，45（4）：720-731.

[3] 中华中医药学会. 团体标准：T/CACM 1021.114—2018，中药材商品规格等级　重楼[S]. 北京：中华中医药学会，2018.

[4] 叶玉兰. 胶质重楼炮制初探[J]. 中药材，1991，14（1）：35.

[5] 刘丽敏，陈成，崔展红，等. 胶质重楼石灰水炮制工艺研究[J].广州化工，2019，47（3）：57-59.

[6] 杨天梅，金航，杨美权，等. 不同加工方法对滇重楼中4种重楼皂苷成分含量的影响[J]. 中药材，2017，40（12）：2832-2835.

[7] 武珊珊，高文远，段宏泉，等.重楼化学成分和药理作用研究进展[J]. 中草药，2004，35（3）：344.

独　活

【药材来源】本品为伞形科植物重齿毛当归 *Angelica pubescens* Maxim. f. biserrata Shan et Yuan 的干燥根。

【道地性探源】始载于《神农本草经》，列为上品。《名医别录》："生雍州川谷或陇西南安。"《本草经集注》："出益州北部、西川为独活，色微白，形虚大，为用亦相似，而小不如。其一茎直上，不为风摇，故名独活。"《本草图经》："独活、羌活，出雍州川谷或陇西南安，今蜀汉出者佳。"《本草品汇精要》："（道地）蜀汉者为佳。"《本草蒙筌》："多生川蜀，亦产陇西。"《本草原始》："生雍州川谷或陇西南安，今出蜀汉者佳。"《药物出产辨》："产湖北兴山县、巴东县，沙市内资丘山为最；四川夔州府板桥山次之。"《中国药典》1963 年版："本品为伞形科当归属（Angelica）植物独活的干燥根。习称'川独活'。多系野生，主产于湖北、四川等地。"

据上所述，独活是四川省道地药材之一，主产于达州、都江堰等地。此外，重庆、湖北、陕西、甘肃亦产，其中重庆、湖北产者质量亦佳。

【产地加工】春初苗刚发芽或秋末叶枯萎时采挖，除去须根和泥沙，烘至半干，堆置 2~3 天，发软后再烘至全干。烘时严格控制温度，一般以 30~40℃为宜，否则易散失香气，影响质量。

【质量要求】独活以根条粗壮，质坚实，油润，香气浓郁者为佳。独活药材一般不分等级，仅根据有无支根分为选货和统货。

《中国药典》2020 年版规定，独活药材水分不得过 10.0%，总灰分不得过 8.0%，酸不溶性灰分不得过 3.0%，含蛇床子素（$C_{15}H_{16}O_3$）不得少于 0.50%，含二氢欧山芹醇当归酸酯（$C_{19}H_{20}O_5$）不得少于 0.080%。

【炮制沿革】独活历代炮制方法有：淫羊藿制、盐水浸焙、炒制、焙制、酒洗、酒炒、酒浸等。

《中国药典》2020 年版，《全国规范》和大多数省、市地方饮片炮制规范仅收载生独活。

【药性与功效】辛、苦，微温。归肾、膀胱经。具有祛风除湿，通痹止痛之功。

【炮制与应用】独活临床以生用为主，其炮制方法与临床应用如下。

1）炮制方法　取原药材，除去杂质，洗净，润透，切薄片，晒干或低温干燥。

2）饮片性状　本品呈类圆形薄片。外表皮灰褐色或棕褐色，具皱纹。切面皮部灰白色至灰褐色，有多数散在棕色油点，木部灰黄色至黄棕色，形成层环棕色。有特异香气。味苦、辛、微麻舌。

3）炮制作用　切片利于药效成分煎出，便于调剂与制剂。

4）临床应用

（1）风寒湿痹：常与杜仲、桑寄生、牛膝等同用，具有祛风湿、止痹痛的作用。可用于痹症日久，肝肾两亏，气血不足，腰膝疼痛，肢节屈伸不利等症，如独活寄生汤（《备急千金要方》）。

（2）风寒挟湿头痛：常与羌活、藁本、蔓荆子等同用，具有祛风胜湿止痛的作用。可用于风湿在表，肩背痛不可回顾，头痛身重，或腰脊疼痛，难以转侧，如羌活胜湿汤（《内外伤辨惑论》）。

（3）少阴伏风头痛：常与细辛、川芎、秦艽等同用，具祛风止痛的作用。可用于外感头痛，邪在少阴，头痛通连颊部，如独活细辛汤（《症因脉治》）。

（4）产后中风：常与大豆、酒等同用，具有祛风解痉的作用。可用于产后百日中风、痉挛、口噤不开等症，如独活紫汤（《备急千金要方》）。

其祛风湿之功，亦治皮肤瘙痒，内服或外洗皆可。

【处方配给】写独活、大活配独活，其余随方配给。

【使用注意】阴虚血燥者慎服。

【炮制研究】

1. 化学成分研究

独活主要含有香豆素类、皂苷类及挥发油等成分，《中国药典》2020年版以蛇床子素和二氢欧山芹醇当归酸酯作为其质量控制指标。

2. 药理作用研究

现代研究表明，独活具有抗炎、镇痛、镇静、催眠、影响心血管系统、抗肿瘤、抗氧化、抗衰老、益智等作用。

【贮藏】置阴凉干燥处，防蛀。

【按语】独活自《本草经集注》记载产地为四川北部及西部，至今有1 400多年历史，为传统川产道地药材之一。其具有祛风湿、通痹止痛之功，为治疗风湿痹痛之要药，对于下部痹痛尤为适宜。独活作为祛风湿药物被广泛应用于类风湿关节炎、强直性脊柱炎等病症的治疗，药理实验也证明该药有抗炎、镇痛的作用，这与传统临床应用相一致。独活古代的炮制方法有淫羊藿制、盐制、炒制、焙制、酒制等，现代临床应用以生品为主。因此，应结合独活古代炮制方法和其现代药理研究，开展独活炮制研究，扩大临床应用范围。

参考文献

[1] 彭成. 中华道地药材[M]. 北京: 中国中医药出版社, 2011.

[2] 黄璐琦, 郭兰萍, 詹志来. 道地药材标准汇编[M]. 北京: 北京科学技术出版社, 2020.

[3] 方清茂, 彭文甫, 吴萍, 等. 川产道地药材生产区划研究进展[J]. 中国中药杂志, 2020, 45(4): 720-731.

[4] 中华中医药学会. 团体标准: T/CACM 1021.92—2018, 中药材商品规格等级 独活[S]. 北京: 中华中医药学会, 2018.

[5] 叶定江. 中药炮制学[M]. 第2版. 北京: 人民卫生出版社, 2015.

[6] 单锋, 袁媛, 郝近大, 等. 独活、羌活的本草源流考[J]. 中国中药杂志, 2014, 39(14): 3399-3403.

[7] 陈宇. 独活化学成分研究进展[J]. 辽宁中医药大学学报, 2014, 16(5): 255-256.

[8] 丁希飞, 冯煦, 董云发, 等. 中药独活化学成分的研究[J]. 中药材, 2008, 31(4): 516-518.

[9] 周璐丽, 曾建国. 独活化学成分及药理活性研究进展[J]. 中国现代中药, 2019, 21(12): 1739-1748.

钩 藤

【药材来源】本品为茜草科植物钩藤 *Uncaria rhynchophylla*（Miq.）Miq.ex Havil. 、大叶钩藤 *Uncaria macrophylla* Wall. 、毛钩藤 *Uncaria hirsuta* Havil. 、华钩藤 *Uncaria sinensis*（Oliv.）Havil. 或无柄果钩藤 *Uncaria sessilifructus* Roxb. 的干燥带钩茎枝。

【道地性探源】原名钓藤，始载于《名医别录》。清代同治《仁寿县志》载："药材有钩藤，出老山。"民国《北川县志》载："花类有钩藤。"《全国中草药汇编》（第2版）："分布于陕西、甘肃、四川、云南及长江以南至福建、广西、广东各省区。"《中华本草》（第六册）记载钩藤分布于陕西、安徽、浙江、江西、福建、湖北、湖南、广东、广西、四川、贵州、云南等地；华钩藤分布于湖北、湖南、广西、四川、贵州、云南等地。《中药大辞典》记载钩藤分布于浙江、安徽、福建、江西、湖北、湖南、广东、广西、四川、贵州、云南、陕西等地；华钩藤分布于湖北、湖南、广西、四川、贵州、云南等地。《中华道地药材》："华钩藤主产四川昭化、宜宾。"

据上所述，钩藤是四川省道地药材之一，主产于宜宾、广元等地。此外，广西、广东、浙江、云南、安徽、陕西等地亦产。其中，广西产量大，质量佳。

【产地加工】秋、冬两季采收，去叶，切段，晒干。也可置于锅中蒸片刻或沸水中略烫后取出晒干，可使色泽紫红、油润光滑。

【质量要求】钩藤以双钩形如锚状、茎细、钩结实、光滑、色红褐或紫褐、无梗者为佳。商品按来源不同分为钩藤和华钩藤两种，按产地可划分为温钩藤（浙江温州产）、桂林钩（广西桂林一带所产）、星子钩（广东连县一带所产）、西钩藤（四川产）。一般以钩所占比例及钩形大小、颜色深浅划分等级。

钩藤：干货，分四等。以平钩无木钩，色泽红润为一等；色泽稍次于一级，含梗 5% 以内为二等；含梗 10% 以内为三等；含梗 20% 以内为四等。

《中国药典》2020 年版规定，钩藤药材水分不得过 10.0%，总灰分不得过 3.0%，醇溶性浸出物不得少于 6.0%。

【炮制沿革】钩藤多生用、后下，历代炮制方法有：刮皮、捶碎、为末、去梗、用嫩钩、炙法、微焙炒，现行有净制、切段、蒸制等法。

《中国药典》2020 年版，仅收载生钩藤。《全国规范》和大多省（自治区、直辖市）的炮制规范亦未见收载其他炮制品。

【药性与功效】甘，凉。归肝、心包经。具有息风定惊，清热平肝之功。

【炮制与应用】钩藤临床以生用为主，其炮制方法与临床应用如下。

1）炮制方法 取原药材，拣去老梗、杂质，洗净，晒干。

2）饮片性状 本品茎枝呈圆柱形或类方柱形，长 2~3 cm，直径 0.2~0.5 cm。表面红棕色至紫红色者具细纵纹，光滑无毛；黄绿色至灰褐色者有的可见白色点状皮孔，被黄褐色柔毛。多数枝节上对生两个向下弯曲的钩（不育花序梗），或仅一侧有钩，另一侧为突起的疤痕；钩略扁或稍圆，先端细尖，基部较阔；钩基部的枝上可见叶柄脱落后的窝点状痕迹和环状的托叶痕。质坚韧，断面黄棕色，皮部纤维性，髓部黄白色或中空。气微，味淡。

3）炮制作用 洁净药物。

4）临床应用

（1）肝风内动证：常与羚羊角、白芍、菊花等同用，具有凉肝熄风、增液舒筋的作用，可用于肝风上扰，头晕胀痛，耳鸣心悸，手足瘈疭，及肝经热盛，热极动风，孕妇子痫，产后惊风等症，如羚角钩藤汤（《通俗伤寒论》）。若与僵蚕、全蝎、天麻等同用，具有开窍定惊、清热化痰的作用，可用于小儿急惊，痰热蒙蔽，发热烦躁，神昏惊厥等症，如小儿回春丹（《敬修堂药说》）。亦可与蝉蜕、薄荷同用，有清透热邪、定惊止搐的作用。可用于感冒夹惊，风热头痛，小儿惊哭夜啼等症。

（2）头痛眩晕：常与天麻、石决明、牛膝等同用，具有清热平肝、潜阳熄风的作用。可用于肝经有热，肝阳偏亢，头痛头胀，耳鸣目眩，口眼㖞斜等症，如天麻钩藤饮（《杂病证治新义》）。若属肝火上攻者，可与夏枯草、龙胆草、栀子等同用。

（3）痘疹不快：常与紫草等同用，具有祛风透疹的作用。可用于痘疹发出不快等症，如钩藤紫草散（《奇效良方》）。

【处方配给】写钩藤、吊藤、钩藤钩子、钩钩藤配钩藤，其余随方配给。

【使用注意】阳虚气弱者慎用，入汤剂后下。

【炮制研究】

1. 工艺研究

钩藤多用生品，炮制主要环节为净制和切制，目前研究不多。而产地加工对其生物碱等活性成分有明显影响。有研究表明 10 月~翌年 1 月份采集的样品中钩藤碱和异钩藤碱含量较高，与《中国药典》2020 年版规定钩藤药材在秋、冬两季采收相符；不同干燥方法得到的样品中钩藤碱和异钩藤碱含量为：鲜品＞阴干＞晒干＞烘干。

2. 化学成分研究

目前已报道的从钩藤中分离出的化学成分有 100 多种，包括生物碱类、黄酮类、三萜类和苷类等，其中以生物碱的含量尤为丰富，如钩藤碱、异钩藤碱、去氢钩藤碱等。研究发现钩藤久煎后有 3 个成分消失，2 个成分生成，历代文献记载钩藤"久煎无力"可能是因为在煎煮过程中某些活性成分破坏。

3. 药理作用研究

钩藤具有抗菌、消炎、止痛、降压、保护脑缺血、抗癌、镇静、抗惊厥、抗癫痫、抗疟疾、抗氧化、抗突变、利尿等较广泛的药理作用，主要集中在疼痛、心血管以及中枢神经系统三个方面。

【贮藏】置干燥处。

【按语】清代同治《仁寿县志》就有钩藤是四川省道地药材的相关记载。钩藤临床以生用为主，净制、切制后使药材洁净，便于调剂和成分的溶出。传统要求钩藤入煎剂需"后下"，现代文献研究表明钩藤生物碱不稳定。钩藤为茎木类药材，质地较坚硬，后下不宜煎出有效成分，且药材有钩刺，调剂时容易刺手。为了克服上述缺点，有报道将钩藤碾制成绒，可破坏药材组织，增大药材表面积，吸水性好，利于成分煎出，适于后下。同时，制绒后，无钩刺，手感好，调剂时不棘手。该制绒炮制操作简单，易于掌握，值得深入研究。

参考文献

［1］ 《全国中草药汇编》编写组. 全国中草药汇编[M]. 第2版. 北京：人民卫生出版社，1996.

［2］ 南京中医药大学. 中药大辞典[M]. 上海：上海科学技术出版社，2006.

［3］ 国家中药管理局编委会. 中华本草（第六册）[M]. 上海：上海科学技术出版社，1999.

［4］ 彭成. 中华道地药材[M]. 北京：中国中医药出版社，2011.

[5] 方清茂, 彭文甫, 吴萍, 等. 川产道地药材生产区划研究进展[J]. 中国中药杂志, 2020, 45(4): 720–731.
[6] 孙逢国. 钩藤加工炮制方法的改进[J]. 时珍国医国药, 2001, 12(10): 900.
[7] 郝博, 杨秀娟, 冯怡, 等. 基于化学成分稳定性的钩藤药学研究进展[J]. 中国中药杂志, 2014, 39(23): 4532–4537.
[8] 王克英, 郭思妤, 祝晶, 等. 黔产钩藤药材不同采收期及不同加工方法有效成分含量对比研究[J]. 中国民族民间医药, 2012, 21(13): 27–28.
[9] 高晓宇, 丁茹, 王道平, 等. 钩藤化学成分及药理作用研究进展[J]. 天津医科大学学报, 2017, 23(04): 380–382.

骨 碎 补

【药材来源】本品为水龙骨科植物槲蕨 *Drynaria fortunei*（Kunze）J. Sm. 的干燥根茎。

【道地性探源】《本草图经》载“骨碎补，生江南”。《本草品汇精要》载“道地海州、舒州、戎州、秦州”。民国《犍为县志》载“药材有骨碎补”。《中华道地药材》载“明代以来主要以江苏、安徽、四川、甘肃为其道地产区”。

据上所述，骨碎补是四川省道地药材之一，主产于茂县、汶川、都江堰等地。此外，在广东、贵州及华东地区亦产。

【产地加工】采挖后去除地上部分及泥沙、须毛，炕干或晒干。广东地区多将鲜根茎刨片或蒸熟后刨片晒干，四川、贵州及华东地区则将鲜根茎原条用火燎去鳞毛，然后晒干或炕干。

【质量要求】骨碎补药材以条大、色棕、毛少者为佳。一般不分等级，均为统货。

《中国药典》2020 年版规定，骨碎补药材水分不得过 15.0%，总灰分不得过 8.0%，醇溶性浸出物不得少于 16.0%，含柚皮苷（$C_{27}H_{32}O_{14}$）不得少于 0.50%。

【炮制沿革】骨碎补历代炮制方法有：去毛、去毛炒、火炮、爁、燎去皮、烧存性、蒸焙、蜜拌蒸、蜜拌炒、盐炒、姜制、酒制等。现代炮制方法有去毛、洗切、闷润、砂烫、土烫、单炒、酒炒等。

《中国药典》2020 年版，仅收载生骨碎补和烫骨碎补，《全国规范》和大多省（自治区、直辖市）的炮制规范，多与药典相同。此外，重庆和四川还有酒炙骨碎补、盐炙骨碎补，上海和浙江还有鲜骨碎补，炒骨碎补。

【药性与功效】苦，温。归肝、肾经。具有疗伤止痛，补肾强骨；外用消风祛斑之功。

【炮制与应用】骨碎补常有下列炮制品和临床应用。

1. 骨碎补

1）炮制方法　取原药材，除去非药用部位及杂质，洗净，润透，切厚片，干燥，筛去碎屑。

2）饮片性状 骨碎补为不规则的厚片，周边密被深棕色至暗棕色的小鳞片，柔软如毛，经火燎者呈棕褐色或暗褐色，片面红棕色或淡红棕色，有小黄点呈圆圈状排列，质坚硬，无臭，味淡、微涩。

3）炮制作用 骨碎补生品密被鳞片，不易除净，且质地坚硬而韧，不利于粉碎和煎煮出药效成分，生品多外用。

4）临床应用

（1）斑秃、白癜风：常与斑蝥同用，调涂患处，具有治斑秃的作用（《福建中草药》）。亦可与补骨脂、花椒等，酒浸外搽，具有消风祛斑等作用，用于白癜风等。

（2）固齿止衄：常与煅食盐、生石膏、鲜槐花等同用，磨末擦牙，具有固齿止血的作用。可用于齿衄等症，如固齿擦牙散（《疡医大全》）。

（3）通痹止痛：常与马鞭草、吴茱萸、蒲黄等同用，火上温热后摊于痛处，具有祛风湿、止痹痛的作用。可用于风湿走注疼痛等症，如透骨膏（《奇效良方》）。

（4）金伤跌扑：常与乳香、没药、当归等共同熬膏备用，具有活血止痛的作用。可用于金伤病证，并折骨打扑伤损等症，如定痛乳香散（《普济方》）。

2. 烫骨碎补

1）炮制方法 先将砂置热锅内，用武火至灵活状态时，投入骨碎补，不断炒至鼓起，取出，筛去砂，放凉，撞去毛。

2）饮片性状 表面黄棕色至深棕色，体膨大鼓起，质轻、酥松。

3）炮制作用 经砂炒后，质地松脆，易于除去鳞片，便于调剂和制剂，有利于煎出有效成分，以补肾强骨，续伤止痛为主。

4）临床应用

（1）跌扑闪挫、筋骨折伤：常与醋乳香、醋没药、煅自然铜等同用，具有活血定痛、接骨续筋的作用。可用于跌打损伤骨折，瘀血攻心，发热昏晕，不省人事，如接骨紫金丹（《杂病源流犀烛》）。

（2）肾虚诸证：常与熟地黄、山茱萸、牡丹皮等同用，具有补肾止痛的作用，可用于肾虚腰痛，耳鸣，耳聋，牙痛及久泻等症，如加味地黄汤（《本草汇言》）。亦可与牛膝、肉苁蓉、威灵仙等同用，具有补肝肾、强筋骨的作用。可用于肝肾血虚，筋脉拘挛，骨节疼痛，头面浮肿，腰背强痛，脚膝缓弱，屈伸不利，行履艰难等症，如骨碎补圆（《太平惠民和剂局方》）。

3. 酒骨碎补

1）炮制方法 取烫骨碎补，加白酒拌匀，闷透，用文火炒干（每100 kg骨碎补，用白酒10 kg）。

2）饮片性状　颜色深棕褐色，体膨大，酥松，有酒香气。

3）炮制作用　增强活血疗伤作用。

4）临床应用　跌打扭伤：常与红花、当归尾、制川乌等同用，具有活血散瘀、消肿止痛的作用，可用于跌打扭伤，积瘀肿痛等症，如红花跌打丸（《卫生部药品标准》）。若与补骨脂、酒当归、酒川续断等同用，具有滋补肝肾、强壮筋骨的作用，可用于跌打损伤，内伤脏腑，外伤筋骨，并治遗精，腰膝酸痛，诸虚百损等症，如百损丸（《蒲辅周医疗经验》）。

4. 盐骨碎补

1）炮制方法　取烫骨碎补，加盐水拌匀，闷透，用文火炒干（每 100 kg 骨碎补，用食盐 2 kg）。

2）饮片性状　颜色褐色，体膨大，酥松，味微咸。

3）炮制作用　引药入肾，增强补肾健骨作用。

4）临床应用　牙齿松动：常与熟地黄、枸杞子、川牛膝等同用，具有补肾固齿、活血解毒的作用。可用于肾虚火旺所致的牙齿酸软、咀嚼无力、松动移位、龈肿齿衄等症，如补肾固齿丸（《中国药典》2010 版）。

5. 蜜骨碎补

1）炮制方法　取一定量蜂蜜，与净制后的骨碎补片拌匀，闷润后文火炒干或蒸透，取出，晾凉。

2）饮片性状　微有黏性，有蜜香气。

3）炮制作用　取蜂蜜味甘能补，增强补肝肾的作用。

4）临床应用　不孕不育：常与何首乌、杜仲、锁阳等同用，具有补肾填精的作用。可用于腰膝酸软，肾虚不育等症，如黑豆神方（《身经通考》）。

【处方配给】写骨碎补、猴姜、申姜配烫骨碎补，其余随方配给。

【使用注意】阴虚内热者慎用。

【炮制研究】

1. 工艺研究

目前，多采用正交试验、多因素等方法，以形态、色泽、去毛情况、醇浸出物含量、总黄酮含量、柚皮苷和新北美圣草苷的含量为考察指标，选取加热温度、时间、砂用量 3 个因素优选骨碎补砂烫工艺。

2. 化学成分研究

骨碎补主要含有黄酮类、三萜类、苯丙素类、酚酸、木脂素等化学成分。研究表明，骨碎补经用砂烫、恒温烘烤及微波炮制去毛后可以提高总黄酮及浸出物的含量，且微波法优于其他方法。烫制骨碎补能明显提高二氢黄酮苷溶出率。烫制时温度、时长及原料规格均一性是影响柚皮苷含量的关键因素，随着炮制时间的延长，柚皮苷含量逐渐降低。骨碎补经去毛净制后，可提高总黄酮及柚皮苷含量。经砂烫、酒制、盐制后，并不影响总黄酮及柚皮苷含量，却有利于有效成分的溶出。

3. 药理作用研究

骨碎补具有抗骨质疏松症、骨损伤修复、护牙健齿、免疫功能调节、抗炎作用、抑制重型颅脑损伤细胞凋亡、治疗斑秃和白癜风以及抗癌等药理作用。实验表明骨碎补外用能够抑制毛囊进入退行期，对斑秃模型小鼠具有治疗作用。

【贮藏】置阴凉干燥处，防蛀。

【按语】《本草品汇精要》有骨碎补是四川省道地药材的相关记载。骨碎补生品密被鳞片，不易除净，且质地坚硬而韧，不利于粉碎和煎煮出有效成分，故临床多用其炮制品。经砂烫炮制后，质地松脆，易于除去鳞片，便于调剂和制剂，有利于煎出有效成分，以补肾强骨，续伤止痛为主。骨碎补的古代炮制方法较多，除了去毛、炒制等净制和简单加热方法外，还有酒、盐、蜜、姜等辅料制，但现代已简化为常用生品或（砂）烫制品，目前几乎没有辅料制的品种，值得深入研究。

参考文献

[1] 彭成. 中华道地药材[M]. 北京: 中国中医药出版社, 2011.
[2] 方清茂, 彭文甫, 吴萍, 等. 川产道地药材生产区划研究进展[J]. 中国中药杂志, 2020, 45（04）: 720-731.
[3] 邹珊珊, 张本刚, 孙红梅, 等. 骨碎补药材的资源调查与分析[J]. 中国农学通报, 2010, 27（6）: 374-379
[4] 尹子丽, 谭文红, 冯德强, 等. 骨碎补的本草考证及炮制、药用历史沿革[J]. 中国药房, 2019, 30（12）: 1725-1728.
[5] 崔振雅, 胡静, 窦志英, 等. 砂烫骨碎补炮制工艺的研究[J]. 中南药学, 2019, 17（10）: 1658-1661.
[6] 王雪妮, 张德芹. 骨碎补外用功能主治研究进展[J]. 中国医药导报, 2012（6）: 13-14, 17.

厚　　朴（附：厚朴花）

【药材来源】本品为木兰科植物厚朴 *Magnolia officinalis* Rehd. et Wils. 或凹叶厚朴 *Magnolia officinalis* Rehd. et Wils. var. *biloba* Rehd. et Wils. 的干燥干皮、根皮及枝皮。

【道地性探源】始载于《神农本草经》，列为中品。《本草经集注》和《新修本草》均记载："今出建平、宜都，极厚，肉紫色为好，壳薄而白者不如。"《本草图经》："出交趾，冤句，今京西、陕西、江淮、湖南、蜀川山谷中往往有之，而以梓州、龙州者为上。"《证类本草》引《开宝本草》谓厚朴"出梓州、龙州"。《本草品汇精要》："道地，蜀川、商州、归州、梓州、龙州最佳。"《质问本草》："建平、宜都及洛阳、山陕、河南、川蜀、浙、闽，皆有之。南产者，功胜于北。以厚而紫色者为佳。"清代乾隆《直隶达州志》记载"药材有厚朴"。民国《合江县志》记载"药材有紫朴"。《药物出产辨》："产四川打箭炉为正。"

据上所述，厚朴是四川省道地药材之一，主产于都江堰、平武、青川、彭州、雅安、乐山、广元、巴中等地。此外，重庆、湖北、福建、湖南、江西、广西、甘肃、陕西等地亦产，产重庆、湖北西部者质量亦佳。

【产地加工】4~6月剥取，根皮和枝皮直接阴干；干皮置沸水中微煮后，堆置阴湿处，"发汗"至内表面变紫褐色或棕褐色时，蒸软，取出，卷成筒状，干燥。

【质量要求】厚朴以皮厚、油性足、断面紫棕色、有小亮星、气味浓厚者为佳。商品一般按来源分川朴和温朴，再按取皮部位划分为筒朴、蔸朴、耳朴、根朴等规格。传统多依据按长度、重量、厚薄、色泽、断面划分等级。

（1）川朴（筒朴）：干货，分四等。各等级共同点为："单或双卷筒，两端平齐，表面黄棕色，有细密纵纹，内表面紫棕色，平滑，划之显油痕。断面外侧黄棕色，内表面紫棕色，显油润，纤维少。气香，味苦、辛。"在此基础上，以筒长 40 cm，不超过 43 cm，重 500 g 以上为一等；筒长 40 cm，不超过 43 cm，重 200 g 以上为二等；筒长 40 cm，重不少于 100 g 为三等；凡不符合以上等级及其碎片、枝朴，不分长短大小为四等。

（2）温朴（筒朴）：干货，分四等。各等级共同点为："半筒状或双卷筒状，两端平齐。表面灰棕色或灰褐色，有纵皱纹。内表面深紫色或紫棕色，平滑，质坚硬，断面外侧灰褐色，内侧紫棕色，颗粒状。气香，味苦辛。"在此基础上，以筒长 40 cm，重 800 g 以上为一等；筒长 40 cm，重 500 g 以上为二等；筒长 40 cm，重 200 g 以上为三等；凡不符合以上等级及其碎片、枝朴，不分长短大小为四等。

（3）蔸朴：干货，分三等。各等级共同点为："为靠近根部的干皮和根皮，呈靴筒形。大小不一。表面粗糙，灰棕色或灰褐色，内表面深紫色，下端喇叭状，纤维性不明显。气香，味苦辛。"在此基础上，以块长 70 cm 以上，重 2 kg 以上为一等；块长 70 cm 以上，重 2 kg 以下为二等；块长 70 cm，重 500 g 以上为三等。

（4）根朴：干货，分二等。各等级共同点为："呈长条卷筒形，表面土黄色或灰褐色，内表面深紫色。质韧，断面油润。气香，味苦辛。"在此基础上，以条长 70 cm，重 400 g 以上为一等；长短不分，单条重 400 g 以下为二等。

（5）耳朴：为靠近根部的干皮，一般不分等级，均为统货。呈块片状或耳状半筒形，大小不一。表面灰棕色或灰褐色，内表面淡紫色，断面紫棕色，油润，纤维少。气香，味苦辛。

《中国药典》2020 年版规定，厚朴药材水分不得过 15.0%，总灰分不得过 7.0%，酸不溶性灰分不得过 3.0%。含厚朴酚（$C_{18}H_{18}O_2$）与和厚朴酚（$C_{18}H_{18}O_2$）的总量不得少于 2.0%。

【炮制沿革】厚朴炮制始载于《雷公炮炙论》的酥炙和姜炙。历代炮制方法主要有：去皮炙、酥炙、姜炙、姜汁炙、姜煮、生姜枣制、姜焙、姜罨、酒制、盐制、姜蜜制、糯米粥制、姜汁浸后入醋淬、醋炒等。虽文献记载的厚朴炮制品有十余种之多，而临床以姜制厚朴应用最为广泛，且一直沿用至今。

《中国药典》2020 年版，《全国规范》和大多省（自治区、直辖市）的炮制规范目前仅收载厚朴、姜厚朴。

【药性与功效】苦、辛，温。归脾、胃、肺、大肠经。具燥湿消痰，下气除满之功。

【炮制与应用】厚朴常有下列炮制品和临床应用。

1. 厚朴

1）炮制方法　刮去粗皮，洗净，润透，切丝，干燥。

2）饮片性状　本品呈弯曲的丝条状或单、双卷筒状。外表面灰褐色，有时可见椭圆形皮孔或纵皱纹。内表面紫棕色或深紫褐色，较平滑，具细密纵纹，划之显油痕。切面颗粒性，有油性，有的可见小亮星。气香，味辛辣、微苦。

3）炮制作用　洁净药物，便于调剂与制剂。古籍有生用记载，但生用药力较为峻烈，其味辛辣，对咽喉有刺激性，故现代内服一般不生用。

4）临床应用　咳逆气喘：常与杏仁、桂枝、生姜等同用，具有下气散满的作用，可用于风寒客肺，恶风而喘等症，如桂枝加厚朴杏仁汤（《伤寒论》）。若与麻黄、杏仁、细辛等同用，具有化饮平喘、清热除烦的作用。可用于寒饮化热，上气咳喘，喉中痰声辘辘，胸闷烦躁等症，如厚朴麻黄汤（《金匮要略》）。

2. 姜厚朴

1）炮制方法　取厚朴丝，加姜汁拌匀，闷润至姜汁被吸尽，用文火炒干；或取定量生姜切片，加水煎汤，另取刮净粗皮的厚朴，捆成捆，置姜汤中，用文火加热共煮至姜汤吸尽，取出，切丝，干燥（每 100 kg 净厚朴或厚朴丝，用生姜 10 kg）。

2）饮片性状　表面灰褐色，偶见焦斑。略有姜辣气。

3）炮制作用　姜制后可消除对咽喉的刺激性，并能增强宽中和胃的功效。

4）临床应用

（1）湿阻中焦：常与苍术、陈皮、炙甘草等同用，具有燥湿运脾、行气和胃的作用。可用于湿困脾胃，脘腹胀满，不思饮食，口淡无味，呕吐恶心，嗳气吞酸等症，如平胃散（《太平惠民和剂局方》）。

（2）胃肠积滞胀满：常与大黄、枳实、甘草等同用，具有解肌发表、行气除满的作用，可用于外感表证未罢，里实已成，腹满，大便不通，发热等症，如厚朴七物汤（《金匮要略》）。亦可与大黄、芒硝、枳实等同用，具有泻热通便、行气导滞的作用，可用于阳明里热，大便五六日不通，日晡潮热谵语，烦燥发渴等症，如大承气汤（《奇效良方》）。

（3）痰饮喘咳：常与紫苏子、陈皮、法半夏等同用，具有降气平喘、祛痰止咳的作用，可用于上实下虚，痰涎壅盛，喘咳短气，胸膈满闷等症，如苏子降气汤（《太平惠民和剂局方》）。亦可与桂枝、杏仁、生姜等同用，具解肌发表、降气平喘之功，可用于宿有喘病，又感风寒而见桂枝汤证者，或风寒表证误用下剂后，表证未解而微喘者，如桂枝加厚朴杏子汤（《伤寒论》）。

（4）梅核气：常与法半夏、紫苏叶、茯苓等同用，具燥湿消痰、下气宽中的作用。可用于梅核气，其痰黏咽，吞之不下，吐之不吐，咽痒干咳等症，如法半夏厚朴汤（《金匮要略》）

【处方配给】写生厚朴配生品，写厚朴、姜厚朴配姜厚朴，其余随方配给。

【使用注意】本品辛苦温燥，易耗气伤津，故气虚津亏者及孕妇当慎用。

【炮制研究】

1. 工艺研究

现代对厚朴的炮制工艺研究，多数是以厚朴酚与（或）和厚朴酚为指标，有的以水醇浸出物、抗溃疡作用为指标，对不同的制法、辅料和工艺参数进行考察。

2. 化学成分研究

厚朴主要含厚朴酚、和厚朴酚、四氢厚朴酚、异厚朴酚、厚朴碱、β-桉叶醇等。在药材炮制为净厚朴、姜厚朴的过程中，酚类成分含量略有升高，生物碱类成分含量显著下降，苷类成分含量呈递减的趋势，其中木兰苷 B 含量显著下降，而木兰苷 A 和紫丁香酚苷的含量无显著变化，β-桉叶醇含量无显著变化。"发汗"能使厚朴酚与和厚朴酚含量大幅度增加，并且树龄越长，"发汗"后两者含量增加越多。厚朴粗皮中基本不含厚朴酚与和厚朴酚，净制中要求除去粗皮是合理的。辅料干姜和生姜制厚朴的挥发油在成分种类和含量上有一定区别。

3. 药理作用研究

姜汁制厚朴可抑制大鼠胃黏膜损伤，以生姜榨汁效果最理想。清炒品没有抗胃溃疡作用，而姜炙品有显著的抗胃溃疡作用，因此认为厚朴以姜炙品入药为佳。姜炙品水煎液对小鼠胃排空机能的促进作用强于生品水煎液，小肠推进作用弱于净厚朴，抗盐酸性溃疡作用强于净厚朴。生厚朴具有一定刺激性，姜制后可缓和其刺激性作用，樟帮特色姜制法比药典姜制法能更好降低生厚朴刺激性作用。

【贮藏】置通风干燥处。

【按语】《本草图经》已有厚朴为四川省道地药材的相关记载，"南江厚朴""都江堰厚朴"和"平武厚朴"获批"中华人民共和国地理标志"，都江堰市虹口乡、绵阳市平武县亦被中国经济林协会命名为"中国厚朴之乡"。厚朴炮制始载于《雷公炮炙论》的酥炙和姜炙，因为生用药力较为峻烈，其味辛辣，对咽喉有刺激性。现代常用姜制厚朴，姜制后可消除对咽喉的刺激性，并能增强宽中和胃的功效。现代对厚朴的刺激性成分研究表明，厚朴刺人喉舌的副作用不是挥发油所致，而是挥发油以外的其他成分。另外，古方用厚朴除了生品和姜制品外，还有用炙厚朴的，如汉代《伤寒论》就有不少经方用了炙厚朴，当时的"炙法"是一种直火加热法，类似于现代的烘烤或炒法，而目前使用和研究均很少。《中国药典》2020年版规定还需"发汗"，综上，对姜制厚朴可降低其刺激性的机理尚需进一步研究。

参考文献

[1] 黄璐琦, 郭兰萍, 詹志来. 道地药材标准汇编[M]. 北京: 北京科学技术出版社, 2020.

[2] 方清茂, 彭文甫, 吴萍, 等. 川产道地药材生产区划研究进展[J]. 中国中药杂志, 2020, 45 (4): 720–731.

[3] 石磊, 张承程, 郭兰萍等. 关于厚朴药材商品规格等级标准的研究[J]. 中国中药杂志, 2015, 40 (3): 450–454.

[4] 张权, 荆文光, 程显隆, 等. 基于9种成分测定的厚朴炮制过程质量传递规律研究[J]. 中草药, 2020, 51 (3): 647–652.

[5] 钟凌云, 兰智慧, 祝婧, 等. 姜制前后厚朴毒性及刺激性作用研究[J]. 中成药, 2013, 35 (8): 1782–1785.

[6] 钟凌云, 张淑洁, 龚千锋, 等. 不同辅料姜炮制厚朴对其挥发性成分比较研究 [C]. 2014年全国中药炮制学术年会暨中药饮片创新发展论坛及协同创新联盟会议论文集, 2014: 22–33.

[7] 李凤, 练志辉, 张浩怡, 等. 厚朴不同炮制品中挥发性成分比较[J]. 西部中医药, 2020, 33 (7): 33–38.

附：厚朴花

【药材来源】本品为木兰科植物厚朴 *Magnolia officinalis* Rehd. et Wils. 或凹叶厚朴 *Magnolia officinalis* Rehd. et Wils. var. *biloba* Rehd. et Wils. 的干燥花蕾。

【产地加工】春季花未开放时采摘，稍蒸后，晒干或低温干燥。

【质量要求】厚朴花以完整、色棕红、香气浓郁者为佳。一般不分等级，均为统货。

《中国药典》2020年版规定，厚朴花药材水分不得过10.0%，总灰分不得过7.0%，含厚朴酚（$C_{18}H_{18}O_2$）与和厚朴酚（$C_{18}H_{18}O_2$）的总量不得少于0.20%。

【药性与功效】苦，微温。归脾、胃经。具有芳香化湿，理气宽中之功。

【炮制与应用】厚朴花临床以生用为主，其炮制方法与临床应用如下。

1）炮制方法　取原药材，除去杂质及长梗。

2）饮片性状　本品呈长圆锥形，长 4~7 cm ，基部直径 1.5~2.5 cm。红棕色至棕褐色。花被多为 12 片，肉质，外层的呈长方倒卵形，内层的呈匙形。雄蕊多数，花药条形，淡黄棕色，花丝宽而短。心皮多数，分离，螺旋状排列于圆锥形的花托上。花梗长 0.5~2 cm，密被灰黄色绒毛，偶无毛。质脆，易破碎。气香，味淡。

3）炮制作用　洁净药物。

4）临床应用

（1）湿阻气滞：常与绿萼梅、玫瑰花、佛手花等同用，具有理气开郁、降逆化痰的作用。可用于七情郁结，气滞痰凝等症，如四花解郁汤（戴祖铭方）。

（2）胸脘痞胀：常与醋龙胆草、香附、姜厚朴等同用，具有舒气开郁、健胃消食的作用。可用于两胁胀满，胸中烦闷，呕吐恶心，气逆不顺，倒饱嘈杂，消化不良，大便燥结等症，如舒肝调气丸（《卫生部药品标准》）。

亦可单用水煎服，治梅核气（《浙江药用植物志》）。

【处方配给】写厚朴花、川朴花配厚朴花。

【使用注意】阴虚液燥者忌服。

姜　黄

【药材来源】本品为姜科植物姜黄 *Curcuma longa* L. 的干燥根茎。

【道地性探源】始载于《新修本草》，产地记载为："生蜀地及西戎"。《本草图经》："今江、广、蜀川多有之。"《本草蒙筌》："亦产蜀川。"《本草乘雅半偈》："【核】曰：出西番，及海南，今江广，川蜀亦有。"《本草备要》："出川广。"《本草求真》："蜀川产者色黄质嫩。"清代雍正《叙州府志》记载"药材有姜黄"。清代《崇庆州志物产》载："川东三江场一带种植很多"。《药物出产辨》："产四川为正地道。"

据上所述，姜黄是四川省道地药材之一，主产于乐山犍为、沐川、井研、宜宾等川南一带，以及双流、崇州等金马河和羊马河流域。此外，广东、广西、福建、湖北、陕西、台湾、云南等地亦产，但以川产者质最优。

【产地加工】秋冬两季采收，以冬至前后采收质量较好。挖出根茎后，洗净泥土，煮或蒸至透心，晒至八九成干，置竹笼或撞筐内撞去外皮及毛须，晒干即成。

【质量要求】姜黄以圆柱形、外皮有皱纹、断面棕黄色、质坚实者为佳。根据不同产地，将姜黄药材分为"川姜黄"和"其他产区姜黄"。一般不分等级，均为统货；川姜黄依据母姜重量占比分为选货和统货。

《中国药典》2020 年版规定，姜黄药材水分不得过 16.0%，总灰分不得过 7.0%，醇溶性浸出物不得少于 12.0%，含挥发油不得少于 7.0%（ml/g），含姜黄素（$C_{21}H_{20}O_6$）不得少于 1.0%。

【炮制沿革】姜黄历代炮制方法有：洗、洗去泥土；剉；米泔水浸、湿纸裹煨、焙、炮、炒、炒干、酒炒、醋炒等。

《中国药典》2020 年版，《全国规范》和大多省（自治区、直辖市）的炮制规范收载生姜黄。福建有炒姜黄；甘肃有酒姜黄。

【药性与功效】辛、苦，温。归脾、肝经。具有破血行气，通经止痛之功。

【炮制与应用】姜黄临床以生用为主，其炮制方法与临床应用如下。

1）炮制方法　取原药材，除去杂质，略泡，洗净，润透，切厚片，干燥。

2）饮片性状　本品为不规则或类圆形的厚片。外表皮深黄色，有时可见环节。切面棕黄色至金黄色，角质样，内皮层环纹明显，维管束呈点状散在。气香特异，味苦、辛。

3）炮制作用　切制便于调剂与制剂。

4）临床应用

（1）血瘀气滞诸痛：常与当归、木香、乌药等同用，具有活血行气、散寒止痛的作用，可用于气血瘀阻心胸，心痛不可忍等症，如姜黄散（《圣济总录》）。若与当归、川芎、桃仁等同用，具有通经化瘀、行血止痛的作用，可用于产后恶露不尽，瘀血凝滞，癥瘕胀满，赶前错后，经闭不通等症，如妇科散瘀丸（《全国中药成药处方集》）。

（2）跌打损伤：常与制乳香、制没药、苏木等同用，具有散瘀活血、消肿止痛的作用。可用于跌打损伤，闪腰岔气，伤筋动骨，铁木打伤，青紫红肿，疼痛不止等症，如跌打丸（《全国中药成药处方集》）。

（3）风湿肩臂疼痛：常与细辛、防风、当归等同用，具有祛风除痹的作用。可用于血气不足，手足拘挛，风痹，气痹等，如三痹汤（《妇人良方》）。

【处方配给】写姜黄配姜黄，其余随方配给。

【使用注意】血虚无气滞血瘀者慎用；孕妇忌用。

【炮制研究】

1. 工艺研究

正交试验优选出的姜黄饮片最佳切制工艺为闷润 8 小时，厚度 2 mm，35℃烘 7 小时。

2. 化学成分研究

姜黄切制后浸出物的含量变化不大，姜黄素和挥发油的含量明显降低，重金属及有害元素变化不显著，姜黄指纹图谱共标出指纹峰 11 个，姜黄片则标示出 7 个。姜黄不同炮制品姜黄素的含量为：原药材＞微炒品＞生品＞酒制品＞醋制品；挥发油含量为：原药材＞生品＞酒制品＞微炒品＞醋制品。

3. 药理作用研究

姜黄药理作用广泛，姜黄及其生物活性成分尤其是姜黄素抑制血小板聚集、降低血浆黏度和全血黏度；能抗炎、抗氧化、降血脂、降压；保护胃黏膜，保护肝细胞，并有神经保护作用。但姜黄素不溶于水，体内吸收差，易代谢。姜黄粉及提取物有抗早孕、抗肿瘤作用。

【贮藏】置阴凉干燥处。

【按语】姜黄早在《新修本草》中即明确产地为"蜀地及西戎"，是四川传统道地药材。现代研究表明，产四川盆地西南部的姜黄的姜黄素和挥发油含量均最高。虽然姜黄历代炮制方法众多，酒、醋、米泔水等均包含在内，但传承至今的仅以生品为主，取其破血行气，通经止痛之功。《本草述钩元》载其"不宜见火，盖辛胜是其功用，见火则辛去矣"。因此，酒可活血祛瘀通络，醋可理气散瘀止痛，亦是其炮制历史传承，应加强研究。

参考文献

[1] 黄璐琦, 郭兰萍, 詹志来. 道地药材标准汇编[M]. 北京: 北京科学技术出版社, 2020.
[2] 方清茂, 彭文甫, 吴萍, 等. 川产道地药材生产区划研究进展[J]. 中国中药杂志, 2020, 45（4）: 720–731.
[3] 中华中医药学会. 团体标准: T/CACM 1021.62—2018, 中药材商品规格等级 姜黄[S]. 北京: 中华中医药学会, 2018.
[4] 杨海玲, 覃葆, 徐信, 等. 姜黄炮制的历史沿革研究[J]. 广西中医学院学报, 2012, 15（1）: 59–60.
[5] 李敏, 唐艳萍, 于素玲, 等. 姜黄炮制前后质量变化的比较研究[J]. 时珍国医国药, 2011, 22（6）: 1458–1459.
[6] 杨海玲, 宋永龙, 覃葆, 等. 姜黄炮制前后姜黄素、挥发油含量比较研究[J]. 中国实验方剂学杂志, 2012, 18（17）: 108–111.

栀 子

【药材来源】本品为茜草科植物栀子 *Gardenia jasminoides* Ellis 的干燥成熟果实。

【道地性探源】始载于《神农本草经》，列为中品。《本草图经》："今南方及西蜀州郡皆有之。"《本草纲目》："蜀中有红栀子。"《纳溪县志》："明清时期，纳溪境内，每到四五月栀子花香飘十里。年末，农民就上山采摘黄栀子。民国初期，开始种植。民国十年（1921年），栽培面积达 4 700 公顷。"《新编中药志》中记载栀子主产于湖南、江西、福建、浙江、四川、湖北等省。

据上所述，栀子是四川省道地药材之一，主产于宜宾、泸州、内江、雅安等地。此外，江西、湖南、福建、湖北、浙江、安徽、河南、贵州、重庆、广东、广西等全国大部分地区亦有栽培，以江西、湖南栽培最多，产量大、质量亦佳。

【产地加工】9~11月当果皮由青转红呈红黄色（果实成熟）时选晴天采收。采果用手摘，勿折枝，分批将大、小果一律采尽，不要摘大留小。采收后除去果梗及杂质，经沸水焯后，干燥；或将果实放入蒸笼中，蒸至上汽，取出，干燥。生果直接晒干，俗称"生晒栀"；用火焙干，俗称"焙栀"；果实经过闷、压、蒸、发后，晒干，习称"黑山栀"。

【质量要求】栀子以皮薄、完整、饱满、色红黄者为佳。依据青黄个重量占比和果梗重量占比划分等级。

栀子：干货，分二等。各等级共同点为："呈长卵圆形或椭圆形，长1.5~3.5 cm，直径1~1.5 cm，具有纵棱，顶端有宿存萼片，基部稍尖，有残留果梗。皮薄脆革质，略有光泽。内表面色较浅，有光泽，具隆起的假隔膜。气微，味微酸而苦。颜色均匀，无焦黑个。"在此基础上，以饱满，表面呈红色、棕红色、橙红色、橙色、红黄色，种子团与果壳空隙较小，种子团紧密充实，呈深红色、紫红色、淡红色、棕黄色，青黄个重量占比≤5%，果梗重量占比≤1%为一等；瘦小，表面呈深褐色、褐色、棕黄色、棕色、淡棕色、枯黄色，种子团与果壳空隙较大，种子团稀疏，呈棕红色、红黄色、暗棕色、棕褐色，青黄个重量占比≤10%，果梗重量占比≤2%为二等。

《中国药典》2020年版规定，栀子药材水分不得过8.5%，总灰分不得过6.0%，重金属及有害元素测定，铅不得过5 mg/kg，镉不得过1 mg/kg，砷不得过2 mg/kg；汞不得过0.2 mg/kg，铜不得过20 mg/kg，含栀子苷（$C_{17}H_{24}O_{10}$）不得少于1.8%。

【炮制沿革】栀子炮制方法始于《肘后方》中提到炒炭、烧末。栀子历代炮制方法有：炒炭、烧末、甘草水制、炙酥拌微炒、炒香、塘灰火煨、姜汁炒焦黄、蒸法、火煨、炒焦黑、烧灰存性微炒、煮制、纸裹煨、酒浸、童便炒、蜜制、盐水炒黑、炒焦、酒洗、酒炒、姜汁炒黑、乌药拌炒、蒲黄炒、炒黑等。

《中国药典》2020年版，收载有生栀子、炒栀子和焦栀子。《全国规范》和大多省（自治区、直辖市）的炮制规范还收载有栀子炭。此外，重庆、河南和天津有姜栀子；北京、河南和云南有栀子皮和栀子仁；河南亦有酒栀子。

【药性与功效】苦，寒。归心、肺、三焦经。具有泻火除烦，清热利湿，凉血解毒的作用；外用具有消肿止痛之功。

【炮制与应用】栀子常有下列炮制品和临床应用。

1. 栀子

1）炮制方法　取原药材，除去杂质，碾碎。

2）饮片性状 本品呈不规则的碎块。果皮表面红黄色或棕红色，有的可见翅状纵横。种子多数，扁卵圆形，深红色或红黄色。气微，味微酸而苦。

3）炮制作用 洁净药材，碾碎便于有效成分煎出。生品长于泻火利湿，凉血解毒。但栀子苦寒之性较强，易伤中气，且对胃有一定刺激性，脾胃虚弱者易致恶心。

4）临床应用

（1）热毒炽盛：常与黄连、黄芩、黄柏等同用，具有泻火解毒的作用。可用于热病火毒炽盛，三焦俱热而见高热烦躁、神昏谵语等症，如黄连解毒汤（《外台秘要》）。

（2）湿热黄疸：常与茵陈、大黄同用，具有利胆退黄的作用。可用于湿热内阻，目赤身黄，小便短赤等症，如茵陈蒿汤（《伤寒论》）。

（3）淋证涩痛：常与炒车前子、木通、滑石等同用，具有清热泻火、利水通淋的作用。可用于湿热下注之热淋涩痛或血淋等症，如栀子仁散（《证治准绳》）。

（4）目赤肿痛、火毒疮疡：常与金银花、大黄、黄连等同用，具有清热泻火、凉血解毒的作用。可用于三焦热盛所致之火毒疮疡、目赤肿痛等症，如栀子金花丸（《中国药典》2020 年版）。

（5）扭挫伤痛：可单用本品研粉以黄酒调糊外敷，具有消肿止痛的作用，治跌打损伤扭挫之肿痛。

2. 炒栀子

1）炮制方法 取净栀子，或碾碎，用文火炒至黄褐色，取出晾凉。

2）饮片性状 表面黄褐色，偶见略鼓起细小点状焦斑，种子团棕黄色。

3）炮制作用 炒后可缓和苦寒之性，以免损伤脾胃。炒栀子与焦栀子功用相似，炒栀子苦寒之性强于焦栀子，辨证施治时，一般热偏重者用炒栀子。

4）临床应用

（1）热郁心烦：常与淡豆豉同用，具有清热除烦的作用。可用于外感热病，发热烦闷等症，如栀子豉汤，虽《伤寒论》用生栀子，但因生品服后易致恶心呕吐，故多炒用。

（2）烦躁不宁：常与麦冬、酒洗生地黄、炒酸枣仁等同用，具有养血滋阴、清火宁神的作用。可用于血虚有火，心慌心悸，烦躁不宁等症，如养血清火汤（《万病回春》）。

（3）肝热目赤：常与龙胆、柴胡、泽泻等同用，具有清肝胆、利湿热的作用。可用于肝胆湿热，头晕目赤，耳鸣耳聋，耳肿疼痛，胁痛口苦，尿赤涩痛，湿热带下等症，如龙胆泻肝丸（《中国药典》2020 年版）。

3. 焦栀子

1）炮制方法 取净栀子，或碾碎，用中火炒至表面焦褐色或焦黑色，果皮内表面和种子表面为黄棕色或棕褐色，取出，放凉。

2）饮片性状　表面焦褐色或焦黑色。果皮内表面棕色，种子表面为黄棕色或棕褐色。

3）炮制作用　缓和苦寒之性，功用与炒栀子相似，但苦寒之性弱于炒栀子；并能清血分郁热，亦可清虚热。

4）临床应用

（1）肝郁发热：常与牡丹皮、酒柴胡、酒白芍等同用，具有舒肝解郁、清热调经的作用。可用于肝郁化火，胸胁胀痛，烦闷急躁，颊赤口干，食欲不振或有潮热，以及妇女月经先期，经行不畅等症，如丹栀逍遥丸（《卫生部药品标准》）。

（2）血热出血：与地榆、槐角、黄芩等同用，具有清热燥湿、清肠止血的作用，可用于湿热蕴结之痔漏肿痛出血，如槐角地榆汤（《外科大成》）。亦可与黄连、蛤粉炒阿胶、竹叶同用，用于温邪咯血、鼻衄，如黄连阿胶栀子汤（《医方简义》）。在四川，焦栀子和栀子炭没有严格区别，在辨证施治的基础上，血热较明显者可用焦栀子，出血明显者可用栀子炭。

4. 栀子炭

1）炮制方法　取净栀子碎块，用武火炒至黑褐色，喷淋少许清水熄灭火星，取出晾干。

2）饮片性状　表面呈黑褐色或焦黑色。

3）炮制作用　栀子炒炭后善于清热止血。

4）临床应用　出血证：常与大黄炭、丹皮炭、侧柏炭等同用，具有凉血止血的作用，可用于血热妄行之吐血、衄血、咯血等上部出血证，如十灰散（《十药神书》）。若与槐花炭、陈棕炭、仙鹤草等同用，具有清热止血的作用，可用于咳嗽吐血，便血，血崩等症，如奉贤丸（《全国中药成药处方集》）。

5. 姜栀子

1）炮制方法　取栀子碎块，加姜汁拌匀，用文火炒干，取出放凉，即得（每100 kg 栀子块，用生姜 12 kg）。

2）饮片性状　表面金黄色，具姜辣味。

3）炮制作用　缓和寒性，增强止呕除烦的作用。

4）临床应用　胃热呕吐：常与陈皮、半夏、姜黄连等同用，具有清胃化痰的作用，可用于胃中有伏火，膈上有稠痰，胃口作痛，烦闷恶心，呕吐清水，或泛酸水等症，如清郁汤（《古今医鉴》）。亦可与茵陈、焦山楂、郁金等同用，具有清热利湿、解郁止痛的作用，可用于肝胆湿热所致的黄疸，胁痛，腹胀，发热，恶心呕吐等症，如小儿肝炎颗粒（《中国药典》2020年版）。

6. 酒栀子

1）炮制方法 取栀子碎块，加黄酒拌匀，闷透，用文火炒干，取出放凉，即得（每 100 kg 栀子块，用黄酒 10~20 kg）。

2）饮片性状 表面金黄色，具酒香气。

3）炮制作用 酒炙后可缓和寒性，并引药上行，善清上焦之热。

4）临床应用 目赤肿痛：常与酒大黄、黄芩、菊花等同用，具有清热化瘀的作用。可用于眼壅肿，瘀血凝滞不散，攻冲生翳等症，如大黄当归散（《银海精微》）。

7. 栀子皮

1）炮制方法 取净栀子，横切，去仁，取壳。

2）饮片性状 为大小不一的果皮。表面红黄色或棕红色，具 6 条翅状纵棱，棱间常有 1 条明显的纵皱纹，并有分枝。果皮薄而脆，略有光泽；肉表面色较浅，有光泽，具 2~3 条隆起的假隔膜。气微，微味酸而苦。

3）炮制作用 分离药用部位，栀子皮善去肌表之热。

4）临床应用 秋感温燥：常与桑枝、杏仁、北沙参等同用，具有清宣燥热、润肺止咳的作用，可用于秋感温燥，灼伤肺津，身不甚热，干咳无痰，咽干口渴等症，如桑杏汤（《温病条辨》）。亦可与连翘、蝉衣、玄参等同用，具有辛散风热、降火解毒的作用，可用于秋瘟证，燥夹伏热化火，咳嗽，耳鸣目赤，龈肿咽痛等症，如新加翘荷汤（《秋瘟证治要略》）。

8. 栀子仁

1）炮制方法 取净栀子，横切，去壳，取仁。

2）饮片性状 为扁卵圆形的种子，深红色或红黄色，表面密具细小疣状突起。气微，味微酸而苦。

3）炮制作用 分离药用部位，栀子仁善清里热。

4）临床应用

（1）热病心烦：常与木通、车前子、大黄等同用，具有清热泻火、利水通淋的作用，可用于大人、小儿心经邪热，一切蕴毒，咽干口燥，大渴引饮，口舌生疮，咽喉肿痛以及小便赤涩、癃闭不通，热淋、血淋等症，如八正散（《太平惠民和剂局方》）。亦可与大黄、黄芩、黄连等同用，具有清热泻火的作用，可用于五石发动，体热心烦，大小便难等症，如大黄散（《太平圣惠方》）。

（2）湿热黄疸：常与黄连、茵陈、炒大黄等同用，具有清热利湿退黄的作用，可用于黄疸，遍身面目皆黄，如黄连汤（《圣济总录》）。亦可与茯苓、茵陈、黄连等同用，具有清热燥湿、疏肝利胆的作用，可用于谷疸，心下痞满，身目俱黄，心神烦乱，小便赤黑等症，如茯苓栀子茵陈汤（《卫生宝鉴》）。

【处方配给】写生栀子配生品，写栀子、炒栀子配炒栀子，其余随方配给。

【使用注意】本品苦寒性滑，脾伤滑肠，胃虚便溏者忌用。

【炮制研究】

1. 工艺研究

目前，多采用单因素、正交试验、热分析技术、响应面法等方法对炒制时间、温度等因素进行优选，确定栀子炒黄、栀子炭以及姜栀子的最佳工艺。另外，还有研究对建昌帮法焦栀子的炮制工艺进行了优选，以及采用烘制法及微波技术制备焦栀子方法。

2. 化学成分研究

栀子含有大量的环烯醚萜类化合物，温度和炒制时间等因素会对其含量造成影响，一般环烯醚萜苷类成分的含量：生品＞炒品；二萜色素类成分同样受到高温破坏分解的影响，其总量：生品＞炮制品，但具体的4种主要藏红花素类成分（藏红花素–1、藏红花素–2、藏红花素–3和藏红花酸），在不同炮制品中呈现不同的变化规律；栀子苷含量：生栀子≈清炒栀子≈姜炙栀子＞焦栀子＞栀子炭；绿原酸含量：生栀子＞炒栀子＞焦栀子；熊果酸的含量变化，生栀子＞炒栀子＞焦栀子；多糖：生栀子＞栀子炭；鞣质：栀子炭＞焦栀子＞生栀子。

3. 药理作用研究

解热作用：生栀子＞清炒栀子＞焦栀子；镇静作用：栀子炭＞焦栀子＞炒栀子＞姜栀子≈生栀子；水煎液止血作用：焦栀子＞姜栀子＞炒栀子＞栀子炭＞生栀子；调节胃机能：栀子生品水煎液对小鼠胃总酸分泌和胃蛋白酶活性均有明显抑制作用，经炒炭炮制后抑制作用减弱或消失；保肝作用：栀子生品醇提取液对急性肝损伤有显著保护作用，炒栀子、焦栀子、姜栀子均有较好的护肝作用，但以生栀子护肝作用最强，栀子炭无作用；抗炎作用：生栀子抗炎作用最强，可明显抑制巴豆油所致小鼠耳壳炎症和降低醋酸所致小鼠腹腔毛细血管通透性增加，经不同方法炮制后栀子抗炎作用明显减弱；另外，栀子炭止血效果优于生栀子，且能够缓解血热出血大鼠肺损伤的症状。

【贮藏】置通风干燥处。

【按语】早在《本草图经》就有四川产栀子的记载，现栽培栀子也主要在江西、湖南、四川等地。栀子古代炮制方法有炒、炒炭、姜制、酒制等20余种炮制方法，目前主要以炒、姜制、酒制等方法为主，并有部分地区保留皮、仁分用的传统。《本草备要》云"生用泻火，炒黑止血，姜汁炒止烦呕，内热用仁，表热用皮"，现代研究也表明栀子不同药用部位、不同炮制品在化学成分及药效有差异，但机制研究还处在初级阶段，以化学成分研究为主，药理药效实验较少，研究的广度和深度宜进一步加强。

参考文献

[1] 中华中医药学会. 团体标准: T/CACM 1021.29—2018, 中药材商品规格等级　栀子[S]. 北京: 中华中医药学会, 2018.

[2] 黄弦, 罗光明, 左月明, 等. 正交试验法优选炒栀子的炮制工艺[J]. 中国实验方剂学杂志, 2013, 19 (3): 12-15.

[3] 吕辰子, 张晓燕, 苏晓娟, 等. 基于热分析技术及综合评价的栀子炭炮制工艺研究[J]. 中草药, 2019, 50 (21): 5253-5259.

[4] 彭红, 付建武, 黄丽芸. 建昌帮法焦栀子炮制工艺研究[J]. 中华中医药学刊, 2010, 28 (5): 940-941.

[5] 唐永红, 陈锡琨. 微波炮制焦栀子的正交试验研究[J]. 广西中医学院学报, 2006, 9 (3): 79-80.

[6] 李雨田, 肖永庆, 张村, 等. 姜栀子炮制工艺的实验研究[J]. 中国实验方剂学杂志, 2011, 17 (23): 40-42.

[7] 张学兰, 孙秀梅, 牛序莉, 等. 炮制对栀子部分成分及解热作用的影响[J]. 中药材, 1995 (3): 136-139.

[8] 张学兰, 孙秀梅, 曲福生. 炮制对栀子部分药效的影响[J]. 中药材, 1994 (4): 24-26.

[9] 张学兰, 孙秀梅, 刘玉荣. 栀子不同炮制品护肝作用比较研究[J]. 中成药, 1996, 18 (2): 18-19.

[10] 潘玲玲, 刘婧, 黄潇, 等. 栀子炭的凉血止血作用及其炮制机制分析[J]. 中国实验方剂学杂志, 2017, 23 (23): 1-6.

[11] 彭成. 中华道地药材[M]. 北京: 中国中医药出版社, 2011.

[12] 叶定江, 原思通. 中药炮制学辞典[M]. 上海: 上海科学技术出版社, 2005.

枳　壳（附：枳实）

【药材来源】本品为芸香科植物酸橙 *Citrus aurantium* L. 及其栽培变种的干燥未成熟果实。栽培变种主要有黄皮酸橙 *Citrus aurantium* 'Huangpi'、代代花 *Citrus aurantium* Daidai、朱栾 *Citrus aurantium* 'Chuluan'、塘橙 *Citrus Citrus aurantium* ' Tangcheng '。

【道地性探源】枳壳、枳实乃一类二物，上古不分，枳壳之名始见于《药性论》；枳实始载于东汉《神农本草经》，无枳壳，记"枳实，生河内川泽"。清代乾隆《直隶达州志》记载"药材有枳壳"。清代嘉庆《金堂县志》记载"药材有枳实"。《药物出产辨》："枳壳，产四川为最，江西次之，福州又次之。日本亦有产，但质味不佳。"《中药材手册》："四川产者皮细，青绿色，品质较佳，俗称'川枳壳'，产江西者皮略粗，黑绿色俗称'江枳壳'。"《新编中药志》（2002 年）收载枳壳，酸橙枳壳主产于江西新干，四川江津、綦江，湖南沅江，浙江衢县、常山，兰溪等地。《中国道地药材》："四川万县的川枳壳亦享盛誉。"《常用中药材品种整理和质量研究》（南方协作组第四册）："四川产者称'川枳壳'，江西产者称江枳壳，湖南产者称湘枳壳。"

据上所述，枳壳、枳实是四川省道地药材之一，主产于泸州、广安、遂宁、南充、绵阳、资阳、内江、广元、巴中、宜宾、达州等地。此外，重庆、江西、湖南、湖北、浙江、江苏、广东等地亦产。以川枳壳（四川、重庆）、江枳壳（江西）质量最佳。

【产地加工】于大暑前（7 月下旬至 8 月上旬）早晨采摘未成熟或近成熟、果皮尚绿的果实。若果实成熟，皮薄瓤多，气味不佳，影响质量。趁鲜自中部横切成 2 瓣，晒干或烘干。晒干时白天晒其剖面，晚间逐个翻转露其外皮，如此日晒夜露，直至干燥。烘干时注意火候，以防焦煳。

【质量要求】枳壳以外皮色绿褐、果肉厚、质坚硬、香气浓者为佳。一般依据枳壳切面中果皮厚度和气香浓郁程度划分等级。

枳壳：干货，分二等。各等级共同点为："呈半球形，直径 3~5 cm。外果皮棕褐色至褐色，有颗粒状突起，突起的顶端有凹点状油室；有明显的花柱残迹或果梗痕。切面中果皮黄白色，光滑而稍隆起，边缘散有 1~2 列油室，瓤囊 7~12 瓣，少数至 15 瓣，汁囊干缩呈棕色至棕褐色，内藏种子。质坚硬，不易折断。气清香，味苦、微酸。"在此基础上，以 0.6 cm ≤ 中果皮厚 ≤ 1.3 cm，气香浓郁为一等；0.4 cm ≤ 中果皮厚 < 0.6 cm，气香淡为二等。

《中国药典》2020 年版规定，枳壳药材水分不得过 12.0%，总灰分不得过 7.0%，含柚皮苷（$C_{27}H_{32}O_{14}$）不得少于 4.0%，新橙皮苷（$C_{28}H_{34}O_{15}$）不得少于 3.0%。

【炮制沿革】枳壳历代炮制方法有：麸炒、炙、醋制、制炭、炙去瓤、炒制、酒制、浆水制、米泔浸后麸炒、面炒、火炮、煨、米炒、萝卜制、巴豆制、米泔水浸、四炒枳壳、巴豆醋制、槐花炒、酒炒、蒸制、醋炒、盐炙、蜜水炒、炒黑等。目前以麸炒枳壳用得较广泛。

《中国药典》2020 年版，《全国规范》和大多省（自治区、直辖市）的炮制规范收载枳壳和麸炒枳壳。此外，福建有盐枳壳和炒枳壳，上海和浙江有枳壳炭，上海还有蜜麸炒枳壳，浙江有蜜枳壳，天津和甘肃有焦枳壳。

【药性与功效】苦、辛、酸，微寒。归脾、胃经。具有理气宽中，行滞消胀之功。

【炮制与应用】枳壳常有下列炮制品和临床应用。

1. 枳壳

1）炮制方法　取原药材，除去杂质，洗净，润透，切薄片，干燥，筛去碎落的瓤核。

2）饮片性状　本品呈不规则弧状条形薄片。切面外果皮棕褐色至褐色，中果皮黄白色至黄棕色，近外缘有 1~2 列点状油室，内侧有的有少量紫褐色瓤囊。

3）炮制作用　除去杂质，洁净药物；切制便于调剂与制剂。生品辛燥作用较强，偏于理气宽中除胀。

4）临床应用

（1）胸胁气滞：常与木香、青皮，香附等同用，具有疏肝解郁、行气消聚的作用。可用于肝气郁滞之腹中气结成块等症，如木香顺气散（《沈氏尊生书》）。

（2）瘀血疼痛：常与醋五灵脂、桃仁、醋延胡索等同用，具有活血祛瘀、行气止痛的作用。可用于气滞膈下瘀阻，形成痞块，痛处不移，卧则腹坠等症，如膈下逐瘀汤（《医林改错》）。

（3）脏器下垂：常与党参、黄芪、升麻等同用，具有升阳益气的作用。可用于气虚下陷、劳伤虚损引起的胃下垂、子宫下垂、脱肛等症，如升提颗粒（《国家中成药标准汇编》）。

2. 麸炒枳壳

1）炮制方法　先将炒制容器加热，至撒入麸皮即刻烟起，随即投入枳壳片，迅速翻动，炒至色变深，取出，筛去麸皮，放凉（每100 kg枳壳，用麸皮10 kg）。

2）饮片性状　色较深，偶有焦斑。

3）炮制作用　麸炒可缓和峻烈之性，增强健胃消胀的作用。

4）临床应用

（1）宿食停滞：常与木香、槟榔、香附等同用，具有行气导滞、攻积泄热的作用。可用于积滞内停，脘腹胀痛，胃脘痞满，里急后重，不思饮食等症，如木香槟榔丸（《儒门事亲》）。

（2）胁肋疼痛：常与醋陈皮、柴胡、香附等同用，具有疏肝解郁的作用。可用于胁肋疼痛、寒热往来等症，如柴胡疏肝散（《景岳全书》）。

（3）呕逆嗳气：常与木香、豆蔻仁、砂仁等同用，具有平肝舒气、和胃止痛的作用。可用于两胁胀满，胃脘刺痛，呕逆嘈杂，嗳气吞酸等症，如和胃平肝丸（《北京市中药成方选集》）。

【处方配给】写枳壳配生品，写麸炒枳壳、麸枳壳、炒枳壳配麸炒枳壳，其余随方配给。

【使用注意】本品脾胃虚弱及孕妇慎服。

【炮制研究】

1. 工艺研究

目前在优选枳壳炮制工艺方面已开展了大量研究。采用Box-Behnken效应面法对浸泡时间、闷润时间、饮片厚度和干燥温度因素进行优选，确定了最佳切制工艺。采用正交试验、多因素等方法对温度、加麸量、时间因素进行优选，确定了最佳麸炒枳壳和蜜麸枳壳炮制工艺。此外，还对江西特色蜜糠枳壳以及江西及岭南地区的特色炮制方法发酵枳壳的炮制工艺进行了优选。

2. 化学成分研究

枳壳果皮与核瓤中成分辛弗林、芸香柚皮苷、柚皮苷、橙皮苷、新橙皮苷等含量果皮＞核瓤，且核瓤含水量高，极易发霉变质，因此传统炮制除去核瓤具有一定科学性。枳壳经麦麸或蜜麸炒制后，黄酮苷类成分含量增加，脂溶性成分含量减少，经发酵后黄酮苷类成分含量减少，脂溶性成分含量增加。枳壳4种黄酮类成分含量在炮制前后均发生了一定程度的变化，其中芸香柚皮苷、橙皮苷含量排序为麸炒枳壳＞制枳壳＞生枳壳，柚皮苷、新橙皮苷含量排序则为生枳壳＞麸炒枳壳＞制枳壳。

3. 药理作用研究

枳壳及其炮制品可调节功能性消化不良大鼠下丘脑和 GAS、生长抑素（SS）蛋白表达，其调节作用蜜麸枳壳＞麸炒枳壳＞生品枳壳。在水液代谢方面（以大鼠饮水量、排尿量、肾水通道蛋白 3 含量、血清环磷酸腺苷与血清环磷酸鸟苷比值为评价指标），枳壳生品＞麸炒枳壳＞蜜麸枳壳；在胃黏膜损伤方面（以胃黏膜损伤指数、TNF-α、IL-6、IL-8 为评价指标），枳壳生品、麸炒枳壳和蜜麸枳壳无差异；在促胃肠动力方面（以大鼠胃残留率和小肠推进率，血清胃动素、血管活性肠肽、降钙素基因相关肽为指标），麸炒枳壳＞枳壳生品＞蜜麸枳壳。

【贮藏】置阴凉干燥处，防蛀。

【按语】枳壳的产地因其品种的沿用与变迁，历代道地产地有所不同，现以四川、江西、湖南等省产者为道地。其炮制始见于《雷公炮炙论》，首次记载麸炒法，并一直沿用至今；历代有面炒、米炒、炒焦、炒炭、盐制、蜜制、药汁制等 17 种炮制方法，现临床上除常用枳壳、麸炒枳壳外，部分省份尚有盐枳壳、炒枳壳、焦枳壳、枳壳炭、蜜麸炒枳壳等多种，但其炮制机理研究尚不够全面、深入，有待于进一步挖掘枳壳炮制品种的临床应用价值，在明确原始炮制意图的基础上去伪存真。

参考文献

[1] 黄璐琦, 郭兰萍, 詹志来.道地药材标准汇编[M].北京: 北京科学技术出版社, 2020.

[2] 方清茂, 彭文甫, 吴萍, 等.川产道地药材生产区划研究进展[J]. 中国中药杂志, 2020, 45（4）: 720-731.

[3] 中华中医药学会. 团体标准: T/CACM 1021.30—2018, 中药材商品规格等级　枳壳[S]. 北京: 中华中医药学会, 2018.

[4] 罗雪晴, 张金莲, 颜冬梅, 等.枳壳趁鲜切制工艺优选及药效研究[J].中草药, 2018, 49（20）: 4743-4747.

[5] 张水寒, 黄惠勇, 肖娟, 等.Box-Behnken效应面法优选枳壳切制工艺[J].中药材, 2014, 37（8）: 1359-1364.

[6] 魏玲, 陈海芳, 袁金斌, 等.枳壳饮片麸炒工艺研究[J].中药材, 2010, 33（6）: 879-882.

[7] 张金莲, 何敏, 谢一辉, 等.正交法优选蜜麸炒樟帮枳壳炮制工艺[J].中国实验方剂学杂志, 2010, 16（10）: 8-10, 14.

[8] 张栋健, 李薇, 梁之桃, 等.枳壳发酵炮制前后的成分变化及工艺优化[J].中国药房, 2017, 28（7）: 971-974.

[9] 施学骄, 黄伟, 刘友平.枳壳果皮、核瓤有效成分的比较研究[J].中国药房, 2012, 23（27）: 2535-2537.

[10] 刘雅莉, 邓桂珠, 贤明华, 等.枳壳炮制前后指纹图谱及主要黄酮类成分含量的变化[J].中国实验方剂学杂志, 2020, 26（2）: 113-118.

[11] 祝婧, 钟凌云, 叶喜德, 等.枳壳不同炮制品的燥性比较及其对功能性消化不良大鼠胃肠功能的影响[J].中国实验方剂学杂志, 2017, 23（22）: 20-26.

[12] 祝婧, 钟凌云, 王凤娇, 等.中药枳壳"宽中除胀"作用及炮制增效机制分析[J].中华中医药杂志, 2019, 34（5）: 1914-1920.

附：枳实

【药材来源】本品为芸香科植物酸橙 *Citrus aurantium* L. 及其栽培变种或甜橙 *Citrus sinensis* Osbeck 的干燥幼果。

【产地加工】5~6 月收集自落的果实，除去杂质，自中部横切为两半，晒干或低温干燥，较小者直接晒干或低温干燥。

【质量要求】枳实以外皮黑绿色，肉厚色白、瓤小、体坚实、香气浓者为佳。根据不同基原，将枳实药材分为酸橙枳实和甜橙枳实。甜橙枳实一般不分等级，均为统货；酸橙枳实依据酸橙幼果直径大小划分等级。

枳实：干货，分三等。各等级共同点为："呈半球形，少数为球形。外果皮黑绿色或暗棕绿色，具颗粒状突起和皱纹，有明显的花柱残迹或果梗痕。切面中果皮略隆起，黄白色或黄褐色，厚 0.3~1.2 cm，边缘有 1~2 列油室，瓤囊棕褐色。质坚硬。气清香，味苦、微酸。"在此基础上，以 0.5 cm ≤直径< 1.5 cm，间有未切的枳实个，但不得超过30% 为一等；对瓣，1.5 cm ≤直径< 2.0 cm 为二等；对瓣，直径 2.0~2.5 cm，气香淡为三等。

《中国药典》2020 年版规定，枳实药材水分不得过 15.0%，总灰分不得过 7.0%，醇溶性浸出物不得少于 12.0%，含辛弗林（$C_9H_{13}NO_2$）不得少于 0.30%。

【炮制沿革】枳实历代炮制方法有：去瓤炒、制炭、去核炙、熬制、炒黄、麸炒、面炒、爁、醋炒、米泔浸后麸炒、蜜炙、姜汁炒、饭上蒸、炒黑、焙制、酒炒、土炒等。目前以麸炒用得较广泛。

《中国药典》2020 年版，《全国规范》和大多省（自治区、直辖市）的炮制规范收载枳实和麸炒枳实。此外，北京、云南和贵州有砂烫枳实，福建和河南有炒黄，上海、河南和浙江有枳实炭，上海和江苏有蜜麸炒枳实，浙江有蜜枳实。

【药性与功效】苦、辛、酸，微寒。归脾、胃经。具有理气宽中，行滞消胀之功。

【炮制与应用】枳实常有下列炮制品和临床应用。

1. 枳实

1）炮制方法　取原药材，除去杂质，洗净，润透，切薄片，干燥。

2）饮片性状　本品呈不规则弧状条形或圆形薄片。切面外果皮黑绿色或棕褐色，中果皮部分黄白色至黄棕色，近外缘有 1~2 列点状油室，条片内侧或圆片中央具棕褐色瓤囊。气清香，味苦、微酸。

3）炮制作用　除去杂质，洁净药物；切制便于调剂与制剂。生品破气之力较强，有损伤正气之虑，适宜气壮邪实者，以破气化痰为主。

4）临床应用

（1）胃肠积滞：常与山楂、炒麦芽、麸炒六神曲等同用，具有健脾消食的作用，可用于脾虚停滞，脘腹痞满，倒饱嘈杂，不思饮食等症，如曲麦枳术丸（《卫生部药品标准》）；亦可与大黄、芒硝、厚朴等同用，具有峻下热结的作用，可用于热结便秘，腹满胀痛等症，如大承气汤（《伤寒论》）。

（2）痰滞气阻、胸痹，结胸：常与醋薤白、桂枝、瓜蒌等同用，具有通阳散结、祛痰下气的作用，可用于胸阳不振，痰气互结之胸痹证，如枳实薤白桂枝汤（《金匮要略》）。若与黄连、瓜蒌、半夏同用，可用于痰热结胸等症，如小陷胸加枳实汤（《温病条辨》）。亦可与半夏曲、姜厚朴、黄连等同用，具有消痞除满、健脾和胃的作用，可用于脾虚气滞，寒热错杂，心下虚痞，恶食懒倦等症，如枳实消痞丸（《兰室秘藏》）。

（3）脏器下垂：可单用本品治疗胃下垂、子宫脱垂、脱肛等脏器下垂者；亦可与黄芪、白术等补中益气之品配伍。

2. 麸炒枳实

1）炮制方法　先将炒制容器加热，至撒入麸皮即刻烟起，随即投入枳实片，迅速翻动，炒至色变深，取出，筛去麸皮，放凉（每100 kg枳实片，用麸皮10 kg）。

2）饮片性状　色较深，有的有焦斑。气焦香，味微苦，微酸。

3）炮制作用　麸炒可缓和峻烈之性，以散积消痞为主。

4）临床应用

（1）胃脘痞满：常与麸炒白术、木香、砂仁同用，具有健脾开胃、行气消痞的作用。可用于脾虚气滞，脘腹痞闷，食欲不振，大便溏软等症，如香砂枳术丸（《中国药典》2020年版）。

（2）下痢泄泻：常与黄芩、黄连、白术等同用，具有消食化积、清热利湿的作用。可用于湿热积滞内阻，胸脘痞闷，下痢或泄泻，腹痛，里急后重，或大便秘结等症，如枳实导滞丸（《内外伤辨惑论》）。

（3）大便秘结：常与大黄、厚朴同用，具有散结通便的作用，可用于阳明腑实轻证，大便秘结，胸腹痞满，或痢疾初起，腹中胀痛，里急后重等症，如小承气汤（《伤寒论》）。亦可与杏仁、火麻仁、白芍等同用，具有润肠通便的作用，可用于肠胃燥热，津液不足，大便秘结等症，如麻子仁丸（《伤寒论》）。

【处方配给】写枳实配生品，写麸炒枳实、麸枳实、炒枳实配麸炒枳实。

【使用注意】本品脾胃虚弱及孕妇慎服。

柴　胡

【药材来源】本品为伞形科植物柴胡 *Bupleurum chinense* DC. 或狭叶柴胡 *Bupleurum scorzonerifolium* Willd. 的干燥根。按性状不同，分别习称"北柴胡"和"南柴胡"。

【道地性探源】始载于《神农本草经》，列为上品，名茈胡。清代雍正《剑州志》有"药之属巴戟、桔梗、柴胡……"的记载。《剑阁县志》记载："柴胡分布较广，资源丰富，有大柴胡、小柴胡之分。较著名的是小柴胡，特点是实心，药效优于外地柴胡，故称剑柴胡，历史上曾远销国外。"清代乾隆《直隶达州志》、民国《北川县志》记载"药材有柴胡"。《全国中草药汇编》（第 2 版）记载：狭叶柴胡分布于东北、华北、西北及山东、江苏、安徽、湖北及四川等省区。《中华药海》记载：南柴胡主产于湖北、江苏、四川。《中华道地药材》记载：四川剑阁县主产北柴胡和南柴胡。

据上所述，柴胡是四川省道地药材之一，主产于广元、自贡等地。此外，北柴胡亦产于河北、河南、辽宁、黑龙江、吉林、陕西、内蒙古、山西、甘肃等地；南柴胡亦产东北三省及陕西、内蒙古、河北、江苏、安徽等地。

【产地加工】于春、秋两季采挖，趁鲜剪掉芦头和毛根，按 400~500 g 重量为一捆，捆三道，晾晒干燥或均匀摆至烘干室干燥，温度 50~60℃，干燥至含水量为 10% 左右为佳。

【质量要求】柴胡以身条粗长、整齐、皮细、无残留茎、叶及须根者为佳。一般不分等级，均为统货。

《中国药典》2020 年版规定，柴胡药材水分不得过 10.0%，灰分不得过 8.0%，酸不溶性灰分不得过 3.0%，醇溶性浸出物不得少于 11.0%，柴胡皂苷（$C_{42}H_{68}O_{13}$）和柴胡皂苷 d（$C_{42}H_{68}O_{13}$）不得少于 0.30%。

【炮制沿革】柴胡历代的炮制方法有：去苗、去芦头、去髭并头、熬变色、焙制、炒、麸炒、酒拌、酒炒、酒渍、酒浸、蜜炒、鳖血炒制、鳖血拌制、炒炭、醋炒、醋浸、鳖血制、猪心血制等。现代有醋炒、鳖血炒等炮制方法。

《中国药典》2020 年版收载有南柴胡、北柴胡、醋南柴胡、醋北柴胡。此外，上海、湖南和河南有鳖血柴胡，四川和河南有蜜柴胡，湖北和河南有酒柴胡，河南和浙江有炒柴胡，贵州和湖南有麸炒柴胡，河南还收载了柴胡炭。

【药性与功效】辛、苦，微寒。归肝、胆、肺经。具有疏散退热，疏肝解郁，升举阳气之功。

【炮制与应用】柴胡常有下列炮制品和临床应用。

1. 柴胡

1）炮制方法　取原药材，除去杂质及残茎，洗净，润透，切厚片，干燥。

2）饮片性状　北柴胡：本品呈不规则厚片。外表皮黑褐色或浅棕色，具纵皱纹和支根痕。切面淡黄白色，纤维性。质硬。气微香，味微苦。

南柴胡：本品呈类圆形或不规则片状。外表皮红棕色或黑褐色。有时可见根头处具细密环纹或有细毛状枯叶纤维。切面黄白色，平坦。具败油气。

3）炮制作用　洁净药物，切片易于煎出药效成分，便于调剂与制剂。生柴胡升散作用较强，多用于解表退热和升阳举陷。

4）临床应用

（1）外感表证：常与葛根、黄芩、羌活等同用，具有解肌清热的作用，可用于风寒感冒，郁而化热，恶寒发热，头痛肢酸，目疼鼻干，眼眶疼痛，心烦不眠等症，如柴葛解肌汤（《伤寒六书》）。亦可与忍冬藤、芦根、薄荷等同用，具有清热、解表、止咳的作用，可用于风热感冒，发热咳嗽等症，如银柴合剂（《卫生部药品标准》）。

（2）寒热往来：常与黄芩、人参、制半夏等同用，具有和解少阳、祛邪扶正的作用。可用于邪在半表半里，寒热往来，胸胁苦满，心烦喜呕等症，如小柴胡汤（《伤寒论》）。

（3）疟疾：常与青皮、草果仁、黄芩等同用，具有祛痰除湿、和胃截疟的作用。可用于瘅疟，但热不寒，或热多寒少，膈满能食，口苦舌干，心烦口渴，小便黄赤，大便不利等症，如清脾饮（《济生方》）。

（4）脾虚气陷：常与黄芪、人参、升麻等同用，具有补中益气、升阳举陷的作用。可用于脾胃虚弱、中气下陷所致的脘腹重坠作胀，食少倦怠，久泻脱肛，或脏器下垂者，如子宫脱垂、肾下垂、胃下垂等，如补中益气汤（《脾胃论》）。

2. 醋柴胡

1）炮制方法　取柴胡片，加入定量醋拌匀，闷润，待醋被吸尽后，用文火炒干，取出，放凉（每100 kg柴胡片，用醋20 kg）。

2）饮片性状　表面淡棕黄色，微有醋香气，味微苦。

3）炮制作用　醋制后缓和升散之性，增强疏肝止痛作用。

4）临床应用

（1）肝郁气滞：常与当归、白芍、白术等同用，具有舒肝理气、散郁调经的作用。可用于肝气不舒的两胁疼痛，胸腹胀闷，月经不调，心烦意乱，口苦咽干等症，如舒肝散（《国家中成药标准汇编》）。

（2）乳房结块：常与醋制莪术、鳖甲、赤芍等同用，具有行气活血、软坚散结作用。可用于气滞血瘀所致乳房疼痛、乳房肿块、烦躁易怒、胸胁胀满等症，如乳癖散结胶囊（《中国药典》2020年版）。

3. 鳖血柴胡

1）炮制方法　取柴胡片，加入定量洁净的新鲜鳖血及适量冷开水拌匀，闷润至鳖血被吸尽，用文火炒干，取出，晾凉；或取柴胡片，加入定量洁净的新鲜鳖血及定量黄酒拌匀，闷润至鳖血和酒液被吸尽，用文火炒干，取出，晾凉（每100 kg柴胡片，用鳖血13 kg，若加黄酒则用黄酒25 kg）。

2）饮片性状　表面棕褐色，具血腥气，味微苦。

3）炮制作用　鳖血制后，可抑制柴胡升散之性，增强清肝退虚热的作用，并能填阴滋血。

4）临床应用

（1）肝郁血热：常与生地黄、白芍、白术等同用，具有疏肝解郁、降火宁血的作用。可用于妊娠郁怒伤肝，肝血虚、肝火旺，以致虚阳上逆，营血妄行，故吐血呕血，潮热不止，如加减定血黑逍遥散（《医略六书》）。

（2）热入血室：常与黄芩、桃仁、牡丹皮等同用，具有和解少阳、凉血逐瘀的作用。可用于妇人中风七八日，经水时断，热入血室，寒热如疟，发作有时者，如加减小柴胡汤（《重订通俗伤寒论》）。

（3）阴虚发热：常与青蒿、地骨皮、知母等同用，增强和表里、退虚热作用。可用于热病后期，邪在阴分而致的午后潮热等症（《凌临灵方》）。

4. 蜜柴胡

1）炮制方法　取柴胡片，加入定量炼蜜拌匀，闷润，待蜜水被吸尽后，用文火炒干，取出，晾凉（每100 kg柴胡片，用炼蜜25 kg）。

2）饮片性状　表面深黄色或棕黄色，具蜜的特异香气。

3）炮制作用　蜜制后缓和药性。

4）临床应用　疫证：常与炙黄芪、白术、玉竹等同用，具有扶正驱邪作用。可用于各种疫证，如扶元逐疫汤（《证因方论集要》）。

【处方配给】写柴胡配生品，其余随方配给。

【使用注意】生柴胡药性升发疏散，阴虚火旺者、肝火不亢者忌用。

【炮制研究】

1. 工艺研究

目前，多采用正交试验、响应面法等方法以柴胡主要成分柴胡皂苷a、d的含量对不同柴胡炮制品的辅料用量、闷润时间、炮制温度、炮制时间等因素进行优选，确定最佳工艺。

2. 化学成分研究

炮制对柴胡成分产生不同程度影响。柴胡不同炮制品中，总皂苷的含量除清炒品，其余多种炮制品均高于生品；柴胡皂苷 a 和柴胡皂苷 d 含量以生品最高。不同方法炮制后挥发性成分含量和比例发生变化，其中 n– 棕榈酸含量最高，且炮制后成倍增加。鳖血柴胡炮制后谷氨酸含量有少量升高，其余氨基酸含量均降低。

3. 药理作用研究

柴胡酒炙品的抗炎作用优于生品和醋炙品；醋炙柴胡能明显增加胆汁的分泌量，其泌胆作用与生品、清炒品、醋拌品比较，都具有显著性差异。醋炙柴胡和醋拌柴胡能显著降低中毒小鼠的血清 SG–PT，均有轻度保肝作用，降低肝损伤。柴胡生品、醋炙品、醋拌品均能降低胆碱酯酶活力，其中，醋炙品呈显著性降低，从而证明柴胡醋炙后能增强其疏肝解郁作用。

【贮藏】置通风干燥处，防蛀。

【备注】《四川省中药饮片炮制规范》2015 年版收载了竹叶柴胡，为伞形科植物竹叶柴胡 *Bupleurum marginatum* Wall. ex DC. 、马尾柴胡 *Bupleurum microcephalum* Diels. 或马尔康柴胡 *Bupleurum malconense* Shan et Y. Li. 的干燥全草。应注意区分。

【按语】柴胡有南、北柴胡之分，四川传统以南柴胡为主，是四川省重点发展的中药品种。近年来，广元市从北京引种北柴胡经系统选育，培育出适宜四川盆周山区、丘陵地区种植的品系"川北柴 1 号"，被列入四川省第二批道地中药材地理标志认证保护品种。柴胡为临床常用药，为治少阳证之要药，其炮制方法较多，保留下来的主要炮制方法是醋炙法，但临床应用以生品为主。另有个别地方炮制规范收载鳖血制、蜜制、酒制等多种炮制方法。柴胡长于解表退热，挥发油是主要有效成分之一，传统炮制要求其"勿令犯火，立便无效也"有科学道理；醋炙后，挥发油含量降低，发散之性减弱，而疏肝解郁作用增强，为临床合理用药提供了依据。

参考文献

[1]　彭成. 中华道地药材[M]. 北京: 中国中医药出版社, 2011.

[2]　方清茂, 彭文甫, 吴萍, 等. 川产道地药材生产区划研究进展[J]. 中国中药杂志, 2020, 45（4）: 720–731.

[3]　中华中医药学会. 团体标准: T/CACM 1021.71—2018, 中药材商品规格等级　柴胡[S]. 北京: 中华中医药学会, 2018.

[4]　莫雪林, 郭东凯, 周辰杰, 等. 基于Box–Behnken响应面法优化柴胡醋制工艺[J]. 中药材, 2019, 42（11）: 2547–2550.

[5] 廖念, 庞雪, 周逸群, 等. 北柴胡麸煨工艺的正交试验法优选[J]. 时珍国医国药, 2017, 28（5）: 1114–1116.

[6] 叶耀辉, 郑红梅, 张博文, 等. Box-Behnken响应面法优化鳖血柴胡炮制工艺[J]. 中药材, 2017, 40（2）: 334–337.

[7] 祝婧, 钟凌云, 刘礼平, 等. 樟帮特色酒润麸炒柴胡的炮制工艺优化[J]. 中国实验方剂学杂志, 2015, 21（20）: 9–12.

[8] 曾珍, 王晶, 贾凌云, 等. 不同干燥和炮制方法对北柴胡皂苷类化合物的影响[J]. 沈阳药科大学学报, 2012, 29（8）: 650–655, 660.

[9] 庞雪, 廖念, 周逸群, 等. 柴胡5种不同炮制品中挥发性成分的气相色谱—质谱联用分析[J]. 时珍国医国药, 2017, 28（1）: 108–110.

[10] 于欢, 钟凌云, 阳强, 等. PITC柱前衍生HPLC测定柴胡炮制前后17种氨基酸含量[J]. 中国实验方剂学杂志, 2015, 21（14）: 25–27.

[11] 王丽娜, 汪巍, 徐驰, 等. 柴胡醋制前后抗炎作用比较研究[J]. 中成药, 2013, 35（5）: 1079–1081.

[12] 汪巍, 陈映辉, 王丽娜, 等. 柴胡与醋柴胡疏肝解郁作用比较研究[J]. 中成药, 2014, 36（3）: 617–619.

党　参

【药材来源】本品为桔梗科植物党参 *Codonopsis pilosula*（Franch.）Nannf.、素花党参 *Codonopsis pilosula* Nannf. var. *modesta*（Nannf.）L.T.Shen 或川党参 *Codonopsis tangshen* Oliv. 的干燥根。

【道地性探源】始载于《百草镜》。《增订伪药条辨》："产四川文县者，曰文元党……皆佳。又一种川党，俗称副文元，产川陕毗连处……"民国《药物出产辨》："纹党以陕西西边为正，四川汶县亦佳。……龙安党产自四川龙安府，秋后新。巫山党产自四川夔州府巫山县，秋后新。叙州党产四川叙州，秋后新。银党好色，产四川妙桥地方。妙曹党、板桥党、贡凤党均产四川夔州府内山，秋后新。贡凤党乃用黄泥染其黄皮色，初时供内庭所用，故名贡党。四川之东所产党参处，均在巫山大宁厂制之，妙曹板桥等处均属毗连。"《全国中草药汇编》（第2版）记载：党参主产于辽宁、吉林、黑龙江、山西、陕西、甘肃、宁夏、四川等省区；在河北、山西、河南等省有栽培。《中华本草》：素花党参主产于甘肃、陕西及四川西北部，称西党、纹党、晶党，以四川南坪、松潘，甘肃文县所产品质最佳。川党参主产于四川、湖北、陕西，称条党、单枝党、板桥党。《中药大辞典》："党参主产于黑龙江、吉林、辽宁、山西、河南，称东党、潞党。素花党参主产于甘肃、陕西及四川西北部，称西党、纹党、晶党，以四川南坪、松潘，甘肃文县所产品质最佳。川党参主产于四川、湖北、陕西，称条党、单枝党、板桥党。"

据上所述，党参是四川省道地药材之一，主产于绵阳、广元、达州、阿坝等地。此外，山西、陕西、甘肃等省亦产，产山西省长治市壶关县、平顺县，晋城市陵川县及其周边地区的党参，习称"潞党参"，简称"潞党"，质量亦佳。

【产地加工】剪去藤蔓，抖去泥土，用水洗净，先按大小粗细分为老、大、中条，分别晾晒至三四成干后，在沸水中略烫，再晒或烘（烘干只能用微火，温度以60℃左右为宜）至表皮略起润发软时（绕指而不断），将党参顺握或放木板上，用手搓揉，如参梢太干可先放水中浸一下再搓，搓后再晒，反复3~4次，直至晒干。

【质量要求】党参以条粗壮、质柔润、外皮细、断面有菊花心、味甜、嚼之无渣者为佳。中华中医药学会团体标准根据不同产地和基原，将目前市场主流党参药材分为潞党参、白条党参，纹党参和板桥党参。各规格依据芦头下直径划分等级。

（1）潞党参、白条党参：干货，分三等。各等级共同点为："呈圆柱形。表面灰黄色、黄棕色至灰棕色。质稍柔软或稍硬而略带韧性，断面稍平坦，有裂隙或放射状纹理，皮部淡棕黄色至黄棕色，木部淡黄色至黄色。有特殊香气，味甜。"在此基础上，以直径≥0.9 cm为一等；直径0.6~0.9 cm为二等；直径0.4~0.6 cm为三等。

（2）纹党参：干货，分三等。各等级共同点为："呈圆锥形。表面黄白色至灰黄色。质稍柔软或稍硬而略带韧性，断面稍平坦，裂隙较多，有放射状纹理，断面稍平坦，皮部黄白色。有特殊香气，味甜。"在此基础上，以直径≥1.3 cm为一等；直径1.0~1.3 cm为二等；直径0.5~1.0 cm为三等。

（3）板桥党参：干货，分三等。各等级共同点为："呈圆锥形。表面灰黄色至黄棕色。质稍柔软或稍硬而略带韧性，断面稍平坦，裂隙较少，有放射状纹理，皮部黄白色。有特殊香气，味甜。"在此基础上，以直径≥1.0 cm为一等；直径0.7~1.0 cm为二等；直径0.5~0.7 cm为三等。

《中国药典》2020年版规定，党参药材水分不得过16.0%，总灰分不得过5.0%，二氧化硫残留量不得过400 mg/kg，醇溶性浸出物不得少于55.0%。

【炮制沿革】党参历代炮制方法有：去梢、竹刀刮暴干；蜜炙、蜜拌蒸、米炒等。其中蜜炙和米炒法自清代沿用至今。

《中国药典》2020年版，仅收载党参片和米炒党参。此外，四川有蒸党参、土炒党参，安徽、广西和贵州等地有蜜党参，湖北、湖南等省有麸炒党参，江苏、浙江有炒党参，上海有蜜麸炒党参。

【药性与功效】甘，平。归脾、肺经。具健脾益肺，养血生津之功。

【炮制与应用】党参常有下列炮制品和临床应用。

1. 党参

1）炮制方法　取原药材，除去杂质，洗净，润透，切厚片或段，干燥。

2）饮片性状　本品呈类圆形的厚片，或呈圆柱形的段，直径0.5~2 cm。外表皮灰黄色、黄棕色至灰棕色，有时可见根头部有多数疣状突起的茎痕和芽。切面皮部淡棕黄色至黄棕色，木部淡黄色至黄色，有裂隙或放射状纹理。有特殊香气，味微甜。

3）炮制作用　切后易于煎出药效成分，便于调剂和制剂。生品长于益气生津。

4）临床应用

（1）气津两伤：常与北沙参、龙眼肉同用，具有益气生津的作用。可用于肺部气阴两伤，口渴舌燥，神疲体倦，或干咳音嘶等症，如上党参膏（《得配本草》）。

（2）气血两虚：常与熟地黄同用，具有益气养血的作用。可用于气血两亏，身体羸瘦，倦怠乏力，面色无华等症，如两仪膏（《中药成方集》）。

2. 蒸党参

1）炮制方法　取党参段或片，蒸至透心，有香甜味时，取出，干燥。

2）饮片性状　形如党参片或段，质柔润，味甜。

3）炮制作用　功用与生品相似，但补益作用增强。

3. 米炒党参

1）炮制方法　将米置热锅内炒至冒烟时，投入党参片或段拌炒，至米呈焦褐色，党参挂火色时，取出，筛去米（每 100 kg 党参片或段，用米 20 kg）。

2）饮片性状　表面深黄色，偶有焦斑。

3）炮制作用　米炒后气变焦香，增强健脾和胃作用。

4）临床应用　脾胃虚弱：常与白术、陈皮、半夏等同用，具有益气健脾的作用。可用于脾胃虚弱，及过服凉药，以致饮食少思，或吞酸嗳腐，或恶心呕吐，或米谷不化者，如六君加味汤（《不知医必要》）。

4. 土炒党参

1）炮制方法　取赤石脂细粉，炒至土呈灵活状态，加入党参片或段，不断翻动，炒至挂土色，有香气溢出时，取出，筛去赤石脂细粉，放凉。

2）饮片性状　表面土黄色。

3）炮制作用　土炒后增强补脾止泻作用。

4）临床应用　脾虚泄泻：常与芡实、肉豆蔻、云茯苓等同用，具有温中止痛、涩肠止泻的作用。可用于黎明泄泻，多属肠痨（《章次公医案》）。

5. 蜜党参

1）炮制方法　取炼蜜用适量开水稀释后，加入党参片拌匀，闷透，用文火炒至黄棕色，不粘手时取出，放凉（每 100 kg 党参片或段，用炼蜜 20 kg）。

2）饮片性状　表面黄棕色，显光泽，味甜。

3）炮制作用　蜜炙后增强了补中益气，润燥养阴的作用。

4）临床应用

（1）中气下陷：常与黄芪、白术、升麻等同用，有补中益气、升阳举陷的作用。可用于中气下陷，小腹坠胀，久痢脱肛，内脏下垂者，如参芪白术汤（《不知医必要》）。

（2）气血两虚：常与人参、酒制鹿茸、熟地黄等同用，具有益气补血的作用，可用于气血不足，月经不调等症，如参茸白凤丸（《中国药典》2020年版）。亦可与炙黄芪、土炒白术、煨姜等同用，可用于痢后气虚怕冷，脾胃不开等症，如调中益气煎（《慈航集三元普浏济方》）。

（3）肺气亏虚：常与黄芪、五味子、紫菀等同用，具有补益肺气的作用，可用于肺气亏虚，气短喘咳，语言无力，声音低弱等症，如补肺汤，虽《永类钤方》原方用人参，但因人参价格过高，故可用蜜党参代替。

【处方配给】写党参、潞党配生品；其余随方配给。

【使用注意】不宜与藜芦同用。

【炮制研究】

1. 工艺研究

对于党参及不同炮制品工艺研究，多以总黄酮、党参多糖、党参皂苷及党参炔苷为评价指标，采用正交试验设计、星点设计响应面法、析因设计效应面法等方法对其炮制工艺进行优选，以确定最佳炮制工艺参数。

2. 化学成分研究

不同炮制品党参炔苷含量为：生品＞米炒＞清蒸＞麸炒＞蜜炙；党参多糖含量为：生品＞米炒＞麸炒＞蜜炙＞清蒸；5-羟甲基糠醛（5-HMF）含量为：清蒸＞蜜炙＞麸炒＞米炒＞生品。

3. 药理作用研究

党参经米炒后，可使家兔离体胃肠平滑肌兴奋增强，与新斯的明和$BaCl_2$对胃肠平滑肌的作用存在竞争关系，拮抗肾上腺素对胃肠平滑肌的作用；党参饮片经不同方法炮制后药理作用发生了一定变化，在抗疲劳、补气作用上，蜜炙党参优于生品，米炒党参反而弱于生品。

【贮藏】置通风干燥处，防蛀。

【按语】党参为川产道地药材，九寨沟县"刀党"获批"中华人民共和国地理标志"。具健脾益肺、养血生津的作用，功同人参，临床上常代替人参使用。由于应用历史较短，其炮制方法较为简单，从清代开始才有米炒党参和蜜党参的记载，并沿用至今。近代在继承党参原有炮制品的基础上，发展了土炒党参、蒸党参、炒党参、麸炒党参、蜜麸炒党参等炮制品，但仅局限于部分省、市使用。因此，应结合党参功效主治，在中药炮制理论的指导下，加强党参系列炮制品研究，更好地服务于临床。

参考文献

[1] 彭成. 中华道地药材[M]. 北京: 中国中医药出版社, 2011.

[2] 方清茂, 彭文甫, 吴萍, 等. 川产道地药材生产区划研究进展[J]. 中国中药杂志, 2020, 45(4): 720-731.

[3] 中华中医药学会. 团体标准: T/CACM 1021.8—2018, 中药材商品规格等级 党参[S]. 北京: 中华中医药学会, 2018.

[4] 吕立铭, 高娟, 李大炜, 等. 不同炮制方法对党参指标性成分含量的影响[J]. 沈阳药科大学学报, 2020, 37(7): 650-656.

[5] 王清浩, 王云, 张雪, 等. 党参产地加工及炮制研究进展[J]. 中国实验方剂学杂志, 2018, 24(22): 206-214.

[6] 邹利, 邱炳勋, 刘珂, 等. 党参米炒前后党参多糖与5-羟甲基糠醛的变化及其对胃肠平滑肌运动的影响[J]. 中草药, 2017, 48(1): 149-154.

莪 术

【药材来源】本品为姜科植物蓬莪术 *Curcuma phaeocaulis* Val.、广西莪术 *Curcuma kwangsiensis* S.G.Lee et C.F.Liang 或温郁金 *Curcuma wenyujin* Y.H.Chen et C.Ling 的干燥根茎。

【道地性探源】始载于《雷公炮炙论》，又名蓬莪茂。其临床功效始见于《药性论》："能治女子血气心痛，破痃癖冷气。"《药物出产辨》："蓬莪术，产四川为正地道。"《中华本草》和《中药大辞典》均记载蓬莪术主产于四川温江及乐山地区。《全国中草药汇编》（第二版）记载蓬莪术分布于福建、广东、广西、四川等省区。《现代实用中药鉴别技术》："莪术主产于四川、福建、广东等地。"《现代中药材商品通鉴》："蓬莪术产四川等地。"

据上所述，蓬莪术是四川省道地药材之一，主产于温江、崇州、双流、乐山等地。此外，温莪术主产于浙江瑞安、乐清等地；广西莪术主产于广西桂东南地区。

【产地加工】冬季茎叶枯萎后采挖，分离根茎和块根，洗净，蒸或煮至透心，晒干或低温干燥后在竹篓中撞去须根。

【质量要求】莪术以个大、质坚实、断面灰绿色、香气浓者为佳。其在市场上个子货不常见，以统货出售。

《中国药典》2020年版规定，莪术药材水分不得过14.0%，总灰分不得过7.0%，酸不溶性灰分不得过2.0%，醇溶性浸出物不得少于7.0%，挥发油不得少于1.5%（ml/g）。

【炮制沿革】莪术历代炮制方法有：醋磨、醋浸、醋炙、醋煮、酒制、切制、捣细、蒸制、炒制等，其中醋制法自南北朝沿用至今。

《中国药典》2020 年版，《全国规范》和大多省（自治区、直辖市）的炮制规范均收载有莪术和醋莪术。

【药性与功效】辛、苦，温。归肝、脾经。具有行气破血，消积止痛之功。

【炮制与应用】莪术常有下列炮制品和临床应用。

1. 莪术

1）炮制方法　取原药材，除去杂质，略泡，洗净，蒸软，切厚片，干燥。

2）饮片性状　本品呈类圆形或椭圆形的厚片。外表皮灰黄色或灰棕色，有时可见环节或须根痕。切面黄绿色、黄棕色或棕褐色，内皮层环纹明显，散在"筋脉"小点。气微香，味微苦而辛。

3）炮制作用　切片易于煎出药效成分，便于调剂和制剂。生品行气止痛，破血祛瘀力甚，为气中血药。

4）临床应用

（1）食积胀痛：常与木香、青皮、槟榔等配伍，具有行气止痛、消食化积的作用，可用于食积不化等症，如莪术丸（《证治准绳》）。亦可与党参、白术、茯苓等同用，治疗脾虚食积，脘腹胀痛等症。

（2）癥瘕痞块：常与阿魏、三棱、红花等同用，具有化痞消积的作用。可用于癥瘕积聚，痞块疟母等症，如消痞阿魏丸（《卫生部药品标准》）。

（3）瘀血经闭：常与三棱、当归、肉桂等同用，具有温经化瘀、理气止痛的作用。可用于寒凝气滞血瘀，妇女痛经，少腹冷痛，月经不调，经色暗淡等症，如痛经宝颗粒（《中国药典》2020 年版）。

2. 醋莪术

1）炮制方法　取净莪术片，加入定量的醋拌匀，闷润至醋被吸尽后，用文火炒至表面微黄色，略带焦斑时，取出，晾凉；或取净莪术，加入定量醋与适量水浸没药面，煮至醋液被吸尽，内无白心时，取出，稍凉，切厚片，干燥（每 100 kg 莪术片，用醋 20 kg）。

2）饮片性状　色泽加深，角质样，微有醋香气。

3）炮制作用　醋制后主入肝经血分，增强破瘀消积、行气止痛作用。

4）临床应用

（1）胁下癥块：常与三棱、丹参、红花等同用，能增强破血消癥的作用，可用于瘀血停滞，胁下癥块等症，如莪棱逐瘀汤（《中药临床应用》）。亦可与香附、延胡索、郁金等同用，具有理气、活血、止痛的作用，可用于气滞血瘀导致的胸胁胀满疼痛、痛经等症，如九气拈痛丸（《中国药典》2020 年版）。

（2）瘀滞闭经：常与醋三棱、酒当归、红花等同用，具有逐去瘀血的作用。可用于妇人经血断早，瘀血未尽，不时攻痛成疾，经水不行，腹中有块痛等症，如莪术散（《寿世保元》）。

（3）心腹疼痛：常与肉桂、当归、木香等同用，具有温经止痛的作用。可用于一切冷气不和，及气攻冲疼痛；妇人产前产后腹痛，胎不安，或血刺者；兼能治血脏宿冷，拘急疼痛，霍乱转筋，腹冷泄泻，膀胱小肠及外肾肿痛等症，如葱白散（《博济方》）。

【处方配给】写莪术、文术配莪术，其余随方配给。

【使用注意】气虚体弱、孕妇及月经过多者忌用。

【炮制研究】

1. 工艺研究

目前，多采用正交试验、多因素等方法对莪术醋制的醋种类、醋用量、闷润时间、炮制温度、炮制时间等因素进行优选，确定最佳工艺。

2. 化学成分研究

莪术主要的生物活性成分包括以莪术二酮、莪术醇、吉马酮、呋喃二烯和 β-榄香烯等为代表的倍半萜类成分，醋制前后这 5 个主要药效成分含量发生了显著变化。

3. 药理作用研究

莪术不同炮制品均具较强的抗血小板聚集、抗凝血作用及调节血液流变性作用，醋制后作用明显增强。莪术的不同炮制品均有显著的镇痛抗炎作用，其中以醋煮莪术作用较强。

【贮藏】置通风干燥处。

【按语】蓬莪术从宋代开始就以川产者为道地药材，传统认为川产者质量好。莪术历代炮制方法相对较少，其中以醋为辅料，用磨、浸、煮等多种方式炮制，生品和醋制是沿用至今的炮制方法。莪术为气中血药、破血消癥要药，作用强，具有易耗气动血的弊端。莪术含有挥发油，醋制后挥发油含量降低，吸收速率和程度均有所降低，可能与缓和药性有一定关系。通过炮制影响挥发油含量与组成，可以缓和药性，为莪术的炮制提供一些新思路，如控制莪术挥发油缓和药性。

参考文献

[1]　彭成. 中华道地药材[M]. 北京：中国中医药出版社，2011.

[2]　中华中医药学会. 团体标准：T/CACM 1021.84—2018，中药材商品规格等级　莪术[S]. 北京：中华中医药学会，2018.

[3]　陈佩东，陆兔林. 莪术的化学成分研究[J]. 中药材，2006，29（7）：675-676.

[4]　廖婉. 川产道地药材蓬莪术道地性特征成分及其炮制机理研究[D]. 成都：成都中医药大学，2015.

[5] 郝敏, 童黄锦, 张季, 等. 中药饮片质量标志物（Q-marker）研究: 莪术饮片质量评价研究及质量标准探讨[J]. 中草药, 2019, 50（19）: 4673-4682.

[6] 顾薇, 毛春芹, 张季, 等. 加工炮制过程对温莪术活血化瘀功效的影响[J]. 中成药, 2018, 40（7）: 1576-1580.

赶 黄 草

【药材来源】本品为虎耳草科植物扯根菜 *Penthorum chinense* Pursh 的干燥地上部分。

【道地性探源】始载于《救荒本草》，是苗族民间用于预防治疗肝病的常用草药，当地民众称之为"神仙草"，主要分布在我国四川及云贵山区潮湿地带，以四川省古蔺县海拔 1 000 m 以上地域较为集中。目前，赶黄草已在四川省泸州市古蔺县、泸县等地形成了规模化人工种植，为古蔺县主产的道地药材，"古蔺赶黄草"获批"中华人民共和国地理标志"。

据上所述，赶黄草是四川省道地药材之一，主产于泸州（古蔺县、泸县、叙永县）、凉山（雷波县）等地。

【产地加工】夏、秋季采收，除去杂质，洗净，鲜用，或干燥后使用。

【药材质量】以完整、花黄红色，如蒴果状，气浓郁，杂质少者为佳。一般不分等级，均为统货。

《四川省中药材标准》2010 版规定，赶黄草药材水分不得过 13.0%，总灰分不得过 9.0%，酸不溶性灰分不得过 1.5%，水溶性浸出物不得少于 14.0%，含槲皮素（$C_{15}H_{10}O_7$）不得少于 0.10%。

【炮制沿革】赶黄草传统炮制方法主要有切制。四川、湖南、天津和安徽收载赶黄草段，均生用，无其他炮制品。

【药性与功效】甘，微寒。归肝经。具有清热解毒，退湿化黄，利水消肿之功。

【炮制与应用】赶黄草临床以生用为主，其炮制方法与临床应用如下。

1）炮制方法　取原药材，除去杂质，洗净，淋润，切段，干燥。

2）饮片性状　本品为段状，茎段呈圆柱状，表面黄红色或绿色，具纤维性，切面黄白色至黄褐色，中空。叶多破碎，暗绿色。气微，味微苦。

3）炮制作用　切制便于调剂与制剂。

4）临床应用

（1）黄疸：常与金钱草、茵陈、铁马鞭等同用，具有除湿退黄的作用。可用于黄疸型肝炎（《四川中药志》）。亦可单用泡服。

（2）水肿、胀满：常与鱼腥草、石菖蒲等同用，具有行气消肿的作用。可用于多种原因导致的肿胀之症（《贵州民间药物》）。

（3）肝损伤、脂肪肝：现代以赶黄草为原料开发的成药，具有降酶、保肝、退黄、健脾的作用。可用于肝纤维化、脂肪肝、慢性活动性肝炎、乙型肝炎、急性病毒性肝炎等症，如肝苏颗粒（《卫生部药品标准》）。

【处方配给】写赶黄草、扯根菜、水泽兰配赶黄草，其余随方配给。

【使用注意】本品苦寒，脾胃虚寒者慎用。

【炮制研究】

1. 化学成分研究

目前已从赶黄草中分离得到黄酮类、萜类、甾醇类、酯类、香豆素类、有机酸类、多酚类等化合物，其中以黄酮类化合物居多，是其主要成分。黄酮类化合物有乔松素 –7–O– 葡萄糖苷、槲皮素、槲皮素 –3–α–L– 吡喃葡萄糖苷、槲皮素 –3–O–β–D– 葡萄糖苷、乔松素、芹菜素、木犀草素、山柰酚、芒果苷、反式 –6，10– 二甲基 –5，9– 十一烷双烯 –2– 酮等。

2. 药理作用研究

赶黄草具有抗氧化、降糖、抗癌等作用，对病毒性肝炎、肝癌和其他肝损伤疾病的疗效尤其突出，临床上已广泛应用于治疗病毒性肝炎、肝纤维化、脂肪肝等疾病。

【贮藏】置阴凉干燥处，防蛀。

【按语】目前赶黄草多生用，有研究报道赶黄草鲜品烘烤后置阴凉处堆放，再进行烘烤至干，即经过发汗炮制，有助于赶黄草药材中黄酮类成分含量的提高，为临床用药提供新的选择。赶黄草作为传统苗药，在民间有悠久的使用历史，现代以赶黄草为原料开发的纯中药制剂有肝苏片、肝苏颗粒、肝苏胶囊等，主要用于急慢性肝炎、病毒性肝炎、药物性肝损伤、肝纤维化、肝源性胃十二指肠溃疡等疾病，单味泡水服有解酒护肝的作用。

参考文献

[1] 方清茂, 彭文甫, 吴萍, 等. 川产道地药材生产区划研究进展[J]. 中国中药杂志, 2020, 45（4）：720–731.

[2] 郭艳, 曾凡骏, 刘敏. 赶黄草有效成分及生物活性研究进展[J]. 职业卫生与病伤, 2016, 31（1）：41–43.

[3] 王萌, 吴霞, 江云. 赶黄草的研究进展[J]. 食品与药品, 2013, 15（3）：202–205.

[4] 李杰, 蒋志涛, 刘晓燕, 等. 赶黄草药理作用及其质量标志物研究进展[J]. 南京中医药大学学报, 2019, 35（6）：757–760.

[5] 叶霄, 李钰, 孙佩, 等. 基于CNKI文献分析看中国赶黄草研究进展[J]. 中国农学通报, 2019, 35（17）：138–143.

海 金 沙（附：海金沙藤）

【药材来源】本品为海金沙科植物海金沙 *Lygodium japonicum*（Thunb.）Sw. 的干燥成熟孢子。

【道地性探源】始载于《嘉祐本草》，列为草部下品。《本草图经》："海金沙，生黔中山谷，湖南亦有。"《中华本草》记载黔中郡相当于今湖南、湖北、四川和贵州的部分地区。《证类本草》："海金沙出黔中郡。"《图经衍义本草》："海金沙，黔州。"《宝庆本草折衷》："海金沙，出黔中郡，即黔州。及湖南山谷。"《本草纲目》："江、浙、湖、湘、川、陕皆有之。"《本草乘雅半偈》和《本草易读》均记载："出黔中、江浙、湖湘、川陕皆有，生山林下。"《本草从新》："产黔中及河南。"《本草述钩元》和《植物名实图考》："出黔中郡，江、浙、湖，湘、川、陕皆有之。"《药物出产辨》："海金沙以湖南、四川等地所产为上，乃升金砂所结之粉，体轻色红棕为好。"

据上所述，海金沙是四川省道地药材之一，主产于广元、宜宾、仁寿等地。此外，湖北、湖南、广东、浙江、江苏等地亦产。

【产地加工】秋季孢子未脱落时采割藤叶，晒干，搓揉或打下孢子，除去藤叶。

【质量要求】海金沙以干燥、黄棕色、质轻光滑、能浮于水、无泥沙杂质、引燃时爆响者为佳。一般不分等级，均为统货。

《中国药典》2020 年版规定，海金沙药材总灰分不得过 16.0%。

【炮制沿革】海金沙古今几乎均用生品。《中国药典》2020 年版，《全国规范》和大多省（自治区、直辖市）的炮制规范仅收载海金沙生品，未见其他炮制品。

【药性与功效】甘、咸，寒。归膀胱、小肠经。具有清利湿热，通淋止痛之功。

【炮制与应用】海金沙临床以生用为主，其炮制方法与临床应用如下。

1）炮制方法　取原药材，筛选干净，除去杂质。

2）饮片性状　本品呈粉末状，棕黄色或浅棕黄色。体轻，手捻有光滑感，置手中易由指缝滑落。气微，味淡。

3）炮制作用　洁净药物。

4）临床应用

（1）诸淋涩痛：常与泽泻、滑石、石韦等同用，具有利水通淋的作用，可用于五淋涩痛等症，如海金沙散（《普济方》）。亦可与瞿麦、车前子、猪苓等同用，具有清热、通淋的作用，可用于膀胱湿热，小便浑浊，淋沥用痛等症，如金砂五淋丸（《卫生部药品标准》）。

（2）水肿、小便不利：常与滑石、琥珀、猪苓等同用，具有利水消肿的作用。可用于脾胃气虚，水湿内停，脘腹胀满，下肢浮肿，小便涩少等症，如人参木香散（《普济方》）。

【处方配给】写海金沙配海金沙。

【使用注意】肾阴亏虚者慎用。

【炮制研究】

1. 化学成分研究

海金沙主要含有黄酮类、酚酸及其糖苷类、三萜类化合物等多种生物活性成分。有研究发现金沙藤与海金沙中微量元素的含量有较大的差异，认为金沙藤作为药用比海金沙有更好的物质基础。

2. 药理作用研究

海金沙具有利胆、防治结石、抗氧化、抗菌和阻止粗毛发生长等多种药理活性。临床可用于尿路感染、尿路结石、白浊带下、湿热黄疸、肾炎水肿、咽喉肿痛、肠炎、痢疾皮肤湿疹、带状疱疹等疾病。

【贮藏】置干燥处。

【按语】《本草纲目》已记载海金沙是四川省道地药材。古今几乎均用生品，具有清利湿热，通淋止痛等功效。现代化学研究发现海金沙主要含有黄酮类、酚酸、三萜类化合物等多种生物活性成分，而目前药典对其质量控制除了传统的鉴别方法外，仅收载了"总灰分"一个指标，不能有效控制其质量。市面上海金沙的伪劣产品不少，需要进一步研究其化学成分及其与临床活性之间的关系，进一步优化该药材的质量控制手段。

参考文献

[1] 彭成. 中华道地药材[M]. 北京: 中国中医药出版社, 2011.

[2] 方清茂, 彭文甫, 吴萍, 等. 川产道地药材生产区划研究进展[J]. 中国中药杂志, 2020, 45（4）: 720–731.

[3] 中华中医药学会. 团体标准: T/CACM 1021.199—2018, 中药材商品规格等级　海金沙[S]. 北京: 中华中医药学会, 2018.

[4] 岑庚钰, 蒙小丽, 梁远芳, 等. 海金沙化学成分和药理作用研究概况[J]. 中国民族民间医药, 2018, 27（14）: 48–50.

[5] 张道英, 李银保, 王妙飞, 等. 赣南产中药金沙藤与海金沙中六种微量元素的含量比较[J]. 基因组学与应用生物学, 2016, 35（10）: 2808–2813.

[6] 倪京丽, 张晓芹, 林娜, 等. 海金沙的临床应用及质量控制研究进展[J]. 中华中医药学刊, 2020, 38（09）: 17–20.

附：海金沙藤

【药材来源】本品为海金沙科植物海金沙 *Lygodium japonicum*（Thunb.）Sw. 的干燥地上部分。

【产地加工】夏、秋两季采割，除去杂质，晒干。

【质量要求】海金沙藤商品一般不分等级，均为统货。

《四川省中药材标准》2010 年版规定，海金沙藤药材水分不得过 15.0%，总灰分不得过 6.0%，酸不溶灰分不得过 2.0%。

【药性与功效】甘，寒。归膀胱、肺、小肠经。具有利尿通淋，清热解毒之功。

【炮制与应用】海金沙藤临床以生用为主，其炮制方法与临床应用如下。

1）炮制方法　取原药材，除去杂质，洗净，切段，干燥。

2）饮片性状　本品呈段状。茎圆柱形，浅棕黄色，切面中央黄色。叶及叶轴均被短毛，叶二回羽状，小羽片纸质，不育叶羽片边缘有浅钝齿，能育叶小羽片边缘生有流苏状的孢子囊群。气微，味淡。

3）炮制作用　切制便于调剂与制剂。

4）临床应用

（1）湿热淋证：常与连钱草、凤尾草、紫花地丁等同用，具有清热解毒、利尿通淋的作用，可用于膀胱湿热所致淋证，症见尿频、尿急、尿道涩痛、尿色偏黄、小便淋漓不尽等，如尿感宁颗粒（《中国药典》2020 年版）。亦可与金钱草、鸡内金、琥珀等同用，具有清热利湿、通淋逐石的作用，可用于湿热蕴结而致各种结石症，如逐石汤（邓铁涛方）。

（2）小便不利：常与广金钱草、车前草、茯苓等同用，具有利尿消火、通淋镇痛的作用。可用于泌尿系统感染，膀胱炎，肾炎水肿，尿路结石等症，如结石通茶（《卫生部药品标准》）。亦可单用，和冰糖，酌加水煎服，或代茶常饮，治小便不利（《福建民间草药》）。

（3）痄腮、痈肿疔毒：常与鱼腥草、火炭母、野菊花等同用，具有清热解毒、利水去湿的作用，可用于感冒发热，咽喉肿痛，口干舌燥，皮肤疮疖等症，如清热去湿茶（《卫生部药品标准》）。亦可单用，或与板蓝根、大青叶同用，治疗流行性腮腺炎。

【处方配给】写海金沙藤、金沙藤、海金沙草配海金沙藤，其余随方配给。

【使用注意】本品无湿热及虚证不宜用。

桔　梗

【药材来源】本品为桔梗科植物桔梗 *Platycodon grandiflorum*（Jacq.） A. DC. 的干燥根。

【道地性探源】始载于《神农本草经》，列为下品。清代蒋超《峨眉山志》记载"峨眉山产桔梗"。《巴中县志》："巴中县三河场 1924 年开始种植桔梗，至今已有 200 年的历史。"《中国植物志》："产东北、华北、华东、华中各省以及广东、广西（北部）、贵州、云南东南部（蒙自、砚山、文山）、四川（平武、凉山以东）、陕西。"万源县皮窝乡的桔梗家种于明清，距今已有 350 余年。梓潼桔梗，川桔梗中品质最优，种植历史已有 300 余年，药材业把产自梓潼的桔梗称为"梓桔"，将梓潼誉为"桔梗之乡"。《中华道地药材》："梓潼年产 750 万千克，远销日本、韩国及全国各地。"

据上所述，桔梗是四川省道地药材之一，主产于梓潼、金堂、中江、南充、遂宁、万源、乐山、广元、巴中等地。此外，东北、华北、华东、华中等全国大部分地区均产。

【产地加工】直播生长两年，育苗移栽后生长一年即可采收。一般在秋季 9~10 月或次年 3~4 月桔梗萌芽前采挖。将其鲜根挖出后，去净泥土、芦头及须根，趁鲜剥去外皮或不去外皮，干燥。

趁鲜刮去外皮时，需浸入水中用竹刀、木棱、瓷片等刮去栓皮，洗净后及时晒干或烘干，否则易发霉变质和生黄色水锈。刮皮时不要伤破中皮，以免内心黄水流出影响质量。晒干时经常翻动，使其干燥均匀，到近干时堆起来发汗 1 天，使内部水分转移到体外，再晒至全干。阴雨天可用火烘，烘至桔梗出水时出炕摊晾，待回润后再烘，反复至干。

【质量要求】桔梗以根肥大、色白、质坚实、味苦者为佳。原来根据产地有南桔梗与北桔梗之分，并根据直径和长度划分等级。而目前市场上已经淡化桔梗南北之分的概念，根据不同加工方法，将桔梗药材分为去皮桔梗和带皮桔梗。一般不分等级，仅以芦下直径和长度分为选货和统货。

《中国药典》2020 年版规定，水分不得过 15.0%，总灰分不得过 6.0%，醇溶性浸出物不得少于 17.0%，含桔梗皂苷 D（$C_{57}H_{92}O_{28}$）不得少于 0.10%。

【炮制沿革】桔梗历代炮制方法有：百合水浸制、去芦、去苗、炒令紫黑、姜汁浸制、蜜蒸、炒黄、蜜炙、米泔水浸制、炒至微焦、酒炙、米泔蒸制、麸炒、醋炙等。

《中国药典》2020 年版，《全国规范》和大多省（自治区、直辖市）的炮制规范收载生桔梗。此外，安徽、上海、河南和浙江有蜜桔梗，浙江还有炒桔梗。

【药性与功效】苦、辛，平。归肺经。具有宣肺，利咽，祛痰，排脓之功。

【炮制与应用】桔梗常有下列炮制品和临床应用。

1. 桔梗

1）炮制方法　取原药材，除去杂质，洗净，润透，切厚片，干燥。

2）饮片性状　本品呈椭圆形或不规则厚片。外皮多已除去或偶有残留。切面皮部黄白色，较窄；形成层环纹明显，棕色；木部宽，有较多裂隙。气微，味微甜后苦。

3）炮制作用　易于煎出药效成分，便于调剂和制剂。桔梗以宣肺祛痰为主。

4）临床应用

（1）咳嗽痰多：常与紫苏叶、苦杏仁、法半夏等同用，具有轻宣凉燥、化痰止咳的作用，可用于风寒咳嗽，痰白清稀等症，如杏苏散（《温病条辨》）。常与桑叶、菊花、苦杏仁等同用，具有疏散风热、宣肺止咳的作用，可用于治风热或风温初起咳嗽等症，如桑菊饮（《温病条辨》）。

（2）胸闷不畅：常与枳壳等同用，具有宣肺祛痰、理气宽胸的作用。可用于痰阻气滞，胸膈痞闷等症，如桔梗枳壳汤（《仁斋直指方论》）。

（3）肺痈吐脓：常与甘草同用，具有宣肺利咽、清热解毒的作用。可用于风邪热毒客于少阴，上攻咽喉，咽痛喉痹，风热郁肺，致成肺痈，咳嗽痰浓等症，如桔梗汤（《伤寒论》）。

2. 蜜炙桔梗

1）炮制方法　取炼蜜用适量开水稀释，加入桔梗片内拌匀，闷润，用文火炒至不粘手为度，取出放凉（每 100 kg 桔梗片，用炼蜜 20 kg）。

2）饮片性状　表面淡黄色至淡棕黄色，滋润，微具蜜糖香气。味甜而后苦。

3）炮制作用　蜜炙增强润肺止咳祛痰作用。

4）临床应用

（1）阴虚咳嗽：常与百合、川贝母、麦冬等同用，能增强润肺祛痰、利喉开音的作用，可用于肺阴不足，干咳无痰或少痰，音哑喉燥等症。亦可与诃子、甘草同用，具有疏风散寒的作用，可用于肺虚声音嘶哑等症，如三味丸（《圣济总录》）。

（2）痰饮咳嗽：常与杏仁、麻黄、荆芥等同用，具有宣肺发表、止咳化痰的作用。可用于感受风湿，形寒饮冷，痰嗽咳逆等症，如五拗汤（《医方大成》）。

【处方配给】写桔梗配生品，其余随方配给。

【使用注意】本品药性升散，凡气机上逆，呕吐眩晕，或阴虚久咳及有咳血倾向者均不宜用。本品用量过大易致恶心呕吐。

【炮制研究】

1. 工艺研究

目前，多采用正交试验方法对桔梗的炮制时间、温度、用蜜量等因素进行优选，确定炒桔梗和蜜炙桔梗最佳工艺。另外，还有对桔梗蒸法研究及采用蜜烘法改变传统锅炒的炮制方式的研究。

2. 化学成分研究

桔梗皂苷 D 含量：原药材＞蜜炙品＞炒黄品＞生品；桔梗经过蒸制后，大部分氨基酸类含量升高，果糖和阿拉伯糖含量明显升高，其他还原糖都有所下降，党参炔苷和桔梗皂苷 D 含量提高。

3. 药理作用研究

桔梗生饮片水提液可减少小鼠的咳嗽次数，蜜炙桔梗饮片水提液能显著减少小鼠咳嗽次数；桔梗生饮片、蜜炙桔梗饮片水提液组均可延长小鼠咳嗽潜伏期。

【贮藏】置通风干燥处，防蛀。

【按语】四川梓潼素有"桔梗之乡"的美誉，"梓潼桔梗"获批"中华人民共和国地理标志"，为川产桔梗品种最优者。此外，安徽、内蒙古等地均产，品质亦佳。桔梗专入肺经，被历代医家誉为"舟楫之剂"，具有宣肺利咽、祛痰排脓之功。桔梗临床上多生用，部分省份尚有蜜桔梗和炒桔梗，应加强炮制前后对比研究，促进其系列炮制品的临床选用。

参考文献

[1] 彭成.中华道地药材[M].北京: 中国中医药出版社, 2011.

[2] 方清茂, 彭文甫, 吴萍, 等.川产道地药材生产区划研究进展[J]. 中国中药杂志, 2020, 45（4）: 720–731.

[3] 中华中医药学会. 团体标准: T/CACM 1021.116—2018, 中药材商品规格等级 桔梗[S]. 北京: 中华中医药学会, 2018.

[4] 张振凌, 杨海玲.桔梗蜜炙工艺的研究[J].时珍国医国药, 2008, 19（2）: 347–349.

[5] 王正益, 田效志, 李平, 等.桔梗烘法炮制初探[J].河南中医学院学报, 2004, 19（6）: 34–35.

[6] 王正益, 曹继华, 李风雷.正交法优选蜜制桔梗的最佳炮制工艺[J].中药材, 2000, 23（12）: 750–752.

[7] 付程林.桔梗化学成分分离、蒸制前后成分比较及对阴囊热应激损伤的保护作用[D].吉林: 吉林农业大学, 2019.

[8] 张振凌, 杨海玲, 张红伟, 等. 炮制对桔梗不同饮片中桔梗皂苷D含量的影响[J].中成药, 2008, 30（4）: 554–556.

[9] 黄艺, 钟凌云, 钟国跃, 等. 桔梗不同炮制方法工艺优选及其镇咳作用比较[J]. 江西中医药大学学报, 2020, 32（4）: 70–73.

秦　艽

【药材来源】本品为龙胆科植物秦艽 *Gentiana macrophylla* Pall.、麻花秦艽 *Gentiana straminea* Maxim.、粗茎秦艽 *Gentiana crassicaulis* Duthie ex Burk. 或小秦艽 *Gentiana dahurica* Fisch. 的干燥根。前三种按性状不同分别习称"秦艽"和"麻花艽"，后一种习称"小秦艽"。

【道地性探源】始载于《神农本草经》，列为中品。《名医别录》："生飞鸟山谷。"飞鸟为今四川中江县东南。《本草经集注》："今出甘松、龙洞（今陕西宁强县）、蚕陵。"甘松在今四川境内，蚕陵为今四川松潘县。《药物出产辨》："以陕西省汉中产者为正地道，名曰西秦艽；其次云南产者多，四川产者少，总其名曰川秦艽，气味不及西秦艽之佳也。"而四川的阿坝与甘肃甘南接壤，所产秦艽也称为"西秦艽"。

据上所述，秦艽是四川省道地药材之一，主产于甘孜、阿坝、凉山等地。此外，甘肃、陕西、山西、山东、河南等地亦产。

【产地加工】春、秋两季采挖，除去泥沙；秦艽和麻花艽晒软，堆置"发汗"至表面呈红黄色或灰黄色时，摊开晒干，或不经"发汗"直接晒干；小秦艽趁鲜时搓去黑皮，晒干。

【质量要求】秦艽以根粗大、饱满、色棕黄、气味浓者为佳。商品规格分大秦艽、麻花秦艽和小秦艽，按产地不同又分为西秦艽、川秦艽和山秦艽。亦有根据不同基原及来源，将秦艽药材分为野生萝卜艽、野生麻花艽、野生小秦艽、栽培萝卜艽、栽培麻花艽和栽培小秦艽，野生萝卜艽不分等级，均为统货，其余依据芦下直径划分等级。

（1）野生麻花艽：干货，分二等。各等级共同点为："常有数个小根聚集交错缠绕，多向左扭曲，下端几个小根逐渐合生。表面棕褐色或黄棕色，粗糙，有裂隙呈网状纹，体轻而疏松。断面常有腐朽的空心。气特殊，味苦涩。"在此基础上，以芦下直径 ≥ 1.0 cm 为一等；芦下直径 0.3~1.0 cm 为二等。

（2）野生小秦艽：干货，分二等。各等级共同点为："呈细长圆锥形或圆柱形，牛尾状，常有数个小根纠合在一起，扭曲，有纵沟，下端小根逐渐合生。芦头下膨大不明显。表面黄褐色或黑褐色，体轻疏松，断面黄白色或黄棕色，气特殊，味苦。"在此基础上，以芦下直径 ≥ 0.8 cm 为一等；芦下直径 0.2~0.8 cm 为二等。

（3）栽培萝卜艽：干货，分二等。各等级共同点为："呈圆锥形或圆柱形，有纵向或略向左扭的皱纹，主根粗大似鸡腿、萝卜，末端有多数分枝。表面灰黄色或黄棕色。质坚而脆。断面皮部棕黄色或棕红色，中心土黄色。气特殊，味苦涩。"在此基础上，以芦下直径 ≥ 1.8 cm 为一等；芦下直径 1.0~1.8 cm 为二等。

（4）栽培麻花艽：干货，分二等。各等级共同点为："常由数个小根聚集交错缠绕呈辫状或麻花状，有显著的向左扭曲的皱纹。表面棕褐色或黄褐色、粗糙。有裂隙呈网纹状，体轻而疏松。断面常有腐朽的空心，气特殊，味苦涩。"在此基础上，以芦下直径 ≥ 1.8 cm 为一等；芦下直径 0.5~1.8 cm 为二等。

（5）栽培小秦艽：干货，分二等。各等级共同点为："呈细长圆锥形或圆柱形，芦头下多有球形膨大，黄白色小突起较多，多纵向排列于凹槽。表面黄色或黄白色，体轻质疏松。断面黄白色或黄棕色。气特殊，味苦涩。"在此基础上，以芦下直径 ≥ 1.0 cm 为一等；芦下直径 0.2~1.0 cm 为二等。

《中国药典》2020 年版规定，秦艽药材水分不得过 9.0%，总灰分不得过 8.0%，酸不溶性灰分不得过 3.0%，醇溶性浸出物不得少于 24.0%，含龙胆苦苷（$C_{16}H_{20}O_9$）和马钱苷酸（$C_{16}H_{24}O_{10}$）的总量不得少于 2.5%。

【炮制沿革】秦艽历代炮制方法有：去苗，去芦头、水洗净、去毛；切、细剉、切片、去毛浸一宿，晒干切片；炙制、童便浸、酒拌、酒洗浸、酒洗、酒煎、童便浸后炒等。

《中国药典》2020 年版，《全国规范》和大多省（自治区、直辖市）的炮制规范仅收载生秦艽。甘肃、河南和江西还收载有酒秦艽。

【药性与功效】辛、苦，平。归胃、肝、胆经。具有祛风湿、清湿热、止痹痛、退虚热之功。

【炮制与应用】秦艽常有下列炮制品和临床应用。

1. 秦艽

1）炮制方法　取原药材，除去杂质，洗净，润透，切厚片，干燥。

2）饮片性状　本品呈类圆形的厚片。外表皮黄棕色、灰黄色或棕褐色，粗糙，有扭曲纵纹或网状孔纹。切面皮部黄色或棕黄色，木部黄色，有的中心呈枯朽状。气特异，味苦、微涩。

3）炮制作用　利于药效成分煎出，便于调剂与制剂。生品偏重于祛风湿，清湿热，退虚热。

4）临床应用

（1）风湿痹痛：常与独活、桑寄生、杜仲等同用，具有祛风湿、止痹痛的作用。可用于痹证日久，肝肾两亏，气血不足等症，如独活寄生汤（《备急千金要方》）。

（2）中风：常与升麻、葛根、芍药等同用，具有疏风散寒，益气扶正的作用，可用于老年中风，风寒客于手足阳明经，口眼㖞斜，恶风恶寒，四肢拘急等症，如秦艽升麻汤（《卫生宝鉴》）。若与熟地黄、当归、白芍等同用，具有疏风清热、养血活血的作用，可用于中风属血弱不能养筋等症，如大秦艽汤（《素问病机气宜保命集》）。亦可单用大剂量煎服，用于中风半身不遂等。

（3）湿热黄疸：常与茵陈、栀子、大黄等同用，具有利湿退黄的作用。可用于湿热黄疸等症，如山茵陈丸（《圣济总录》）。亦可单用研末服。

（4）骨蒸潮热：常与青蒿、鳖甲、知母等同用，具有清虚热的作用。可用于虚劳阴亏血虚，骨蒸壮热，肌肉消瘦，唇红颊赤，困倦盗汗等症，如秦艽鳖甲散（《卫生宝鉴》）。

（5）疳积发热：常与薄荷、甘草同用，具有退虚热、除疳热的作用。可用于小儿潮热，形体消瘦，食欲减退等症，如秦艽散（《小儿药证直诀》）。

2. 酒秦艽

1）炮制方法　取净秦艽片，用黄酒拌匀，闷润至透，用文火炒至表面黄色，略见焦斑时，取出，晾凉，筛去碎屑（每 100 kg 秦艽，用黄酒 20 kg）。

2）饮片性状　表面黄色，略带焦斑，微有酒香气。

3）炮制作用　酒秦艽功用与生秦艽相似。但酒制后，其苦寒之性减弱，增强活血通络、舒筋、祛风的作用。

4）临床应用　风湿阻络：若偏热者，常与防己、知母、忍冬藤等同用；若偏寒者，常与羌活、独活、制附片等同用；具有祛风湿、舒筋络的作用，可用于风寒湿痹，阻于筋络，一身筋骨疼痛等症。

【处方配给】写秦艽、大艽、西秦艽配秦艽，其余随方配给。

【使用注意】久痛虚羸，便溏者慎用。

【炮制研究】

1. 工艺研究

目前，多采用正交试验设计等方法对秦艽炒制工艺进行研究，以龙胆苦苷的含量为评价指标，对炒制时间、炒制温度、饮片规格等因素进行优选，确定最佳工艺。

2. 化学成分研究

秦艽经清炒、酒炙后环烯醚萜类含量均明显升高，黄酮类成分含量变化不大，环烯醚萜类成分含量清炒＞酒炙＞生品。龙胆苦苷含量为鲜品＞清炒＞曝晒＞酒蒸＞奶蒸＞酒炒＞清蒸＞阴干＞水煮＞奶煮。

3. 药理作用研究

秦艽具有抗炎、镇痛、抗病毒、保肝、抗肿瘤、升高血糖等作用。

【贮藏】置通风干燥。

【按语】秦艽自《名医别录》就记载四川为道地产区，主产于甘孜、阿坝、凉山等地，"金川秦艽"获批"中华人民共和国地理标志"。秦艽既能祛风湿，又能舒筋活络，药性平和，有"风药中之润剂"之称，同时还能退虚热，除骨蒸，为治虚热之要药。秦艽炮制方法有童便制、酒制等，现中医临床上主要为生品，少有用酒制、清炒、炒焦等炮制品。秦艽酒制后能增强祛风、通络作用，除辅料黄酒的协同增效作用外，还与酒制促进秦艽有效成分溶出有关。

参考文献

[1] 彭成. 中华道地药材[M]. 北京: 中国中医药出版社, 2011.

[2] 方清茂, 彭文甫, 吴萍, 等. 川产道地药材生产区划研究进展[J]. 中国中药杂志, 2020, 45 (4): 720–731.

[3] 中华中医药学会. 团体标准: T/CACM 1021.76—2018, 中药材商品规格等级　秦艽[S]. 北京: 中华中医药学会, 2018.

[4] 张霞, 陈靖, 侯延辉, 等. 基于龙胆苦苷含量的秦艽炮制工艺研究[J]. 时珍国医国药, 2012, 23 (5): 1221–1222.

[5] 李源, 高元平, 罗昊, 等. UPLC-Q-Orbitrap HRMS 法同时测定秦艽炮制前后8种成分[J]. 中草药, 2019, 50 (12): 2856–2861.

[6] 高娟, 王亚洲, 孙文基. 加工炮制对秦艽中龙胆苦苷的影响[J]. 中草药, 2006, 37 (9): 1357–1358.

[7] 杨飞霞, 王玉, 夏鹏飞, 等. 秦艽化学成分和药理作用研究进展及质量标志物 (Q-marker) 的预测分析[J]. 中草药, 2020, 51 (10): 2718–2731.

秦　皮

【药材来源】本品为木犀科植物苦枥白蜡树 *Fraxinus rhynchophylla* Hance、白蜡树 *Fraxinus chinensis* Roxb.、尖叶白蜡树 *Fraxinus szaboana* Lingelsh. 或宿柱白蜡树 *Fraxinus stylosa* Lingelsh. 的干燥枝皮或干皮。

【道地性探源】始载于《神农本草经》，列为中品。李时珍谓: "四川、湖广、滇南、闽岭、吴越东南诸郡皆有之，以川、滇、衡、永产者为胜。"《全国中草药汇编》（第2版）记载: 白蜡树以西南各省栽培最盛，商品药材习称"四川秦皮"。《中华本草》: "主产于辽宁、黑龙江、内蒙古、陕西、河南、四川、湖北等地亦产。"《中华道地药材》: "白蜡树主产于四川。"

据上所述，秦皮是四川省道地药材之一，主产于峨眉山、洪雅、乐山、夹江等地。此外，陕西、辽宁、湖南、吉林等省亦产，均以野生资源为主。

【产地加工】栽后5~8年，树干直径达15 cm以上时，即可在春秋两季剥取树皮，切成30~60 cm长的短节，晒干或烘干即可。

【质量要求】秦皮以条长呈筒状、外皮薄而光滑者为佳。依据枝皮和干皮划分等级。

秦皮：干货，分二等。各等级共同点为："外表面灰白色、灰棕色或黑棕色，内表面黄白色或棕色，平滑，质坚硬，不易折断，断面纤维性较强。气微，味苦。"在此基础上，以主要为枝皮，呈筒状或槽状，厚 1.5~3 mm 为一等；主要是干皮，为长条状块片或半筒状，厚 3~6 mm 为二等。

《中国药典》2020 年版规定，秦皮药材水分不得过 7.0%，总灰分不得过 8.0%，醇溶性浸出物不得少于 8.0%，含秦皮甲素（$C_{15}H_{16}O_9$）和秦皮乙素（$C_9H_6O_4$）的总量不得少于 1.0%。

【炮制沿革】秦皮历代炮制方法有：削、去粗皮、去骨取皮、切、捣末、剉等，主要为净制和切制。

《中国药典》2020 年版，仅收载生秦皮。《全国规范》和各省（自治区、直辖市）的炮制规范，也均仅收载生秦皮。

【药性与功效】苦、涩，寒。归肝、胆、大肠经。具有清热燥湿，收涩止痢，止带，明目之功。

【炮制与应用】秦皮临床以生用为主，其炮制方法与临床应用如下。

1）炮制方法 取原药材，除去杂质，洗净，润透，切丝，干燥。

2）饮片性状 本品为长短不一的丝条状。外表面灰白色、灰棕色或黑棕色。内表面黄白色或棕色，平滑。切面纤维性。质硬。气微，味苦。

3）临床应用

（1）湿热泻痢：常与白头翁、黄连、黄柏等同用，具清热解毒、凉血止痢的作用。可用于热毒痢疾，腹痛，里急后重，肛门灼热，下痢脓血，赤多白少，渴欲饮水等症，如白头翁汤（《伤寒论》）。

（2）赤白带下：常与牡丹皮、当归身同用，俱酒洗，炒研为末，炼蜜为丸，具有祛湿止带的作用。可用于妇人赤白带下及血崩不止（《本草汇言》）。

（3）肝热目疾：常与栀子、赤芍、菊花等同用，具有清肝明目的作用。可用于肝热而兼风热所致的眼目暴赤肿痛等症，如秦皮散（《永类钤方》）。亦可与黄柏、黄连、黄芩等同用，具有清热解毒、清肝明目的作用，煎汤洗眼可用于肝经实热上冲所致眼赤热痛，羞明眵多，目生障翳等症，如洗眼汤（《备急千金要方》）。

【处方配给】写秦皮、蜡树皮配秦皮，其余随方配给。

【使用注意】本品苦寒，虚寒者忌服。

【炮制研究】

1. 工艺研究

目前，关于秦皮炮制工艺研究主要集中在产地加工与饮片炮制一体化方面。如有以秦皮中秦皮甲素、秦皮乙素、秦皮素、秦皮苷和总香豆素含量的总评归一值为评价指标，以切制规格、干燥温度和干燥时间为考察对象，采用星点设计效应面法优化秦皮的产地加工与饮片一体化工艺。

2. 化学成分研究

秦皮主要化学成分为香豆素类，此外，还含有酚类、皂苷和鞣质等。秦皮甲素、秦皮乙素为其《中国药典》2020年版质量控制指标性成分。

3. 药理作用研究

秦皮主要具有抗病原微生物、抗炎、镇咳、平喘、镇静、抗惊厥、镇痛、抗痛风等作用。秦皮饮片可显著减少冰醋酸致小鼠的扭体反应次数，延长潜伏期，抑制角叉菜胶诱导的大鼠足肿胀反应，明显或部分缓解肿胀程度；一体化饮片与传统饮片相比，镇痛作用更加明显，具有显著性差异。

【贮藏】置通风干燥处。

【按语】秦皮为川产道地药材，为多基原品种，其中白蜡树主产于四川。秦皮为中医临床上常用的一味中药，具有清热燥湿、收涩止痢、止带、明目的功效，常用于湿热泻痢，赤白带下，目赤肿痛，目生翳膜等。秦皮历代炮制主要为净制和切制，临床上主要为生品，但其苦寒之性较强。此外，秦皮产地、基原较多，应进行多产地、多基原的比较研究，以确定疗效最优者，并在中药炮制理论的指导下，结合药物功效主治，开展现代炮制品的研究。

参考文献

[1] 《全国中草药汇编》编写组. 全国中草药汇编[M]. 第2版. 北京：人民卫生出版社，1996.

[2] 国家中药管理局编委会. 中华本草（第六册）[M]. 上海：上海科学技术出版社，1999.

[3] 彭成. 中华道地药材[M]. 北京：中国中医药出版社，2011.

[4] 中华中医药学会. 团体标准：T/CACM 1021.201—2018，中药材商品规格等级 秦皮[S]. 北京：中华中医药学会，2018.

[5] 赵重博，王晶，吴建华，等. 响应面法优化秦皮产地加工与饮片炮制一体化工艺研究[J]. 中草药，2018，49（20）：4753–4759.

[6] 刘丽梅，王瑞海，陈琳，等. 秦皮化学成分的研究[J]. 中草药，2003，34（10）：889–890.

[7] 聂安政，林志健，张冰. 秦皮化学成分和药理作用研究进展[J]. 中草药，2016，47（18）：3332–3341.

通 草

【药材来源】本品为五加科植物通脱木 *Tetrapanax papyrifer*（Hook.）K. Koch 的干燥茎髓。

【道地性探源】始载于《神农本草经》，列为中品。民国《四川通志》记载"药材有通草"、《犍为县志》记载"药材有木通，木通即通草"。历史上分为台湾、四川两大类产品，规格有32方通，28方通，丝通等。产于四川者，称为"川通草"。《全国中草药汇编》（第2版）："分布于福建、台湾、湖北、湖南、广西、广东、四川、贵州、云南等省区。"《中华本草》："主产于贵州、四川、广西、云南等地；湖南、福建、台湾等地亦产。"《中药大辞典》："主产于贵州、四川、广西、云南等地。"《道地药材图典》："主产于贵州铜仁，四川兴文、达县、阿坝州。"

据上所述，通草是四川省道地药材之一，主产于犍为、兴文、达县、阿坝等。此外，贵州、广西、云南、陕西、湖南、湖北、河南等省亦产。

【产地加工】秋季割取茎，截成段，趁鲜取出髓部，理直，晒干。

【质量要求】通草以条粗、色白洁、有弹性者为佳。商品因加工方法不同，将理直后晒干者称为"通草棍"；通草棍用特制的利刃切成薄片者称为"片通"；小的通草棍切成丝条者称为"丝通"。

《中国药典》2020年版规定，通草药材水分不得过16.0%，总灰分不得过8.0%。

【炮制沿革】通草炮制始于宋，历代炮制方法较为简单，仅有切薄片和去粗皮细锉等。其中切片法自宋代沿用至今。

《中国药典》2020年版，《全国规范》和大多省（自治区、直辖市）的炮制规范均收载通草片。此外，北京有朱通草。

【药性与功效】甘、淡，微寒。归肺、胃经。具有清热利尿、通气下乳之功。

【炮制与应用】通草临床以生用为主，其炮制方法与临床应用如下。

1）炮制方法　取原药材，除去杂质，切厚片。

2）饮片性状　本品为圆形的厚片或小段。表面显银白色光泽，髓部中空或有半透明的薄膜，周边白色或淡黄色，有浅纵沟纹，体轻质松软，稍有弹性。无臭、无味。

3）炮制作用　切后利于药效成分煎出，便于调剂与制剂。

4）临床应用

（1）湿热淋证：与滑石、冬葵子、石韦等同用，具有清热利尿通淋的作用，可用于热淋之小便不利，淋漓涩痛等症，如通草饮子（《普济方》）。亦可与白茅根、瞿麦、车前子等同用，用于石淋、小便痛及血淋等症，如加减茅根汤（《胎产心法》）。

（2）水肿尿少：常与赤小豆同用煮粥，具有健脾利水的作用，可用于脾虚水肿，症见腹胀尿少、下肢浮肿等，如通草赤小豆粥（《备预百要方》）。亦可与猪苓、地龙等，共研为末，米汤送服，用于水湿停蓄之水肿尿少等症（《小儿卫生总微论方》）。

（3）乳汁不下：常与生黄芪、当归、白芷等同用，具有补气血、通乳汁的作用。可用于产妇少乳或无乳等症，如通脉汤（《沈氏经验方》）。

（4）湿温证：常与薏苡仁、白蔻仁、苦杏仁等同用，具有宣畅气机、清利湿热的作用。可用于湿温初起，头痛恶寒，身重疼痛，面色淡黄，胸闷不饥，午后身热等症，如三仁汤（《温病条辨》）。

【处方配给】写通草、大通草配通草，其余随方配给。

【使用注意】气阴两虚，内无湿热及孕妇慎用。

【炮制研究】

1. 化学成分研究

有研究显示，通草中主要含有门冬氨酸、苏氨酸、丝氨酸等13种氨基酸；钙、镁、铁等21种元素，以及肌醇、多聚戊糖、葡萄糖、半乳糖醛酸、甾酮、甾醇等物质。

2. 药理作用研究

通草水煎液有明显解热、抑制炎症、利尿等作用。

【贮藏】置阴凉干燥处。

【按语】通草分布区域十分广泛，在台湾地区亦产，四川多地县志亦有记载。历代通草炮制多为直接切片生用，取其清热利尿、通气下乳之功，并延续至今。北京市虽在1974年版的《北京市中药饮片切制规范》中有朱砂制通草，但现在少用。大量的化学成分研究主要集中在其原植物的叶、花、果实和根上，茎髓的物质基础研究较少。因此，应加强通草的入药部位（即干燥茎髓）的研究。

参考文献

[1]　《全国中草药汇编》编写组. 全国中草药汇编[M]. 第2版. 北京：人民卫生出版社，1996.

[2]　国家中药管理局编委会. 中华本草（第六册）[M]. 上海：上海科学技术出版社，1999.

[3]　南京中医药大学. 中药大辞典[M]. 上海：上海科学技术出版社，2006.

[4]　彭成. 中华道地药材[M]. 北京：中国中医药出版社，2011.

[5]　谢宗万. 通草与木通品种的本草考证[J]. 中药通报，1986，11（5）：13–19.

[6]　王磊. 通草中微量元素及氨基酸的分析测定[J]. 中草药，1986，17（8）：33.

[7]　徐静兰，胡慧军，张虹，等. 通草的化学成分及生物活性的研究进展[J]. 临床合理用药，2016，9（4）：178–181.

[8]　徐静兰. 通草的化学成分研究[D]. 合肥：安徽中医药大学，2016.

[9] 沈映君,曾南,贾敏如,等.几种通草及小通草的抗炎、解热、利尿作用的实验研究[J].中国中药杂志,1998,23（11）:687-690.

[10] 贾敏如,卫莹芳,马逾英,等.通草类中药的药源调查和商品鉴定[J].中国中药杂志,1997,22（8）:454-459.

益 母 草（附：茺蔚子）

【药材来源】本品为唇形科植物益母草 *Leonurus japonicus* Houtt. 的新鲜或干燥地上部分。

【道地性探源】以其果实茺蔚子始载于《神农本草经》,列为上品。《本草经集注》:"茺蔚子,……今处处有之。"清代雍正《叙州府志》、清代乾隆《直隶达州志》、清代乾隆《新繁县志》和民国《北川县志》均记载"药材有益母草"。清代蒋超《峨眉山志》记载峨眉山产益母草。《中药大辞典》《中华本草》《现代中药材商品通鉴》《中华药海》载全国大部分地区均有分布。

据上所述,益母草是四川省道地药材之一,主产于邛崃、大邑、通江、达州、凉山等地。此外全国大部分地区均产,多自产自销。

【产地加工】鲜品春季幼苗期至初夏花前期采割；干品夏季茎叶茂盛、花未开或初开时采割,晒干,或切段晒干。干燥过程中避免堆积和雨淋受潮,以防其发酵或叶片变黄,影响质量。

【质量要求】益母草以质嫩、叶多、色灰绿者为佳。商品一般不分级,均为统货。仅以色泽、叶多少分为选货和统货。

《中国药典》2020 年版规定,干益母草药材水分不得过 13.0%,总灰分不得过 11.0%,水溶性浸出物不得少于 15.0%,含盐酸水苏碱（$C_7H_{13}NO_2 \cdot HCl$）不得少于 0.50%,盐酸益母草碱（$C_{14}H_{21}O_5N_3 \cdot HCl$）不得少于 0.050%。

【炮制沿革】益母草炮制始于宋代,历代炮制方法有:烧炭、醋炒、微炒、蜜水炒、酒拌蒸、细锉、杵为末等。

《中国药典》2020 年版和大多省（自治区、直辖市）的炮制规范仅收载鲜益母草和干益母草。《全国规范》以及陕西还载有酒益母草。

【药性与功效】苦、辛,微寒。归肝、心包、膀胱经。具有活血调经,利尿消肿,清热解毒之功。

【炮制与应用】益母草常有下列炮制品和临床应用。

1. 鲜益母草

1）炮制方法　鲜品除去杂质,迅速洗净。

2）饮片性状　幼苗期无茎,基生叶圆心形,边缘 5~9 浅裂,每裂片有 2~3 钝齿。花前期茎呈方柱形,上部多分枝,四面凹下成纵沟,长 30~60 cm,直径 0.2~0.5 cm,表面青绿色,质鲜嫩，断面中部有髓。叶交互对生，有柄，叶片青绿色，质鲜嫩，揉之有汁，下部茎生叶掌状 3 裂，上部叶羽状深裂或浅裂成 3 片，裂片全缘或具少数锯齿。气微，味微苦。

3）炮制作用　其功用与干益母草相似，鲜品易于捣汁外敷。

4）临床应用　疮疡肿毒：可单用鲜品捣敷。

2. 干益母草

1）炮制方法　取原药材，除去杂质，迅速洗净，润透，切段，干燥。

2）饮片性状　本品为不规则的段。茎方形，四面凹下成纵沟，灰绿色或黄绿色。切面中部有白髓。叶片灰绿色，多皱缩、破碎。轮伞花序腋生，花黄棕色，花萼筒状，花冠二唇形。气微，味微苦。

3）炮制作用　切制后便于调剂与制剂。

4）临床应用

（1）血瘀经闭：常与人参、熟地黄、当归等同用，具有补气血、调月经的作用，可用于月经量少，色淡，经期错后等症，如八珍益母汤（《景岳全书》）。亦可单用熬膏，具有活血调经的作用，可用于妇女月经不调，产后血瘀腹痛，亦治跌打损伤，瘀血积滞，天阴作痛，如益母膏（《古今医统大全》）。

（2）水肿尿少：常与瓜子金、水蛭同用，具有活血化瘀、利水消肿的作用，可用于水肿属于瘀血内阻，水湿阻滞证，水肿、腰痛、蛋白尿、头昏、乏力等，如肾元胶囊（《国家中成药标准汇编》）。亦可与土茯苓、白茅根、槐花等同用，具有清热利尿、益肾化浊的作用，可用于热淋涩痛，急性肾炎水肿，慢性肾炎急性发作，如肾复康胶囊（《中国药典》2020 年版）。

（3）疮疡肿毒：可单用煎汤外洗，亦可与黄柏、苦参、蒲公英等煎汤内服。

3. 酒益母草

1）炮制方法　取益母草段，喷洒黄酒拌匀，闷润至透，用文火炒干（四川每 100 kg 益母草，用白酒 10 kg；其他地区以黄酒为主，每 100 kg 益母草，用黄酒 10~15 kg）。

2）饮片性状　色泽加深，偶见焦斑，微具酒香气。

3）炮制作用　酒制增强活血作用。

4）临床应用　气虚血弱，月经不调：常与人参、熟地黄、酒鹿茸等同用，具有益气补血、调经安胎的作用。可用于气血不足，月经不调，经期腹痛，经漏早产，如参茸白凤丸（《中国药典》2020 年版）。

4. 四制益母草

1）炮制方法　取益母草段，用食盐、醋、姜汁和酒混合液拌匀吸尽，蒸约 2 小时，干燥［每 100 kg 益母草，用食盐 2 kg，醋 10 kg，酒 10 kg，生姜 10 kg（取汁）］。

2）饮片性状　呈黑褐色，具香气。

3）炮制作用　缓和药性，以调经散结为主。

4）临床应用　血瘀成结：与当归、川芎、木香同用，具有行气活血、调经止痛的作用。可用于气滞血瘀所致的月经量少、错后、有血块、小腹疼痛、经行痛减、产后恶露不尽等症。

【处方配给】写益母草、坤草配益母草，其余随方配给。

【使用注意】孕妇禁用。

【炮制研究】

1. 工艺研究

目前，多采用正交试验、均匀设计试验等方法对益母草的干燥温度、干燥时间、辅料浸润时间、蒸制时间和辅料比例等因素进行优选，确定最佳工艺。此外，还有多因素方法研究产地加工一体化的炮制方式。

2. 化学成分研究

益母草中收缩子宫的有效成分主要在叶部，根部较差，茎部全无，因此益母草采收加工时应尽量保存其叶。且治疗肾水肿用童子益母草为佳。不同炮制方法和炮制温度对益母草中生物碱含量影响较大，而生物碱的组分无明显改变。益母草炒炭后总生物碱有明显损失。益母草酒炙后，其活血祛瘀，调经止痛的有效成分丁香酸含量增加；不同炮制品中，益母草碱、芦丁和金丝桃苷3种成分含量：生品＞醋炙品＞酒炙品。

3. 药理作用研究

益母草的全草含生物碱，对多种动物的子宫均有明显兴奋作用。药理实验表明，收缩子宫的有效成分主要在益母草的叶部，根部较差，茎部无作用。这与传统经验用药相一致。传统经验认为，益母草以质嫩、色绿叶多者为佳，质老、无叶者不宜供药用。提示在炮制加工时应尽量保存其叶，方能保证药效。

【贮藏】干益母草置干燥处；鲜益母草置阴凉潮湿处。

【按语】益母草分布范围极广，全国大部分地区均有，一般都是自产自销。自清始，四川各地府志、县志、州志等均载有出产益母草。益母草为妇科经产要药，历史上益母草炮制方法并不多，仅有炭、醋、蜜、酒等记载。目前，临床应用以生品为主，取其活血调经，利尿消肿，清热解毒之功；亦有酒炙品的应用，通过酒炙缓其寒性，增强活血作用。四川有四制益母草，可缓和药性，调经散结。但有学者考证发现益母草炭在典籍中记载颇多，现代研究和临床应用却鲜见。因此，益母草酒炙和炒炭均有其清晰的炮制历史沿革和炮制作用，应进一步传承和研究，以提高临床治疗效果。

参考文献

［1］ 彭成. 中华道地药材[M]. 北京: 中国中医药出版社, 2011.

［2］ 方清茂, 彭文甫, 吴萍, 等. 川产道地药材生产区划研究进展[J]. 中国中药杂志, 2020, 45（4）: 720–731.

［3］ 中华中医药学会. 团体标准: T/CACM 1021.168—2018, 中药材商品规格等级　益母草[S]. 北京: 中华中医药学会, 2018.

［4］ 钟恋, 汪云伟, 杜丹, 等. 益母草的本草考证[J]. 中药与临床, 2014, 5（1）: 37–39.

［5］ 马恩耀. 四制益母草炮制工艺和质量标准研究[D]. 广州: 广州中医药大学, 2017.

［6］ 宋崎, 周小初, 宋英, 等. 益母草炮制工艺优化[J]. 时珍国医国药, 2009, 20（3）: 709–710.

［7］ 翁志平, 梁锦杰. 益母草不同炮制品质量研究[J]. 中国民族民间医药, 2019, 28（11）: 31–34.

［8］ 江海燕, 陈国佩, 宁海梅. 益母草不同炮制品的质量研究[J]. 中成药, 2002, 24（4）: 271–273.

［9］ 丛悦, 王艳, 谢欣梅, 等. HPLC–UV法测定益母草和酒炙益母草中丁香酸和芦丁的含量[J]. 河南大学学报（自然科学版）, 2010, 40（5）: 507–510.

［10］ 程轩轩, 桑雪雨, 杨全, 等. 不同炮制方法及提取溶剂对益母草有效成分含量的影响[J]. 中国医院药学杂志, 2013, 33（22）: 1850–1852.

［11］ 乔晶晶, 吴啟南, 薛敏, 等. 益母草化学成分与药理作用研究进展[J]. 中草药, 2010, 7（2）: 5691–5704.

附：茺蔚子

【药材来源】本品为唇形科植物益母草 *Leonurus japonicus* Houtt. 的干燥成熟果实。

【产地加工】秋季果实成熟时采割地上部分, 晒干, 打下果实, 除去杂质。

【质量要求】茺蔚子以粒大、饱满者为佳。一般不分等级, 均为统货。

《中国药典》2020 年版规定, 茺蔚子药材水分不得过 7.0%, 总灰分不得过 10.0%, 醇溶性浸出物不得少于 17.0%, 含盐酸水苏碱（$C_7H_{13}NO_2 \cdot HCl$）不得少于 0.050%。

【炮制沿革】茺蔚子历代炮制方法有炒法、蒸法、童便酒制、酒洗、隔纸烘等。

《中国药典》2020 年版,《全国规范》和大多省（自治区、直辖市）的炮制规范收载茺蔚子和炒茺蔚子。

【药性与功效】辛、苦, 微寒。归心包、肝经。具有活血调经, 清肝明目之功。

【炮制与应用】茺蔚子常有下列炮制品和临床应用。

1. 茺蔚子

1）炮制方法　取原药材, 除去杂质, 洗净, 干燥。用时捣碎。

2）饮片性状　本品呈三棱形, 长 2~3 mm, 宽约 1.5 mm。表面灰棕色至灰褐色, 有深色斑点, 一端稍宽, 平截状, 另一端渐窄而钝尖。果皮薄, 子叶类白色, 富油性。气微, 味苦。

3）炮制作用　使药物洁净, 捣碎利于有效成分煎出。生用长于清肝明目。

4）临床应用

（1）目生翳障：常与青葙子、石决明、枸杞子等同用，具有清泻肝热、益肾明目的作用。可用于热疾后眼翳及疼痛等症，如茺蔚子丸（《医方类聚》）。

（2）头晕胀痛：常与夏枯草、决明子、钩藤等同用，具有清热泻火、平肝明目的作用。可用于肝火旺盛所致的头痛（高血压）、眩晕、目胀牙痛等症，如降压颗粒（《国家中成药标准汇编》）。

2. 炒茺蔚子

1）炮制方法　取净茺蔚子，用文火炒至有爆声，表面微鼓起，颜色加深时，取出，放凉。

2）饮片性状　颜色加深，微鼓起，具香气。

3）炮制作用　炒后寒性减弱，并且质脆，易于煎出有效物质，长于活血调经。

4）临床应用

（1）月经不调：常与生地黄、白芍、当归等同用，具有滋补肝肾、固冲任、摄精血的作用。可用于奇脉亏损，经水不调，肢节酸痛，腰痛气滞，心摇神怯，晕眩等症，如调元汤（《医方简义》）。

（2）瘀滞腹痛：可与当归、刘寄奴、炒芸薹子等同用，具有活血化瘀的作用。可用于产后恶血稽留，经久未消，致月水不通，面色萎黄，脐腹疼痛，肌瘦无力等症，如益母草子散（《太平圣惠方》）。

【处方配给】写茺蔚子、茺玉子、坤草子、益母草子配茺蔚子，其余随方配给。

【使用注意】瞳孔散大者慎用。

常　山（附：蜀漆）

【药材来源】本品为虎耳草科植物常山 *Dichroa febrifuga* Lour. 的干燥根。

【道地性探源】始载于《神农本草经》，列为下品，原名恒山。《名医别录》："恒山……生益州及汉中。"常山的干燥嫩枝叶又名"蜀漆"。《新修本草》："生江林山川谷，生蜀汉中。"《本草图经》："蜀漆，生江林山川谷及蜀汉。常山苗也，常山生益州山谷及汉中，黄根也。"《本草蒙筌》："川蜀多生，湖浙亦有。"《药物出产辨》："产四川万县、重庆、湖南为正。"民国二十九年（1940年），陕西西京市（西安市）国药商业同业公会《药材行规》常山条记载："豫、陕、川、江、浙等省。"

据上所述，常山是四川省道地药材之一，主产于乐山、峨眉山、夹江、雅安等地。此外，重庆、贵州、江西、福建、湖北、湖南、广西、广东、云南等地亦产，但以四川产量大，质量最佳。

【产地加工】栽培4年以上，秋后采挖，洗去泥土，砍去残余茎秆，再砍成7~10 cm短节，晒或炕干后，在有火焰的柴火上燎去须根，撞去灰渣即为成品。

【质量要求】常山以体重质坚、表面光滑、断面色淡黄者为佳。一般不分等级，均为统货。

《中国药典》2020年版规定，常山药材水分不得超过10.0%，总灰分不得超过4.0%。

【炮制沿革】常山历代炮制方法有：酒渍、酒煮法、酒熬、酒蒸、酒炒、酒浸、炒透、醋制炒、醋焙、水煮制、醋煮、清炒、甘草蒸、瓜蒌汁炒等。

《中国药典》2020年版收载有常山和炒常山。此外，《全国规范》和大多省（自治区、直辖市）的炮制规范还收载有酒常山，河南还有醋常山。

【药性与功效】苦、辛，寒；有毒。归肺、肝、心经。具有涌吐痰涎，截疟之功。

【炮制与应用】常山常有下列炮制品和临床应用。

1. 常山

1）炮制方法　取原药材，除去杂质，大小分档，浸泡至三四成透时，取出，润透，切薄片，晒干。

2）饮片性状　本品呈不规则的薄片。外表皮淡黄色，无外皮。切面黄白色，有放射状纹理。质硬。气微，味苦。

3）炮制作用　切制后便于调剂与制剂。生用上行，劫痰涌吐力强。

4）临床应用

（1）痰饮头痛：常与云母粉同用，具有祛痰止痛的作用。可用于痰饮头痛，寒热往来，如恒山散（《千金翼方》）。

（2）胸膈痞塞：常与甘草、松萝、瓜蒂同用，具有涌吐风痰的作用。可用于胸中多痰，头痛不欲食，及饮酒则疬滞痰阻，如断膈汤（《肘后方》）。

（3）一切疟疾：常与知母、贝母、槟榔同用，具有截疟的作用。可用于一切疟疾，不问先热后寒，先寒后热，热多寒少，寒多热少，及久疟不愈者，如知母散（《朱氏集验方》）。

2. 炒常山

1）炮制方法　取净常山片，用文火炒至色变深，取出，晾凉。

2）饮片性状　表面黄色。

3）炮制作用　炒后作用缓和，减轻恶心呕吐的副作用，毒性降低。

4）临床应用

（1）瘅疟：常与大青叶、龙胆、大黄同用，具有清热化痰、截疟的作用。可用于积热痰盛，寒少热多，但热不寒，烦躁引饮等症，如大青饮（《圣济总录》）。

（2）久疟：常与苍术、草果、青皮同用，具有截疟的作用。可用于久疟，诸药不效者，如浸酒药（《活人心统》）。

（3）岭南瘴气：常与柴胡、青蒿子、槟榔等同用，具有祛痰除瘴的作用。可用于岭南瘴气，头疼体痛，寒热往来，胸满腹胀，烦渴呕逆等症，如露宿汤（《圣济总录》）。

3. 酒常山

1）炮制方法　取净常山片，加黄酒拌匀，闷透，用文火炒干，取出，晾凉（每100 kg常山片，用黄酒10~12 kg）。亦有使用酒煮方法进行炮制。

2）饮片性状　表面棕黄色，略有酒气。

3）炮制作用　酒炙减轻恶心呕吐的副作用，毒性降低，增强截疟作用。

4）临床应用

（1）一切疟疾：常与槟榔同用，具有祛痰截疟的作用。可用于一切疟疾，寒热往来，发作有时，头痛恶心，烦渴引饮，气息喘急，口苦咽干，背脊酸痛，肠鸣腹痛，或痰聚胸中，烦满欲呕等症，如胜金丸（《太平惠民和剂局方》）。

（2）痎疟：常与草果、槟榔、制苍术同用，具有温利积水、消化顽痰的作用。可用于痎疟因风寒而发，如除疟胜金丸（《重订通俗伤寒论》）。

（3）久疟、母疟：常与草果、槟榔、知母同用，具有截疟的作用。可用于久疟、母疟，邪气散漫，表里俱乱等症，如二十四味断疟饮（《古今医统大全》）。

【处方配给】写常山、恒山、黄常山、鸡骨常山配常山，其余随方配给。

【使用注意】有毒而涌吐，易伤正气，用量不宜过大；孕妇体虚忌用。

【炮制研究】

1. 工艺研究

目前多用水浸泡、润闷等处理后切片，研究表明，常山浸7天，生物碱损失近1/3；较长时间的润制，生物碱亦有一定程度的损失。亦有对不同时间和温度条件下的常山烘制工艺进行研究，常山在较高温度下长时间烘烤，常山碱被破坏。

2. 化学成分研究

常山经过浸泡、炒制、酒炒等处理，生物碱含量有所降低，生品与炮制品之间相差1.4~1.9倍。测定全国部分省市常山饮片的常山碱含量，结果最高含量与最低含量相差5.5倍。贮存四年，常山碱含量有较大幅度降低。

3. 药理作用研究

不同炮制品抗疟效价高低为：生常山＞浸常山＞酒常山＞炒常山；毒性大小为：生常山＞

酒常山＞浸常山＞炒常山。常山炮制后毒性降低的同时疗效和有效成分含量亦降低，生品的毒性比炮制品大 5~7 倍，而当用炮制品的 1/7~1/5 剂量生品时，疗效却显著高于炮制品。

【贮藏】置通风干燥处。

【按语】常山早在《名医别录》就指出产于四川，是川产道地药材。常山为截疟之要药，但生品有毒，且有催吐副作用。历代炮制方法以酒制、醋制应用较多，沿用至今主要是生品、炒品和酒制品。传统认为涌吐宜生用，截疟宜酒制用。常山质地坚硬，有鸡骨常山之称，常温软化切片，主要有效成分生物碱类损失大，宜优化常山切制工艺或采用产地加工炮制一体化代替传统饮片生产。常山有毒，炮制后毒性降低，但截疟等主要疗效也降低，应加强常山毒效相关性研究，提高临床用药的安全性和有效性。

参考文献

[1]　彭成. 中华道地药材[M]. 北京：中国中医药出版社，2011.

[2]　李峰，蒋桂华. 中药商品学[M]. 北京：中国医药科技出版社，2014.

[3]　石开玉. 中药常山的文献考证[J]. 中华医史杂志，2017，47（06）：336–341.

[4]　陈国佩，刘华钢，覃丽秋. 常山炮制的实验研究[J]. 中药材，1998（1）：18–20.

[5]　叶定江，赵蕴馥. 常山饮片中常山碱含量差异初步研究[J]. 中成药研究，1985（7）：22–23.

[6]　叶定江，丁安伟，蔡宝昌，等. 常山炮制方法的研究[J]. 中成药研究，1981（2）：19–21.

附：蜀漆

【药材来源】本品为虎耳草科植物常山 *Dichroa febrifuga* Lour. 的干燥嫩枝叶。

【产地加工】夏季采收，晒干。

【质量要求】蜀漆以老梗少、叶大不破碎、味浓为佳。

《四川省中药材标准》2010 年版规定，蜀漆药材水分不得超过 12.0%，总灰分不得超过 14.0%，酸不溶性灰分不得超过 1.5%。醇溶性浸出物（冷浸法，乙醇作溶剂）不得少于 7.0%。

【药性与功效】苦、辛，温；有毒。归手、足厥阴经。具有截疟，祛痰之功。

【炮制与应用】蜀漆常有下列炮制品和临床应用。

1. 蜀漆

1）炮制方法　取原药材，除去杂质，洗净，润软，切段，干燥。

2）饮片性状　本品为段。茎圆柱形或微具不规则的棱，直径 0.3~1 cm，灰绿色至淡灰棕色，可见对生的叶和叶痕，表面有细微的纵纹；体轻，质硬脆，切面木质部淡黄色或淡黄绿色，中空或有髓心。叶皱缩，多破碎或脱落，灰绿色至灰棕绿色。气微，味淡，微涩。

3）炮制作用　利于有效成分煎出，便于调剂与制剂。

4）临床应用

（1）疟疾：常与常山、升麻同用，具有截疟的作用，可用于疟疾，如常山散（《外台秘要》）。与云母、龙骨同用，具有助阳、祛痰、截疟的作用，用于牝疟，寒多热少者；加蜀漆半分，用于温疟，如蜀漆散（《金匮要略》）。亦可与甘草、麻黄、牡蛎粉同用，用于牡疟（只热不寒）。

（2）痰饮：常与炒郁李仁、炙甘草、射干等同用，具有祛痰化饮的作用。可用于三焦咳嗽，中满气逆，面目浮肿，咯唾痰饮等症，如蜀漆汤（《圣济总录》）。

2. 酒蜀漆

1）炮制方法　取净蜀漆段，加黄酒拌匀，闷透，用文火炒干，取出，晾凉（每 100 kg 蜀漆段，用黄酒 10~12 kg）。

2）饮片性状　略有酒气。

3）炮制作用　降低毒性作用。

4）临床应用　临床应用与生品相似，但其毒性降低。

【处方配给】写蜀漆配蜀漆，其余随方配给。

【使用注意】孕妇忌用，老人及体虚者慎用。

黄　柏

【药材来源】本品为芸香科黄柏属黄皮树 *Phellodendron chinense* Schneid. 的干燥树皮。

【道地性探源】始载于《神农本草经》，列为上品，名"檗木"。《蜀本草》："出房、商、合等州山谷中，以蜀中者为佳。"《本草图经》："处处有之，以蜀中出者肉厚色深为佳。"《本草品汇精要》："蜀州者为佳。"《本草乘雅半偈》："今唯蜀中者皮厚色深为佳。"《本草蒙筌》："树尚蜀产，皮宜夏收。择内黄紧厚为优。"《本草崇原》："以蜀州者为佳。"《蜀本草图经》："今所在有，本出房、商、合等小川山谷。"《增订伪药条辨》："四川顺庆府南充县出者为川黄柏，色老黄，内外皮黄黑，块片小者可作染料用。湖南及关东出者，为关柏，块片甚大而薄，色淡黄者次。"《中国药材学》：以四川、贵州产量大、质量佳，称"川黄柏"。

据上所述，黄柏是四川省道地药材之一，主产于巴中、绵阳、雅安、乐山、宜宾等地。此外，云南、贵州、陕西、辽宁、吉林、河北等省区亦产，但以四川产量大，质量最佳。

【产地加工】立夏到夏至之间采收栽种 10 年以上的树皮，树皮晒到半干，压平，将粗皮刨净至显黄色为度，刷净刨下的皮屑，晒干，置干燥通风处。

【质量要求】黄柏以皮厚、断面黄者、去净栓皮者为佳。依据厚度、形状等划分等级。

黄柏：干货，分二等。各等级共同点为："去粗皮。外表面黄褐色或黄棕色，平坦或具纵沟纹，有的可见皮孔痕及残存的灰褐色粗皮；内表面暗黄色或淡棕色，具细密的纵棱纹。体轻，质硬，断面纤维性，呈裂片状分层，深黄色。气微，味极苦，嚼之有黏性。"在此基础上，以形状为板片状，厚度≥ 0.3 cm，宽度≥ 30 cm 为一等；形状为板片状，厚度 0.1~0.3 cm 为二等。

《中国药典》2020 年版规定，黄柏药材水分不得过 12.0%，总灰分不得过 8.0%，醇溶性浸出物不得少于 14.0%，小檗碱（$C_{20}H_{17}NO_4 \cdot HCl$）不得少于 3.0%，黄柏碱（$C_{20}H_{23}NO_4 \cdot HCl$）不得少于 0.34%。

【炮制沿革】黄柏历代炮制方法有：锉去粗皮；切；炒炭、蜜炙、猪胆汁炙、药汁制（葱汁、姜汁、附子汁等）、童便制、米泔制、蜜炒、盐酒炒、人乳炒、童便炒等。现在各地不同炮制方法有 20 种之多，其中以炙法与炒法等炮制方法使用广泛。

《中国药典》2020 年版收载了黄柏、盐黄柏和黄柏炭。此外，《全国规范》和大多省（自治区、直辖市）的炮制规范还收载有酒黄柏，上海、浙江、甘肃等有炒黄柏，福建有蜜黄柏。

【药性与功效】苦，寒。归肾、膀胱经。具有清热燥湿，泻火除蒸，解毒疗疮之功。

【炮制与应用】黄柏常有下列炮制品和临床应用。

1. 黄柏

1）炮制方法 取原药材，除去杂质，喷淋清水，润透，切丝，干燥。

2）饮片性状 本品呈丝条状。外表面黄褐色或黄棕色，内表面暗黄色或淡棕色，具纵棱纹，切面纤维性，呈裂片状分层，深黄色。味极苦。

3）炮制作用 利于药效成分煎出，便于调剂与制剂。生用性寒，苦燥而沉，以清热燥湿，泻火解毒为主。

4）临床应用

（1）湿热泻痢：常与白头翁、黄连、秦皮等同用，具有清热燥湿、行气化滞作用。可用于热毒痢疾，腹痛，里急后重，肛门灼热，下利脓血，赤多白少，渴欲饮水等症，如白头翁汤（《伤寒论》）。

（2）黄疸尿赤：常与栀子、甘草同用，具有清热泻火，利湿退黄的作用。可用于湿热壅阻，身热发黄，心烦气短，小便色赤；亦治吐血，衄血等症，如栀子柏皮汤（《伤寒论》）。

（3）热淋涩痛：常与萹蓄、盐车前子、茯苓等同用，具有清热泻火、利尿通淋的作用。可用于湿热下注所致的淋证，症见小便黄赤、尿频尿急、尿道灼热涩痛等，如分清五淋丸（《中国药典》2020 年版）。

（4）疮痈肿毒：常与黄连、黄芩、栀子同用，具有泻火解毒的作用，可用于火热毒盛所致之疮痈肿毒等症，如黄连解毒汤（《外台秘要》）。亦可与大黄同用为散，醋调外搽。

（5）湿疹瘙痒：常与蛇床子、苦参、苍术等同用，具有祛湿止痒的作用。可用于急性湿疹等症，如蛇床子洗剂（《中医皮肤病学简编》）。亦可单用研末加香油外敷，用于婴儿耳、鼻、口围湿疹等症，如碧玉散（《中医皮肤病学简编》）。

2. 盐黄柏

1）炮制方法　取黄柏丝，用盐水拌匀，润透，用文火炒干，取出，放凉（每 100 kg 黄柏丝，用食盐 2 kg）。

2）饮片性状　表面深黄色，偶有焦斑。略具咸味。

3）炮制作用　盐炙后缓和苦燥之性，不伤脾胃，长于滋阴降火。

4）临床应用

（1）阴虚火旺：常与熟地黄、盐知母、醋龟甲等同用，具有滋阴降火的作用。可用于阴虚火旺，潮热盗汗，咳嗽咯血，耳鸣遗精等症，如大补阴丸（《丹溪心法》）。

（2）相火亢盛：常与知母、牡丹皮、山茱萸等同用，具有滋肾阴、泻相火的作用。可用于肝肾阴虚，虚火上炎所致的头目昏眩，耳鸣耳聋，腰膝酸痛，血淋尿痛，遗精梦泄，骨蒸潮热，盗汗颧红等症，如知柏地黄丸（《医方考》）。

3. 酒黄柏

1）炮制方法　取黄柏丝，用黄酒拌匀，润透，用文火炒干，取出，放凉（每 100 kg 黄柏丝，用黄酒 10 kg）。

2）饮片性状　表面深黄色，偶有焦斑。微有酒气。

3）炮制作用　酒制后可缓和寒性，增强清湿热、利关节作用；并能借酒升腾之力，引药上行，清上焦之热。

4）临床应用

（1）上焦内热：常与黄连、黄芩、姜制栀子等同用，具有散风清热、泻火止痛的作用。可用于风热上攻、肺胃热盛所致的头晕目眩，暴发火眼，牙齿疼痛，口舌生疮，咽喉肿痛等症，如黄连上清丸（《中国药典》2020 年版）。

（2）热厥头痛：常与藁本、川芎、酒黄连等同用，具有祛风、清热、散火的作用。可用于热厥头痛，得寒则止，遇热则作等症，如清上泻火汤（《兰室秘藏》）。

（3）足膝痿软：常与酒炙龟甲、酒知母、熟地黄等同用。具有滋阴降火、强壮筋骨的作用。可用于肝肾不足，阴虚内热之痿证，症见腰膝酸软，筋骨痿弱，腿足消瘦，步履乏力等，如虎潜丸（《丹溪心法》）。

4. 黄柏炭

1）炮制方法　取黄柏丝，用武火炒至表面焦黑色，内部焦褐色，喷淋清水灭尽火星，取出晾干。

2）饮片性状　表面焦黑色，内部焦褐色。体轻，质脆。味微苦涩。

3）炮制作用　炒炭后苦寒之性大减，在清湿热之中并有收涩之性，善于止血。

4）临床应用

（1）便血：常与地榆、槐花、黄连等同用，具有凉血止血的作用。可用于营阴不足，湿阻大肠，大便下血，血色鲜红；亦治赤痢日久不愈者。

（2）尿血：常与白茅根、大蓟、小蓟等同用，具有清热利湿、凉血止血的作用。可用于膀胱湿热及血络之尿血，其色鲜红者。

（3）崩漏：常与生地黄、丹皮炭、地榆炭等同用，具有清热凉血止血的作用。可用于血崩烦热，脉洪涩者，如清热地黄汤（《医略六书》）。

5. 蜜黄柏

1）炮制方法　取黄柏丝，用蜜水拌匀，润透，用文火炒至不黏手时，取出，放凉（每100 kg黄柏丝，用炼蜜25 kg）。

2）饮片性状　表面色泽更深，偶见焦斑，气微，味微甜，甚苦。

3）炮制作用　蜜炙后缓和苦燥之性。

4）临床应用　盗汗：常与当归、熟地黄、知母等同用，具有补肝益肾、滋阴止汗作用。用于气血两虚而致的盗汗，如当归地黄散（《杂病源流犀烛》）。

【处方配给】写黄柏配黄柏，其余均随方配给。

【使用注意】本品大苦大寒，易伤胃气，故脾胃虚寒者忌服。

【炮制研究】

1. 工艺研究

炮制过程中，加热会使小檗碱转化为小檗红碱，影响因素是温度和炒制时间。目前，多采用正交试验、多因素等方法对盐炙、酒炙、蜜炙黄柏的辅料用量、闷润时间、炮制温度、炮制时间等因素进行优选。另外，对黄柏炭的炮制工艺以及黄柏产地炮制加工一体化也进行相关研究。

2. 化学成分研究

黄柏经浸泡切丝后，组织中的小檗碱有转移现象，并且小檗碱已损失一半；酒炒、盐炒、清炒黄柏的小檗碱含量变化不大；黄柏炭经高温处理，小檗碱几乎损失殆尽。因此，中医用黄柏炭

333

治疗崩漏等出血证，而不用于治痢疾。黄柏经炮制后，小檗碱含量均有下降。另有研究表明，黄柏酒润烘制品中小檗碱和柠檬苦素类成分总和较生品的略有升高；盐水润烘制品中小檗碱和柠檬苦素类成分总和较生品的明显增多，故盐炙黄柏可增强其苦味，清热燥湿作用较强。

3. 药理作用研究

黄柏除对痢疾杆菌有抑制作用外，对炭疽杆菌、白念珠菌也有一定的抑制作用。生黄柏和酒黄柏的抑菌效果极为相似。但炒制温度升高，对急性炎症的抑制作用也下降，当炒制温度在250℃时，抗炎作用已极弱。关于解热作用的研究表明，单味生品及炮制品解热作用较弱且缓慢。另有研究表明，生黄柏、盐黄柏均可以降低热证大鼠肛温，酒黄柏的作用不明显。盐炙后寒性增强，对热证大鼠的能量代谢有进一步的改善作用，而酒炙后，缓和黄柏的寒性，对能量代谢改善效果不显著；黄柏各炮制品对甲亢型肾阴虚模型大鼠甲状腺和肾上腺皮质功能均有一定的改善作用，且相较生品，盐制品作用增强，而酒制品作用减弱，提示黄柏盐制后其滋阴效果有所增强。

【贮藏】置通风干燥处，防潮。

【按语】黄柏为传统川产道地药材，药用历史悠久，在方剂中应用广泛。炮制方法众多，目前主要是生品、酒炙、盐炙和炒炭得到了延续使用。黄柏长于泻相火、除骨蒸，主要有效成分为以小檗碱为代表的生物碱，水溶性强，水处理降低生物碱含量，宜优化水处理工艺参数或采用产地加工炮制一体化生产黄柏饮片以减少损失。黄柏不同炮制品临床应用不同，研究表明盐制后滋阴清热作用增强而酒制后清热作用降低，与盐炙后用于阴虚火旺等症而酒炙后能缓和苦寒之性一致；黄柏炭止血作用增强，为临床合理用药提供了依据，但炮制后作用机制是什么值得深入研究。

参考文献

[1] 彭成. 中华道地药材[M]. 北京：中国中医药出版社，2011.

[2] 黄璐琦，郭兰萍，詹志来. 道地药材标准汇编[M]. 北京：北京科学技术出版社，2020.

[3] 中华中医药学会. 团体标准：T/CACM 1021.54—2018, 中药材商品规格等级 黄柏[S]. 北京：中华中医药学会，2018.

[4] 程中琴，王姗姗，刘小妹，等. 基于AHP-熵权法结合指纹图谱优选盐黄柏炮制用盐[J]. 中华中医药杂志，2019, 34（9）：4298-4302.

[5] 程中琴，刘小妹，施崇精，等. 酸酯碱成分结合指纹图谱优选盐黄柏炮制工艺[J]. 天然产物研究与开发，2019, 31（3）：482-488.

[6] 雷雪霏. 黄柏炮制前后药代动力学及质变成分药效作用研究[D]. 沈阳：辽宁中医药大学，2018.

[7] 徐珊，张凡，刘蓬蓬，等. 黄柏及其不同炮制品的HPLC指纹图谱分析[J]. 中国实验方剂学杂志，2015, 21（3）：10-13.

［8］ 李利新, 乔斌, 李遇伯, 等. 基于RPLC/Q-TOF-MS技术的黄柏炭制前后化学成分变化研究[J]. 中草药, 2012, 43 (7)：1314-1319.

［9］ 张凡, 徐珊, 刘蓬蓬, 等. 黄柏不同炮制品对甲亢型肾阴虚模型大鼠甲状腺和肾上腺皮质功能的影响[J]. 中国药房, 2017, 28 (1)：27-30.

［10］ 徐珊, 张凡, 刘蓬蓬, 等. 基于大鼠物质、能量代谢研究炮制对黄柏药性的影响[J]. 中药材, 2015, 38 (9)：1835-1841.

［11］ 张凡, 吴琦, 鞠成国, 等. 产地加工炮制一体化与传统黄柏饮片的化学成分比较研究[J]. 中草药, 2018, 49 (20)：4748-4752.

黄　精

【药材来源】本品为百合科植物滇黄精 *Polygonatum kingianum* Coll. et Hemsl.、黄精 *Polygonatum sibiricum* Red. 或多花黄精 *Polygonatum cyrtonema* Hua 的干燥根茎。

【道地性探源】始载于《名医别录》，列为上品。《本草纲目》以为其"得坤土之精，为补养中宫之胜品"，四川在后天八卦属于"坤卦"。清代雍正《叙州府志》、清代乾隆《直隶达州志》、清代光绪《名山县志》、民国《合江县志》、民国《犍为县志》与民国《四川通志》均记载"药材有黄精"。清代蒋超《峨眉山志》载"峨眉山产黄精"。《植物名实图考长编》载"……峨眉山志：黄精，峨山产者，甚佳"。《中华本草》记载黄精分布较广，其中多花黄精分布于中南及江苏、安徽、浙江、江西、福建、四川、贵州等地；滇黄精分布于广西、四川、云南等地。

据上所述，黄精是四川省道地药材之一，主产于蓬溪、仪陇、营山、广安、资中、巴中、泸州、宜宾、达州等地。此外，云南、贵州、广西、湖南、河北、内蒙古、山西等地亦产，云南滇西地区产量较大，资源丰富，质量亦佳。

【产地加工】春、秋两季采挖，除去须根，洗净，置沸水中略烫或蒸至透心，干燥。

【质量要求】黄精以块大、肥润、色黄、断面半透明者为佳。根据市场流通情况，将黄精分为大黄精、鸡头黄精和姜形黄精三个规格。依据每千克头数划分等级。

（1）大黄精：干货，分三等。各等级共同点为："呈肥厚肉质的结节块状，表面淡黄色至黄棕色，具环节，有皱纹及须根痕，结节上侧茎痕呈圆盘状，圆周凹入，中部突出。质硬而韧，不易折断，断面角质，淡黄色至黄棕色，有多数淡黄色筋脉小点。气微，味甜，嚼之有黏性。"在此基础上，以每千克 ≤ 25 头为一等；每千克 25~80 头为二等；每千克 ≥ 80 头为三等。

（2）鸡头黄精：干货，分三等。各等级共同点为："呈结节状弯柱形，结节略呈圆锥形，头大尾细，形似鸡头，常有分枝；表面黄白色或灰黄色，半透明，有纵皱纹，茎痕圆形。"在此基础上，以每千克 ≤ 75 头为一等；每千克 75~150 头为二等；每千克 ≥ 150 头为三等。

（3）姜形黄精：干货，分三等。各等级共同点为："呈长条结节块状，分枝粗短，形似生姜，长短不等，常数个块状结节相连。表面灰黄色或黄褐色，粗糙，结节上侧有突出的圆盘状茎痕。"在此基础上，以每千克≤ 110 头为一等；每千克 110~210 头为二等；每千克≥ 210 头为三等。

《中国药典》2020 年版规定，黄精药材水分不得过 18.0%，总灰分不得过 4.0%，铅不得过 5 mg/kg，镉不得过 1 mg/kg，砷不得过 2 mg/kg，汞不得过 0.2 mg/kg，铜不得过 20 mg/kg，醇溶性浸出物不得少于 45.0%，含黄精多糖以无水葡萄糖（$C_6H_{12}O_6$）计，不得少于 7.0%。

【炮制沿革】黄精炮制方法以蒸、炖法为主，按照辅料选择可分为不加辅料制、酒制、黑豆制、熟地制、多辅料制等。历代记载主要有蒸制、九蒸九晒、蔓荆子水蒸九曝干、黑豆煮制、水煮烂熟、酒蒸、黄精煎膏共黑豆末和作饼等炮制方法。其中清蒸或酒蒸沿用至今。

《中国药典》2020 年版，收载有黄精、酒黄精。此外，《全国规范》和大多省（自治区、直辖市）的炮制规范收载制黄精，制黄精有加酒或不加酒一次或反复蒸、晒或焖烂至黑色透心显油润，如广西、浙江及湖南的不加辅料制法均为反复多次炮制为度，而天津、安徽等地则为一次炮制到度。重庆和四川有黑豆制（蒸或煮），福建有熟地制，青海有牛奶制，云南有黑豆、炼蜜、白酒多辅料制。

【药性与功效】甘，平。归脾、肺、肾经。具有补气养阴，健脾，润肺，益肾之功。

【炮制与应用】黄精主要有下列炮制与临床应用。

1. 黄精

1）炮制方法　取原药材，洗净，略润，切厚片，干燥。

2）饮片性状　本品呈不规则的厚片，外表皮淡黄色至黄棕色。切面略呈角质样，淡黄色至黄棕色，可见多数淡黄色筋脉小点。质稍硬而韧。气微，味甜，嚼之有黏性。

3）炮制作用　切制利于药效成分煎出，便于调剂与制剂。生用刺人咽喉，临床多蒸用，古籍亦载生用于一些特殊的方剂和制法中。

4）临床应用　大风癞病：常与生地黄、白蜜等同用，具补脾润肺的作用。可用于大风癞病，面赤疹起，手足挛急，身发疮痍，及指节已落等症，如黄精煎（《圣济总录》）。

2. 蒸黄精

1）炮制方法　取净黄精，洗净，蒸至色棕黑滋润时取出，切厚片，干燥，再将蒸时所得汁水拌入，使之吸尽，干燥。

2）饮片性状　表面棕黑色，有光泽，质柔软，味甜。

3）炮制作用　蒸后可除去麻味，避免刺激咽喉，以补脾润肺、益肾为主，但有滋腻碍脾之虑。

4）临床应用

（1）肺虚劳嗽：常与北沙参、知母、川贝母等同用，具有滋阴润肺的作用，可用于肺气阴两伤之干咳少痰等症。亦可与蜜炙百部、麦冬、红参等同用，具有补肾益肺、健脾化痰、止咳平喘的作用，可用于现代医学的肺结核、慢性支气管炎、肺气肿、肺心病缓解期，如补金片

（《卫生部药品标准》）。

（2）脾胃虚弱：常与党参、炒白术、山药等同用，具有滋阴养胃的作用。可用于脾虚胃弱（慢性胃炎），虚火灼阴，而致胃脘灼热，隐隐作痛等症，如养胃舒颗粒（《卫生部药品标准》）。

（3）肾精不足：常与人参、炙黄芪、枸杞子等同用，具有补气、滋肾、益精的作用。可用于气阴亏虚、肾精不足所致的头晕，心悸，目眩，耳鸣，健忘，失眠，阳痿遗精等症，如古汉养生精口服液（《中国药典》2020年版）。

（4）内热消渴：常与山药、天花粉、红参等同用，具有清热生津、益气养阴的作用。可用于糖尿病诸症，如消渴降糖片（《卫生部药品标准》）。

3. 酒黄精

1）炮制方法　取净黄精，加入黄酒拌匀，密闭，隔水或用蒸汽加热炖透，稍晾，切厚片，干燥；或取净黄精，加入黄酒拌匀、润透，密闭，用蒸汽加热蒸透，稍晾，拌回蒸液，再晾至六成干，切厚片，干燥（每100 kg黄精，用黄酒20 kg）。

2）饮片性状　表面棕褐色至黑色，有光泽，中心棕色至浅褐色，可见筋脉小点。质较柔软。味甜，微有酒香气。

3）炮制作用　酒蒸后能助其药势，使其滋而不腻，更好地发挥补益作用。

4）临床应用

（1）肾精亏虚：常与山茱萸、制何首乌等同用，具有益精填髓的作用。可用于诸虚百损，五劳七伤等症，如长春不老仙丹（《寿世保元》）。

（2）气血两亏：常与菟丝子、女贞子、黄芪等同用，具有补肝益肾、补气养血的作用。可用于肝肾不足、气血两虚所致的血虚虚劳，症见心悸气短、头晕目眩、倦怠乏力、腰膝酸软等，如再造生血片（《中国药典》2020年版）。

（3）气阴两虚：常与黄芪、天花粉等同用，具有补中益气、养阴生津的作用。可用于气阴两虚型消渴症，如降糖甲片（《中国药典》2020年版）。

4. 黑豆汁制黄精

1）炮制方法　取黑豆，熬取浓汁与黄精共煮（黑豆汁平过药面），沸后文火煮至水尽，取出，微晾，再置容器内蒸5~8小时；或黑豆汁拌浸黄精，润透心，蒸至内外呈滋润黑色，取出，切厚片，干燥（每100 kg黄精，用黑豆10 kg）。

2）饮片性状　本品呈不规则的厚片。断面黄棕色至棕黑色，中心黄棕色至深棕色，可见经脉小点。体质柔软。气微，味甜，嚼之有黏性。

3）炮制作用　黑豆汁蒸后增强健脾益肾作用。

4）临床应用　肝肾不足：常与制何首乌、熟地黄、枸杞子等同用，具有生精填髓、养血补虚的作用。可用于肝肾阴血不足，须发早白等症，如乌须固本丸（《摄生众妙方》）。

5. 九制黄精（九蒸九晒）

1）炮制方法 取净黄精，加清水（或辅料）拌匀、润透，蒸至透心，取出晒干，如此反复蒸、晒9次。

2）饮片性状 本品黑色，表面皱缩、凹凸不平，质坚硬，断面呈黑色或棕褐色、角质样，粉末多棕色或棕褐色，气香微甘而涩。

3）炮制作用 经九蒸九晒后，消除刺激性，转变药性，使其滋而不腻。其功用与蒸黄精类似，但药性更纯。

4）临床应用 补益延年：常与何首乌、枸杞子、生地黄等同用，具有壮颜容、健筋骨、添精补髓、乌须黑发的作用，可用于肝肾不足而致的须发早白、容颜皎白等症，如还真二七丹（《古今医统大全》）。

【处方配给】写生黄精配生品，写黄精、蒸黄精、制黄精配蒸黄精，其余随方配给。

【使用注意】本品性质黏腻，易助湿滞气，凡脾胃湿阻、痰湿壅滞、气滞腹胀者慎用。蒸制中，"甑脚水"应拌入药中吸尽，不得弃去。

【炮制研究】

1. 工艺研究

目前，多采用正交试验、多因素等方法，以外观颜色、气味、浸出物、多糖组分含量的变化等，对黄精的炮制温度、压力、时间，（蒸制）次数等因素进行优选，确定最佳工艺。

2. 化学成分研究

黄精炮制后，水浸出物比生品增加29.30%（冷浸法）和24.62%（热浸法），醇浸物增加32.54%，总糖略有减少，还原糖则增加80%以上，游离氨基酸由4个增加到10个，表明黄精炮制后，有利于成分的浸提。炮制过程中新产生的2种成分为5-羟甲基麦芽酚（5-DDMP）和5-HMF。多花黄精中DDMP的量随着炮制时间的延长逐渐升高，至炮制24小时达到最高，随后开始逐渐降低；5-HMF的量随着炮制时间的延长逐渐升高。3种黄精中呋喃类成分含量差异显著，多花黄精≈滇黄精＞黄精。炮制后各种黄精中9种呋喃类成分多有所增加，蒸制品＞炆制品。此外，黄精在经过酒蒸或炆制后，D-蔗糖、棉子糖等寡糖的含量均呈下降趋势，而D-葡萄糖、D-果糖等单糖含量却呈明显上升趋势。

3. 药理作用研究

黄精炮制后，刺激性消失，将生黄精及清蒸品、酒蒸品的水提醇沉液按450 g/kg（相当于原生药）的剂量给小鼠灌服，生品组小鼠全部死亡，而炮制组小鼠均无死亡，且活动正常。黄精炮制前后黄精多糖具有相同的药理作用，均有延长小鼠游泳时间和常压耐缺氧存活时间；提高血红蛋白水平和白细胞计数；增加胸腺、脾脏的重量和未成年雄性小鼠睾丸和前列腺贮精囊的重量；提高血清中免疫球蛋白 IgA、IgM、IgG 含量的作用。黄精不同炮制品均能一定程度改善气阴两虚大鼠症状，四制黄精可明显改善模型大鼠的一般体征、肝功能、糖脂代谢、免疫功能和环核苷酸系统，九制黄精可显著改善肝功能，而四制黄精在增加气阴两虚模型大鼠的体质量、尾径，改善模型大鼠糖脂代谢方面效果较优。黄精不同炮制品在降糖和降脂作用上也存在差异，如降糖作用：熟地黄精≈九制黄精＞黑豆黄精≈酒制黄精＞枸杞黄精；降脂作用则表现为降低总胆固醇（TC）作用：熟地黄精＞酒制黄精≈枸杞黄精≈黑豆黄精＞九制黄精；降低甘油三酯（TG）作用：枸杞黄精＞九制黄精≈黑豆黄精≈酒制黄精＞熟地黄精；降低低密度脂蛋白胆固醇（LDL-C）作用：枸杞黄精＞九制黄精＞黑豆黄精＞酒制黄精＞熟地黄精；升高高密度脂蛋白胆固醇（HDL-C）作用：九制黄精＞黑豆黄精＞熟地黄精＞酒制黄精＞枸杞黄精。黄精各炮制品提取液具有显著的抗疲劳以及抗氧化的作用。

【贮藏】置阴凉干燥处，防蛀。

【按语】《本草纲目》已有黄精为四川省道地药材的相关记载。历代医家强调，黄精既可以药用，也可以作为保健食品使用，可以分别采取不同的炮制方法。古籍文献中约 80% 强调黄精须九蒸九晒。关于黄精炮制与其功效的关系，古代医家认为"入药生用"；而为服食之上品，则须九蒸九晒，以改善口感，使食之甘美而不刺人喉咽。至于黄精九蒸九晒炮制工艺改革则势在必行，即如何简化工艺，又能保持其炮制特色，保证临床效果，是值得进一步深入研究的。

参考文献

［1］ 彭成. 中华道地药材[M]. 北京：中国中医药出版社，2011.

［2］ 方清茂，彭文甫，吴萍，等. 川产道地药材生产区划研究进展[J]. 中国中药杂志，2020，45（4）：720-731.

［3］ 中华中医药学会. 团体标准：T/CACM 1021.34—2018，中药材商品规格等级 黄精[S]. 北京：中华中医药学会，2018.

［4］ 曲寿河，程喜乐，潘英妮，等. 黄精产地加工及炮制方法的历史沿革[J]. 沈阳药科大学学报，2020，37（04）：379-384.

［5］ 任洪民，邓亚羚，张金莲，等. 药用黄精炮制的历史沿革、化学成分及药理作用研究进展[J]. 中国中药杂志，2020，45（17）：4163-4182.

［6］ 马慕秋，董英杰，雷珊珊，等. 黄精不同炮制品对气阴两虚模型大鼠的药效研究[J]. 上海中医药杂志，2019，53（10）：83-89.

黄 连

【药材来源】本品为毛茛科植物黄连 *Coptis chinensis* Franch.、三角叶黄连 *Coptis deltoidea* C. Y. Cheng et Hsiao 或云连 *Coptis teeta* Wall. 的干燥根茎。以上三种分别习称"味连""雅

连""云连"。

【道地性探源】黄连之名始载于《范子计然》："黄连出蜀郡，黄肥坚者善。"《名医别录》："黄连生巫阳川谷及蜀郡、太山之阳。"《新修本草》："蜀道者粗大节平，味极浓苦，疗渴为最。"《千金翼方》载"柘州：黄连"。《本草图经》："黄连，生巫阳川谷及蜀郡泰山。"《本草纲目》："今虽吴、蜀皆有，惟以雅州、眉州者为良。"《本草乘雅半偈》："今取雅州、眉州者为良。"《本经逢原》："产川中者，中空，色正黄，截开分瓣者为上。"清代雍正《叙州府志》与清代乾隆《直隶达州志》记载"药材有黄连"。

据上所述，黄连是四川省道地药材之一，主产于峨眉山、洪雅、乐山、彭州、雅安、达州、大邑、安州、北川、什邡、凉山等地。此外，重庆石柱、湖北恩施、竹溪等地亦产味连，质量亦佳；云连产量极少，主要集中于云南福贡、贡山、泸水和腾冲等地。

【产地加工】秋季采挖，除去须根和泥沙，干燥，撞去残留须根。

（1）味连：栽后第5年即可收获，以6年者最理想，采收应于10~11月进行。采挖前，先拆除围篱、边棚，小心挖起全株，抖去泥沙，齐根茎剪去须根；齐芽孢剪去叶柄，即成鲜黄连。切忌水洗。采收后一般先将鲜黄连风干1~2天，再用柴草或无烟煤加温烘干。烘时火力不宜过大，先用小火慢慢加温，待温度上升后，每隔半小时翻动1次，以防烘焦，烘至小根茎干后，取出分大、小档，再分别按大、小两批复烘至干，此时烘的火力应随干燥程度而减小。待干后趁热取下放在竹制槽笼里来回推拉，或放在铁质撞桶里用力旋转、推撞，撞去泥沙、须根及残余叶柄，再倒出，拣去石子、土粒，扬去灰渣，即为成品药材。

（2）雅连：一般栽培4~5年采收。若长势旺，棚架好也可延至5~6年采收，以提高产量和质量。一般于立冬前后采收，先拆除棚架，用钉耙或二齿耙挖起全株，抖去泥沙。在栽培地附近，构筑简易土炕，上面横铺竹竿，稀密以能漏下泥沙而不漏雅连为宜。采收后将鲜连摊布于炕床上，边烘边用钉耙翻动，除去部分须、叶、泥土，减少水分，再运回室内用火炕烘烤；烘至皮干心湿，须和叶干焦时取出，筛簸除去须、叶、杂质后再烘至全干。然后，装入竹编槽笼，撞去根须、泥沙，即为成品药材。

（3）云连：种后第4年即可收获，但不全部挖，只挖根茎粗壮的。晒干或炕干，然后放入槽笼内来回撞击，撞净泥沙、须根及残余叶柄后即得云连成品。

【质量要求】黄连以条粗壮、质坚实、断面红黄色者为佳。黄连药材虽有黄连、三角叶黄连、云连三个来源，药材商品分别称为"味连""雅连""云连"。但目前市场上以"味连"为绝对主流商品，"雅连"供应量极少；野生云连为国家保护植物，"云连"虽有栽培，但商品供应量较少，多在当地有售。根据加工方法和外形特征不同，将黄连（味连）药材分为"单枝连"和"鸡爪连"。依据肥壮程度、直径、"过桥"有无和长度等划分等级。

（1）单枝连：干货，分二等。各等级共同点为："单支，质坚实，断面不整齐，皮部橙红色或暗棕色，木部鲜黄色或橙黄色，表面无毛须；味极苦。无碎渣、焦枯、残茎、骠质、霉变。"在此基础上，以长度 ≥ 5.0 cm，肥壮，直径 ≥ 0.5 cm，间有过桥，但过桥长度 ≤ 1.6 cm，断面皮部和髓部较宽厚为一等；较一等品瘦小，直径 ≤ 5.0 cm，有过桥，过桥长度 ≤ 3.0 cm，断面皮部和髓部较窄，少数髓部有裂隙，间有碎节为二等。

（2）鸡爪连：干货，分二等。各等级共同点为："多聚成簇，分枝多弯曲，形如鸡爪，质坚实，断面不整齐皮部橙红色或暗棕色，木部鲜黄色或橙黄色；表面黄褐色，簇面无毛须。味极苦。无残茎、骠质、霉变。"在此基础上，以肥壮，鸡爪中部平均直径 ≥ 24 mm，单支数量 ≥ 7 支，重量 ≥ 9.0 g，间有长度不小于 1.5 cm 的碎节和长度不超过 2.0 cm 的过桥，断面髓部和皮部较宽厚，无焦枯为一等；较一等品瘦小，单支数量 ≥ 5 支，重量 ≥ 5.0 g，有过桥，间有碎节，断面髓部和皮部较窄，少数髓部有裂隙，间有焦枯为二等。

《中国药典》2020 年版规定，黄连药材水分不得过 14.0%，总灰分不得过 5.0%，醇溶性浸出物不得少于 15.0%。味连以盐酸小檗碱（$C_{20}H_{18}ClNO_4$）计，含小檗碱（$C_{20}H_{17}NO_4$）不得少于 5.5%，表小檗碱（$C_{20}H_{17}NO_4$）不得少于 0.80%，黄连碱（$C_{19}H_{13}NO_4$）不得少于 1.6%，巴马汀（$C_{21}H_{21}NO_4$）不得少于 1.5%。雅连以盐酸小檗碱（$C_{20}H_{18}ClNO_4$）计，含小檗碱（$C_{20}H_{17}NO_4$）不得少于 4.5%。云连以盐酸小檗碱（$C_{20}H_{18}ClNO_4$）计，含小檗碱（$C_{20}H_{17}NO_4$）不得少于 7.0%。

【炮制沿革】黄连历代炮制方法有：净制（去毛、去皮、去芦、捣碎、去粗皮碎擘、水洗）、不加辅料炮制（熬法、炒法）、加辅料炮制（酒洗、酒洗炒、酒炒、酒煮、姜汁炒、蜜炙、米泔水浸、童便浸、麸炒、吴茱萸同炒、猪胆汁煮、巴豆煮、附子煮、冬瓜汁浸、陈壁土炒）等。近代，黄连的炮炙继承了古代的各种主要炮炙方法，主要有酒黄连、姜黄连、萸黄连、胆黄连（猪胆汁炒）、炒黄连、土炒黄连及黄连炭。

《中国药典》2020 年版，《全国规范》和大多省（自治区、直辖市）的炮制规范收载有生黄连、酒黄连、姜黄连和萸黄连。此外，山东和河南有黄连炭，河南还有土炒黄连，上海有猪胆汁炒黄连。

【药性与功效】苦，寒。归心、脾、胃、肝、胆、大肠经。具有清热燥湿，泻火解毒之功。

【炮制与应用】黄连常有下列炮制品和临床应用。

1. 黄连

1）炮制方法　取原药材，除去杂质，洗净，润透，切薄片或段，晾干。或用时捣碎。

2）饮片性状　本品呈不规则的薄片或段。外表皮灰黄色或黄褐色，粗糙，有细小的须根。切面或碎断面鲜黄色或红黄色，具放射状纹理，气微，味极苦。

3）炮制作用　利于有效成分煎出，便于调剂与制剂。生用苦寒之性强，以泻火解毒，清热燥湿为主。

4）临床应用

（1）湿热泻痢：常与白头翁、黄柏、秦皮等同用，具有清热化湿、行气止痛的作用，可用于热毒痢疾，腹痛，里急后重，肛门灼热，下痢脓血等症，如白头翁汤（《伤寒论》）。若与葛根、黄芩等同用，具有解表清里的作用，可用于湿热泻痢兼表证发热者，如葛根芩连汤（《伤寒论》）。亦可与地榆、诃子肉、当归等同用，具有养阴益血、实肠止泻的作用，可用于血痢日久，阴血耗伤等症，如地榆丸（《证治准绳》）。

（2）火热毒盛：常与黄芩、黄柏、栀子同用，具有泻火解毒的作用。可用于一切实热火毒，三焦热盛之证，大热烦躁，口燥咽干，错语，不眠；或热病吐血、衄血；或热甚发斑，身热下痢，湿热黄疸；外科痈疽疔毒等症，如黄连解毒汤（《外台秘要》）。

（3）气血两燔：常与石膏、知母、玄参等同用，具有清热泻火、凉血解毒的作用。可用于湿热疫毒及一切火热之证，如气血两燔，高热狂躁，心烦不眠，或神昏谵语，大渴引饮，咽痛干呕，发斑吐血等症，如清瘟败毒饮（《疫疹一得》）。

（4）心火亢盛：常与朱砂、甘草、生地黄等同用，具有镇心安神、清热养血的作用，可用于心火亢盛，阴血不足等证，如朱砂安神丸（《内外伤辨惑论》）。若与白芍、阿胶、黄芩等同用，可用于少阴病，得之二三日以上，心中烦，不得卧等症，如黄连阿胶汤（《伤寒论》）。亦可与肉桂同用，具有交通心肾、清火安神的作用，可用于心火偏亢，心肾不交，怔忡，失眠等症，如交泰丸（《韩氏医通》）。

（5）血热妄行：常与大黄、黄芩同用，具有凉血止血的作用。可用于火邪内炽、迫血妄行而致吐血、衄血；或湿热内蕴而成黄疸，胸痞烦热；或积热上冲而致目赤肿痛，口舌生疮；或外科疮疡，见有心胸烦热，大便干结等症，如泻心汤（《金匮要略》）。

（6）胃火牙痛：常与生地黄、升麻、牡丹皮等同用，具有清胃凉血的作用。可用于胃火牙痛，牙痛牵引头疼，面颊发热，其齿喜冷恶热，或牙宣出血，或牙龈红肿溃烂，或唇舌腮颊肿痛等症，如清胃散（《脾胃论》）。

（7）湿疹、湿疮：治皮肤湿疹、湿疮，可单用外敷。治耳道流脓，可单用取汁涂患处，或配伍冰片、青黛研末吹敷。

2. 酒黄连

1）炮制方法　取黄连片，用黄酒拌匀，闷润至酒被吸尽，用文火加热，炒干，取出放凉（每100 kg黄连片，用黄酒12.5 kg）。四川地区亦有酒蒸法。

2）饮片性状　本品形如黄连片，色泽加深。略有酒香气。

3）炮制作用　酒炙后能借酒力引药上行，缓其寒性，善清头目之火。

4）临床应用

（1）目赤、口疮：常与酒黄芩同用，具有泻实火、解热毒的作用。可用于上焦火盛，头面肿大，目赤肿痛，心胸烦热，咽喉、口舌火盛及生疮毒等症，如二黄汤（《医学正传》）。

（2）肝胆火旺：常与酒龙胆、芦荟、大黄等同用，具有泻火通便的作用。可用于肝胆火旺，心烦不宁，头晕目眩，耳鸣耳聋，胁肋疼痛，脘腹胀痛，大便秘结，如当归龙荟丸（《中国药典》2020年版）。

（3）消渴：常与天花粉、生地黄、北沙参等同用，具有清泻胃热、生津止渴的作用。可用于胃火炽盛，消谷善饥，烦渴多饮等消渴症。亦可单用，黄连半斤（0.25 kg）、酒一斤（0.5 kg），浸，重汤内煮一伏时，取晒为末，水丸梧子大，可用于消渴尿多（《卫生宝鉴》）。

3. 姜黄连

1）炮制方法　取黄连片，用姜汁拌匀，闷润至姜汁被吸尽，用文火炒干，取出放凉（每100 kg黄连片，用生姜12.5 kg捣汁或煎汁）。

2）饮片性状　表面棕黄色。有姜的辛辣味。

3）炮制作用　经姜汁制能缓和其过于苦寒之性，并增强其止呕作用，能清胃和胃止呕。用于寒热互结，湿热中阻，痞满呕吐等症。

4）临床应用

（1）湿热痞满：常与姜厚朴、石菖蒲、姜半夏等同用，具有清热化湿、理气和中的作用。可用于湿热蕴伏，霍乱吐利，胸脘痞闷，口渴心烦，小便短赤等症，如连朴饮（《霍乱论》）。

（2）胃热呕吐：常与竹茹、白术、茯苓等同用，具有清胃降逆止呕的作用。可用于胃热，烦渴呕吐等症，如黄连竹茹汤（《万病回春》）。

（3）吞酸吐酸：常与制吴茱萸、醋延胡索、醋香附等同用，具有平肝降逆、疏郁止痛的作用，可用于肝郁化火、肝胃不和引起的胸脘痞闷、急躁易怒、嗳气吞酸、胃痛少食等症，如加味左金丸（《中国药典》2020年版）。亦可与米泔制苍术、陈皮、姜汁炒半夏等同用，具有燥湿化痰、清胃和中的作用，可用于胃病吐酸，属于湿热痰浊等症，如苍连汤（《万病回春》）。

4. 萸黄连

1）炮制方法　取净吴茱萸，加水适量，煎煮半小时，去渣取汁拌入黄连片中，闷润至吴萸汁被吸尽，用文火炒干，取出放凉（每100 kg黄连片，用吴茱萸10 kg）。

2）饮片性状　表面棕黄色。有吴茱萸的辛辣香气。

3）炮制作用　经吴萸汁制后抑制其苦寒之性，使黄连寒而不滞，以清气分湿热，散肝胆郁火为主。

4）临床应用　肝胃不和、呕吐吞酸：常与柴胡、龙胆草、黄芩等同用，具有清肝和胃的作用。可用于肝火郁遏而致妊娠吐酸者，如柴胡清肝散（《陈素庵妇科补解》）。

5. 炒黄连

1）炮制方法　取黄连片，用文火炒至表面棕黄色，微具焦斑时，取出，摊凉。

2）饮片性状　表面棕黄色，微具焦斑。

3）炮制作用　炒后寒性较缓和，不易伤脾阳，以免引起腹痛。炒黄连清热燥湿、理肠止痢力强。

4）临床应用　胃湿泄痢：常与木香、煨诃子肉、龙骨等同用，具有清热化湿、行气止痛的作用。可用于湿热痢无积滞者，如香连丸（《儒门事亲》）。亦可与没食子、地榆、蜜黄柏等同用，可用于小儿肠虚受热，下痢鲜血，或便赤，腹痛后重，昼夜不止，便数频多，如没食子圆（《太平惠民和剂局方》）。

6. 黄连炭

1）炮制方法　取净黄连片或粗粒，用武火炒至表面呈深褐色，内部黄褐色时，喷淋清水少许，灭尽火星，取出，及时摊晾，凉透。

2）饮片性状　表面黑褐色，内部黄褐色。有焦煳气，味极苦。

3）炮制作用　黄连炒炭后，长于清热止血。

4）临床应用　血热出血：常与生地黄、地榆炭、丹皮炭等同用，具有清热凉血的作用。可用于血亏伏热，迫血妄行所致烦热不止，血崩特甚，如清热地黄汤（《医略六书》）。

【处方配给】写黄连、川连、川黄连配黄连，其余随方配给。

【使用注意】本品大苦大寒，易伤脾胃、耗津液，故脾胃虚寒、阴虚津伤者慎用。

【炮制研究】

1. 工艺研究

目前，有采用正交试验、Box-behnken 设计效应面法、单因素试验法结合正交试验设计等方法对黄连炮制过程中的炒药温度、炒药时间、闷润时间、黄酒用量等因素进行优选，确定了酒黄连、胆黄连、姜黄连和萸黄连最佳工艺。此外，还对黄连软化与切制工艺进行了优选，对酒黄连微波炮制工艺进行了研究。

2. 化学成分研究

小檗碱的含量：姜黄连＞酒黄连＞吴黄连＞生黄连；生物碱总量：酒黄连＞醋黄连＞姜黄连＞萸黄连＞盐制黄连＞胆汁黄连＞生黄连。

3. 药理作用研究

黄连的不同炮制品与生品水煎液均有不同程度的抑菌作用，生品和各种炮制品对福氏痢疾杆菌、宋内氏痢疾杆菌、金黄色葡萄球菌、表皮葡萄球菌抑制作用较强，对伤寒杆菌、副伤寒杆菌作用较弱，酒黄连水煎液对金黄色葡萄球菌、表皮葡萄球菌抑制作用较其他炮制品强。姜黄连、萸黄连对金黄色葡萄球菌的抗菌作用比生品强。黄连炮制品（炒黄连和酒黄连）水提取物和醇提取物对次黄嘌呤—黄嘌呤氧化酶系统产生的超氧阴离子（SAFR）和芬顿（Fenton）反应生成的羟自由基（HFR）具有一定的清除能力，并能抑制 HFR 诱导的肝匀浆上清液过氧化脂质生成。

【贮藏】置通风干燥处。

【按语】黄连自古以来就以蜀地者为佳，为川产道地药材，主产于峨眉山、雅安等地，"雅连""大邑黄连"获批"中华人民共和国地理标志"。黄连有味连、雅连、云连之分，其中味连（又称鸡爪连）的栽培面积最大，为市场主流品种。黄连历代炮制方法有酒制、姜汁炒、蜜炙、米泔水浸等，现中医临床主要运用生黄连、酒黄连、姜黄连和萸黄连。生品具清热燥湿、泻火解毒之功效，长于入中焦、大肠，为清泻中焦、大肠湿热，治痢疾之要药；酒炙后不仅可缓和苦寒之性，还能引药上行，善清头目之火，古籍记载及现代研究都证实酒制后具有较好的治消渴症的作用；姜炙后可增强止呕作用，长于清胃热；萸黄连则以清气分湿热，散肝胆郁火见长。此外，部分省份尚有炒黄连、土炒黄连、黄连炭等炮制品种，应根据中药炮制理论并结合临床加强其机理研究，促进其系列炮制品的传承和发展。

参考文献

[1]　彭成. 中华道地药材[M]. 北京：中国中医药出版社，2011.

[2]　方清茂，彭文甫，吴萍，等. 川产道地药材生产区划研究进展[J]. 中国中药杂志，2020，45（4）：720-731.

[3]　中华中医药学会. 团体标准：T/CACM 1021.31—2018，中药材商品规格等级　黄连[S]. 北京：中华中医药学会，2018.

[4]　王静，陈悦，袁子民，等. 响应面法优化胆黄连的炮制工艺[J]. 中华中医药学刊，2015，33（06）：1298-1300.

[5]　万丹，张水寒，肖娟，等. Box-Behnken设计—效应面法优选酒黄连炮制工艺[J]. 药物评价研究，2014，37（4）：341-345.

[6]　王德珍，易骏，张翼，等. 酒黄连、姜黄连、萸黄连最佳炮制工艺研究[J]. 中药材，2013，36（1）：35-37.

[7]　沈晓庆，曲胜军，张凡，等. 黄连软化与切制工艺优选[J]. 中国实验方剂学杂志，2012，18（18）：52-55.

[8]　郑彧，降雪，郭忠成，等. 正交试验优选酒黄连微波炮制工艺[J]. 中国药房，2012，23（31）：2908-2911.

[9]　樊冬丽，廖庆文，鄢丹，等. 黄连不同炮制品中生物碱类成分的比较研究[J]. 解放军药学学报，2006，22（4）：276-279.

[10]　邹红，梅静，许腊英. 不同炮制工艺对黄连中盐酸小檗碱含量的影响[J]. 湖北中医学院学报，2008，10（1）：36-38.

[11]　赵满靖. 黄连不同炮制品的体外抑菌实验研究[J]. 浙江中医药大学学报，2009，33（2）：268-269.

[12]　盛淑光. 黄连及其炮制品的体外抗金葡菌和痢疾杆菌对比实验（摘要）[J]. 济宁医学院学报，2003，26（2）：71.

[13]　王红，徐卫宾. 黄连不同炮制品体外抗金葡菌和痢疾杆菌实验[J]. 山东医药工业，2002，21（1）：48-49.

[14]　杨澄，仇熙，孔令东. 黄连炮制品清除氧自由基和抗脂质过氧化作用[J]. 南京大学学报（自然科学版），2001，37（5）：659-663.

黄 芪

【药材来源】本品为豆科植物蒙古黄芪 *Astragalus membranaceus*（Fisch.）Bge. var. *mongholicus*（Bge.）Hsiao 或膜荚黄芪 *Astragalus membranaceus*（Fisch.）Bge. 的干燥根。

【道地性探源】始载于《神农本草经》，列为上品。《名医别录》："生蜀郡白水汉中。"《本草经集注》："第一出陇西、洮阳……次用黑水、宕昌……又有蚕陵、白水者。"《新修本草》："宜州、宁州者亦佳。"《嘉祐本草》："今原州者好，宜州、宁州亦佳。"《汤液本草》："生蜀郡山谷、白水、汉中，今河东陕西州郡多有之。"《本草品汇精要》："〔道地〕宪州、原州、华原、宜州、宁州。"《本草述钩元》："本出蜀郡、汉中，今惟白水、原州、华原山谷者最胜。宜、宁二州者亦佳。"民国《北川县志》记载"药材有黄耆"。

据上所述，黄芪为四川省道地药材之一，主产于阿坝、甘孜等地。此外，蒙古黄芪主产于山西、内蒙古、河北等地，产山西绵山者习称"西黄芪"或"绵芪"，产内蒙古者习称"蒙芪"，膜荚黄芪亦主产于黑龙江、吉林、辽宁、内蒙古、山西等地，习称"北芪""关芪"，其品质亦佳。

【产地加工】黄芪以 3~4 年采挖为好。春秋两季采收，采收时，先割除地上部分，然后将根部挖出，去净泥土，趁鲜去掉芦头和根须，然后进行晾晒。待晒至七八成干时，将根理顺直，扎成小捆，再晒至全干即可。

【质量要求】黄芪以条粗长、独枝无杈、外皮光、皱纹少、质坚而绵、断面色黄白、粉性足、味甜者为佳。根据栽培方式不同，将黄芪药材分为移栽黄芪与仿野生黄芪。依据长度、斩口下 3.5 cm 处直径不同划分等级。

（1）仿野生黄芪：干货，分四等。各等级共同点为："本品呈圆柱形，有的有分枝，上端较粗，长 30~90 cm，直径 1~3.5 cm。表面淡棕黄色或淡棕褐色，有不整齐的纵皱纹或纵沟。质硬而韧，不易折断，断面纤维性强，并显粉性，皮部黄白色，木部淡黄色，有放射状纹理和裂隙，老根中心偶呈枯朽状，黑褐色或呈空洞。气微，味微甜，嚼之微有豆腥味。"在此基础上，以长 ≥ 40 cm，头部斩口下 3.5 cm 处直径 ≥ 1.8 cm 为特等；长 ≥ 45 cm，头部斩口下 3.5 cm 处直径 1.4~1.7 cm 为一等；长 ≥ 45 cm，头部斩口下 3.5 cm 处直径 1.2~1.4 cm 为二等；长 ≥ 30 cm，头部斩口下 3.5 cm 处直径 1.0~1.2 为三等。

（2）移栽黄芪：干货，分二等。在仿野生黄芪共同点基础上，以长 ≥ 30 cm，头部斩口下 3.5 cm 处直径 ≥ 1.4 cm 为大选；长 ≥ 30 cm，头部斩口下 3.5 cm 处直径 ≥ 1.1 cm 为小选。

《中国药典》2020 年版规定，黄芪药材水分不得过 10.0%，总灰分不得过 5.0%；重金属及有害元素中铅不得过 5 mg/kg，镉不得过 1 mg/kg，砷不得过 2 mg/kg，汞不得过 0.2 mg/kg，铜不得过 20 mg/kg，其他有机氯类农药残留量五氯硝基苯不得过 0.1 mg/kg；水溶性浸出物不得少于 17.0%；含黄芪甲苷（$C_{41}H_{68}O_{14}$）不得少于 0.080%。

【炮制沿革】黄芪历代炮制方法有：蒸制，蜜炙，涂蜜炙，蜜汤拌炒，蜜水浸蒸，盐蒸，盐水洗，盐汤浸，炒制，盐水拌炒，盐水浸火炙，无灰酒浸制或酒煮，盐蜜水涂炙，白蜜合好酒煮如糊，酒拌炒，姜汁炙，米泔拌炒，桂汤蒸熟，盐酒炒，防风和北五味分别煎汤复制，川芎合酒煎制，木通、升麻、牡丹皮、沙参、玉竹、制附子、五味子、防风、蜜糖等九制黄芪，人乳制七次等。

《中国药典》2020 年版，《全国规范》和大多省（自治区、直辖市）炮制规范均收载有生黄芪和（蜜）炙黄芪。此外，上海有蜜麸炒黄芪，浙江有炒黄芪，河南有盐黄芪，云南有米炒品，甘肃和上海有黄芪皮。

【药性与功效】甘，微温。归肺、脾经。具有补气升阳，固表止汗，利水消肿，生津养血，行滞通痹，托毒排脓，敛疮生肌之功。

【炮制与应用】黄芪常有下列炮制品和临床应用。

1. 黄芪

1）炮制方法　取原药材，除去杂质，洗净，润透，切厚片，干燥。

2）饮片性状　本品呈类圆形或椭圆形的厚片，外表皮黄白色至淡棕褐色，可见纵皱纹或纵沟。切面皮部黄白色，木部淡黄色，有放射状纹理及裂隙，有的中心偶有枯朽状，黑褐色或呈空洞。气微，味微甜，嚼之有豆腥味。

3）炮制作用　切制利于药效成分煎出，便于调剂与制剂。生黄芪长于益卫固表，利水消肿，托毒排脓。

4）临床应用

（1）表虚自汗：常与煅牡蛎、浮小麦、麻黄根同用，具有敛阴止汗、益气固表的作用，可用于体虚自汗、盗汗证，如牡蛎散（《太平惠民和剂局方》）。若与白术、防风同用，具有益气固表止汗的作用，可用于主治表虚自汗证，体虚腠理不固，易于感冒，如玉屏风散（《究原方》）。

（2）气虚水肿：常与防己、白术、甘草等同用，具有益气祛风、健脾利水的作用。可用于表虚不固之风水或风湿证，症见汗出恶风，身重微肿，或肢节疼痛，小便不利等症，如防己黄芪汤（《金匮要略》）。

（3）半身不遂：常与当归、赤芍、地龙等同用，具有补气、活血、通络的作用，可用于中风后遗症，正气亏虚，脉络瘀阻，半身不遂等症，如补阳还五汤（《医林改错》）。若与桂枝、芍药、生姜等同用，具有益气温经、和血通痹的作用，可用于血痹，阴阳俱微，外证身体不仁，如风痹状，如黄芪桂枝五物汤（《金匮要略》）。

（4）痈疽难溃：常与川芎、当归、皂角刺等同用，具有益气养血、托毒溃脓的作用。可用于痈疽诸毒，内脓已成，久不穿破者，如透脓散（《外科正宗》）。

（5）久溃不敛：常与人参、当归、桂心等同用，具有益气补血、养心安神的作用。可用于疮疡溃后气血不足，寒热不退，疮口久不收敛等症，如人参养荣汤（《三因极一病证方论》）。

2. 炙黄芪

1）炮制方法　取炼蜜加适量开水稀释后，加入黄芪片拌匀，稍闷，用文火炒至深黄色，不粘手为度，取出放凉（每100 kg 黄芪片，用炼蜜25 kg）。

2）饮片性状　形如黄芪片，表面深黄色，周边表皮黄褐色，滋润，有光泽，略带黏性，味甜，有蜜香气。

3）炮制作用　炙黄芪甘温而偏润，长于益气补中。

4）临床应用

（1）气虚乏力、食少便溏：常与人参、麸炒白术、山药等同用，具有健脾益气、和胃止泻的作用。可用于脾胃虚弱所致的饮食不化、脘闷嘈杂、恶心呕吐、腹痛便溏、不思饮食、体弱倦怠等症，如人参健脾丸（《中国药典》2020 年版）。亦可单用熬膏服用。

（2）中气下陷：常与党参、升麻、炒白术等同用，具有补中益气、升阳举陷的作用。可用于脾胃虚弱、中气下陷所致的泄泻、脱肛、阴挺，症见体倦乏力，食少腹胀，便溏久泻，肛门下坠或脱肛，子宫脱垂等，如补中益气丸（《中国药典》2020 年版）。

（3）便血崩漏：常与人参、白术、炙甘草等同用，具有健脾养心、益气补血的作用。可用于心脾两虚、气血不足，心悸健忘，失眠多梦，体倦食少，以及脾不统血所致便血，妇女月经超前，量多色淡，淋漓不止者，如归脾汤（《正体类要》）。

（4）气虚便秘：常与火麻仁、何首乌、白术等同用，具有益气养阴、润肠通便的作用。可用于气阴两虚，升降失常之虚秘等症，如益气通便颗粒（国药准字 Z20090908）。

【处方配给】写黄芪、黄耆配生品，其余随方配给。

【使用注意】本品补气升阳，易于助火，又能止汗，故凡表实邪盛、气滞湿阻、食积内停、阴虚阳亢、痈疽初起或溃后热毒尚盛等证，均不宜用。

【炮制研究】

1. 工艺研究

目前，多采用正交设计、星点设计效应面法、均匀设计、综合评分法等方法对黄芪炮制过程中的辅料用量（蜜、盐、醋和蜜糠）、蜂蜜和水的比例、闷润时间、炒制时间、炒制温度等因素进行优选，以确定蜜炙、盐炙、醋炙黄芪和蜜糠炙黄芪最佳工艺。此外，还有采用微波方法以改变传统锅炒的炮制方式、黄芪发酵工艺以及有机酸定向炮制研究。

2. 化学成分研究

黄芪蜜炙后，其黄酮、氨基酸、谷甾醇、胡萝卜素和浸出物等成分均有增加，说明黄芪蜜炙确有一定科学道理。此外，黄芪经蜜炙后其磷脂总量下降，其中溶血磷脂酰胆碱和磷脂酸的含量比例蜜炙黄芪比生黄芪高，而磷脂酰胆碱和磷脂酰乙醇胺含量比例蜜炙品较生品有所降低，这与磷脂成分受热易氧化分解有关。炮制后黄芪中粗多糖含量较生品增加，水溶性糖和还原性糖含量以生品最高，炮制后含量降低。

3. 药理作用研究

炙黄芪可减轻阿霉素对肾脏的损伤，降低尿白蛋白及肌酐。蜜炙黄芪水提液可提高脾气虚大鼠白细胞数和淋巴细胞数，使 IL-1、IL-2、IL-6 和 TNF-α 降低，使 IL-4、IL-10 升高。

【贮藏】置通风干燥处，防潮，防蛀。

【备注】《四川省中药饮片炮制规范》2015 年版收载了豆科植物梭果黄芪 *Astragalus ernestii* Comb.、多花黄芪 *Astragalus floridus* Benth.、金翼黄芪 *Astragalus chrysopterus* Bge. 的干燥根。该品为与《中国药典》收载的黄芪区别，更名为川黄芪。

【按语】黄芪自《名医别录》就记载产地为"蜀郡白水汉中"，为川产道地药材之一，产于四川省阿坝、甘孜等地，此外，在山西、甘肃、内蒙古等地亦产。黄芪味甘微温，以补气见长，主入脾经，为补中益气之要药；能补气利水以退肿，亦为气虚水肿之要药；用于疮疡难溃难腐或溃久难敛者，能托毒生肌，又为"疮痈圣药"。其炮制历史悠久，有蒸制、蜜炙、炒制、盐水拌炒等，现临床多用生品及蜜炙品，部分省份尚有蜜麸炒、炒黄芪、盐黄芪等品规。因此，应紧密结合临床用药习惯，进一步加强黄芪炮制品基础研究，丰富其炮制科学内涵。

参考文献

[1] 彭成. 中华道地药材[M]. 北京: 中国中医药出版社, 2011.

[2] 方清茂, 彭文甫, 吴萍, 等. 川产道地药材生产区划研究进展[J]. 中国中药杂志, 2020, 45（4）: 720-731.

[3] 中华中医药学会. 团体标准: T/CACM 1021.4—2018, 中药材商品规格等级　黄芪[S]. 北京: 中华中医药学会, 2018.

[4] 张金莲, 谢日健, 刘艳菊, 等. 星点设计—效应面法优选蜜糠炙黄芪的炮制工艺[J]. 中国实验方剂学杂志, 2016, 22（19）: 14-18.

[5] 周倩, 孙立立. 多指标综合评分法优选黄芪最佳蜜炙工艺[J]. 中成药, 2013, 35（7）: 1512-1515.

[6] 陈靖, 刘建鑫, 何其睿, 等. 黄芪炮制工艺优化及不同炮制品成分比较[J]. 中国药房, 2012, 23（39）: 3679-3681.

[7] 宋崎，宋英，周小初，等. 正交设计优选黄芪与炙黄芪的炮制工艺[J]. 时珍国医国药，2009，20（2）：474-476.

[8] 王鹏飞. 黄芪发酵工艺及发酵制品质量评价研究[D]. 晋中：山西中医药大学，2020.

[9] 刘蓬蓬，单国顺，张凡，等. UPLC-MS比较有机酸定向炮制黄芪中12种活性成分的含量[J]. 中国中药杂志，2020，45（1）：113-118.

[10] 李曼曼，刘永. 不同炮制方法对中药黄芪化学成分的影响[J]. 中西医结合究，2020，12（1）：17-19.

[11] 李利明. 不同炮制方法对黄芪化学成分的影响[J]. 中国医药科学，2014，4（17）：85-87.

[12] 江国荣，褚雪梅，刘肖林，等. 不同炮制方法对中药黄芪中糖类和氨基酸类成分含量的影响[J]. 医学理论与实践，2019，32（18）：2992-2994.

[13] 余文强. 不同炮制方法对黄芪中糖类及黄酮类成分的影响[J]. 临床医学研究与实践，2017，2（31）：114-115.

[14] 张乐林，周倩，孙立立. HPLC-ELSD分析蜜炙对黄芪中3种皂苷成分含量的影响[J]. 中国实验方剂学杂志，2014，20（2）：39-41.

[15] 金佳丽，苏行，姚馨怡，等. 炙黄芪对阿霉素所致小鼠蛋白尿的预防作用[J]. 中华中医药学刊，2013，31（3）：504-506，708.

菊　花

【药材来源】本品为菊科植物菊 *Chrysanthemum morifolium* Ramat. 的干燥头状花序。

【道地性探源】始载于《神农本草经》，列为上品。清代《仁寿县志》载："药材有菊花。"民国《四川通志》载"药材有甘菊"。民国《合江县志》载"药材有白菊"。《中国道地药材》："近代因加工方法不同而有亳菊、祁菊、怀菊、川菊、滁菊、贡菊。"《中华道地药材》记载：白菊产于四川中江者称为"川菊"或"药菊"，杭菊先以河南、安徽、四川、浙江所产者为道地药材。

据上所述，菊花是四川省道地药材之一，主产于广安、南充、遂宁、巴中、达州、中江等地。此外，河南、安徽、浙江、山东、河北、湖南等地亦产，白菊产于安徽亳州、涡阳及河南商丘者称"亳菊"，产于河南沁阳、武陟、博爱等地称"怀菊"，产于四川中江者称"川菊"或"药菊"，产于山东济南者称"济菊"，产于河北安国者称"祁菊"，产于湖南平江者称"平江菊"；滁菊主产于安徽滁州、全椒；贡菊，亦称徽菊，主产于安徽歙县、浙江德清；杭菊主产于浙江嘉兴、桐乡、吴乡，多系茶菊，产于海宁者多系黄菊，现以河南、安徽、四川、浙江所产为道地药材。菊花为"四大怀药"之一，自古以来以"怀菊"为优。延至当代，以安徽所产亳菊、滁菊最负盛名。

【产地加工】霜降前后花盛开时，选晴天露水干后分批采收。采收后应及时干燥，阴干或焙干，或熏、蒸后晒干。

【质量要求】菊花以完整、色鲜艳、清香气浓郁为佳。一般不分等级，以花朵均匀度、碎朵率、花梗和枝叶率分为选货和统货。

《中国药典》2020年版规定，菊花药材水分不得过 15.0%，含绿原酸（$C_{16}H_{18}O_9$）不得少于 0.20%，含木犀草苷（$C_{21}H_{20}O_{11}$）不得少于 0.080%，含 3，5-O- 二咖啡酰基奎宁酸（$C_{25}H_{24}O_{12}$）不得少于 0.70%。

【炮制沿革】菊花的炮制始于宋代，历代炮制方法有：择去梗、摘去萼、去萼梗、去梗叶、去枝梗；炒、微炒、炒黄、炒炭、酒拌晒、酒浸、酒拌蒸等，其中炒黄法自宋代沿用至今，炒炭法自清代沿用至今。

《中国药典》2020年版仅收载菊花。此外，《全国规范》以及安徽、河南、广东、天津、陕西等有菊花炭，上海和浙江有炒菊花。

【药性与功效】甘、苦，微寒。归肺、肝经。具有散风清热，平肝明目，清热解毒之功。

【炮制与应用】菊花常有下列炮制品和临床应用。

1. 菊花

1）炮制方法　取原药材，除去梗、叶及杂质，筛去灰屑。

2）饮片性状　本品呈扁球形或不规则球形，苞片卵形或长椭圆形，舌状花数轮。类白色或深黄色。体轻。气清香。

3）炮制作用　洁净药物。临床以生用为主。

4）临床应用

（1）风热感冒：常与桑叶、薄荷、桔梗等同用，具有疏风清热、宣肺止咳的作用。可用于风温初起，咳嗽，身热不甚等症，如桑菊饮（《温病条辨》）。

（2）头痛眩晕：常与山楂、夏枯草、炒决明子等同用，具有平肝潜阳的作用，可用于阴虚阳亢所致的头痛眩晕，耳鸣健忘，腰膝酸软，五心烦热，心悸失眠等症，如山菊降压片（《中国药典》2020年版）。亦可与羚羊角片、钩藤、桑叶等同用，具有凉肝熄风、增液舒筋的作用，可用于肝风上扰，头晕胀痛，手足瘛疭，狂乱痉厥，及肝经热盛，孕妇子痫，产后惊风等症，如羚角钩藤汤（《通俗伤寒论》）。

（3）目赤肿痛、眼目昏花：常与蒺藜、蝉蜕、栀子等同用，具有清热散风、明目止痛的作用，可用于外感风热所致的暴发火眼，红肿作痛，头晕目眩，眼边刺痒等症，如明目上清片（《中国药典》2020年版）。若与枸杞子、熟地黄、山茱萸等等同用，具有滋肾养肝明目的作用，可用于肝肾阴虚，两目昏花，视物模糊，或眼睛干涩，迎风流泪等症，如杞菊地黄丸（《麻疹全书》）。

（4）疮痈肿毒：常与金银花、生甘草同用，具有清热解毒的作用。可用于一切疔毒，不论生于何处，如甘菊汤（《揣摩有得集》）。

2. 炒菊花

1）炮制方法　取菊花，炒至表面黄白色、微具焦斑时，取出，摊凉。

2）饮片性状　表面黄白色或暗黄色至棕黄色，微具焦斑，略带焦香气。

3）炮制作用　经炒制后，苦寒之性缓和，外散作用减弱，对脾胃虚弱者更适宜。

4）临床应用　眼目昏花：常与防风、炒牛蒡子、炙甘草等同用，具有疏风宣透、清热明目的作用，可用于肝肾风毒气冲，眼目肿痛昏暗等症，如菊花散（《圣济总录》）。亦可与防风、蝉蜕、炒蒺藜等同用，用于暴生赤白翳膜，如还光散（《朱氏集验方》）。

3. 菊花炭

1）炮制方法　取净菊花，用中火炒至表面焦褐色，喷淋少许清水，灭尽火星，取出晾干凉透。

2）饮片性状　表面焦褐色，具焦气，味苦。

3）炮制作用　炒炭后，疏散风热作用极弱，善于清热止血。

4）临床应用　咯血：常与生地炭、银花炭等同用，可用于轻症咯血。

【处方配给】写菊花配生菊花，其余随方配给。

【炮制研究】

1. 工艺研究

菊花一般需经产地加工后入药，由于自然条件的不同，三个产区分别采用了不同的干燥方法，毫菊形成了阴干的方法，滁菊采用曝晒干燥，贡菊多采用烘干法。有研究用烘干法制备菊花，挥发油含量略低于生晒品，高于硫熏品、蒸晒品和炕干品。

2. 化学成分研究

菊花经过炒制苷元类成分木犀草素、芹菜素、木犀草苷和没食子酸等 13 个成分含量升高，而绿原酸、木犀草素 –7–O– 葡萄糖醛酸苷和芹菜素 –7–O– 葡萄糖醛酸苷等 7 个成分含量降低。

3. 药理作用研究

生、炒菊花均有一定的保肝、抑制肝损伤作用。

【贮藏】置阴凉干燥处，密闭保存，防霉，防蛀。

【按语】清代同治《仁寿县志》就有了菊花为四川省道地药材的记载。菊花临床以生用为主，能散风清热，平肝明目，清热解毒，黄菊花偏于疏散风热，白菊花偏于清肝、平肝明目。炒制可缓和苦寒之性，外散作用减弱，对脾胃虚弱者更适宜，炒炭则可产生止血作用。《中国药典》2020 年版仅收载了生品，炒黄和炒炭在上海、浙江、安徽等省、市规范中均有收载，但临床应用较少，应进一步加强炮制研究，挖掘和丰富祖国炮制学的内容。

参考文献

[1] 彭成. 中华道地药材[M]. 北京: 中国中医药出版社, 2011.

[2] 方清茂, 彭文甫, 吴萍, 等. 川产道地药材生产区划研究进展[J]. 中国中药杂志, 2020, 45（4）: 720–731.

[3] 中华中医药学会. 团体标准: T/CACM 1021.115—2018, 中药材商品规格等级 菊花[S]. 北京: 中华中医药学会, 2018.

[4] 胡世林. 中国道地药材[M]. 哈尔滨: 黑龙江科学技术出版社, 1989.

[5] 南京中医药大学. 中药大辞典[M]. 第2版. 上海: 上海科学技术出版社, 2006.

[6] 叶定江, 张世臣, 吴皓. 中药炮制学[M]. 北京: 人民卫生出版社, 2011.

[7] 曹晖, 付静. 全国中药炮制经验与规范集成（增修本）[M]. 北京: 北京科学技术出版社, 2017.

[8] 于江泳, 张村. 全国中药饮片炮制规范辑要[M]. 北京: 人民卫生出版社, 2016.

密 蒙 花

【药材来源】本品为马钱科植物密蒙花 *Buddleja officinalis* Maxim. 的干燥花蕾和花序。

【道地性探源】始载于《雷公炮炙论》。《大观本草》附有简州密蒙花图，与今马钱科植物密蒙花一致。《开宝本草》: "生益州川谷。"《本草图经》: "蜀中州郡皆有之。"清代嘉庆《金堂县志》: "药材有密蒙花。"《中华本草》和《中药大辞典》均记载: "主产于湖北宜昌、襄阳，四川金堂、广汉，河南商城，陕西安康、紫阳，云南楚雄、大理等地。以湖北、四川等地产量较大。"

据上所述，密蒙花是四川省道地药材之一，主产于金堂、广汉等地。此外，湖北、陕西、河南、湖南、广西、云南等省区亦产。

【产地加工】2~3月花未开放时，采摘簇生的花蕾，除净杂质，晒干。

【质量要求】密蒙花以花蕾密集、色灰黄、质柔软者为佳。一般不分等级，均为统货。

《中国药典》2020年版规定，密蒙花药材含蒙花苷（$C_{28}H_{32}O_{14}$）不得少于0.50%。

【炮制沿革】密蒙花历代的炮制方法有: 先拣令净、去枝; 蜜酒蒸、蜜酒炒、甘草制、酒洗、酒蒸等。目前密蒙花临床上常用生品。

《中国药典》2020年版，《全国规范》和各省（自治区、直辖市）的炮制规范仅载生密蒙花。

【药性与功效】甘，微寒。归肝经。具清热泻火，养肝明目，退翳之功。

【炮制与应用】密蒙花临床以生用为主，其炮制方法与临床应用如下。

1）炮制方法 取原药材，除去杂质，筛去灰屑。

2）饮片性状 本品呈不规则圆锥状的花蕾密聚的花序小分枝，表面灰黄色或棕黄色，密被茸毛。花蕾呈短棒状，上端略大；花蕾钟状，花冠筒状，与萼等长或稍长，先端4裂，裂片卵形；质柔软而易碎。气微香，味微苦辛。

3）炮制作用 洁净药物。

4）临床应用

（1）目赤肿痛、目生翳膜：常与木贼、菊花、蝉蜕等同用，具有清热泻火、退翳明目的作用，可用于目赤，目昏，羞明怕光，目痒流泪，翳膜遮睛等症，如大明复光散（《古今医鉴》）。若与菊花、薄荷、白蒺藜等同用，具有清肝明目的作用，可用于三焦积热、肝膈风热上攻，眼赤涩肿痛，年深有红翳于乌睛上，浓泪如红霞映日者，如拨云散（《银海精微》）。若与石决明、炒蒺藜、菊花等同用，具有疏风清热、凉肝明目的作用，可用于风气攻注，两眼昏暗，眵泪羞明，或痒或痛，渐生翳膜，视物不明，或暴赤肿痛等症，如密蒙花散（《太平惠民和剂局方》）。

（2）肝虚目暗、视物昏花：常与熟地黄、黄精、枸杞子等同用，具有补肝、益肾、明目的作用，可用于老年性白内障早、中期属肝肾不足、阴血亏虚证，症见视物模糊，头晕，耳鸣，腰膝酸软等症，如金花明目丸（《中国药典》2020年版）。亦可与菟丝子、青葙子、枸杞子等同用，具有滋补肝肾的作用，可用于诸内障，欲变五风，视物不明等症，如补肾明目丸（《银海精微》）。

此外，鲜密蒙花叶适量，以嫩为佳，加香油适量浸润捣绒，立即敷于患处，治疗创伤亦有效。

【处方配给】写密蒙花、蒙花配密蒙花。

【使用注意】虚寒证慎用。

【炮制研究】

1. 化学成分研究

密蒙花主要含有黄酮类及其苷类、苯乙醇苷类、皂苷类及环烯醚萜苷类等成分。除此之外，尚含有丰富的挥发油类成分，主要包含酮、酸、烷烃、酯、醇、烯烃、联苯及杂环等8类化合物。

2. 药理作用研究

现代研究表明，密蒙花具有抗血管内皮细胞增生、拟雄激素样作用、降血糖及免疫调节等作用。

【贮藏】置通风干燥处，防潮。

【按语】密蒙花自宋代《开宝本草》记载四川为道地产区，产地为金堂、广汉等地。密蒙花具清热泻火、养肝明目、退翳之功，临床上主要用于肝热目疾等证的治疗。历代炮制方法有蜜酒蒸、蜜酒炒、甘草制、酒洗、酒蒸等，但现代中医临床主要用生品。虽古人有蜜酒蒸、酒蒸等多种炮制方法，但其炮制原始意图未见说明。因此，应根据不同炮制品时代背景，再根据密蒙花功效主治，探索古人炮制的原始用意，并对合理的炮制方法或炮制品加以继承和传承。

参考文献

[1] 彭成. 中华道地药材[M]. 北京: 中国中医药出版社, 2011.
[2] 方清茂, 彭文甫, 吴萍, 等. 川产道地药材生产区划研究进展[J]. 中国中药杂志, 2020, 45 (4): 720–731.
[3] 叶定江. 中药炮制学[M]. 第2版. 北京: 人民卫生出版社, 2015.
[4] 谢国勇, 石璐, 王飒, 等. 密蒙花化学成分的研究[J]. 中国药学杂志, 2017, 52 (21): 1893–1898.
[5] 韩澎, 崔亚君, 郭洪祝, 等. 密蒙花化学成分及其活性研究[J]. 中草药, 2004, 35 (10): 1086–1090.
[6] 穆俊, 江善青, 余惠凡, 等. 密蒙花多糖对免疫低下小鼠的免疫调节作用[J]. 中成药, 2017, 39 (5): 1060–1063.

续　断

【药材来源】本品为川续断科植物川续断 *Dipsacus asper* Wall.ex Henry 的干燥根。

【道地性探源】始载于《神农本草经》，列为上品。《理伤续断方》在续断药材名上冠以"川"字。《本草纲目》："今人所用，以川中来，色赤而瘦，折之有烟尘起者为良。"《本草品汇精要》："续断出《神农本草经》……道地，蜀川者佳。"《植物名实图考》："今所用皆川中产。"清代雍正《叙州府志》记载"药材有续断"。

据上所述，续断是四川省道地药材之一，主产于木里、盐源、西昌、德昌、会理、泸定等地。此外，重庆、湖北、湖南、贵州、云南、陕西等省市亦产，其中湖北和重庆产量亦大，质量亦佳。

【产地加工】将鲜根用火烘烤或阴干至半干时，集中堆放，用麻袋或草盖上，使之发汗变软，内心变绿色，然后再烘干；或将鲜根置沸水或蒸笼中烫或蒸至稍软时取出，堆放，用稻草覆盖，任其发汗，待稻草上出现水珠时，揭去稻草，摊开晒干，或烘烤至全干即可。加工时不宜日晒，否则变硬，色白，质量变次。

【质量要求】续断以条粗、断面墨绿色为佳。依据中部直径和断面皮部颜色划分等级。

续断：干货，分二等。各等级共同点为："呈圆柱形，略扁，有的微弯曲，长 8~15 cm。表面灰褐色或黄褐色，有稍扭曲或明显扭曲的纵皱及沟纹，可见横列的皮孔样斑痕和少数须根痕。质软，久置后变硬，易折断，断面不平坦，皮部外缘褐色或淡褐色，木部黄褐色，导管束呈放射状排列。气微香，味苦、微甜而后涩。"在此基础上，以中部直径 1.2~2.0 cm，断面皮部墨绿色为一等；中部直径 0.8~1.2 cm，断面皮部浅绿色为二等。

《中国药典》2020 年版规定，续断药材水分不得过 10.0%，总灰分不得过 12.0%，酸不溶性灰分不得过 3.0%，水溶性浸出物不得少于 45.0%，含川续断皂苷Ⅵ（$C_{47}H_{76}O_{18}$）不得少于 2.0%。

【炮制沿革】续断历代炮制方法有：洗、去根、去芦剉碎、洗晒；酒制、米泔制、焙制、面制、炒制等。其中酒制法始见于南北朝《雷公炮炙论》，并沿用至今。

《中国药典》2020 年版，《全国规范》和大部分地方规范均收载续断片、酒续断和盐续断。此外，甘肃和浙江有续断炭，河南有炒续断。

【药性与功效】苦、辛、微温。归肝、肾经。具有补肝肾，强筋骨，续折伤，止崩漏之功。

【炮制与应用】续断常有下列炮制品和临床应用。

1. 续断

1）炮制方法　取原药材，洗净，润透，切片或段，干燥。

2）饮片性状　本品呈类圆形或椭圆形的片或段。外表皮灰褐色至黄褐色，有纵皱。切面皮部墨绿色或棕褐色，木部灰黄色或黄褐色，可见放射状排列的导管束纹，形成层部位多有深色环。气微，味苦、微甜而涩。

3）炮制作用　利于药效成分煎出，便于调剂与制剂。生品以补肝肾，通血脉为主。

4）临床应用

（1）肝肾不足、腰膝酸软：常与杜仲、牛膝、萆薢等同用，具有滋补肝肾的作用，可用于肝肾不足，腰痛并脚酸腿软等症，如续断丸（《扶寿精方》）。若与独活、骨碎补、威灵仙等同用，具有补肝肾、强筋骨、祛风湿、通经络的作用，可用于肝肾不足、风湿阻络所致的尪痹，症见肌肉、关节疼痛，局部肿大，屈伸不利，腰膝酸软等症，如尪痹片（《中国药典》2020 年版）。

（2）跌扑损伤、筋伤骨折：常与骨碎补、煅自然铜、土鳖虫等同用，具有活血散瘀、消肿止痛的作用，可用于跌打损伤，青紫肿痛，闪腰岔气，筋断骨折，瘀血作痛等症，如接骨丸（《卫生部药品标准》）。亦可与苏木、桃仁、当归等同用，具有活血止痛、祛瘀生新的作用，可用于跌打损伤，如和营止痛汤（《伤科补要》）。

（3）崩漏、胎漏：常与炒菟丝子、桑寄生、阿胶同用，具有补肾安胎的作用，可用于肾虚滑胎，及妊娠下血，胎动不安，胎萎不长者，如寿胎丸（《医学衷中参西录》）。若与当归、地榆炭、血余炭等同用，具有补血健脾、固精止带的作用，可用于血虚脾弱所致月经不调、带下病，月经过多，持续不断，崩漏色淡，经后少腹隐痛等症，如妇良片（《中国药典》2020年版）。

2. 酒续断

1）炮制方法　取净续断片，用黄酒拌匀，闷润至透，用文火炒至微带黑色时，取出放凉（每100 kg续断片，用黄酒10 kg）。

2）饮片性状　表面浅黑色或灰褐色，略有酒香气。

3）炮制作用　酒炙后能增强通血脉、强筋骨、续折伤的作用。

4）临床应用

（1）风湿痹痛：常与秦艽、独活、酒牛膝等同用，具有补肝肾、益气血、祛风湿的作用。可用于肝肾两亏，气血不足，血气凝滞，手足拘挛，风痹等症，如三痹汤（《校注妇人良方》）。

（2）跌扑损伤：常与乳香、自然铜、血竭等同用，具有接骨疗伤、止痛的作用。可用于骨折脱臼，跌打损伤，疼痛剧烈，以及金疮创伤，出血疼痛等症，如接骨散（《临床常用中药手册》）。

3. 盐续断

1）炮制方法　取续断片加盐水拌匀，闷透，用文火炒至微黄色时取出，晾凉（每100 kg续断片，用食盐2 kg）。

2）饮片性状　表面黑褐色，味微咸。

3）炮制作用　盐炙后可引药下行，增强补肝肾作用。

4）临床应用　腰膝酸软：常与全鹿干、酒炒锁阳、盐杜仲等同用，具有补肾填精、健脾益气的作用，可用于脾肾两亏所致的老年腰膝酸软，神疲乏力，崩漏带下等症，如全鹿丸（《中国药典》2020年版）。亦可与炒鹿角胶、炒龟甲胶、盐菟丝子等同用，具有补肾壮阳、益气血、壮筋骨的作用，可用于肾阳虚所致的身体虚弱，精神疲乏，腰腿酸软，头晕目眩，精冷，性欲减退等症，如龟鹿补肾丸（《中国药典》2020年版）。

【处方配给】写续断、川断、川续断配续断，其余随方配给。

【使用注意】风湿热痹者忌用。

【炮制研究】

1. 工艺研究

主要采用正交试验对续断片、酒续断、盐续断炮制工艺进行研究，以川续断皂苷Ⅵ为指标，对辅料用量、炮制温度、炮制时间等因素进行优选，确定最佳工艺。

2. 化学成分研究

续断炮制品中总生物碱含量为：盐炙＞酒炙＞生品；川续断皂苷Ⅵ含量为：酒炙＞盐炙＞生

品；川续断皂苷X含量为：生品＞盐炙＞酒炙；马钱苷酸含量为：清炒＞盐炙＞酒炙＞生品。

3. 药理作用研究

续断片、酒续断和盐续断均具镇痛、抗炎及抗凝血作用，但以酒续断镇痛、抗炎及抗凝血作用最强。

【贮藏】置干燥处，防蛀。

【按语】续断自明代起就以四川为道地，其炮制历史悠久，历代炮制方法有酒制、米泔制、焙制、面制、炒制等，现代中医临床多用生品、酒制品和盐制品。生品长于补肝肾，通血脉，强筋骨，酒制后能增强通血脉、强筋骨作用，盐制后可引药下行，增强补肝肾作用。目前，续断药材多在产地就加工成饮片，《中国药典》2020年版有发汗的要求，但尚缺乏发汗与否的质量比较研究，因此，应加强续断产地加工及炮制一体化研究，保证续断饮片质量。

参考文献

[1] 彭成. 中华道地药材[M]. 北京：中国中医药出版社，2011.

[2] 方清茂，彭文甫，吴萍，等. 川产道地药材生产区划研究进展[J]. 中国中药杂志，2020，45（4）：720–731.

[3] 中华中医药学会. 团体标准：T/CACM 1021.138—2018，中药材商品规格等级　续断[S]. 北京：中华中医药学会，2018.

[4] 叶定江. 中药炮制学[M]. 第2版. 北京：人民卫生出版社，2015.

[5] 樊媛洁，翟永松，王满元. 不同炮制方法对续断饮片中川续断皂苷Ⅵ，X含量的影响[J]. 中国实验方剂学杂志，2013，19（17）：22–24.

[6] 王先菊，李玮，杜洪志，等. 续断生品炮制工艺研究[J]. 贵州科学，2020，38（2）：5–8.

[7] 陈旭，张先洪，陆兔林. 炮制对续断药理作用影响[J]. 中成药，2001，23（11）：799–801.

银　耳

【药材来源】本品为银耳科真菌银耳 *Tremella fuciformis* Berk. 的干燥子实体。

【道地性探源】《神农本草经》载有"五木耳"，列为中品，未分黑木耳或白木耳。《本草再新》以白木耳之名收载，系指天然银耳。《名医别录》："生犍为。六月多雨时采木耳，即曝干。"《续修通江县志稿》记载通江银耳的人工培育始于清光绪六、七年间。据四川通江陈河公社烟家沟娃娃岩出土碑记所载，银耳发现于1832年，而施行人工栽培则在1911年；1960年，该县涪阳区园子坝玄祖庙发掘出又一块石碑，述及当地银耳栽培始于1894年。《全国中草药汇编》（第二版）："分布于浙江、福建、广西、广东、湖北、四川、云南等省区。"《中华本草》和《中药大辞典》均记载："主产于四川、贵州、云南、福建、湖北、安徽、浙江、广西、陕西、台湾。以四川通江银耳、福建漳州雪耳最著名。"

据上所述，银耳是四川省道地药材之一，主产于通江、万源、南江、巴中、平武、宣汉、青川等地，产通江者习称"通江银耳"。此外，贵州、云南、福建、湖北、安徽、浙江、广西、陕西、台湾等地亦产。

【产地加工】无固定采收期，一般5月和8月为盛产期。采摘宜在早、晚或阴雨天进行，用竹刀将银耳割下，去掉耳根发黄部分，用水漂洗，拣去杂质，晒干或烘干，烘烤温度以40~60℃为宜。

【质量要求】银耳以朵大、色黄白、体轻、发头大、易煮烂者为佳。一般不分等级，仅以大小和色泽分为选货和统货。

《四川省中药材标准》2010年版规定，银耳药材水分不得过19.0%，总灰分不得过6.0%，酸不溶性灰分不得过0.3%，水溶性浸出物不得过2.0%，含银耳多糖以无水葡萄糖（$C_6H_{12}O_6$）计不得少于37.0%。

【炮制沿革】银耳的炮制记载十分稀少，历代均以生用为主。全国大多省（自治区、直辖市）的炮制规范仅收载生品。

【药性与功效】甘，平。归肺、胃、肾经。具有滋阴润肺，养胃生津之功。

【炮制与应用】银耳临床以生用为主，其炮制方法与临床应用如下。

1）炮制方法　取银耳，除去杂质，洗净，干燥，剪切成块片状。

2）饮片性状　本品为不规则块片状，外表黄白色或浅棕黄色，微具光泽。质硬脆。遇水变软，易膨胀，泡胀后子实体变成银白色（残留的耳基呈淡黄色），具黏性。有清香气，味淡。

3）炮制作用　洁净药物。

4）临床应用

（1）肺虚咳嗽：常与川贝母、雪梨清膏同用，具有养阴清肺、生津止咳的作用。可用于肺虚久咳，痰中带血，津伤烦渴等症，如川贝银耳糖浆（《卫生部药品标准》）。

（2）虚热口渴：常与蔗糖同用，具有滋阴润肺、益气生津的作用，可用于久病，干咳无痰或痰中带血，虚热口渴等症，如银耳补剂（《江西省药品标准》）。亦可与人参、麦冬、五味子同用，具有益气养阴、润肺生津的作用，可用于头晕眼花，心悸失眠，久咳伤肺，虚热烦渴，自汗盗汗，神疲乏力等症，如参耳五味晶（《卫生部药品标准》）。

（3）病后体虚：常与山药、茯苓、山楂等同用，具有健脾益胃、促进生长、增强抵抗力的作用。可用于食欲不振，发育不良，病后体弱等症，如健宝灵片（《卫生部药品标准》）。

【处方配给】写银耳、白木耳、雪耳、白耳子、银耳子配银耳，其余随方配给。

【使用注意】风寒咳嗽者及湿热酿痰致咳者禁用。

【炮制研究】

1. 工艺研究

目前，多采用多因素等方法对银耳的干燥方式、干燥温度、干燥时间等因素进行优选，确定最佳工艺。

2. 化学成分研究

银耳不同干燥品中总多糖含量为：鲜品＞冷冻干燥＞冷冻—热风干燥＞热风干燥 50℃＞热风干燥 45℃＞微波—热风干燥＞微波干燥；总多酚含量为：鲜品＞冷冻干燥＞冷冻—热风干燥＞热风干燥 50℃＞热风干燥 45℃＞微波—热风干燥＞微波干燥。

3. 药理作用研究

银耳多糖提取物有明显下调 TC、TG、LDL-C、ALT、AST 和 ALP 水平，上调 HDL-C 水平，减轻肝脏的脂肪变性过程，抑制疣微菌和紫单胞菌，增加乳杆菌、普雷沃菌、海洋螺菌、短杆菌和伯克菌等作用。

【贮藏】置阴凉干燥处，防蛀。

【按语】银耳自魏晋《名医别录》即明确其产地为犍为，是川产道地药材之一。其作为药品的时候较少，更多的是作为食品。以生品配伍，取其滋阴润肺，养胃生津之功。作为我国传统的食用菌，银耳深受广大人民所喜爱，所含活性成分——银耳多糖具有特殊的保健功能，是天然的养生益寿佳品。

参考文献

[1] 方清茂，彭文甫，吴萍，等. 川产道地药材生产区划研究进展[J]. 中国中药杂志，2020，45（4）：720-731.

[2] 卢先明. 中药商品学[M]. 北京：中国中医药出版社，2014.

[3] 孙曼兮，陈丽娟，刘刚，等. 通江段木银耳的干燥工艺[J]. 食品工业，2017，38（2）：102-106.

[4] 孙曼兮. 银耳的干燥及银耳多糖特性研究[D]. 成都：西华大学，2017.

[5] 苏丽娟，周谢，杨忻怡，等. 银耳脆片微波真空干燥工艺的研究[J]. 农产品加工（学刊），2013（2）：48-50.

[6] 王明，孙曼兮，雷激，等. 不同干燥方式对银耳干制品品质的影响[J]. 河南工业大学学报（自然科学版），2015，36（6）：90-95.

[7] 张艳，王爽，李永哲，等. 基于代谢组学方法研究银耳多糖对非酒精性脂肪肝大鼠的干预作用[J]. 食品工业科技，2020，41（11）：310-315，293.

[8] 宋思媛，王欣，王泽旭，等. 银耳多糖对免疫抑制小鼠肠道菌群的保护作用[J]. 中国微生态学杂志，2020，32（7）：772-776.

淫 羊 藿

【药材来源】本品为小檗科植物淫羊藿 *Epimedium brevicornu* Maxim.、箭叶淫羊藿 *Epimedium sagittatum*（Sieb.et Zucc.）Maxim.、柔毛淫羊藿 *Epimedium pubescens* Maxim. 或朝鲜淫羊藿 *Epimedium koreanum* Nakai 的干燥叶。

【道地性探源】始载于《神农本草经》，列为中品。《新修本草》："西川北部有淫羊，一日百遍合，盖食藿所致，故名淫羊藿。"《证类本草》附图描述有"永康军淫羊藿"与"沂州淫羊藿"。清代乾隆《直隶达州志》记载"药材有淫羊藿"。《中药大辞典》收载："淫羊藿主产于陕西、山西、安徽、河南等地；箭叶淫羊藿主产于湖北、四川、浙江、湖南、陕西、江西等地；巫山淫羊藿主产于陕西、四川、贵州等地；朝鲜淫羊藿主产于辽宁、吉林等地；柔毛淫羊藿主产于四川。"

据上所述，淫羊藿是四川省道地药材之一，主产于都江堰、南充、广元、达州、巴中等地。此外，淫羊藿主产于陕西、山西、广西，河南、湖南、安徽、甘肃、宁夏、青海、新疆等地；箭叶淫羊藿主产于湖北、四川、浙江、云南、贵州、安徽、陕西、江西、福建、广西、广东等省区；朝鲜淫羊藿主产于辽宁、吉林、黑龙江、山东、陕西、河南、湖北等省；柔毛淫羊藿主产于陕西、甘肃、湖北、四川、贵州等省。

【产地加工】夏、秋季叶茂盛时采收，晒干或阴干。加工过程中，应认真选出杂质、粗梗及有可能混入的异物，以保证药材质量。

【质量要求】淫羊藿以叶多、色黄绿、整齐不破碎者为佳。按性状特征，将淫羊藿的干燥叶称"小叶淫羊藿"，箭叶淫羊藿、柔毛淫羊藿、朝鲜淫羊藿的干燥叶称"大叶淫羊藿"。依据叶片色泽、叶占比、碎叶占比划分等级。

（1）小叶淫羊藿：干货，分二等。各等级共同点为："除去根、茎和杂质。三出复叶；小叶片卵圆形，叶长与宽近相等，长 3~8 cm，宽 2~6 cm；先端微尖，顶端小叶基部心形，两侧小叶较小，偏心形，外侧较大，呈耳状，边缘具黄色刺毛状细锯齿；叶下表面灰绿，主脉 7~9 条，基部有稀疏细长毛，细脉两面突起，网脉明显；小叶柄长 1~5 cm。叶片近革质。气微，味微苦。"在此基础上，以叶新鲜，上表面呈青绿至黄绿色，叶占比 ≥ 90%，碎叶占比 ≤ 1% 为一等；叶上表面呈淡绿色至淡黄绿色，80% ≤ 叶占比 < 90%，1% < 碎叶占比 ≤ 2% 为二等。

（2）大叶淫羊藿：干货，分二等。各等级共同点为："除去根、茎和杂质。其中，朝鲜淫羊藿小叶片较淫羊藿大，长 4~10 cm，宽 3.5~7 cm。顶端小叶片呈卵状心形，两侧叶片基部明显不对称，叶缘具细刺状锯齿，叶下表面灰绿色，小叶柄 2~7.5 cm。叶片较薄。柔毛淫羊藿小叶片卵状披针形，长宽比约 2∶1，长 4~13 cm，宽 3~8 cm，近革质。叶下表面及叶柄处密被绒毛状短柔毛，小叶柄长 3~7 cm。箭叶淫羊藿三出复叶，小叶片长卵形至卵状披针形，长 4~12 cm，宽 2.5~5 cm，先端渐尖，两侧小叶基部明显偏斜，外侧呈箭形。下表面疏被粗短伏毛或近无毛。叶片革质。气微，味微苦。"在此基础上，以叶新鲜，上表面呈绿色至深绿色，叶占比 ≥ 85%，碎叶占比 ≤ 1% 为一等；叶上表面呈淡绿色至黄绿色，75% ≤ 叶占比 < 85%，1% < 碎叶占比 ≤ 2% 为二等。

《中国药典》2020 年版规定，淫羊藿药材杂质不得过 3.0%，水分不得过 12.0%，总灰分不得过 8.0%，醇溶性浸出物不得少于 15.0%；含总黄酮以淫羊藿苷（$C_{33}H_{40}O_{15}$）计，不得少于 5.0%；含朝藿定 A（$C_{39}H_{50}O_{20}$）、朝藿定 B（$C_{38}H_{48}O_{19}$）、朝藿定 C（$C_{39}H_{50}O_{19}$）和淫羊藿苷（$C_{33}H_{40}O_{15}$）的总量，朝鲜淫羊藿不得少于 0.50%，淫羊藿、柔毛淫羊藿、箭叶淫羊藿均不得少于 1.5%。

【炮制沿革】淫羊藿炮制始于南北朝刘宋，历代炮制方法有：羊脂炙、酒煮、蒸制、酒浸、蜜水炙、鹅脂炙、醋炒、米泔水浸、酒炒、酒焙、酒拌蒸等。其中羊脂油炙法自南北朝刘宋沿用至今。

《中国药典》2020 年版，《全国规范》和大多省（自治区、直辖市）炮制规范均收载淫羊藿与炙淫羊藿。此外，云南有盐淫羊藿。

【药性与功效】辛，甘、温。归肝、肾经。具有补肾阳，强筋骨，祛风湿之功。

【炮制与应用】淫羊藿常有下列炮制品和临床应用。

1. 淫羊藿

1）炮制方法　取原药材，除去杂质，喷淋清水，稍润，切丝，干燥。

2）饮片性状　本品为丝片状。上表面绿色、黄绿色或浅黄色，下表面灰绿色，网脉明显，中脉及细脉凸出，边缘具黄色刺毛状细锯齿。近革质。气微，味微苦。

3）炮制作用　去枝梗的目的是除去非药用部位，切丝便于调剂与制剂。生用以祛风湿、强筋骨为主。

4）临床应用

（1）风湿痹痛：常与威灵仙、桂枝、附子等同用，具有补肝肾、强筋骨、祛风湿、通经络的作用，可用于久痹体虚，关节疼痛、局部肿大、僵硬畸形，屈伸不利等症，如王痹冲剂（《卫生部药品标准》）。亦可与酒白花蛇、炒干蝎、制川乌等同用，治疗风寒湿痹，肢节疼痛，皮肤不仁，寒湿着痹等症，如白花蛇丸（《太平圣惠方》）。

（2）麻木拘挛：常与丹参、牛膝、桑寄生等同用，具有养阴平肝、熄风通络、清热除烦的作用。可用于中风恢复期瘀血阻络兼肾虚证，症见半身不遂，口舌歪斜，舌强语謇，偏身麻木，腰膝酸软等症，如丹膝颗粒（《中国药典》2020年版）。亦可单用本品泡酒服之，腰膝发凉、麻木、酸软疼痛，腿足屈伸不利，痹着不仁等症，如仙灵脾酒（《本草纲目》）。

2. 炙淫羊藿

1）炮制方法　取羊脂油加热熔化，加入淫羊藿丝，用文火炒至均匀有光泽，取出，放凉[每100 kg淫羊藿，用羊脂油（炼油）20 kg]。

2）饮片性状　表面浅黄色显油亮光泽，微有羊脂油气。

3）炮制作用　经羊脂油炙后增强温肾助阳的作用。

4）临床应用

（1）肾阳虚衰：常与肉苁蓉、杜仲、熟地黄等同用，具有补肾壮阳的作用。可用于男子阳痿精衰，虚寒不育等症，如赞育丹（《景岳全书》）。

（2）阳痿宫冷：常与肉桂、当归、蛤粉炒鱼鳔胶等同用，具有壮阳益精的作用。可用于肾阳虚弱，肾精亏损所致的头昏、眼花、耳鸣，腰痛膝软，阳痿，早泄，梦遗滑精，宫冷不孕等症，如鱼鳔补肾丸（《卫生部药品标准》）。

【处方配给】写淫羊藿、仙灵脾配淫羊藿，其余随方配给。

【使用注意】阴虚而相火易动者禁服。

【炮制研究】

1. 工艺研究

炮制温度和炮制时间对淫羊藿苷和总黄酮含量影响较大。目前，多采用正交试验、星点设计等方法对淫羊藿炮制的浸润时间、浸润水量、切丝宽度、干燥温度、炮制温度、炮制时间等因素进行优选，确定最佳工艺。

2. 化学成分研究

朝鲜淫羊藿炮制品中淫羊藿苷含量为：生品＞盐炙品＞酒炙品＞羊脂油炙品；总黄酮含量为：生品＞盐炙品＞酒炙品＞羊脂油炙品；朝藿定A含量为：生品＞羊脂油炙品；朝藿定B含量为：生品＞羊脂油炙品；朝藿定C含量为：生品＞羊脂油炙品；宝藿苷I含量为：羊脂油炙品＞生品。黔淫羊藿炮制品中总黄酮含量为：酒炙品＞羊脂油炙品＞生品＞盐炙品＞炒黄品；淫羊藿苷含量为：酒炙品＞羊脂油炙品＞炒黄品＞生品＞盐炙品。箭叶淫羊藿炮制品中朝藿定A含量为：生品＞羊脂油炙品；朝藿定B含量为：生品＞羊脂油炙品；朝藿定C含量为：生品＞羊脂油炙品；宝藿苷I含量为：羊脂油炙品＞生品。巫山淫羊藿炮制品中朝藿定A含量为：生品＞羊脂油炙品；朝藿定B含量为：生品＞羊脂油炙品；朝藿定C含量为：生品＞羊脂油炙品；宝藿苷I含量为：羊脂油炙品＞生品。

3. 药理作用研究

生淫羊藿、羊脂油炙淫羊藿水煎液均有明显下调尿蛋白、血肌酐、血尿素氮，升高 24 小时尿量、cAMP/cGMP 比值、E₂、T 等作用。炙淫羊藿水煎液还具有上调肛温、T3、T4、GCK、PFK-1、PDH、PYGL、ICD、ATGL 等作用。生淫羊藿、羊脂油炙淫羊藿醇水双提液还具有明显降低肾上腺 VC 含量的作用。

【贮藏】置通风干燥处。

【备注】《中国药典》单列有巫山淫羊藿，为小檗科植物巫山淫羊藿 *Epimedium wushanense* T. S. Ying 的干燥叶。主产于陕西、四川、贵州、河南、湖北等省。其性味、归经、炮制方法与淫羊藿相同，但临床应用巫山淫羊藿更全面，除可用于肾阳虚衰、阳痿遗精、筋骨痿软、风湿痹痛、麻木拘挛外，还可用于绝经期眩晕。

【按语】唐代《新修本草》明确记载了淫羊藿产于"西川北部"。淫羊藿为温肾强阳起痿之要药，经羊脂油炙后增强温肾助阳之功，用于阳痿、不孕等。淫羊藿历代炮制方法有 20 余种，羊脂油炙是其最早的炮制方法，也是一直传承至今的炮制方法。但是，在对淫羊藿的炮制历史沿革考证发现，除羊脂油炙外，酒制法亦有十分清晰的传承。

参考文献

[1] 彭成. 中华道地药材[M]. 北京: 中国中医药出版社, 2011.

[2] 方清茂, 彭文甫, 吴萍, 等. 川产道地药材生产区划研究进展[J]. 中国中药杂志, 2020, 45 (4): 720-731.

[3] 中华中医药学会. 团体标准: T/CACM 1021.22—2018, 中药材商品规格等级 淫羊藿[S]. 北京: 中华中医药学会, 2018.

[4] 焦美钰, 王佳豪, 许亮, 等. 淫羊藿本草考证与中国淫羊藿属植物分类研究[J]. 中国中医药现代远程教育, 2017, 15 (14): 157-160.

[5] 周一帆, 胡昌江, 余凌英, 等. 星点设计—效应面法优选淫羊藿油炙工艺[J]. 中国实验方剂学杂志, 2012, 18 (16): 16-18.

[6] 张崇禧, 田芯, 丛登立, 等. HPLC比较朝鲜淫羊藿不同炮制品中淫羊藿苷及总黄酮的影响[J]. 人参研究, 2010, 22 (4): 16-18.

[7] 王全洪. 不同炮制方法对黔产淫羊藿中总黄酮及淫羊藿苷的影响[J]. 陕西中医, 2015, 36 (11): 1538-1540.

[8] 陈彦, 贾晓斌, 范晨怡, 等. 不同品种淫羊藿生品与炮制品中5种黄酮类成分的含量比较[J]. 中华中医药杂志, 2009, 24 (5): 565-568.

[9] 白宛鑫, 赵良友, 张娜, 等. 生淫羊藿与炙淫羊藿对肾阳虚证水肿模型大鼠的影响[J]. 中国实验方剂学杂志, 2019, 25 (5): 85-91.

[10] 卢芳, 冯镇凯, 杨晓旭, 等. 基于大鼠物质能量代谢的淫羊藿炮制前后的四气研究[J]. 中药材, 2017, 40 (10): 2320-2324.

[11] 吴文辉, 胡麟, 冯健, 等. 淫羊藿炮制前后对正常和肾阳虚小鼠肾上腺Vc水平的影响[J]. 中成药, 2014, 36 (11): 2397-2399.

猪 苓

【药材来源】本品为多孔菌科真菌猪苓 *Polyporus umbellatus*（Pers.）Fries 的干燥菌核。

【道地性探源】始载于《神农本草经》，列为中品。《本草图经》："今蜀州、眉州亦有之。"并附龙州猪苓图一幅。《本草纲目》："生衡山山谷及济阴、冤句，今蜀州、眉州亦有之。"《本草品汇精要》指出"龙州者良"。

据上所述，猪苓是四川省道地药材之一，主产于绵阳、广元、乐山、雅安、巴中、阿坝、凉山以及攀西地区。此外，贵州、陕西、云南、河南、山西、河北、青海、宁夏等省、自治区亦产，陕西、云南产量较大。

【产地加工】春季 4~5 月，秋季 9~10 月采挖。采挖后除去泥沙，摊开，置于阳光下自然晒干或烘干。

【质量要求】猪苓以个大、皮黑、肉白而厚，体较重者为佳。根据性状和个头大小，将个大、多呈类圆形或扁块状、离层少、分枝少或无分枝者称为"猪屎苓"，将个小、呈条形、离层多、分枝多者称为"鸡屎苓"。鸡屎苓不分等级，均为统货。猪屎苓依据每千克所含的个数划分等级。

猪苓：干货，分三等。各等级共同点为："多呈类圆形或扁块状、少有条形，离层少，分枝少或无分枝。长 5~25 cm，直径 2~6 cm。表面黑色、灰黑色或棕黑色，皱缩或有瘤状突起。形如猪屎。体轻，质硬，断面类白色或黄白色，略呈颗粒状。气微，味淡。"在此基础上，以每千克 160 个以内，单个重量不低于 6 g 为一等；每千克 340 个以内，单个重量不低于 2.5 g 为二等；每千克 340 个以外为三等。

《中国药典》2020 年版规定，猪苓药材水分不得过 14.0%，总灰分不得过 12.0%，酸不溶性灰分不得过 5.0%，含麦角甾醇（$C_{28}H_{44}O$）不得少于 0.070%。

【炮制沿革】猪苓历代炮制方法有：去黑皮、升麻叶蒸、醋炒、蒸、木通同炒、炒等。

《中国药典》2020 年版，《全国规范》和大多省（自治区、直辖市）的炮制规范仅收载生品。

【药性与功效】甘、淡，平。归肾、膀胱经。具有利水渗湿之功。

【炮制与应用】猪苓临床以生用为主，其炮制方法与临床应用如下。

1）炮制方法　取原药材，除去杂质，浸泡，洗净，润透，切厚片，干燥。

2）饮片性状　本品呈类圆形或不规则的厚片。外表皮黑色或棕黑色，皱缩。切面类白色或黄白色，略呈颗粒状。气微，味淡。

3）炮制作用 切片利于药效成分煎出，便于调剂与制剂。

4）临床应用

（1）水肿证：常与茯苓、泽泻、白术等同用，具有利水渗湿、温阳化气的作用，可用于外有表证，小便不利，以及水湿内停之水肿、小便不利等症，如五苓散（《伤寒论》）。若与泽泻、阿胶、滑石粉等同用，具有清热养阴、利水消肿的作用，可用于水热互结、邪热伤阴所致的小便不利、水肿等症，如猪苓汤（《伤寒论》）。亦可单用猪苓为末，热水调服，用于通身肿满，小便不利（《杨氏产乳方》）。

（2）湿盛泄泻：常与茯苓、白术、泽泻同用，具有健脾利水渗湿的作用。可用于脾虚湿胜，水泻，小便不利，小儿阴囊肿痛等症，如四苓散（《丹溪心法》）。

（3）淋浊、带下：常与熟地黄、黄柏、知母等同用，具有滋肾养阴的作用，可用于水亏阴涸，阳火有余，小便癃闭，淋浊疼痛等症，如化阴煎（《景岳全书》）。若与茯苓、车前子、黄柏等同用，具有清热解毒、利湿止带的作用，可用于湿毒带下，带下如米泔等症，如止带方（《世补斋不谢方》）。

【处方配给】写猪苓配猪苓，其余随方配给。

【使用注意】本品利水之力较强，内无水湿及小便过多者忌用。

【炮制研究】

1. 化学成分研究

猪苓含粗蛋白 7.89%、粗纤维 46.06%、可溶性糖 0.5%、多糖、甾体类、多种微量元素等。

2. 药理作用研究

猪苓主要具有利尿、抗肿瘤、调节免疫、保肝、抗辐射等作用。猪苓煎剂和猪苓提取物有利尿作用；猪苓多糖具有抗肿瘤、调节免疫、保肝作用。

【贮藏】置通风干燥处。

【按语】猪苓从北宋开始就以川产者为道地药材，是四川省重点发展的中药品种，"九寨猪苓"获批"中华人民共和国地理标志"。猪苓炮制方法简单，临床以生用为主，其作用专于利水渗湿，是利水药物首选。用于治疗多种原因发生的水肿、腹水、胸水以及下肢浮肿等。现代研究表明猪苓多糖是其主要有效成分，在抗肿瘤、调解免疫力方面具有广阔的前景。

参考文献

[1]　彭成. 中华道地药材[M]. 北京: 中国中医药出版社, 2011.

[2]　中华中医药学会. 团体标准: T/CACM 1021.128—2018, 中药材商品规格等级　猪苓[S]. 北京: 中华中医药学会, 2018.

[3] 徐科焕, 姚军强, 赵万平, 等. 太白山野生猪苓化学成分、药用价值与生态分布研究初报[J]. 中国野生植物资源, 2008, 27（3）: 25-27.

[4] 周微微. 猪苓菌核及发酵菌丝体化学成分研究及质量分析[D]. 北京: 中国协和医科大学, 2008.

[5] Sun Y, Yasukawa K. New anti-inflammatory ergostane-type ecdysteroeds from the sclerotium of *Polyporus umbellatus*[J]. Bioorganic &Medicinal Chemistry Letters, 2008, 18（11）: 3417-3420.

藁　本

【药材来源】本品为伞形科植物藁本 *Ligusticum sinense* Oliv. 或辽藁本 *Ligusticum jeholense* Nakai et Kitag. 的干燥根茎和根。

【道地性探源】始载于《神农本草经》，列为中品。《本草图经》："今西川、河东州郡及兖州、杭州有之。"《世医得效方》神应圆处方提到"川藁本"。《本草乘雅半偈》："出西川，及河东、兖州、杭州诸处，多生山中。"

据上所述，藁本为四川省道地药材之一，主产于阿坝及四川盆地周围山区。此外，陕西、湖北、湖南、重庆、贵州、江西等省市亦产，辽藁本主产河北、辽宁、吉林、内蒙古、山西等地。

【产地加工】秋季茎叶枯萎或次春出苗时采挖，除去泥沙，晒干或烘干。

【质量要求】藁本以个大体粗、质坚、香气浓郁者为佳。按来源分"野生品"和"栽培品"。一般不分等级，仅依据根长和直径分为选货和统货。

《中国药典》2020年版规定，藁本药材水分不得过 10.0%，总灰分不得过 15.0%，酸不溶性灰分不得过 10.0%，醇溶性浸出物不得少于 13.0%，含阿魏酸（$C_{10}H_{10}O_4$）不得少于 0.050%。

【炮制沿革】藁本历代炮制方法有：去土、去苗土、去芦、为末等，多用生品，亦有炒、土炒、酥炙、酒炙等加热炮制的记载。

《中国药典》2020年版，《全国规范》和大多省（自治区、直辖市）的炮制规范仅收载生藁本。

【药性与功效】辛，温，归膀胱经。具祛风，散寒，除湿，止痛之功。

【炮制与应用】藁本临床以生用为主，其炮制方法与临床应用如下。

1）炮制方法　取原药材，除去杂质，洗净，润透，切厚片，晒干。

2）饮片性状　藁本片：本品呈不规则的厚片。外表皮棕褐色至黑褐色，粗糙。切面黄白色至浅黄褐色，具裂隙或孔洞，纤维性。气浓香，味辛、苦、微麻。

辽藁本片：外表皮可见根痕和残根突起呈毛刺状，或有呈枯朽空洞的老茎残基。切面木部有放射状纹理和裂隙。

3）炮制作用　切片利于药效成分煎出，便于调剂与制剂。

4）临床应用

（1）风寒感冒、巅顶疼痛：常与羌活、川芎、炒蔓荆子等同用，具有祛风、胜湿、止痛的作用，可用于湿气在表，头痛头重，或腰脊重痛，或一身尽痛等症，如羌活胜湿汤（《内外伤辨惑论》）。亦可与制苍术、羌活、川芎等同用，可用于风寒头痛，巅顶痛甚，痛连齿颊者，如神术散（《太平惠民和剂局方》）。

（2）风湿痹痛：常与羌活、防风、苍术等同用，具有祛风寒湿邪、蠲痹止痛的作用。可用于风湿相搏，湿从外受，一身尽痛，或头重如蒙等症，如除风湿羌活汤（《内外伤辨惑论》）。

（3）牙痛：常与姜黄、细辛、荜茇等同用，具有祛风止痛的作用。可用于风火牙疼等症，如荜茇汤（《内外伤辨惑论》）。

【处方配给】写藁本、西芎、西芎藁本配藁本，其余随方配给。

【使用注意】血虚头痛忌服。

【炮制研究】

1. 化学成分研究

藁本含挥发油，主要成分为3-丁基苯酞、蛇床酞内酯、新蛇床酞内酯、β-水芹烯、反式-罗勒烯、薰衣草醇、α-水芹烯、α-蒎烯、柠檬烯、异松油烯、榄香素、肉豆蔻醚、γ-木罗烯、甲基丁香酚等。

2. 药理作用研究

藁本具有抗炎、解热、镇痛、中枢抑制、抗血栓等药理作用，对心脑血管、胃肠道也具有药理活性。

【贮藏】置阴凉干燥处，防潮，防蛀。

【按语】藁本为四川道地药材之一，《世医得效方》就提到"川藁本"。藁本性温味辛，主要活性成分为挥发油。多用其生品，生用其气辛香雄烈，能清上焦之邪，又能利下焦之湿。也有加热炮制的少量记载，如《中药加工炮制》记载酒炙后引药上行，增强藁本的升巅散风作用。藁本治疗巅顶头痛连齿痛效果较好。

参考文献

［1］　彭成. 中华道地药材[M]. 北京: 中国中医药出版社, 2011.

［2］　方清茂, 彭文甫, 吴萍, 等. 川产道地药材生产区划研究进展[J]. 中国中药杂志, 2020, 45（4）: 720-731.

［3］　中华中医药学会. 团体标准: T/CACM 1021.125—2018, 中药材商品规格等级　藁本[S]. 北京: 中华中医药学会, 2018.

[4] 郁洁雯, 曲培艺, 王琳. 藁本挥发油组分的GC-MS分析[J]. 广东化工, 2020, 18 (47): 164-165.

[5] 张金兰, 周志华, 陈若芸, 等. 藁本药材化学成分、质量控制及药效学研究[J]. 中国药学杂志, 2002, 37 (9): 14-17.

[6] 张迎春, 陈畅, 李韶菁, 等. 藁本、辽藁本和新疆藁本挥发油化学成分分析及其血管活性观察[J]. 中国实验方剂学杂志, 2011, 17 (14): 159-164.

[7] 宋奇, 梁勇满, 许亮, 等. 藁本的本草考证及资源研究进展[J]. 中国中医药现代远程教育, 2017, 15 (19): 147-149.

蟾　　酥（附：蟾蜍）

【药材来源】本品为蟾蜍科动物中华大蟾蜍 *Bufo bufo gargarizans* Cantor 或黑眶蟾蜍 *Bufo melanostictus* Schneider 的干燥分泌物。

【道地性探源】始载于《神农本草经》，列为下品。清代嘉庆《金堂县志》记载"虫之属有蟾蜍"。1940 年陕西西京市国药商业同业公会《药材行规》蟾酥项下产地为："河北、山东、江苏、四川。"民国《犍为县志》记载"虫类有蟾蜍"。《中草药学》《中药材商品规格质量鉴别》《中国药材学》《中药志》《中华本草》《现代中药材商品通鉴》《中华道地药材》等现代专著记载蟾酥主产于江苏、河北、山东、浙江、四川等地。

据上所述，蟾酥为四川省道地药材之一，主产于南充、会理、攀枝花、屏山等地。此外，江苏、河北、山东、浙江、湖南等地亦产。

【产地加工】多于夏、秋两季捕捉蟾蜍，洗净，挤取耳后腺和皮肤腺的白色浆液，加工，干燥。将除杂、滤过的蟾酥浆揉搓成形，放入圆形模具中，晾晒至干，习称"团蟾酥"。将除杂、滤过的蟾酥浆摊在玻璃板上，晒干或烘干，习称"片蟾酥"。

【质量要求】蟾酥以色红棕、断面角质状为佳。蟾酥成品按外观形状特征分为"团蟾酥"和"片蟾酥"。一般不分等级，均为统货。

《中国药典》2020 年版规定，蟾酥药材水分不得过 13.0%，总灰分不得过 5.0%，酸不溶性灰分不得过 2.0%，含蟾毒灵（$C_{24}H_{34}O_4$）、华蟾酥毒基（$C_{26}H_{34}O_6$）和脂蟾毒配基（$C_{24}H_{32}O_4$）的总量不得少于 7.0%。

【炮制沿革】蟾酥历代炮制方法有：铁上焙焦、炼制、酒制、浸制、酒炖汤浸、乳汁制等。

《中国药典》2020 年版和大部分省（自治区、直辖市）炮制规范收载有蟾酥和蟾酥粉（部分地方规范称药典方法制备蟾酥粉称酒蟾酥或制蟾酥）。《全国规范》以及重庆、河南、甘肃、黑龙江、广西、山东等地有乳蟾酥，云南和江西有蟾酥片。

【药性与功效】辛，温；有毒。归心经。具有解毒，止痛，开窍醒神之功。

【炮制与应用】蟾酥常有下列炮制品和临床应用。

1. 生蟾酥

1）炮制方法　取原药材，捣碎，研成细粉。

2）饮片性状　呈棕褐色粉末状，气微腥，味初甜而后有持久的麻辣感，粉末嗅之作嚏。

3）炮制作用　便于使用和调剂与制剂。生蟾酥有毒，作用峻烈，多制成丸、散用或外用。生品质硬难碎，并对操作者有刺激性。

4）临床应用

（1）痈疽疗疮：常与朱砂、麝香等研细末，外敷，具有解毒消肿的作用。可用于发背痈疽，无名肿毒，恶毒疗疮等症，如蟾酥丹（《济生方》）。

（2）瘰疬结核：常与白丁香、寒水石、巴豆等研末，炼蜜为丸，纳入针窍中，脓尽为度，具有解毒消肿的作用。可用于瘰疬窦道流脓，如蟾酥膏（《医学正传》）。

（3）局部麻醉：常与生草乌、生半夏、生南星等为末，烧酒调敷，具有麻醉止痛的作用。可用于外科手术前局部麻醉，如外敷麻药（《外科大成》）。

2. 蟾酥粉（酒蟾酥）

1）炮制方法　取蟾酥，捣碎，加白酒浸渍，时常搅动至呈稠膏状，干燥，粉碎（每 10 kg 蟾酥，用白酒 20 kg）。

2）饮片性状　为棕黄色至棕褐色粉末。气微腥，味初甜而后有持久的麻辣感，嗅之作嚏。

3）炮制作用　经酒制后，便于粉碎，降低毒性，并能减少对操作者的刺激性。

4）临床应用

（1）痈疽疗疮：常与雄黄、朱砂、枯矾等同用，具有清热解毒、消肿定痛的作用。可用于热毒内蕴，致患疗疮、发背、脑疽、乳痈、附骨疽、臀腿等疽及一切恶疮，如蟾酥丸（《外科正宗》）。

（2）咽喉肿痛：常与牛黄、麝香、冰片等同用，具有清热解毒、消炎止痛的作用。可用于咽喉肿痛或溃疡，白喉，扁桃体炎，口疮，痈疽，疗疮等症，如六神丸（《古今名方》）。

（3）痧胀腹痛，吐泻神昏：常与麝香、冰片、细辛等同用，具有芳香开窍、避秽醒脑的作用。可用于中暑中恶引起的关窍不通，气闭昏厥，神志不清，四肢厥冷等症，如通窍散（《卫生部药品标准》）。

3. 乳蟾酥

1）炮制方法　取原药材，捣碎，用鲜牛奶浸渍，不断搅动至稠膏状，干燥，研粉（每 10 kg 蟾酥，用牛奶 20 kg）。

2）饮片性状　呈灰棕色粉末，气味及刺激性比蟾酥粉弱。

3）炮制作用　便于粉碎，降低毒性。

4）临床应用　与酒蟾酥同。

【处方配给】写蟾酥、酒蟾酥配蟾酥粉，其余随方配给。

【使用注意】本品有毒，研粉时注意保护，以免吸入粉尘。乳制法夏天易酸败，应选春、秋天进行。内服宜慎，勿过量；孕妇忌用，外用不可入目。按有关剧毒药品管理规定执行。

【炮制研究】

1. 工艺研究

以华蟾酥毒基和脂蟾毒配基总保留率为指标，选择炮制时间、炮制温度、药辅质量比三因素，正交优选蟾酥酒制的最佳工艺为：乙醇浓度 55%，药辅比 1∶2，在 60℃下加热搅拌 12 小时。蟾酥经酒制后有效成分含量均呈现降低趋势。

2. 化学成分研究

蟾酥主要含有蟾毒配基类、蟾蜍毒素类、蟾毒色胺类及其他化合物，如吗啡、肾上腺素。其中蟾毒配基类是蟾蜍毒素在加工炮制过程中的分解产物。有研究对生品、酒制品、乳制品进行含量比较，结果脂蟾毒配基含量以生蟾酥高于酒制品，酒制品又高于乳制品，生品与酒制品的层析图谱基本一致。亦有研究羟基华蟾酥毒基、蟾毒灵、华蟾酥毒基和脂蟾毒配基成分总量为指标，发现乳制、滑石粉制、酒制后四种成分总量变化不大，但增加辅料量会使这些成分的含量进一步降低，以辅料量为 2 倍，成分变化较小。

3. 药理作用研究

煨干蟾水提物、烧干蟾水提物诱导人结肠癌细胞凋亡。蟾蜍皮提取物和蟾酥具有抗肿瘤作用。蟾毒配基类和蟾蜍毒素类化合物均有强心作用；蟾酥抗心肌缺血和抗内毒素休克作用等。

【贮藏】密封，置阴凉干燥处，防蛀。

【按语】传统认为四川产蟾蜍，是川产道地药材。该药为动物类药物，有毒有腥臭之气，炮制可降低毒性并矫味。蟾酥为蟾蜍分泌物的白色浆汁加工而成，与蟾蜍成分相似，蟾酥有效成分富集，药效强，但毒性亦高。有研究资料显示该药在抗癌等方面有较好效果。宜深入开展药物炮制工艺、炮制机理以及临床有效性和安全性方面的研究，提高药物临床有效性与安全性。

参考文献

[1]　彭成. 中华道地药材[M]. 北京: 中国中医药出版社, 2011.

[2]　方清茂, 彭文甫, 吴萍, 等. 川产道地药材生产区划研究进展[J]. 中国中药杂志, 2020, 45（4）: 720–731.

[3]　中华中医药学会. 团体标准: T/CACM 1021.217—2018, 中药材商品规格等级　蟾蜍[S]. 北京: 中华中医药学会, 2018.

[4]　吴皓, 胡昌江. 中药炮制学[M]. 北京: 人民卫生出版社, 2012.

［5］ 周钒，杨届. 蟾蜍的药用价值研究进展[J]. 湖南中医杂志，2015，31（11）：203-204.

［6］ 曲婷，高慧敏，陈两绵，等. 蟾蜍类药材中吲哚生物碱和蟾毒配基类成分的含量[J]. 中国中药杂志，2012，37（20）：3086-3091.

［7］ 吴喜燕，高慧敏，王智民. 蟾蜍类药材化学成分研究进展[J]. 中国实验方剂学杂志，2010，16（14）：207-214，220.

［8］ 张英，邱鹰昆，刘珂，等. 中华大蟾蜍的研究进展[J]. 中草药，2006（12）：1905-1908.

附：蟾蜍

【药材来源】本品为蟾蜍科动物中华大蟾蜍 *Bufo bufo gargarizans* Cantor 或黑眶蟾蜍 *Bufo melanostictus* Schneider 的干燥整体。

【产地加工】夏、秋捕捉，先杀死蟾蜍，将内脏除去，体腔撑开晒干。

【质量要求】蟾蜍以个大、身干、完整者为佳。不分等级，均为统货。

【炮制沿革】蟾蜍历代的炮制方法有：烧炭、烧灰、绞汁、煅炭、炙焦、煨制、杵膏、炒炭、焙制、熬膏；酒制、黄精制、炙制、酥制、蜜制、胡黄连制、醋制、巴豆制、姜制、乳制、清油制、酒和胆汁合制、酒和蜜合制、酒和黄精汁和酥合制等。

《中国药典》2020 年版未收载蟾蜍。《全国规范》和各省（自治区、直辖市）炮制规范收载的主要是干蟾和制干蟾（或称为炮干蟾、炒蟾蜍、砂烫干蟾等），其中浙江收载的干蟾为先酒润软后砂烫。

【药性与功效】辛，凉；有毒。归心、肝、脾、肺经。具有解毒散结，消积利水，杀虫消疳之功。

【炮制与应用】蟾蜍常有下列炮制品和临床应用。

1. 干蟾

1）炮制方法　取原药材，除去杂质及灰屑，头爪，切成小块。

2）饮片性状　本品呈不规则的块状或片状，表面灰绿色或绿棕色，内面灰黄色，可见到骨骼及皮膜，气微腥，味辛。

3）炮制作用　炮制后利于调剂和制剂。生品长于消肿散结。

4）临床应用

（1）痈疽疔疮，瘰疬：常与石硫黄、乳香、露蜂房等同用，具有拔毒消肿的作用。可用于一切疮肿、痈疽、瘰疬等症，如蟾蜍膏（《圣济总录》）。

（2）水肿膨胀：常与广陈皮、槟榔、山楂等同用，具有消积化食、健脾和胃、长肌肉、驱蛔虫的作用。可用于五疳五痢，身体羸瘦，小便浊色，肚腹膨胀等症，如干蟾丸（《医宗说约》）。

2. 制干蟾

1）炮制方法　取河砂置锅内，用武火炒制滑利状态，放入净干蟾块，炒至微焦黄色发泡时取出，筛去砂子，放凉。

2）饮片性状　本品呈为不规则的块状或片状，表面焦黄色，内面淡黄色，有泡状突起，质轻而脆。气微腥，略具焦臭。

3）炮制作用　砂炒后质地变疏松，有效成分易于煎出，同时还可矫臭矫味，便于服用。

4）临床应用

（1）小儿乳疳：常与木香、肉豆蔻、胡黄连等同用，具有消疳的作用。可用于腹大黄瘦，或时吐乳，壮热下痢等症，如干蟾丸（《太平圣惠方》）。

（2）口齿疳疮：常与地骨皮、没药、麝香等同用。用于牙齿走马疳，如干蟾散（《太平圣惠方》）。亦可与胆矾等分，研末，取小豆大掺在疮上，良久，水漱去，用于口舌生疮等症，如蟾矾散（《太平圣惠方》）。

【处方配给】写蟾蜍、干蟾配生品，其余随方配给。

【使用注意】表热、虚脱者忌用。

葛　　根（附：葛花）

【药材来源】本品为豆科植物野葛 *Pueraria lobata*（Willd.）Ohwi 的干燥根。习称"野葛"。

【道地性探源】始载于《神农本草经》，列为中品，谓"生汶山（今茂县）川谷"。《新唐书·地理志》："土贡葛粉的州郡有眉州通义郡、剑州普安郡、龙州应灵郡。"清代雍正《叙州府志》和清代乾隆《直隶达州志》记载"药材有干葛"。《中华本草》："除新疆、西藏外，全国均产，以湖南、河南、广东、浙江、四川为主。除本地自用外，还大量供应全国各地。"《中药大辞典》："野葛主产于湖南、河南、广东、浙江、四川。"

据上所述，葛根是四川省道地药材之一，主产于德阳、南充、遂宁、内江、广安、达州、广元、巴中、绵阳、攀枝花等地。此外，湖南、广东、浙江、江西、河南等大部分地区亦产。

【产地加工】药用葛根以 2~3 年生收获为好，秋、冬两季采挖，采挖后除去杂质，多趁鲜切成厚片或小块，干燥。葛根采收后不能用水清洗，否则会加速葛根溃烂。

【质量要求】葛根以质疏松、切面纤维性强者为佳。按不同切制形态，将葛根药材分为"葛根丁"和"葛根片"。一般不分等级，仅依据药材个头大小和外观性状分为选货和统货。

《中国药典》2020 年版规定，葛根药材水分不得过 14.0%，总灰分不得过 7.0%，铅不得过 5 mg/kg，镉不得过 1 mg/kg，砷不得过 2 mg/kg，汞不得过 0.2 mg/kg，铜不得过 20 mg/kg，醇溶性浸出物不得少于 24.0%，含葛根素（$C_{21}H_{20}O_9$）不得少于 2.4%。

【炮制沿革】葛根清代始见煨用，其后炮制方法也较简单，主要记载有微炒、炒黑、煨、醋炒等。近代炮制方法主要保留了炒法（清炒、麸炒）和煨法等。

《中国药典》2020 年版仅收载生葛根。此外，《全国规范》和大多省（自治区、直辖市）的炮制规范还收载有煨葛根（纸裹煨和/或麸煨），重庆和江苏有炒葛根，江西和四川等有麸炒葛根，浙江有蜜麸炒葛根。

【药性与功效】甘、辛，凉。归脾、胃、肺经。具有解肌退热，生津止渴，透疹，升阳止泻，通经活络，解酒毒之功。

【炮制与应用】葛根常有下列炮制品和临床应用。

1. 葛根

1）炮制方法　取原药材，除去杂质，洗净，润透，切厚片，晒干。

2）饮片性状　本品呈不规则的厚片、粗丝或边长为 0.5~1.2 cm 的方块。切面浅黄棕色至棕黄色。质韧，纤维性强。气微，味微甜。

3）炮制作用　利于药效成分煎出，便于调剂与制剂。生用以解肌退热，生津止渴，透疹解毒为主。

4）临床应用

（1）外感发热：常与桂枝、麻黄、生姜等同用，具有解肌散寒止痛的作用，可用于外感风寒表实，恶寒发热，头痛，项背强痛，身痛无汗等症，如葛根汤（《伤寒论》）。若与牛蒡子、薄荷、蝉蜕等同用，具有辛凉透表的作用，可用于风热感冒，头痛发热，咳嗽咽痛等症，如葛蒡合剂（《卫生部药品标准》）。

（2）项背强痛：常与柴胡、黄芩、知母等同用，具有解肌清热的作用，可用于外感风热，里热亦盛证，不恶寒而口渴等症，如柴葛解肌汤（《医学心悟》）。若与桂枝、芍药、生姜等同用，具有解肌发表、升津舒经的作用，可用于风寒客于太阳，营卫不和，表虚出汗，项背强痛等症，如桂枝加葛根汤（《伤寒论》）。

（3）麻疹不透：常与升麻、芍药、甘草同用，具有解肌透疹作用。可用于麻疹初起，疹发不出等症，如升麻葛根汤（《太平惠民和剂局方》）。

（4）热病口渴、消渴：常与麦冬、生地黄、黄芩等同用，具有生津止渴的作用，可用于邪热壅盛，津液被灼，口干烦渴等症，如葛根散（《证治准绳》）。亦可与山药、天花粉、知母等同用，具有益气养阴、生津止渴的作用，可用于热病口渴，以及消渴证口渴多饮，如玉液汤（《医学衷中参西录》）。

（5）酒毒伤中：常与干葛花、砂仁、甘草等同用，具有解酒毒的作用。可用于饮酒过度，酒毒内蕴者，如葛根散（《儒门事亲》）。

此外，本品尚有通经活络之功，近代用葛根治疗高血压头晕、头痛，颈项疼痛，冠心病，心绞痛，神经性头痛等，可单用，如愈风宁心片。亦可与丹参、川芎等同用，具有活血通脉的作用，可用于缺血性心脑血管疾病、动脉硬化、脑血栓、脑缺血、冠心病、心绞痛，如通脉冲剂（《卫生部药品标准》）。

2. 煨葛根

1）炮制方法　湿纸煨：取葛根片或块，用三层湿纸包好，埋入无烟热火灰或滑石粉中，煨至纸呈焦黑色，葛根呈微黄色时取出，去纸放凉。

麦麸煨：取麦麸撒入热锅中，用中火加热，待冒烟后，加入葛根片或块，上面再撒麦麸，煨至下层麦麸呈焦黄色时，不断翻炒至药面呈焦黄色，取出，筛去麦麸，放凉（每 100 kg 葛根片或块，用麦麸 30 kg。）

2）饮片性状　煨后表面颜色加深，具焦香气味。

3）炮制作用　煨后减轻发汗作用，增强止泻作用。

4）临床应用

（1）湿热泻痢：常与银花炭、荆芥炭、黄芩等同用，具有清热除湿止泻作用。可用于湿热内滞太阴，郁久而为滞下，胸痞腹痛，下坠窘迫，脓白稠黏，里急后重等症，如银花荆芥炭汤（《温热病指南集》）。

（2）脾虚泄泻：常与太子参、山药、炒白芍等同用，具有健脾益气、生津开胃的作用。可用于脾气虚弱、胃阴不足所致的纳呆厌食，口干燥渴，大便久泻等症，如儿宝膏（《中国药典》2020 年版）。

【处方配给】写葛根、干葛、粉葛根配葛根，其余随方配给。

【使用注意】本品性凉，胃寒者所当慎用，夏日表虚汗多尤忌。

【炮制研究】

1. 工艺研究

葛根采挖后，去皮洗净，截段或再纵切，晒或烘至六成干，刨片、切片均可，可使葛根饮片既美观又符合规格要求，还能减少碎片，降低损耗，同时能减少浸泡时有效成分流失。有研究对葛根切制、麸煨和烘制进行比较，以葛根黄酮为指标，采用正交试验法，选择了温度、时间和用麸量三个因素进行考察，确定烘制为最佳方案，葛根的黄酮含量最高。另有研究以炮制过程中不同时间点来观察葛根外观、色度和葛根素含量的变化，并建立三个指标的关联，对麦麸煨制葛根的企业生产条件进行评价，得到的中试生产工艺能使葛根饮片外观、色度和葛根素含量最高。

2. 化学成分研究

葛根中主要含有黄酮类、三萜类和甾体类化合物等多种活性成分，同时还含有淀粉、氨基酸及矿物质等多种营养成分。经过炮制后，成分发生不同程度改变，如：总黄酮含量由高到低依次为醋制品＞炒制品＞米汤煨制品＞滑石粉煨制品＞麦麸煨制品＞麦麸烘制品＞生品；总异黄酮的含量由高到低依次是炒制＞麦麸煨＞米汤煨＞生品＞湿纸煨；葛根素的含量由高到低依次是醋炙品＞炒黄品＞麸煨品＞米汤煨品＞生品＞炒炭品，且葛根鲜切品较干切法中葛根素含量高；葛根煨制后葛根素、大豆苷、大豆苷元均增加了一倍多。

3. 药理作用研究

葛根及其提取物具有抗缺氧、抗氧化、抗肿瘤、抗心律失常、抗酒精中枢抑制、抗缺血再灌注损伤、降血糖、降血脂等作用，还能影响血液及其流变学并具有调节内分泌作用，对多种脏器细胞如心肌和肾有保护作用。煨葛根比生葛根抑制大鼠离体十二指肠平滑肌运动的作用更明显；煨葛根对番泻叶引起的腹泻动物模型的止泻作用强于生葛根，其机理可能是通过调节炎性因子来避免肠道的损伤，同时调节胃肠激素分泌使肠道功能趋于正常。

【贮藏】置通风干燥处，防蛀。

【备注】粉葛为甘葛藤 *Pueraria thomsonii* Benth. 的干燥根。2000 年以前历版《中国药典》均将其作为葛根使用。自 2005 年始，《中国药典》将葛根和粉葛作为两个品种单列，但两者性能、功效、主治、用法、用量相同，炮制方法亦同，临证可以互相替代使用。粉葛于秋、冬两季采挖，除去外皮，稍干，截段或再纵切两半或斜切成厚片，干燥。以块大、质坚实、色白、粉性足者为佳。

【按语】早在《神农本草经》就有葛根是四川省道地药材的相关记载。葛根生用擅于解肌退热、透疹、生津，煨制后升而不散，不行阳明之表，但入阳明之里，即由胃入肠，升清为用，可以厚肠止泻。因而煨葛根主要用于湿热泻痢或脾虚泄泻，与生葛根偏于解太阳、阳明之表迥异，一直沿用至今。现代研究主要集中在煨制工艺、煨制对化学成分的影响研究，还有少量的药理作用对比研究，而临床研究尚属罕见，炮制原理的研究也几近空白，应进一步加强相关基础研究以推进传统炮制理论的传承和发展。

参考文献

［1］ 彭成. 中华道地药材[M]. 北京：中国中医药出版社，2011.

［2］ 方清茂，彭文甫，吴萍，等. 川产道地药材生产区划研究进展[J]. 中国中药杂志，2020，45（4）：720-731.

［3］ 中华中医药学会. 团体标准：T/CACM 1021.67—2018，中药材商品规格等级　葛根[S]. 北京：中华中医药学会，2018.

[4] 吴志瑰, 邓可众, 葛菲, 等. 葛类中药的品种沿革、产区及功效考证[J]. 江西中医药大学学报, 2020, 32（1）: 1–4+124.

[5] 钟凌云, 马冰洁, 叶喜德. 中药葛根研究现状分析及展望[J]. 亚太传统医药, 2014, 10（17）: 18–21.

[6] 邓小燕, 钟凌云, 朱卫丰, 等. 葛根炮制的历史沿革及其现代炮制机制研究进展[J]. 中华中医药杂志, 2020, 35（7）: 3524–3526.

[7] 张丹, 祝伦伦, 徐敏, 等. 葛根煨制前后的止泻作用及机理[J]. 中成药, 2014, 36（10）: 2140–2144.

附：葛花

【药材来源】本品为豆科植物野葛 *Pueraria lobata*（Willd.）Ohwi 或甘葛藤 *Pueraria thomsonii* Benth. 的未开放花蕾。

【产地加工】立秋后花未全开时采收，除枝梗及杂质。

【质量要求】葛花以朵大、色淡紫、未开放者为佳。一般不分等级，均为统货。

【药性与功效】甘，平；入胃经。具有解酒毒，醒脾和胃之功。

【炮制与应用】葛花临床以生用为主，其炮制方法与临床应用如下。

1）炮制方法　取原药材，除去杂质，残叶及枝梗。

2）饮片性状　为不规则扁长形或扁肾形，长 5~15 mm，宽 2~6 mm。花萼钟状，灰绿色，萼齿 5，其中 2 齿合生，被白色或黄色茸毛。花瓣 5 片，淡棕色，紫红色或蓝紫色，旗瓣近圆形或椭圆形，翼瓣和龙骨瓣近镰刀状。雄蕊 10 枚，其中 9 枚连合，雌蕊细长，微弯曲。气微，味淡。

3）炮制作用　洁净药物。

4）临床应用　酒积呕泻：常与白术、神曲、砂仁等同用，具有解酒醒脾的作用。可用于酒积呕泻，不思饮食，头昏头痛，胸膈饱胀，小便不利，如葛花解醒汤（《脾胃论》）。

【处方配给】写葛花、葛条花配葛花。

【使用注意】无酒毒者禁用。

魔 芋

【药材来源】本品为天南星科植物魔芋 *Amorphophallus rivieri* Durieu、疏毛魔芋 *Amorphophallus sinensis* Belval、野魔芋 *Amorphophallus variabilis* Bl. 或东川魔芋 *Amorphophalus mairei* Levl. 的块茎。

【道地性探源】古称蒟蒻，《华阳国志·巴志》载"园有芳蒻……""芳蒻"即蒟蒻。左思《蜀都赋》言四川"其圃则有蒟蒻……"宋代四川仁寿人孙光宪在《北梦琐旨》中曾记载，唐代崔安潜宴客时"以面及蒟蒻之类染作颜色，用象豚肩、羊臑、脍炙之属，皆逼真"。《开宝本草》："生吴、蜀，叶似由跋、半夏，根大如碗。生阴地，雨（露）滴叶下生子。"《本草纲目》："蒟蒻，出蜀中，施州亦有之，呼为鬼头，闽中人亦种之。"清代《安县县志》记载："安县魔芋，种属花魔芋，性寒、味辛、块茎入药"。

据上所述，魔芋为四川道地药材之一，主产于绵阳市安州区（原安县）等地。此外，陕西、甘肃、宁夏、江苏、浙江、福建、江西、广东、云南等地亦产。

【产地加工】夏、秋季采收，除去须根，洗净，干燥。

【质量要求】魔芋以个大、断面粉白者为佳。一般不分等级，均为统货。

【炮制沿革】魔芋应用历史悠久。炮制方法主要有切、捣、水煮等。

天津、浙江、安徽和上海收载了蛇六谷，无其他炮制品。

【药性与功效】辛，温；有毒。归肺、肝、心经。具有化痰散积，行瘀消肿，解毒止痛之功。

【炮制与应用】魔芋不宜生服，内服需先煎，其炮制方法与临床应用如下。

1）炮制方法　取原药材，除去杂质，洗净，润透，切片，干燥。

2）饮片性状　本品为类圆形片。切面灰白色，粉性，有多数细小维管束小点，周边灰褐色，皱缩。气微，味麻舌。

3）炮制作用　切片便于调剂和制剂。生品有毒，多外用；内服需先煎、久煎。

4）临床应用

（1）痈肿疔疮：常与生甘草同用研细末，菜油（或麻油）调敷，用于痈疖初起（《安徽中草药》）。或单用本品，适量捣烂外敷患处，但不可过久，以免发泡。

（2）痰嗽积滞：常与制半夏、夏枯草、海藻等同用，具有益气养血、化痰散结、解毒软坚的作用。可用于素体虚弱，肝气郁结，痰湿挟火凝滞，如加味化结饮（顾伯华方）。

（3）疟疾：与何首乌，炖鸡服，用于久疟不愈（《四川中药志》）。

（4）跌打损伤：取鲜魔芋，酌加韭菜、葱白、黄酒同捣烂，敷患处（《安徽中草药》）。

此外，魔芋还可用于瘰疬、癥瘕、丹毒、烫火伤、蛇咬伤等。

【处方配给】写魔芋、蛇六谷、蒟蒻配魔芋，其余随方配给。

【使用注意】不宜生服，内服先煎，勿过量，误食生品及炮制品，过量服用易产生中毒症状。

【炮制研究】

1. 工艺研究

以刺激性为指标的炮制减毒工艺研究。采用加碱和长时间熬煮，以口尝刺激性、兔眼刺激性综合评分为指标，在单因素试验的基础上设计正交试验，考察饱和氢氧化钙溶液用量、加热时间、加热温度，优化了华东魔芋的炮制工艺。

2. 化学成分研究

主要成分为杂多糖、葡甘聚糖、蛋白质、淀粉、生物碱、皂苷等。

3. 药理作用研究

采用饱和氢氧化钙加热处理，可降低华东魔芋的刺激性。

【贮藏】置通风干燥处，防霉，防蛀。

【按语】魔芋原为民间食物，也作药用，是川产道地药材，绵阳安州区是中国魔芋主产区、中国八大"魔芋种植基地重点县"之一，种植历史始见于明末清初（县志记载），成规模种植与加工始于 20 世纪 80 年代初。"安县魔芋"获批"中华人民共和国地理标志"。江浙沪将该药用于肺癌、肝癌等治疗。但魔芋有毒性，中毒后舌、喉灼热、痒痛和肿大，需要加工后应用。魔芋在临床应用相对较少，主要作为食物。研究资料显示，魔芋中的葡甘聚糖是抗癌的主要有效成分，该成分为膳食纤维，可作为糖尿病辅助药物，也可在预防肥胖和缓慢减肥方面应用，还可在食品饮料行业作为添加剂广泛使用。

参考文献

[1] 国家中药管理局编委会. 中华本草[M]. 上海：上海科学技术出版社，1999.

[2] 周星，金征宇. 魔芋质量安全及研究进展[J]. 食品科学技术学报，2017，35（2）：16–19.

[3] 杨柳，倪艳，姚静，等. 蛇六谷的基原考证、抗肿瘤作用及临床应用研究进展[J]. 中国药房，2016，27（34）：4876–4879.

[4] 梅新路，徐斌，徐菲拉，等. 正交试验优选蛇六谷减毒炮制工艺[J]. 中国药房，2015，26（22）：3137–3139.

麝 香

【药材来源】本品为鹿科动物林麝 *Moschus berezovskii* Flerov、马麝 *Moschus sifanicus* Przewalski 或原麝 *Moschus moschiferus* Linnaeus 成熟雄体香囊中的干燥分泌物。

【道地性探源】始载于《神农本草经》，列为上品。《名医别录》："生中台川谷及益州、雍州山中。"《本草经集注》："出益州者形扁。"清代嘉庆《达县志》："药材有松香、麝香、淫羊藿。"《增订伪药条辨》："四川松潘山出，名蝙蝠香，皮厚有毛亦佳。"《药物出产辨》："产四川打箭炉，为正地道。"

据上所述，麝香是四川省道地药材之一，主产于绵阳、都江堰、雅安、广元、巴中、达州、阿坝、甘孜、凉山等地。此外，西藏、贵州、云南、甘肃、陕西、安徽、湖北、内蒙古、广西、青海、山西、宁夏、新疆等地亦产。

【产地加工】将皮毛杂物拣出，再用吸湿纸自然吸湿干燥，或置干燥器内使其干燥。

【质量要求】麝香以颗粒色紫黑、粉末色棕褐、质柔、油润、香气浓烈者为佳。《中药商品学》以产地分为川麝香、西麝香和口麝香。按采制方法和性状不同分为当门子（颗粒状的香仁，质量优）、元寸香（粉末状香仁）、油香（油性重的香仁）、毛香（毛壳麝香，带皮毛的完整香囊）和银皮香（除去皮壳，仅留内层皮膜的完整香囊）五种，现主要为毛壳麝香和麝香仁（散香）两种，不分等级，均为统货。

《中国药典》2020年版规定，麝香药材干燥失重不得过35.0%，总灰分不得过6.5%，含麝香酮（$C_{16}H_{30}O$）不得少于2.0%。

【炮制沿革】麝香历代炮制方法有：拣净去皮、微研、须末如粉、制炭、炒制、酒制、煨制等。

《中国药典》2020年版，《全国规范》和各省（自治区、直辖市）的炮制规范收载有麝香。

【药性与功效】辛，温。归心、脾经。具有开窍醒神，活血通经，消肿止痛之功。

【炮制与应用】麝香临床以生用为主，其炮制方法与临床应用如下。

1）炮制方法　取毛壳麝香，除去囊壳，取出麝香仁，除去杂质，用时研碎。

2）饮片性状　野生者质软、油润、疏松；其中不规则圆球形或颗粒状者习称"当门子"，表面多呈紫黑色，油润光亮，微有麻纹，断面深棕色或黄棕色；粉末状者多呈棕褐色或黄棕色，并有少量脱落的内层皮膜和细毛。饲养者呈颗粒状、短条形或不规则的团块；表面不平，紫黑色或深棕色，显油性，微有光泽，并有少量毛和脱落的内层皮膜。气香浓烈而特异，味微辣、微苦带咸。

3）炮制作用　洁净药物，便于调剂。

4）临床应用

（1）闭证神昏：常与牛黄、冰片、珍珠等同用，具有清热解毒、开窍醒神的作用，可用于温热病，热邪内陷心包，痰热壅闭心窍，高热神昏谵语，或舌蹇肢厥，或下利脉实，以及中风窍闭，小儿惊厥等症，如安宫牛黄丸（《温病条辨》）。若与苏合香、安息香、檀香等同用，具有芳香开窍、行气止痛的作用，可用于中风中气，猝然昏倒，牙关紧闭，不省人事，或中恶客忤，胸腹满痛，或突然昏迷，痰壅气闭等症，如苏合香丸（《太平惠民和剂局方》）。

（2）经闭、癥瘕：常与归尾、桃仁、醋莪术等同用，具有活血通经的作用，可用于经闭不通及血块疼痛等症，如通经丸（《古今医鉴》）。若与水蛭、虻虫、三棱等同用，具有化瘀血、消癥积的作用，可用于癥积，血痹，疟母、左胁痛，寒热，妇女干血劳属实证，或经来紫黑有块，产后瘀血腹痛等症，如化癥回生丹（《温病条辨》）。

（3）胸痹心痛：常与牛黄、苏合香、冰片等同用，具有芳香温通、益气强心的作用。可用于气滞血瘀所致的胸痹，以及心肌缺血所致的心绞痛、心肌梗死等症，如麝香保心丸（《中国药典》2020年版）。

（4）跌扑伤痛：常与乳香、没药、红花等同用，具有活血祛瘀、止血止痛的作用。可用于跌打损伤、筋断骨折之瘀血肿痛，或刀伤出血等症，如七厘散（《良方集腋》）。

（5）痹痛麻木：常与威灵仙、川乌、肉桂等同用，具有祛风散寒、活血止痛的作用。可用于风湿痹痛，腰背酸痛，四肢麻木等症，如复方追风膏（《国家中成药标准汇编》）。

（6）难产死胎：常与肉桂同用，具有活血通经、催生下胎的作用。可用于难产死胎、胞衣不下等症，如香桂散（《张氏医通》）。

（7）痈肿瘰疬：常与雄黄、乳香、没药同用，具有消肿止痛的作用。可用于痈毒初起，红肿疼痛坚硬，尚未作脓者，如醒消丸（《外科全生集》）。

（8）咽喉肿痛：常与牛黄、蟾酥、冰片等同用，具有清热解毒、消炎止痛的作用。可用于咽喉肿痛或溃疡，白喉，扁桃体炎，口疮，痈疽，疔疮等症，如六神丸（《古今名方》）。

此外，本品有解酒毒，消瓜果食积之效。

【处方配给】写麝香配麝香。

【使用注意】孕妇禁用。

【炮制研究】

1. 化学成分研究

麝香主要含大环酮类、甾体类、吡啶类、氨基酸、棕榈三油酸、棕榈酸甲酯、纤维素、尿囊素及无机元素等。

2. 药理作用研究

现代研究表明，麝香具有影响中枢神经系统、心血管系统、免疫系统、生殖系统，抗炎，抗肿瘤等作用。

【贮藏】密闭，置阴凉干燥处，遮光，防潮，防蛀。

【备注】林麝、马麝和原麝均为国家重点保护动物（一级）。已有人工麝香上市（为合成麝香酮）。

【按语】麝香系麝脐下腺分泌物，属珍稀名贵中药材，在《名医别录》就记载"生中台川谷及益州、雍州山中"，为川产道地药材。其芳香走窜之性极强，具开窍醒神，活血通经，消肿止痛之功效，为醒神回苏之要药。由于麝为国家一级保护动物，麝香药源紧缺，伪劣掺假品充斥市场。目前，中成药和临床应用以人工麝香为主。

参考文献

[1] 彭成. 中华道地药材[M]. 北京：中国中医药出版社，2011.

[2] 曾俊超，卢先明. 中药商品学[M]. 成都：四川人民出版社，2002.

[3] 邓时俊. 麝香化学成分的研究进展[J]. 中成药研究，1981（2）：28-30.

[4] 孙蓉，杨倩，尹建伟，等. 麝香及替代品药理作用和含量测定方法研究进展[J]. 时珍国医国药，2011，22（03）：709-710，712.

六 神 曲

【处方】本品为鲜苍耳草、鲜辣蓼、鲜青蒿、苦杏仁、赤小豆等药加入面粉（或麦麸）混合后经发酵而成的曲剂。《四川省中药饮片炮制规范》2015年版收载有六神曲和六神曲（川），六神曲为辣蓼、苍耳草、青蒿、苦杏仁、赤小豆、麦麸、面粉；六神曲（川）为苍耳草、蓼子草、青蒿、赤小豆、苦杏仁、麦麸、面粉混合后，经发酵而成的曲剂。

【道地性探源】六神曲亦称神曲，最早收载于《药性论》。目前市售六神曲有十余个厂家，其中多半在四川，这与四川几千年的制曲酿酒文化历史息息相关、相辅相成。四川地区得天独厚的自然条件——冬暖夏凉，雾多湿度大，雨量充沛，境内江河纵横，地下水源丰富，尤其适宜于制曲、酿酒。与川酒一样，四川六神曲质量好、产量大、厂家多、品牌效应好、临床效果稳定。据上所述，六神曲是四川省特色炮制品之一。

【产地加工】辣蓼：秋季或夏季花开时采收，干燥。青蒿：秋季花盛开时采割，除去老茎，阴干。杏仁：夏季采收成熟果实，除去果肉及核壳，取出种子，晒干。苍耳草：夏、秋季枝叶茂盛或花初开时采割，晒干。赤小豆：秋季果实成熟而未开裂时拔取全株，晒干，打下种子，除去杂质，再晒干。

【质量要求】六神曲以色黄棕、块整、具香气者为佳。一般不分等级，均为统货。

《四川省中药饮片炮制规范》2015年版规定，六神曲水分不得过13.0%，酸不溶性灰分不得过2.0%，醇溶性浸出物不得少于15.0%。六神曲（川）水分不得过13.0%，酸不溶性灰分不得过2.0%。

【炮制沿革】六神曲历代炮制方法主要有：烘焙法、微炒、炒黄、火炮微黄、炒令香、湿纸裹煨制法、酒制、制炭、枣肉制、姜汁炒、煮制等。现行有炒黄、麸炒、炒焦等炮制方法。

《全国规范》和大多省（自治区、直辖市）的炮制规范收载有神曲生品。黑龙江有炒黄，北京和山西有麸炒、炒焦，山东和四川有炒黄、麸炒、炒焦。此外，各地的处方与制备工艺有所差异，四川还有川六神曲，陕西有陕神曲。

【药性与功效】甘、辛，温。归脾、胃经。具有健脾养胃，行气消食，解表之功。

【炮制与应用】六神曲常有下列炮制品和临床应用。

1. 六神曲

1）炮制方法　取杏仁、赤小豆粉碎，与面粉混匀，加入鲜青蒿、鲜辣蓼、鲜苍耳草药汁，揉搓成捏之成团、掷之即散的粗颗粒状软材，置模具中压制成扁平方块，用鲜荷麻叶包严，放入箱内，按品字形堆放，上面覆盖鲜青蒿。置 30~37℃，经 4~6 天即能发酵，待药表面生出黄白色霉衣时取出，除去荷麻叶，切成 2.5 cm 见方的小块，干燥（每 100 kg 面粉，用杏仁、赤小豆各 4 kg，鲜青蒿、鲜辣蓼、鲜苍耳草各 7 kg，药汁为鲜草汁和其药渣煎出液）。

四川：苦杏仁、赤小豆粉碎成粗粉，与面粉、麦麸混匀，另取净制的辣蓼、苍耳草、青蒿加水煎煮 1 小时，滤过，滤液浓缩成清膏，趁热与上述药粉拌匀，制成大小适宜的团块，保持适当温度和湿度，使其发酵至表面遍生黄白色或灰白色霉衣，干燥（每 5 kg 麦麸、2.5 kg 面粉，用辣蓼 0.5 kg，苍耳草 0.5 kg，青蒿 0.5 kg，苦杏仁 0.1 kg，赤小豆 0.1 kg）。

四川的六神曲（川）制法亦有所不同：取苍耳草、蓼子草、青蒿洗净，切成段，煎取浓汁。另取赤小豆、苦杏仁碾成细粉，加麦麸、面粉混合均匀，然后将煎取的药汁加入使其发酵，以遍生白黄色霉衣有香气为度，取出，揉搓成团，切成小方块，低温干燥（每 350 g 麦麸、150 g 面粉，用苍耳草 25 g，蓼子草 25 g，青蒿 25 g，赤小豆 15 g，苦杏仁 15 g）。

2）饮片性状　呈方块状、不规则细小块状或粗颗粒状，表面灰白色至微黄色，粗糙，质脆易碎，有陈腐气，味微苦。

3）炮制作用　生用健脾开胃，并有发散作用。

4）临床应用

（1）食滞外感：常与紫苏叶、广藿香、炒山楂等同用，具有消暑散热、行气消食的作用。可用于感冒头痛、发热，食滞等症，如甘露茶（《卫生部药品标准》）。

（2）食滞中焦：常与莱菔子、焦山楂、麦芽等同用，具有宣导中焦、理气降逆的作用。可用于食滞中焦，脘腹胀满，呃逆或嗳气，不思饮食等症，如宽中降逆汤（《温病刍言》）。

（3）消金化石：在使用磁石、朱砂等矿石类药物时，佐用一些六神曲，能助运化，促进消化的作用。又可作为赋形剂，如磁朱丸（《备急千金要方》）。

2. 炒六神曲

1）炮制方法　取六神曲，用文火炒至表面颜色加深，并具焦香气味。

2）饮片性状　表面黄色，偶有焦斑，有焦香气。

3）炮制作用　炒后发散作用减弱，健脾和胃功能增强。

4）临床应用

（1）食少难消：常与炒鸡内金、炒麦芽、山楂等同用，具有消食化滞、健脾和胃的作用。可用于食滞肠胃所致积滞，症见食少、便秘、脘腹胀满等症，如小儿消食片（《中国药典》2020年版）。

（2）饮食积滞：常与山楂、茯苓、白术等同用，具有消食导滞、健脾和胃的作用。可用于小儿食滞，脾胃不和，嗳气吞酸，呕吐泄泻，胸膈痞闷等症，如保和丸（《古今医统大全》）。

3. 焦神曲

1）炮制方法　取六神曲，用文火炒至焦褐色，内部颜色加深，并具焦香气味，取出，放凉。

2）饮片性状　表面焦黄色，内部微黄色，有焦香气。

3）炮制作用　焦神曲以消食止泻为主。

4）临床应用

（1）食积腹泻：常与大黄、麸炒枳实、茯苓等同用，具有消食化积、清热利湿的作用。可用于湿热积滞内阻，胸脘痞闷，下痢或泄泻，腹痛，里急后重，或大便秘结，小便黄赤等症，如枳实导滞丸（《内外伤辨惑论》）。

（2）小儿伤食：常与醋香附、炒麦芽、陈皮等同用，具有温中快膈、止呕吐、消乳食的作用。可用于小儿伤食不化，呕吐，脉沉者，如消乳丸（《婴童百问》）。

（3）霍乱吐泻：常与制苍术、云茯苓、姜厚朴等同用，具有避邪逐恶、祛风清热、疏滞和中的作用。可用于感冒时邪，瘟疫疟疾，伏暑停食，霍乱吐泻，头痛腹胀，口渴心烦，脾胃不调，吞酸嗳腐等症，如观音救苦甘露饮（《霍乱吐泻方论》）。

4. 麸炒神曲

1）炮制方法　先将麸皮撒入预热的炒药锅内，待冒浓烟时投入六神曲，迅速翻炒至药面黄色时取出，筛去麸皮，放凉（六神曲每100 kg，用麸皮10 kg）。

2）饮片性状　表面黄色，偶有焦斑，质坚脆，有麸香气。

3）炮制作用　麸炒后具有香气，以醒脾和胃为主。

4）临床应用

（1）脾胃不和：常与麸炒白术、米泔炙苍术、炒麦芽等同用，具有理脾和胃的作用。可用于脾胃不和引起的胸膈痞闷，脘腹胀满，恶心呕吐，不思饮食，大便不调，如和中理脾丸（《卫生部药品标准》）。

（2）脾疳：常与莪术、麸炒青皮、槟榔等同用，具有健脾益气化湿、杀虫消食导滞的作用。可用于面黄肌瘦，身体发热，困倦喜睡，心下痞硬，乳食懒进，睡卧喜冷，好食泥土，肚腹坚硬疼痛，头大颈细等症，如消疳理脾汤（《医宗金鉴》）。

【处方配给】写六神曲、六曲、神曲配炒六神曲，其余随方配给。

【使用注意】本品为辛散温燥之品，对胃热、胃阴不足而见胃中嘈杂、泛吐酸水者不宜使用；能落胎，孕妇宜少食。

【炮制研究】

1. 工艺研究

目前认为六神曲传统的发酵炮制方法具有发酵时间长、占地面积大、劳动强度大、卫生条件差等缺点，为此，不断有人提出新的方法对制曲工艺进行改革：如先整体发酵，然后再切成小块，这样可以减少工序、缩短时间；将事先发酵好的曲料，以 1∶5 的比例掺入新鲜的未发酵的曲料中，混匀，制成湿料，再进行发酵，能够缩短发酵时间；若无新鲜青蒿、苍耳、辣蓼，也可将其干品粉碎过筛后与面粉混匀；或以麦麸代面粉作为主料（麦麸 90 份，面粉 10 份）并对基质进行流通蒸汽灭菌，在无菌条件下接种，发酵 36 小时，干燥，即得，新工艺明显缩短发酵周期，减少原料成本且能保证六神曲卫生质量；也有人认为六神曲的组方及制作不尽合理，提议将处方稍作改动，不必发酵，直接作散剂使用等。

2. 化学成分研究

含有酵母菌、淀粉酶、挥发油、苷类、脂肪油及维生素 B 等，尚有酶类、麦角固醇、蛋白质等多种成分。六神曲中的消化淀粉效价，经炒黄炮制后有不同程度的保存，一般保存了生品的 60%，而炒焦后的六神曲其消化淀粉效价基本消失。炮制前焦神曲所含 Zn、Mn、Cu、Fe 等人体必需微量元素较生六神曲高。

3. 药理作用研究

在对小鼠进行的药理实验中发现六神曲的炒黄品、炒焦品能较好地促进胃的分泌功能和增强胃肠的推进功能，是六神曲用于健脾消食的两种较好的规格。

【贮藏】置阴凉干燥处，防蛀。

【按语】四川六神曲质量好、产量大、品牌效应好，是四川省特色品种之一。生品兼有发散之功，故用于食积不化而兼有外感发热者较为适宜。炒黄后其发散之力消减，健脾和胃、消食调中之力增强，对脾虚有湿、胃纳不佳者尤适。炒焦则消食化积力强，以治食积腹泻为主。六神曲的制备在不同省（自治区、直辖市）处方大致相同但仍存在差异，制备工艺亦不尽相同，均可能造成六神曲中有效成分、药效作用各有差别，且其质量标准也还存在不完善等问题，现行版《中国药典》未予以收载。为保证六神曲质量和疗效，须进一步对六神曲进行本草考证和历史沿革梳理，筛选合适的处方，规范六神曲的制法，制定客观的质量标准。

参考文献

[1] 四川省食品药品监督管理局.四川省中药饮片炮制规范（2015年版）[M].成都：四川科学技术出版社，2016.

[2] 南京中医药大学.中药大辞典 [M].上海：上海科学技术出版社，2006.

[3] 中华中医药学会.团体标准：T/CACM 1021.181—2018,中药材商品规格等级　神曲[S].北京：中华中医药学会，2018.

[4] 高慧，贾天柱.神曲的研究进展[J].时珍国医国药，2002，13（8）：491–493.

[5] 王玉霞，毛鑫，王熠.六神曲炮制历史沿革及现代研究[J].时珍国医国药，2017，28（5）：1182–1184.

[6] 于大猛.六神曲中药物组成与炮制方法探讨.中药材[J]，2020，43（8）：2030–2033.

午 时 茶

【处方】四川方：苍术 31.25 g，柴胡 31.25 g，防风 31.25 g，枳实 31.25 g，山楂 31.25 g，川芎 31.25 g，前胡 31.25 g，羌活 31.25 g，桔梗 46.88 g，陈皮 31.25 g，藿香 31.25 g，紫苏 46.88 g，连翘 31.25 g，厚朴 46.88 g，六神曲 31.25 g，甘草 31.25 g，白芷 31.25 g，麦芽 46.88 g，红茶 1 000 g共 19 味与面粉混合制成。

【道地性探源】始载于《急救经验良方》和《经验百病内外方》。目前各地流传使用的午时茶配方不一、各有特色，均是各地根据实践经验或改善疗效的要求，在原始方的基础上加减衍化的结果。一直以来，四川就有午时茶的制作，《四川省中药饮片炮制规范》2015 年版亦收载有午时茶。据上所述，午时茶是四川省特色炮制品之一。

【产地加工】苍术：春、秋两季采挖，除去泥沙，晒干，撞去须根。羌活：春、秋两季采挖，除去须根及泥沙，晒干。川芎：夏季当茎上的节盘显著突出，并略带紫色时采挖，除去泥沙，晒后烘干，再去须根。广藿香：枝叶茂盛时采割，日晒夜闷，反复至干。陈皮：采摘成熟果实，剥取果皮，晒干或低温干燥。厚朴：4~6 月剥取，根皮和枝皮直接阴干；干皮置沸水中微煮后，堆置阴湿处，"发汗"至内表面变紫褐色或棕褐色时，蒸软，取出，卷成筒状，干燥。

【质量要求】午时茶以方块外表黄褐色、粗糙、质较硬、有香味者为佳。一般不分等级，均为统货。

《四川省中药饮片炮制规范》2015 年版规定，午时茶水分不得过 12.0%，总灰分不得过 4.0%，酸不溶性灰分不得过 2.0%，醇溶性浸出物不得少于 15.0%。本品每 1 000 g含黄曲霉毒素 B 不得过 5 μg，含黄曲霉毒素 B$_1$、黄曲霉毒素 B$_2$、黄曲霉毒素 G$_1$、黄曲霉毒素 G$_2$ 的总量不得过

10 μg。

【炮制沿革】午时茶历来仅用生品，未见炮制的记载。

目前现行标准，仅四川和重庆收载有午时茶。

【药性与功效】甘、苦，温。归肺、胃经。具有解表和中之功。

【炮制与应用】午时茶临床以生用为主，其炮制方法与临床应用如下。

1）炮制方法　将以上 19 味，粉碎成粗粉，再将面粉 625 g 制成糊糊与上述药粉混匀，用模子压制成小长方块，发酵，干燥。

2）饮片性状　本品为小长方块形，外表黄褐色，粗糙，质较硬，有香味，味微苦。

3）炮制作用　午时茶经多味中药材制成，长于解表和中。

4）临床应用

（1）外感风寒：常与葱、姜等同用，具有发散风寒、和胃消食的作用。可用于外感风寒，内停食滞及水土不服，腹泻腹痛等症。

（2）内伤食积：常与鸡内金、炒山楂、槟榔等同用，具有化食消积的作用。可用于内伤食积，腹部胀满，饮食不思，腹泻，大便色白等症。

（3）寒热吐泻：常与砂仁、广藿香、法半夏等同用，具有化食和胃、止吐泻的作用。可用于恣食生冷或暑热伤胃而致的腹痛吐泻等症。

【处方配给】写午时茶配午时茶；其余随方配给。

【使用注意】孕妇慎用，风热感冒不适用。

【炮制研究】

1. 工艺研究

午时茶传统为手工制作工艺，有改用单冲压片机改装的"压茶剂机"进行模压茶剂的报道。此外，还有袋泡剂、颗粒剂、胶囊剂等新的制备工艺和方法的研发应用。

2. 化学成分研究

午时茶由多味中药材制成，化学成分复杂，主要有苍术素、柴胡皂苷、羌活醇、升麻素苷、欧前胡素、阿魏酸、百秋李醇、白花前胡甲素、连翘酯苷 A、橙皮苷、甘草酸、桔梗皂苷 D、厚朴酚、有机酸、挥发油等。

3. 药理作用研究

午时茶的药理实验研究未见报道，临床研究提示午时茶对儿童功能性消化不良、急性上呼吸道感染（外感风寒证）、腹胀、恶心、呕吐等症具有较好疗效。

【贮藏】密闭，防潮，防蛀。

【按语】午时茶配方较多、各地不一，如《全国中药成药处方集》记录有上海方（包括上海的天中茶方）、南京方、天津方、武汉方、广州方、福州方、南昌方、沙市方、重庆方、兰州方、禹县方等12方。造成午时茶同名方多的原因，是鉴于午时茶的疗效确切、使用方便这一基本事实，各地又根据实践经验或改善疗效的要求，在原始方的基础上加减衍化。由于不同处方午时茶有的药味出入比较多，所以临床使用这一药物时，应对产地及配方加以考察，以利于对症用药，提高疗效，避免一些副作用。同时，还应对其处方、制备方法和工艺、功效、临床适应证、质控标准等进行科学研究，以提高该传统药物的实际价值。

参考文献

［1］　徐仪方. 午时茶的考证[J]. 南京中医药大学学报, 1998（2）: 3-5.

［2］　忻丁烯. 机制午时茶[J]. 中草药通讯, 1978（5）: 14, 49.

［3］　谷建人, 何尊三, 徐荣清. 午时茶工艺改进的探讨[J]. 中成药研究, 1984（9）: 9-10.

［4］　周丽, 吴彩芬, 杭金国, 等. 午时茶颗粒联合小儿喜食糖浆治疗儿童功能性消化不良效果观察[J]. 中国乡村医药, 2019, 26（17）: 13-14.

［5］　李瑛, 沈四国. 午时茶冲剂改善小儿急性上呼吸道感染消化道症状的临床观察[J]. 现代中西医结合杂志, 2006（7）: 885-886.

［6］　鄢莉. 午时茶胶囊治疗腹胀、恶心、呕吐56例临床冠状[J]. 医学信息, 2007（5）: 757.

红　　曲

【处方】本品为曲霉科真菌紫色红曲霉（*Monascus purpureus* Went）接种在禾本科植物稻（*Oryza sativa* L.）蒸熟的种仁上发酵而成的红曲米。

【道地性探源】红曲民间应用较早，五代陶谷《清异录·馔羞》中有"红曲煮肉"的记载。《饮膳正要》："味甘、平、无毒，健脾、益气、温中，腌鱼肉用。"《日用本草》："红曲酿酒，破血行药势，杀山岚瘴气，治打扑伤损。"《本草纲目》："红曲，本草不载，法出近世，亦奇术也。"又载："造红曲者，以白米饭受湿热郁蒸变而为红，即成真色。"红曲是四川省特色炮制品之一。

【质量要求】红曲以红透质酥、陈久者为佳。一般不分等级，均为统货。

《四川省中药饮片炮制规范》2015年版规定，红曲水分不得过12.0%，每1 000 g黄曲霉素 B_1 不得过5 μg，每1 000 g桔青霉素不得过50 μg，每1 g含洛伐他汀（$C_{24}H_{36}O_5$）不得少于0.40 mg。

【炮制沿革】红曲历代炮制方法有：焙制法、炒制法。明代诸多著作对制曲和方法详述备至，现代主要的炮制方法有制红曲、炒红曲、红曲炭等。

大多省（自治区、直辖市）的炮制规范收载了红曲和红曲炭，湖北收载了炒红曲。

【药性与功效】甘、温。归肝、脾、大肠经。具有消食健脾，活血化瘀，降脂化浊之功。

【炮制与应用】红曲常有下列炮制品和临床应用。

1. 红曲

1）炮制方法　方法有二：①传统发酵法。选择红色土壤地，挖一深坑，在坑上下周围铺以箦席，将粳米倒入其中，上压以重石，使其发酵，经 3~4 天，米粒外皮变紫红色，内心亦变为红色。②现代发酵法。将白粳米放入发酵容器，加水淹没白粳米，浸泡 12~24 小时，使其充分吸水，然后取出蒸 20 分钟；另将 40℃ 的无菌水配制成 5% 的醋酸溶液，加入菌种母液，每瓶 100 ml，在 32℃ 孵育 6 小时，待温度降到 40℃ 时，与上述粳米充分搅拌，使米变为通红色。接下来进行发酵，开始的 24 小时温度控制在 26~30℃，由于曲米发酵产生热量，因此在发酵过程中需要控制温度。48 小时后需要补充纯净水，每隔 2 小时淋水一次，使含水量维持在 38%~40%，并适当搅拌使发酵均匀。待粳米完全变为紫色时，倒出，堆积，加盖布袋放置一夜。当掰开米粒，内断面为红色，晒干，即可。

2）饮片性状　本品完整者呈长椭圆形，一端较尖，另一端钝圆，长 5~8 mm，宽约 2 mm，部分碎裂呈不规则颗粒状，表面紫红色或暗红色，端面粉红色，质脆，气微，味淡或微苦、微酸。

3）炮制作用　炮制后产生新功效。生品长于活血化瘀，健脾消食。

4）临床应用

（1）瘀血胸痛：常与红花、当归、桃仁等同用，具有活血散瘀止痛的作用。可用于血积上焦，内伤胸痛，如红花当归汤（《症因脉治》）。

（2）产后瘀血：取红曲用酒浸煮，具有活血化瘀作用。可用于腹中及产后瘀血阻滞，不宜药力太猛者，如红曲酒（《本草纲目》）。

（3）食积泻痢：常与山楂、厚朴、神曲等同用，具有健脾消食、行气止泻的作用。可用于饮食伤脾，积痢不止等症，如家秘消积散（《症因脉治》）。

（4）食积腹胀：亦可与四制大黄、麸炒六神曲、醋三棱等同用，具有活血祛瘀、消积化滞、舒郁理气的作用。可用于癥瘕积聚，饮食停滞，气积腹胀，血瘀经闭等症，如大黄化瘀丸（《卫生部药品标准》）。

（5）跌打损伤：常与盘龙七、五加皮、丹参等同用，具有活血化瘀、祛风除湿、消肿止痛的作用。可用于风湿性关节炎，跌打损伤，腰肌劳损，软组织损伤等症，如盘龙七药酒（《卫生部药品标准》）。

现代亦用其治疗高脂血症，以及由高脂血症及动脉粥样硬化引起的心脑血管疾病的辅助治疗，可单用，如血脂康片（《中国药典》2020 年版）；亦可与山楂、泽泻、白术等同用，如脂必泰胶囊。

2. 红曲炭

1）炮制方法　取净红曲，用武火微炒，使外部呈黑色，内部呈老黄色为度，喷淋清水，冷却，取出晾干。

2）饮片性状　外皮呈黑色，内部呈老黄色，有焦香味。

3）炮制作用　炮制后收涩性增强，以收敛止血、止泻见长。

4）临床应用　常与五倍子、茜草、仙鹤草等同用，具有收敛止血、止泻的作用，可用于脾虚出血、泄泻等症。

【处方配给】写红曲、红米配红曲，其余随方配给。

【使用注意】脾阴不足，内无瘀血者、孕妇慎用。

【炮制研究】

1. 工艺研究

近年来对红曲的生产工艺进行改进，采用优质柏米为原料，采取变温培养，麦芽汁斜面直接接种，大米作氮源，蛋白胨作附加氮源，0.2% 甘油，5% 蛋白胨，起始含水量 50%，并保持在 46%~52% 为宜。发酵时间 15 日，即 32~35℃ 培养 7 日后降至 23~25℃ 培养到 15 日即可。亦有研究采用改良后的紫色红曲霉株接种在粳米上固体发酵培养而成的红曲中，洛伐他订含量为 4.99~0.551 μg/g。

2. 化学成分研究

红曲主要有酶类、色素、莫纳可林类化合物、麦角甾醇类、氨基酸和脂肪酸等。红曲中共检出 20 种氨基酸，其中蛋白质氨基酸 17 种和非蛋白质氨基酸 3 种（鸟氨酸、牛磺酸和 γ－氨基丁酸）。

3. 药理作用研究

红曲发酵后能调节脾虚食积证小鼠的胃肠功能；红曲煎剂有明显降低血脂的作用，有保护血管内皮等作用；红曲的现代药理学研究表明具有降血脂、抗肥胖、降血压、降血糖、抗炎和抗癌等作用。

【贮藏】置通风阴凉干燥处，防蛀。

【按语】红曲是一味药食同源药物，有 1 000 多年的应用历史。炮制品少，以生用为主。传统制备方法为自然发酵法，而目前基本采用人工接种法生产。据研究资料显示，红曲中洛伐他汀成分具有良好的降脂作用，与红曲活血化瘀的主要功效相适应，是现代生产质量控制主要指标，也是优选菌种依据。采用接种法制备的红曲洛伐他汀含量较传统法明显提高，含量稳定，但含量提高后对临床应用剂量、有效性与安全性的影响值得关注与研究。发酵法生产红曲，可能产生有害物质如桔青霉素等，应科学控制红曲生产条件，保证红曲的有效成分的含量，减少有毒有害成分产生，保证临床用药的安全、有效。

参考文献

[1] 国家中药管理局编委会. 中华本草[M]. 上海：上海科学技术出版社, 1999.
[2] 林风. 福建古田为红曲发源地考证[J]. 中草药, 2017, 48（13）：2793–2800.
[3] 邢旺兴, 宓鹤鸣, 贺祥, 等. 红曲考证[J]. 中药材, 2000, 23（3）：175–177.
[4] 英杰, 苏桂花, 苑述刚, 等. 红曲的中药学及临床文献研究[J]. 世界中西医结合杂志, 2011, 6（1）：1–3.
[5] 边秀娟, 王瑾, 包国荣. 红曲的研究进展[J]. 福建分析测试, 2001, 10（4）：1521–1524.
[6] 陈丽艳, 陈体强, 吴锦忠. 红曲氨基酸成分分析[J]. 海峡药学, 2007, 19（2）：53–55.
[7] 罗佳, 孙强, 马祖兵, 等. 红曲发酵炮制前后对脾虚食积证小鼠的胃肠调节作用[J]. 中国实验方剂学杂志, 2019, 25（22）：108–114.
[8] 赵建美, 费玉玲, 邵岩. 中药红曲对高脂血症伴肝功能异常患者血脂和肝功能的影响[J]. 医学理论与实践, 2018, 31（21）：3226–3228.
[9] 王彤, 李京. 中药红曲煎剂治疗高血脂症及其对血管内皮保护作用影响[J]. 辽宁中医药大学学报, 2018, 20（8）：119–121.
[10] 李雪梅, 沈兴海, 段震文, 等. 红曲生物活性的研究进展[J]. 时珍国医国药, 2011, 22（12）：2989–2991.

青 黛

【药材来源】本品为爵床科植物马蓝 *Baphicacanthus cusia*（Nees）Bremek.、蓼科植物蓼蓝 *Polygonum tinctorium* Ait. 或十字花科植物菘蓝 *Isatis indigotica* Fort. 等的叶或茎叶经加工制得的干燥粉末、团块或颗粒。

【道地性探源】始载于《开宝本草》，"从波斯国来"。中国大约在宋代已能制备青黛，方法详于《齐民要术》中。青黛作为一种传统中药材，主产于福建、河南、河北、江苏和四川等地。据统计，近年市场上青黛的来源有51%的样品产地为四川，20%的样品产地为福建，9%的样品产地为江苏，这3个产地生产的样品占76批样品的80%，这与四川和福建是青黛道地产地的传统认识一致。据上所述，青黛是四川省特色炮制品之一。

【产地加工】青黛一般在种植产地进行炮制加工，其炮制工艺主要包括浸泡、打靛、水飞精制：取收割的鲜叶，洗净拣去杂质，叶片全部浸入装有清水的池中。浸泡时间因气温而定，一般夏天 2~4 天，秋天 7~12 天，以叶片松软，搓之即烂，而又未腐烂，浸出液呈绿色为度。茎蜕皮时，捞除叶渣，及时打靛，防止浸泡液变质。每 50 kg 茎叶加入石灰 4~5 kg，用木耙不断上下搅动，浸泡液逐渐由乌绿色变为蓝色，将第一次泡沫打散后会产生第二次泡沫（此次泡沫为蓝靛泡沫），再将第二次泡沫打散，40~60 分钟后将池中搅出大漩涡，使残留物质集中在池中央，沉淀约 15 小时，捞取液面泡沫状物，晒干。

【质量要求】青黛以色纯青，体轻，浮于水面，燃烧时产生紫色火焰为佳。一般不分等级，均为统货。

《中国药典》2020 年版规定，青黛药材水分不得过 7.0%。水溶性色素检查：取本品 0.5 g，加水 10 ml，振摇后放置片刻，水层不得显深蓝色。含靛蓝（$C_{16}H_{10}N_2O_2$）不得少于 2.0%，含靛玉红（$C_{16}H_{10}N_2O_2$）不得少于 0.13%。

【炮制沿革】历代炮制方法有：细研、水飞等，古今均用其生品。

《中国药典》2020 年版，《全国规范》和大多省（自治区、直辖市）的炮制规范仅收载青黛，临床亦多用其生品。

【药性与功效】咸，寒。归肝经。具有清热解毒，凉血消斑，泻火定惊之功。

【炮制与应用】青黛一般在产地炮制加工，临床以生用为主，其炮制方法与临床应用如下。

1）炮制方法　除去杂质，研细、过筛。

2）饮片性状　本品为深蓝色的粉末，体轻，易飞扬；或呈不规则多孔性的团块、颗粒，用手搓捻即成细末。微有草腥气，味淡。

3）炮制作用　生用，或水飞提高其净度。

4）临床应用

（1）温毒发斑：常与生地黄、栀子、生石膏等同用，具有解毒消斑的作用，可用于妊娠伤寒，热郁阳明，热极而发紫黑斑等症，如青黛石膏汤（《通俗伤寒论》）。亦可与土炒黄连、乳香、朱砂等同用，用于痧证发斑发狂，浑身赤紫，及痧后恶毒疮疡等症，如牛黄八宝丸（《杂病源流犀烛》）。

（2）血热吐衄：常与酒大黄、炒槐花、血余炭等同用，具有清热止血的作用。可用于吐衄不止，如止血立应散（《古今医鉴》）。

（3）胸痛咳血：常与煅蛤粉同用，具有清肝泻肺、化痰止咳的作用。可用于肝火犯肺，头晕耳鸣，咳痰带血，咽喉不利，胸胁作痛等症，如黛蛤散（《卫生鸿宝》）。

（4）口疮、痄腮、喉痹：常与黄连、硼砂、山豆根等同用，具有清火消肿的作用，可用于咽喉红肿，口舌肿痛，风火牙疳，如口疮吹药（《卫生部药品标准》）。若与牛黄、冰片、山豆根等同用，具有清热解毒、消炎止痛的作用，可用于喉痹乳蛾，疔疖肿毒以及口舌生疮，如喉痛解毒丸（《卫生部药品标准》）。

（5）小儿惊痫：常与全蝎、钩藤、琥珀等同用，具有清热解痉、镇惊息风的作用，可用于小儿高热急惊，烦躁不安，气促痰壅，手足抽搐等症，如清热镇惊散（《卫生部药品标准》）。亦可与滑石、制天南星、巴豆霜等同用，具有清热止痉的作用，可用于小儿惊风体热，喘粗涎嗽，心忪颊赤，大小便不利，夜卧不眠等症，如比金圆（《太平惠民和剂局方》）。

【处方配给】写青黛配青黛。

【使用注意】本品苦寒，胃寒者勿用。

【炮制研究】

1. 工艺研究

多以靛蓝、靛玉红含量为评价指标，以鲜叶是否除蜡、浸泡液 pH 值、浸泡时间和温度、是否避光、加碱种类等因素进行考察，采用 Plackett-Burman 二水平试验设计方法，研究青黛中粗靛最佳制备工艺。

2. 化学成分研究

青黛主要有机成分为靛玉红、靛蓝、靛红、十九烷、异靛蓝、谷甾醇、色胺酮、吲哚醌、青黛酮等，其余 90% 为无机成分，大部分为 $CaCO_3$，并含有少量的 SiO_2。产地加工各环节、是否水飞炮制等均可对其活性成分含量和石灰等杂质产生影响。

3. 药理作用研究

青黛具有抗炎、调节免疫、抗菌、抗病毒、抗肿瘤、镇痛等药理作用。

【贮藏】密闭置干燥处，避光。

【按语】江油、雅安等地所产青黛市场份额大、质量优。古今青黛临床皆以生用为主，具有清热解毒、凉血消斑、泻火定惊的作用。目前，青黛的生产加工各环节，尤其是原植物枝叶浸泡和打靛环节严重依赖于生产者的经验，炮制过程无法标准化，工艺难以统一，直接导致了生产效率的低下，质量参差不齐，难以保证青黛的质量。传统有水飞提高青黛质量的方法，也有研究显示水飞可以提高靛蓝等活性成分含量，同时可降低石灰等杂质比例。为保证青黛临床应用安全有效，对其产地加工和水飞炮制均需进行系统的规范化研究。

参考文献

[1]　彭成. 中华道地药材[M]. 北京：中国中医药出版社，2011.

[2]　石岩，魏锋，马双成. 关于青黛来源、制法及质量问题的探讨[J]. 中国中药杂志，2019，44（3）：608-613.

［3］ 黄坚航.建青黛的道地性研究[J].中国中药杂志，2006，31（4）：342–343.

［4］ 陈智，杨明，许润春，等.青黛无机组成研究[J].化学研究与应用，2005，17（1）：115–117.

［5］ 高凤洋，张大方，李超英.中药青黛炮制及药理作用的研究进展[J].长春中医药大学学报，2020，36（1）：180–183，188.

建　曲

【处方】本品为面粉、麸皮与藿香、青蒿等混合后，经发酵制成的曲剂。四川收载有建曲和建曲（川）两种。

建曲：为蓼子草 6.6 g、苍耳草 6.6 g、青蒿 6.6 g、苦杏仁 4 g、赤小豆 4 g、麦芽 9 g、山楂（炒）9 g、陈皮 6 g、广藿香 6 g、苍术 6 g、厚朴 3 g、枳壳（麸炒）3 g、川木香 3 g、白龙 3 g、槟榔 3 g、紫苏 6 g、薄荷 3 g、稻芽 9 g、官桂 1.5 g、香附 6 g、甘草 1.5 g 与麦麸 21.2 g、面粉 10.6 g 混合发酵制成。

建曲（川）：为厚朴（姜汁制）10 g、薄荷 10 g、藏菖蒲 2.5 g、稻芽（炒）10 g、麦芽（炒）10 g、官桂 10 g、紫苏 10 g、山楂（炒）10 g、苍术（麸炒）10 g、香薷 10 g、白芷 5 g、枳实 5 g、陈皮 10 g、山奈 5 g、川木香 10 g、糯米藤根 22.5 g、川木通 10 g、高良姜 2.5 g、藿香 10 g、甘草 2.5 g、酒曲 0.75 g 与麦麸 23.3 g、面粉 11.65 g 混合发酵制成。

【道地性探源】建曲是由六神曲衍化而来，始载于《药性论》。对建曲的加减盛行于唐、宋以后，特别是金、元时期，在辨证基础进行药味加减，形成了建曲组方不一的局面。目前全国均可生产建曲。四川建曲生产历史悠久，省内各地处方不同，在综合全省成都、绵阳等 9 个地区建曲处方基础上，形成《四川省中药饮片炮制规范》1987 年版上的建曲标准，并在 2015 年版的《四川省中药饮片炮制规范》增加了建曲（川）品种。据上所述，建曲是四川省特色炮制品之一。

【质量要求】建曲以身干、陈久、无虫蛀、杂质少者为佳。一般不分等级，均为统货。

《四川省中药饮片炮制规范》2015 年版规定，建曲药材水分不得过 13.0%，总灰分不得过 7.0%，醇溶性浸出物不得产于 16.0%。

【炮制沿革】建曲原方用枳壳、香附等 96 味干货和紫苏等 12 味鲜货，合共 108 味中药腌制而成。在其后的发展中，各地方逐渐形成了各自的处方。炮制方法主要是炒制，包括炒黄、炒焦、麸炒等。

《全国规范》和大多省（自治区、直辖市）的炮制规范收载建曲、炒建曲，山东和福建还收载有麸炒建神曲。

【药性与功效】辛、微苦，温。归脾、胃经。具有解表和中，开胃健脾，芳香化浊之功。

【炮制与应用】建曲常有下列炮制品和临床应用。

1. 建曲

1）炮制方法　建曲：方中的 23 味，除麦麸、面粉外，其余蓼子草等 21 味药粉碎成细粉，与麦麸混匀，过 3~4 号筛，再将面粉制成适量稀糊，趁热与上述药粉糅合均匀，以手捏成团，掷之即散为宜，制成方块，置发酵箱内，块间留有空隙，上盖麻袋或稻草，置密闭室内发酵至药块遍起白霉，有酒香气时取出，干燥。

建曲（川）：方中的 21 味，除酒曲外，其余厚朴（姜汁制）等 20 味药共研细粉，与麦麸 23.3 g 混匀，过 3~4 号筛，用温水将药粉与酒曲混合搅拌均匀，置 30~35 ℃室内发酵，以药物发泡，有特异香气溢出，表面生白霉为度，发酵后的药料加入面粉 11.65 g，搅拌均匀，成型，干燥，即得。或先制成方块，再进行发酵，至药块遍起白霉，有酒香气时取出，干燥，即得。

2）饮片性状　本品为长方形或方块状物，或不规则的小块，表面黄褐色，有的可见折霉斑痕。断面黄褐色，疏松。气清香，味微苦。

3）炮制作用　本品发酵法制备后，产生新的功效，长于健脾消食，并能发散风寒。

4）临床应用

（1）外感风寒：常与藿香、厚朴、茯苓等同用，具有发散风寒、止泻的作用。可用于夏令外感风寒，身温无汗，吐泻交作者，如藿香正气散（《温热经解》）。

（2）胀满腹泻：常与茯苓、芡实、楂肉等同用，具有益气健脾、收敛止泻的作用，可用于脾胃虚弱泄泻等症，如健脾止泻汤（《麻疹集成》）。亦可与炒冬术、炒使君子肉、炒山楂等同用，具有健脾益胃、消疳杀虫的作用，可用于小儿脾胃虚弱，杂食生冷油面，致成疳积，腹大坚痛，大便泄泻等症，如肥儿丸（《全国中药成药处方集》）。

（3）食欲不振：常与山药、炒麦芽、芡实等同用。具有健脾消食、滋补强身作用。可用于消化不良，小儿厌食，老年脾胃虚弱，如益脾壮身散（《卫生部药品标准》）。

2. 炒建曲

1）炮制方法　取净建曲或将其打成小碎块，用文火炒至表面深黄色，有香气逸出时，取出，放凉。

2）饮片性状　本品形如建曲，表面深黄色，有香气。

3）炮制作用　炒制后，能增强醒脾和胃作用。

4）临床应用　脾虚食少：常与茯苓、白术、陈皮等同用，可用于脾胃虚弱，不思饮食，大便溏泻等症。

3. 焦建曲

1）炮制方法　取净建曲或将其打成小块，置炒药锅内，用文火炒至表面呈焦黄色，有焦香气味逸出时，取出，放凉。

2）饮片性状　本品形如建曲，表面焦黄色，带焦斑。具焦香气，并稍带焦煳味。

3）炮制作用　炒焦后，焦香醒脾，增强健脾消食，止泻作用。

4）临床应用　脾虚腹泻：常与扁豆、茯苓、土炒白术等同用，可用于时暑暴泻，霍乱吐泻，呕吐不食，赤白痢疾等症。

【处方配给】写建曲、建神曲配炒建曲，其余随方配给。

【使用注意】风热感冒忌用，小儿、年老体弱者、孕妇及哺乳期妇女慎用。

【炮制研究】

1. 工艺研究

建曲是发酵品，因此发酵时间和发酵温度是主要影响因素。目前，有采用机器视觉技术和电子鼻技术，以颜色和气味为检测指标，优化发酵工艺参数。

2. 化学成分研究

建曲发酵过程产生消化酶，其含量与发酵时间有关，淀粉酶活力先下降再上升，最后微有下降，脂肪酶活力和蛋白酶活力都呈先上升后下降。米酵菌酸成分的产生与发酵过程中感染椰毒假单胞菌有关。

【贮藏】置阴凉干燥处，防潮，防蛀。

【按语】建曲生产历史悠久，部分地方炮制规范收载有建曲，有的地方炮制规范称为建神曲。全国大部分地方的建曲处方相似，主要区别为药味炮制方法或加入的辅料（面粉或麦麸）不同，《四川省中药饮片炮制规范》2015 年版收载有建曲和建曲（川）两种。建曲药味多，制备方法目前仍采用传统自然发酵法，因微生物种类、数量难以控制，使发酵生产的质量稳定性较差。应加强基础研究、控制发酵条件、提高饮片质量，促进建曲饮片质量提高。

参考文献

[1]　胥敏, 刘玉杰, 解达帅, 等. 建曲发酵过程的最佳"火候"[J]. 中成药, 2017, 39（1）: 136–142.

[2]　王俊虎, 陈骁鹏, 仇雅静, 等. 超高效液相色谱—串联质谱法快速测定建曲中的米酵菌酸[J]. 药物分析杂志, 2020, 40（6）: 1025–1031.

[3]　胥敏. 建曲质量标准提升及发酵过程研究[D].成都: 成都中医药大学, 2016.

[4]　黄坚航, 金鸣. 中药建曲考证[J]. 亚太传统医药, 2007, 3（12）: 31–32.

淡豆豉（附：大豆黄卷、黑豆馏油）

【药材来源】本品为豆科植物大豆 *Glycine max*（L.）Merr. 的成熟种子的发酵加工品。

【道地性探源】淡豆豉为常用的药食两用中药，最早起源于食品豆豉。而其作为川菜之魂，历史悠久。据1930年的《三台县志》记载：清代康熙九年（1670年）左右，创始人邱氏从江西迁徙来潼川府开始经营豆豉，在南门生产水豆豉做零卖生意。根据三台的气候和水质，不断改进技术，采用"毛霉制曲、常温发酵"生产工艺，酿造出色鲜味美的豆豉，因产地潼川而定名"潼川豆豉"。据上所述，淡豆豉是四川省特色炮制品之一。

【产地加工】淡豆豉是大豆的发酵加工品，大豆药材的产地加工为9月下旬全株三分之二荚果变黄、下部叶变黄脱落、籽粒变硬呈固有色泽即可收获，自然风干至水分13%以下。

【质量要求】淡豆豉以色黑、质柔软、气香者为佳。一般不分等级，均为统货。

《中国药典》2020年版规定，淡豆豉含大豆苷元（$C_{15}H_{10}O_4$）和染料木素（$C_{15}H_{10}O_5$）的总量不得少于0.040%。

【炮制沿革】淡豆豉历代的炮制方法有：烧制、熬制、炒制令香、清酒渍制、九蒸九曝、醋蒸制、炒焦、盐醋拌蒸、清蒸、酒浸制。

《中国药典》2020年版，《全国规范》和大多数省（市）、自治区炮制规范均收载淡豆豉。浙江和江苏还收载有炒淡豆豉。

【药性与功效】苦、辛，凉。归肺、胃经。具有解表，除烦，宣发郁热之功。

【炮制与应用】淡豆豉临床以生用为主，其炮制方法与临床应用如下。

1）炮制方法　取桑叶、青蒿各70~100 g，加水煎煮，滤过，煎液拌入净大豆1 000 g中，待吸尽后，蒸透，取出，稍晾，再置容器内，用煎过的桑叶、青蒿渣覆盖，闷使发酵至黄衣上遍时，取出，除去药渣，洗净，置容器内再闷15~20天，至充分发酵、香气溢出时，取出，略蒸，干燥，即得。

2）饮片性状　本品呈椭圆形，略扁，长0.6~1 cm，直径0.5~0.7 cm。表面黑色，皱缩不平。质柔软，断面棕黑色。气香，味微甘。

3）炮制作用　黑豆用桑叶、青蒿发酵后，其性变凉，发酵后具有香气，能行能散，可解表，除烦，宣发郁热。

4）临床应用

（1）寒热头痛：常与金银花、连翘、薄荷等同用，具有辛凉透表、清热解毒的作用，可用于风热感冒，或温病初起，发热微恶风寒，无汗或有汗不多，头痛口渴等症，如银翘散（《温病条辨》）。若与葱白同用，具有发汗解表、散寒通阳的作用，可用于风寒感冒初起，恶寒发热、无汗、头痛、鼻塞等症，如葱豉汤（《肘后方》）。

（2）虚烦不眠：常与栀子同用，具有清热除烦的作用。可用于余热郁于胸膈，身热懊侬，虚烦不得眠，胸脘痞闷等症，如栀子豉汤（《伤寒论》）。

【处方配给】写淡豆豉、豆豉配淡豆豉，其余随方配给。

【使用注意】胃虚易泛恶者慎服。《本草经疏》："凡伤寒传入阴经与夫直中三阴者，皆不宜用。热结胸中，烦闷不安者，此欲成结胸，法当下，不宜复用汗吐之药，并宜忌之。"

【炮制研究】

1. 工艺研究

淡豆豉的炮制工艺研究，主要采用单因素试验结合正交试验设计，以淡豆豉中大豆苷元、染料木素和异黄酮的含量为指标，考察辅料用量、蒸煮时间、发酵温度、发酵时间、再闷时间等，以筛选最佳炮制工艺。

2. 化学成分研究

不同炮制方法的淡豆豉大豆素含量：古法炮制＞药典法炮制＞黑大豆；染料木素含量：古法炮制＞药典法炮制＞黑大豆。

3. 药理作用研究

淡豆豉具有解表，除烦，宣发郁热之功效，用于感冒、寒热头痛，烦躁胸闷，虚烦不眠等。现代研究表明，淡豆豉具有降血脂、抗氧化、降血糖、抗癌、溶解血栓和类雌激素等药理作用。

【贮藏】置通风干燥处，防蛀。

【按语】淡豆豉始载于《本草经集注》，为川派炮制特色品种之一，早在1960年《四川中药饮片炮制经验集》就有收载。目前，全国二十多个省（市）、自治区炮制规范收载淡豆豉，但其炮制所用原料、辅料、发酵次数等均有差异，川派对于淡豆豉的炮制辅料有扁竹根、青蒿和桑叶3种或不加辅料，部分省份有采用麻黄、苏叶、白芷等温性辅料发酵。用麻黄、紫苏叶等同制者，其药性偏于辛温，适应于外感风寒；用桑叶、青蒿等同制者，其药性偏于寒凉，适应于外感风热，热病胸中烦闷之证，临床使用应注意区分。

参考文献

[1] 张廷模. 临床中药学[M]. 上海: 上海科学技术出版社, 2006.

[2] 叶定江. 中药炮制学[M]. 第2版. 北京: 人民卫生出版社, 2015.

[3] 李刚, 梁永红, 龙凯, 等. 再闷过程影响淡豆豉炮制工艺研究[J]. 中草药, 2014, 45(8): 1083–1088.

[4] 牛丽颖, 石素琴, 刘敏彦, 等. 淡豆豉炮制工艺的优化研究[J]. 中成药, 2010, 32(8): 1372–1376.

[5] 牛丽颖, 杜红娜, 刘姣, 等. 淡豆豉炮制前后异黄酮组分含量的比较[J]. 大豆科学, 2008, 27(4): 672–674, 678.

附: 大豆黄卷、黑豆馏油

(一) 大豆黄卷

【药材来源】本品为豆科植物大豆的 *Glycine max*(L.)Merr 的成熟种子经发芽干燥的炮制加工品。

【质量要求】大豆黄卷以粒大、饱满、有短芽者为佳。一般不分等级,均为统货。

《中国药典》2020 版规定,大豆黄卷药材水分不得过 11.0%,总灰分不得过 7.0%,含大豆苷 $C_{21}H_{20}O_9$ 和染料木苷 $C_{21}H_{20}O_{10}$ 的总量不得少于 0.080%。

【炮制沿革】大豆黄卷历代炮制方法主要有: 捣末(与蜜、酒、乳汁等一起服用)、炒制、熬制、煎煮、醋制、取汁、去沫登发。

《中国药典》2020 年版仅收载大豆黄卷。《全国规范》及部分省(自治区、直辖市)的炮制规范还收载了制大豆黄卷(与淡竹叶和灯心草的水煎液共煮),江西有麻黄水炙大豆黄卷,河北、江西和安徽等省有炒大豆黄卷。

【药性与功效】甘、平。归脾、胃、肺经。具有解表祛暑,清利湿热之功。

【炮制与应用】大豆黄卷常有下列炮制品和临床应用。

1. 大豆黄卷

1)炮制方法 取净大豆,用清水浸泡至表皮起皱,放去水,置能排水的容器内,上盖湿布,每天淋水两次,保持湿润,待芽长至 0.5~1 cm 时,取出,干燥。

2)饮片性状 本品略成肾形,长约 8 mm,宽约 6 mm。表面黄色或黄棕色,微皱缩,一侧有明显的脐点;一端有一弯曲胚根,外皮质脆,多破裂或脱落。子叶 2,黄色。气微,味淡,嚼之有豆腥味。

3)炮制作用 生品善于通达宣利,其性偏凉,故可分利湿热,亦能解散表邪。

4)临床应用

(1)湿温初起: 常与鲜芦根、茯苓、鲜冬瓜皮等同用,具有祛暑化湿、清肺生津的作用,可用于暑湿伤肺，头身重痛，身热汗出，心烦口渴，咳嗽黄痰等症，如芦根清肺饮（《暑病证治要略》）。亦可与藿香、川朴花、茯苓等同用，可用于产后湿温，因胎前湿伏中焦，状若阴虚发热者，如加减藿朴夏苓汤（《顾氏医径》）。

（2）湿热下注：常与防己、赤芍、秦艽等同用，具有活血通络、清热利湿的作用。可用于湿热下注，鹤膝肿热作痛等症，如通络利温汤（《马培之医案》）。

（3）脾虚水肿：常与白术、茯苓、大腹皮等同用，具有健脾化湿的作用，可用于脾虚湿盛，腹膨足肿，纳谷大减等症，如豆卷腹皮汤（《引经证医》）。亦可与大黄为末，葱、橘皮汤服，具有行水消肿的作用，可用于水病肿满喘急，大小便不利等症，如治水病肿满方（《圣济总录》）。

（4）湿热内蕴：常与晚蚕沙、生苡仁、姜黄连等同用，具有清热利湿、升清降浊的作用。可用于湿热内蕴之霍乱，吐泻腹痛，肢冷转筋，口渴烦躁，目陷脉伏等症，如蚕矢汤（《霍乱论》）。

2. 制大豆黄卷

1）炮制方法　取灯心草、淡竹叶，加入适量水煎煮两次（每次 30~60 分钟），过滤去渣。药汁和大豆黄卷共置锅内用文火煮至药汁被吸尽，取出干燥（每 100 kg 大豆黄卷，用灯心草1 kg，淡竹叶 2 kg）。

2）饮片性状　制大豆黄卷粒坚韧，味微苦，豆腥气较轻而微香。

3）炮制作用　制后宣发作用减弱，清热利湿作用增强。

4）临床应用　临床配伍与大豆黄卷相似，解表祛暑多用清水豆卷，清热利湿多用制大豆黄卷。

3. 炒大豆黄卷

1）炮制方法　取净大豆黄卷，用文火微炒至较原色稍深，取出晾凉。

2）饮片性状　炒大豆黄卷粒坚韧，颜色加深，偶见焦斑，略有香气。

3）炮制作用　解表作用减弱，长于利湿舒筋，兼益脾胃。

4）临床应用　湿痹、水肿胀满：可单用大豆黄卷，炒后与酥半两为末，可用于诸风湿痹，筋挛膝痛，胃中积热，口疮烦闷等症，如大豆㪰方（《圣济总录》）。亦可大豆黄卷，炒，勿令焦，水法为丸，可用于水气为病，小便不利，通身浮肿，如黄卷丸（《医级》）。亦可与薏苡仁、秦艽、木瓜等同用，具有祛湿蠲痹的作用，可用于湿邪所致的骨节疼痛，肢体重着等症。

【处方配给】写豆卷、大豆黄卷、大豆卷、豆黄卷、清水豆卷配给大豆黄卷，写制豆卷、制大豆黄卷配制大豆黄卷，其余随方配给。

【使用注意】孕妇及咯血、吐血患者忌服。

【贮存】置干燥处，防蛀。

（二）黑豆馏油

【药材来源】本品为豆科植物大豆 *Glycine max*（L.）Merr. 的黑色种子经干馏制得。

【药性与功效】具有清热、利湿、收敛之功。

【炮制与应用】炮制方法与临床应用如下。

1）炮制方法　取净黑大豆，轧成颗粒，装入砂质壶中 2/3 处，盖好，用黏土泥密封壶盖及壶口周围，置炉火上干馏，另在壶嘴上接一薄铁制成的冷凝器及接收瓶（连接处亦需密封），可得到黑色黏稠液体，即粗制黑豆馏油。传统制法所得就是这种粗制黑豆馏油。

若进一步精制，则将粗制品放在分液漏斗内，静置 20~30 分钟便分层，上层是馏油，下层为水和水溶性混合物，弃掉下层。取上层馏油置蒸馏瓶内于水浴上蒸馏，温度保持在 80~100℃，约经 30 分钟，蒸馏出来的是淡黄色透明液，为干馏油中的挥发性物质，临床验证无效，而留在蒸馏瓶中的残液（黑色而有光泽的浓稠物）可供临床应用。

2）饮片性状　黑色，有光泽的浓稠液体，气焦臭。

3）炮制作用　将黑大豆炮制成干馏油，产生了新的疗效，变食品为药品。

4）临床应用　湿疹，皮炎：常与冰片、桉油等同用，具有消炎、收敛、止痒的作用。可用于现代医学的神经性皮炎，亚急性、慢性皮炎及慢性湿疹等，如黑豆馏油软膏（《卫生部药品标准》）。

【处方配给】写黑豆油，配黑豆馏油。

【贮存】装瓶，置阴凉处。

竹　沥

【药材来源】本品为禾本科植物淡竹 *Phyllostachys nigra*（Lodd. ex Lindl）Munro var. *henonis*（Mitf.）Stapf ex Rendle 的嫩茎用火灼烧而流出的汁液。

【道地性探源】始载于《神农本草经》。《本草经集注》最早记载了使用竹沥治疗痰热咳嗽，中风痰盛，被历代医家誉为"痰家圣剂"。全国各地均有出产。《全国中草药汇编》（第 2 版）记载淡竹在山东、江苏、安徽、浙江、江西、河南、湖北、湖南及四川等省均有栽培。四川多企业也正利用四川丰富的竹资源，发展相关产业。

【产地加工】古代以烧制或干馏法为主，现代生产多采用煎煮法、回流提取法、渗漉法等。

【质量要求】竹沥以色泽透明、无沉淀者为佳。

【炮制沿革】唐代为明火灸竹制沥，宋代新增堇竹烧取之；明代新增竹段装盘倒悬，炭火周围逼制竹沥汁法，清代基本沿用前法；现代生产中采用渗漉法、煎煮法、压榨法、回流提取法等，较少使用干馏法。

部分省（自治区、直辖市）的炮制规范收载了竹沥、鲜竹沥。

【药性与功效】甘，寒。归心、肺、肝经。具有清热豁痰、定惊利窍之功。

【炮制与应用】炮制方法与临床应用如下。

1）炮制方法　取鲜竹，洗净，从两节之间锯断，节留中间，直劈成两瓣，架在文火上加热，两端流出的液体接于容器中，即得；或取鲜竹茎，截成约 0.5 m 的小段，劈开，洗净，装入坛内，装满后坛口向下，架起，坛的上面及周围用锯末和劈柴围严，坛口下方置一盛器，上面用火加热，坛口即有汁液流出，滴下，直至坛中竹汁流尽，收取竹液，即为竹沥。

2）饮片性状　为青黄色或黄棕色的浓稠汁液，具烟熏气，味苦微甜。

3）炮制作用　将鲜竹烧成竹沥，产生新的功效，扩大了药用范围。

4）临床应用

（1）痰热咳喘：常与鱼腥草、枇杷叶、桔梗等同用，具有清热化痰、止咳的作用，可用于痰热咳嗽，痰黄黏稠等症，如复方鲜竹沥液（《中国药典》2020 年版）。若与黄芩、制半夏、橘红等同用，具有豁除顽痰、清火顺气的作用，可用于痰热上壅，顽痰胶结，咳喘痰多，烦闷癫狂等症，如竹沥达痰丸（《中国药典》2020 年版）。亦可单用。

（2）中风痰迷、惊痫癫狂：常与黄芩、石膏、独活等同用，具有消风清热开痰的作用，可用于中风，口噤不能言，四肢缓纵，偏痹挛急等症，如大竹沥汤（《备急千金要方》）。若与牛黄、麝香、生葛根汁等同用，具有安心神、截惊痫的作用，可用于小儿诸热，惊痫欲发等症，如定心膏（《小儿卫生总微论方》）。若与牛黄、石菖蒲、水牛角等同用，具有镇静安神、清热解毒的作用，可用于高热，烦躁不安，失眠多梦，神昏谵语，惊风抽搐，癫狂痫症，如珍黄安宫片（《卫生部药品标准》）。亦可配姜汁饮之，治疗中风口噤不知人（《备急千金要方》）。

【处方配给】写竹沥、竹沥油配竹沥。

【使用注意】本品性寒滑利，寒痰及便溏者忌用。

【炮制研究】

1. 工艺研究

温度和时间对竹沥的有效成分影响较大，通过对干馏时间、干馏温度进行优选，确定最佳工艺。现代生产中采用渗漉法、煎煮法、压榨法、回流提取法等，较少使用干馏法。

2. 化学成分研究

竹沥中含有丰富的氨基酸类，愈创木酚、甲酚、苯酚等酚类，以及钙、铁、锰、锌等无机元素，其中，氨基酸、愈创木酚是公认的有效成分。不同炮制方法对化学成分的含量影响大，采用 HPLC 法进行成分比较时发现，回流提取法所得的氨基酸品种少于传统的烧制法，但含量是传统方法的 12 倍；同时，回流提取法竹沥中愈创木酚的转移率最高，渗漉法竹沥也高于传统的干馏法和烧制法竹沥。

3. 药理作用研究

竹沥具有镇咳祛痰的作用，能拮抗呼吸道的过度氧化应激，有效保护 α_1- 抗胰蛋白酶氧化损伤从而有利于痰液的排出，竹沥中还含有大量的巯基氨基酸，其可引起痰液中黏蛋白的二硫键断裂，从而降低痰黏度来达到祛痰目的。竹沥的化痰作用与调节水通道蛋白 1、5 的转运，抑制肿瘤坏死因子 -α、白介素 6 表达相关。

【贮藏】密闭，置避光阴凉处。

【按语】竹沥全国各地均有生产。传统制备通过加热使流出液汁，生产效率低，产品收率低；现代加入溶剂提取，完全不同的制备方法，竹沥成分种类、含量均有不同，其影响机制以及与临床疗效的关系还有待研究。竹沥被历代医家誉为"痰家圣剂"，在临床应用有良好的祛痰作用，但古文献《肘后方》和《景岳全书》提到了其治疗消渴等症，其相关功效还有待验证。另外，竹沥生产原料以淡竹为主，但仍然有一些地方选用其他竹子品种作为生产原料，而且原料的质量控制标准差异大，宜加强原料的来源和质量控制研究，保证竹沥质量。

参考文献

[1] 张志国, 黄开原. 炮炙大法释义[M]. 太原: 山西科学技术出版社, 2009.

[3] 吴皓, 李飞. 中药炮制学[M]. 北京: 人民卫生出版社, 2016.

[4] 江云, 孙佳彬, 张超. 竹沥的研究现状与思考[J]. 中国药房, 2017, 28(28): 4014-4018.

[5] 罗怀浩, 蒋孟良, 金晓飞, 等. 不同干馏时间所制竹沥对小鼠止咳化痰作用的影响[J]. 中医药导报, 2015, 21(19): 33-35.

[6] 王鹏飞, 许润春, 李江维, 等. 不同方法制备竹沥镇咳祛痰药效学研究[J]. 亚太传统医药, 2015, 11(13): 10-11.

[7] 金晓飞, 李红, 蒋孟良. 不同种竹沥的化学组分分析及其药效研究[J]. 中医药导报, 2014, 20(5): 82-85.

[8] 李红, 蒋孟良, 金晓飞, 等. 不同干馏时间对竹沥中化学成分的影响[J]. 中国药房, 2013, 24(35): 3305-3308.

蛋 黄 油

【药材来源】本品为雉科动物家鸡 *Gallus gallus domesticus* Brisson 的蛋黄煮熟后，炼制出来的油脂。

【道地性探源】蛋黄油治病，历史悠久，临床应用始见于北周姚僧垣撰《集验方·卷九》，云："治汤火烧疮方，熟鸡子一十个，取黄，炒取油，入十文腻粉，搅匀，用鸡翎扫疮上，三、五日，永除瘢痕。"此外，《日华子本草》《本草纲目》《医林纂要》《本草品汇精要》等专著中亦有记载，全国各地均产。《四川省中药饮片炮制规范》有蛋黄油。

【质量要求】《四川省中药饮片炮制规范》2015 年版规定：酸值应不大于 20.0，皂化值应为 162~188，碘值应为 73~93。过氧化值为本品 1.0 g 消耗硫代硫酸钠滴定液不得过 1.5 ml。微生物限度照非无菌产品微生物限度检查：微生物计数法和控制菌检查法及非无菌药品微生物限度标准检查，应符合规定。

【炮制沿革】蛋黄油历代炮制方法有：干馏法、煮取蛋黄熬法、炒取油、炒法。

四川、湖南和黑龙江等地收载有蛋黄油。

【药性与功效】甘，平。归脾经。具有消肿解毒、敛疮生肌之功。

【炮制与应用】

1）炮制方法　取鲜鸡蛋煮熟，去壳取黄，置锅内以文火加热，待水分蒸发后，再用大火，熬出蛋黄油，即得。

2）饮片性状　本品为棕褐色浓稠油状物，气微腥。

3）炮制作用　鸡蛋黄经炼制取油，产生了新的疗效，扩大临床用药范围。

4）临床应用

（1）溃疡、烫伤：常与黄油、冰片同用，外搽皮损疮面，具有消肿止痛、固皮生肌的作用。可用于慢性溃疡，烫伤疮面者，如冰片鸡蛋油（《赵炳南临床经验集》）。亦可单用。

（2）痔疮肿痛：常与熊胆粉、冰片、煅炉甘石等同用，具有清热解毒、消肿止痛、敛疮生肌的作用。可用于痔疮肿痛出血，痔漏，肠风下血，肛窦炎及内痔手术出血等症，如熊胆痔灵膏/栓（《中国药典》2020 年版）。

（3）白癜风：常与丁香、黑种草子、红芥子等同用，制膏外搽，可用于白癜风，如蛋黄油搽剂（《中医皮肤病学简编》）。

【处方配给】写蛋黄油配蛋黄油。

【使用注意】本品限用于表皮完整。

【炮制研究】

1. 工艺研究

干馏法是传统的提取蛋黄油的方法，此方法出油率极低，且油的色泽、气味差，磷脂含量低，可能含有致癌物苯并芘，因此难以进行工业化生产，只用作小量的临床使用。现代生产中对蛋黄油的工艺进行了新的探索，主要有烘焙法、减压蒸馏法、溶剂提取法、酶法提取、亚临界丙烷萃取、超临界 CO_2 萃取法等。

2. 化学成分研究

蛋黄油中主要含卵磷脂、脂肪酸、胆甾醇叶酸、胡萝卜素、钙、铁、镁、锰等以及生物碱成分哈尔满和去甲哈尔满等含氮杂环化合物。

3. 药理作用研究

蛋黄油有明显的抗炎、镇痛、抗氧化的作用，能促进创面恢复，提高记忆力。

【贮藏】装瓶，置阴凉处。

【按语】蛋黄油全国各地均产，多自产自销，各地方根据用药习惯不同，在制备方法上略有差异，四川以干馏法制备。蛋黄油的制备历史十分悠久，最早可追溯到唐代，此后众多本草亦多有记载，制备方法包含了干馏法、熬法、炒法等。蛋黄油具有消肿解毒、敛疮生肌之功，现代研究亦证明其有明显的抗炎、镇痛、抗氧化的作用。有学者认为传统干馏法出油率极低，还可能含有致癌物，并尝试对其制备方法进行改进，采用了多种现代工艺进行研究。为保证临床用药的安全有效，炮制工艺的改良应紧密结合化学成分、药理作用及质量控制等方面的研究。

参考文献

[1] 吴皓，李飞. 中药炮制学[M]. 北京：人民卫生出版社，2016.
[2] 四川省食品药品监督管理局. 四川省中药饮片炮制规范[M]. 成都：四川科学技术出版社，2016.
[3] 张由芹，王颖，武京君. 蛋黄油的炮制方法、药理作用及临床应用的研究[J]. 山东化工，2017，46（14）：97-98.
[4] 吴慧，贾天柱. 蛋黄馏油和蛋黄油研究进展[J]. 辽宁中医药大学学报，2013，15（1）：76-78.
[5] 严建业，王璐，李顺祥，等. 蛋黄油的现代研究进展[J]. 中国中医药信息杂志，2012，19（3）：106-110.
[6] 王春丽，唐汉钧. 蛋黄油医用价值研究近况[J]. 中国中医药信息杂志，2005，12（6）：100-102.

稻　芽

【药材来源】本品为禾本科植物稻 *Oryza sativa* L. 的成熟果实经发芽干燥的炮制加工品。

【道地性探源】蘗米始载于《名医别录》，列为中品。《本草纲目》"蘗米"项下记载，"有粟、黍、谷、麦、豆诸蘗，皆水浸胀，候生芽曝干去须，取其中米，炒研面用，其功皆主消导""粟蘗一名粟芽、稻蘗一名谷芽等"。四川适合水稻种植，是水稻生产大省、消费大省和制种大省。水稻面积、总产均位居全国前列，借助水稻种植优势，为四川省稻芽生产提供了得天独厚的优势。

【药材质量要求】稻芽以色黄、有幼芽者为佳。一般不分等级，均为统货。

《中国药典》2020 版规定，出芽率不得少于 85%，稻芽水分不得过 13.0%。

【炮制沿革】稻芽历代炮制方法主要有：去须、微炒、炒令焦黑法、炒、炒研面用、焙等。

《中国药典》2020 版，《全国规范》和各省（自治区、直辖市）的炮制规范收载了稻芽、炒稻芽和焦稻芽。

【药性与功效】甘，温。归脾、胃经。具有消食和中，健脾开胃之功。

【炮制与应用】稻芽常有下列炮制品和临床应用。

1. 稻芽

1）炮制方法　将稻谷用水浸泡后，保持适宜的温、湿度，待须根长至约 1 cm 时，干燥。除去杂质。

2）饮片性状　本品呈扁长椭圆形，两端略尖，长 7~9 mm，直径约 3 mm。外稃黄色，有白色细茸毛，具 5 脉。一端有 2 枚对称的白色条形浆片，长 2~3 mm，于一个浆片内侧伸出弯曲的须根 1~3 条，长 0.5~1.2 cm。质硬，断面白色，粉性。气微，味淡。

3）炮制作用　稻谷发芽后，产生新的功效，长于养胃消食。

4）临床应用

（1）食积证：常与谷芽、佛手、香橼等同用，具有醒脾调中、升华胃气的作用。可用于面黄乏力，食欲低下，腹胀腹痛，食少便多，如醒脾开胃颗粒［《新编国家中成药》（第 2 版）］。

（2）腹胀口臭：常与龙胆、山楂、麦芽等同用，具有清化湿热、舒肝和胃的作用。可用于湿热内蕴、肝胃不和所致胁痛，症见肝区不舒，胃呆乏力，腹胀，口苦等，如肝舒胶囊。

2. 炒稻芽

1）炮制方法　取净稻芽，用文火炒至深黄色，取出，放凉。

2）饮片性状　表面深黄色，具香气。

3）炮制作用　稻芽炒后芳香醒脾作用增强，长于健脾开胃消食。

4）临床应用

（1）脾虚食少：常与炒六神曲、炒麦芽、山楂等同用，具有健脾消食化积的作用，可用于小儿单纯性消化不良，食欲不振等症，如小儿喜食颗粒（《国家中成药标准汇编》）。亦可与山药、麦芽、鸡内金等同用，具有调理脾胃、促进食欲的作用，可用于厌食，消瘦，消化不良等症，如健儿散（《卫生部药品标准》）。

（2）暑湿、食积：常与广藿香、炒山楂、炒麦芽等同用，具有祛暑除湿、和中消食的作用。可用于夏伤暑湿，宿食停滞，寒热头痛，胸闷恶心，吐泻腹痛等症，如六合定中丸（《中国药典》2020 年版）。

3. 焦稻芽

1）炮制方法　取净稻芽，用文火炒至焦黄色，取出，放凉。

2）饮片性状　表面焦黄色，内部老黄色，具焦香气。

3）炮制作用　炒焦后以化积滞为主。

4）临床应用　积滞不消：常与焦麦芽、焦山楂、焦神曲等同用，具有消积化滞的作用。可用于食积不化或饮食停滞，腹满便溏等症。

【处方配给】写生稻芽配生品，写稻芽、谷芽配炒稻芽，其余随方配给。

【使用注意】孕妇及哺乳期妇女不宜使用；无积滞，脾胃虚者不宜用；久食消肾，不可多食。

【炮制研究】

1. 工艺研究

有学者以出芽率为指标，对浸泡时间长短和水温进行了比较，发现浸泡时间过长，极易造成催芽时间延长，出芽率低，先出芽后发根等，严重影响稻芽质量。

2. 化学成分的研究

对稻芽3种炮制品 α−淀粉酶活性和还原糖含量进行比较，发现生稻芽酶活性最高，随加热炮制程度的增加，α−淀粉酶活性降低，证实稻芽等经炒制后开胃消食作用增强，不是由其淀粉酶起主要作用；生稻芽、炒稻芽及焦稻芽中还原糖的含量，随着炮制加热程度的增加，含量逐渐降低。

【贮藏】置通风干燥处，防蛀。

【按语】过去曾以稻、粟、黍等植物的果实发芽作谷芽入药，认为药效亦相近。《中国药典》1963年版、1977年版将谷芽和稻芽同列一项，为禾本科植物稻 *Oryza sativa* L. 的成熟果实经发芽制得；1963年版另收载有粟芽，为粟 *Setaria italica*（L.）Beauv. 的成熟果实经发芽制得。《中国药典》1985年版始，将粟芽以谷芽为正名收载，并同时收载且单列稻芽。谷芽的性能、功效、炮制与应用均与稻芽相似，北方地区多习用，全国大部分地区则主要使用稻芽。

参考文献

[1]　雷林, 肖锟钰, 瞿领航, 等. 谷芽的本草考证[J]. 中国实验方剂学杂志, 2020, 26(10): 197–204.

[2]　周虹. 四川省水稻产业现状及发展对策[J]. 四川农业科技, 2015（9）: 46–48.

[3]　石继连, 蒋新平, 许娟, 等. 不同炮制方法对稻芽还原糖含量的影响研究[J]. 中国药师, 2012, 15（3）: 318–320.

[4]　王朝晖, 朱丽婷, 许娟, 等. 稻芽不同炮制品中α–淀粉酶活性的比较研究[J]. 中国现代药物应用, 2011, 5（19）: 1–2.

[5]　丰素娟, 胡黎光, 李祖德. 稻谷发芽工艺探讨[J]. 中国中药杂志, 1999, 24（9）: 26–27.

[6]　吴皓, 李飞. 中药炮制学[M]. 北京: 人民卫生出版社, 2016.

药名索引

（以拼音字母为序）